中医心语心术

——中医对心病的认识及防治方法

王凤荣　杨关林　郑　娴　主编

辽宁科学技术出版社
·沈阳·

图书在版编目（CIP）数据

中医心语心术：中医对心病的认识及防治方法 / 王凤荣，杨关林，郑娴主编. —沈阳：辽宁科学技术出版社，2022. 5
ISBN 978-7-5591-2426-5

Ⅰ. ①中… Ⅱ. ①王… ②杨… ③郑… Ⅲ. ①心病（中医）- 防治 Ⅳ. ①R256.2

中国版本图书馆CIP数据核字（2022）第025227号

出版发行：辽宁科学技术出版社
（地址：沈阳市和平区十一纬路25号 邮编：110003）
印 刷 者：辽宁鼎籍数码科技有限公司
经 销 者：各地新华书店
幅面尺寸：170mm×240mm
印　　张：22.25
字　　数：400千字
出版时间：2022年5月第1版
印刷时间：2022年5月第1次印刷
责任编辑：丁　一
封面设计：刘冰宇
版式设计：袁　舒
责任校对：王春茹

书　　号：ISBN 978-7-5591-2426-5
定　　价：88.00元

联系电话：024-23284363
邮购热线：024-23284502
E-mail：http://www.lnkj.com.cn

编　委　会

前言 Preface

随着历史的发展，各种文明相互交流是必然的。各自的文明成果，也产生了碰撞、交流和融合。当西方医学传入中国时，首先面临的问题是将外文翻译成中文，但由于文化背景的不同，难免无法做到十分精准，这一点在医学领域尤为突出，如英文的“Heart”在医学中仅指解剖学含义，翻译成汉语则为“心脏”。而“Heart”的感情、勇气、心形、要点以及动词用法的鼓励等含义并不能完全对应体现。而中医学对“心”的认识，也不能完全用“Heart”表达。加之西医学直观性和逻辑性较强，便于理解，因此，西医学的表述已占据了人们的认知。在当今中医药重新崛起的时代，要让更多人真正了解中医，还是要回归其本源，把中医学对相关问题的认识展现给大家。

现代医学在心血管疾病领域的发展突飞猛进，然而，中医学的作用也是不容忽视的。因此，本书旨在对中医学对心血管疾病的相关认识进行梳理，主要介绍中医学对“心”的认识及其对心病的诊治及预防方法。本书分为上、下两篇。上篇主要介绍中医学中“心”的内涵，提到“心”字与西医学最大的不同是它并不能直接等同于“心脏”这个具体器官，这一点是不好理解的。本书基于中国传统文化背景及中国人思维特点，希望能把这个问题介绍清楚。下篇主要介绍中医学对几种常见心血管疾病的认识及防治方法。内容编排中，以中医视角为主，为了便于理解，简要地加入了现代医学内容。重点介绍中医疗法，包括中药、经典方剂、食疗、非药物疗法及生活起居等。这部分内容读者的相关资讯比较多，本书所提供的内容主要以古代文献记载及现代文献检索为依据，尽量筛选出具有代表性的方法供读者参考。

由于编者水平的限制，书中错漏之处在所难免，切望读者和专家予以指正，共同为中医学的传承与发展做出贡献。

编者

目录 Contents

上篇　一颗与众不同的心

第一节　心的概念 / 002

第二节　“心藏象”理论的形成 / 006

第三节　“心”的地位 / 023

第四节　“心藏象”的功能范畴 / 028

第五节　心与其他脏腑相关 / 038

第六节　心的经络 / 063

第七节　心与形体官窍相关 / 064

第八节　心在液为汗 / 067

第九节　心在志为喜 / 068

第十节　心与季节相应 / 069

第十一节　心与相关事物归类联系 / 072

下篇　常见心血管疾病中医诊疗

第十二节　血脂异常——心血管疾病的始作俑者 / 086

第十三节　高血压——心血管疾病的隐形杀手 / 129

第十四节　动脉粥样硬化与冠心病——人类健康的最大威胁 / 180

第十五节　心律失常——一颗澎湃的心 / 233

第十六节　心力衰竭——心脏病患者的挽歌 / 269

第十七节　失眠——你的苦我知道 / 303

上篇

一颗与众不同的心

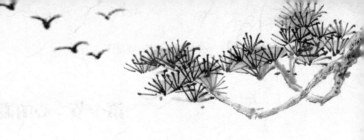

第一节　心的概念

中医学并没有“心脏”这个词，中医学当提到解剖含义的心脏时，仅用“心”字表示，而中医的“心”除具解剖之意外，还包含更深刻、更具中国特色的含义，并不能直接等同于“心脏”这个具体器官。而我们现在一提到“心”字，往往仅联想到其解剖的概念，似乎已经忘记了它本来的含义。因此，我们现在要抛开西医学的器官之“心”，来看看我们的中国“心”到底如何理解，这也是了解心病学知识的基本要素。

一、解剖内涵

“心”字最初的含义应该是指解剖器官，因此，《说文解字》释之曰：“心，人心也，在身之中，象形。按，在肺之下，膈膜之上，着脊第五椎。形如莲蕊，上有四系，以通四脏。心外有赤黄裹脂，谓之心包络。”

二、文字及文化内涵

汉字是中华文明中不可缺少的一部分，它不但承载了我们几千年的历史，而且也是从古到今人们进行沟通的重要手段。“心”是甲骨文中唯一表示内脏的文字，可以认为是人类最先认识的脏器。“心”是一个象形字，王筠在《文字蒙求》中说：“心，中象心形，外兼象心包络也。”从甲骨文、金文到小篆，字形大致相同。“心”字甲骨文的形态颇像一颗心的纵向剖面图，清楚地显示出左右心房和心室，甚至包括心内瓣膜的朝向。可见“心”字的产生是有详细的解剖基础的。

从文字结构上看，五脏“心、肝、脾、肺、肾”中，心是唯一没有“肉月旁的字”，提示对于“心”的认识，除有解剖学基础外，还有更深刻的含义（图1–1）。

三、功能与哲学内涵

因受“身体发肤，受之父母，不敢毁伤，孝之始也”（《孝经》）思想影响

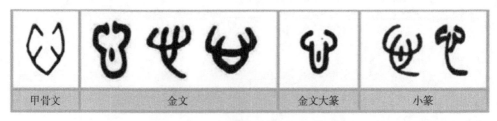

图1–1

及相关法律制度的制约，先人基本放弃了对人体解剖的研究，更多地融进了哲学的内涵。“心为思官”是中国哲学中关于“心”的学说之核心观念之一，也是最具特色之处。与西方文化的“脑主思维”的观点截然不同，中国文化视“心”为认知的中心器官，不仅主性情，而且是能思、能知之官。西方文化中由“人脑”承担的认知功能，中国文化赋予“心”来完成。中国的“心”，被概念化为认知中心，是思维和行为导向的器官。在中国哲学中“心”是重要的文化符号，超越了其器质意义，成为一个概念隐喻。这一观点已广泛存在于先秦诸家之论中，早在中医学理论体系建立之前（即《黄帝内经》成书之前）就已形成较统一的认识。

第一个注重“心”的，可以追溯到先秦哲学家孟子。孟子说：“耳目之官不思，而蔽于物；物交物，则引之而已矣。心之官则思，思则得之，不思则不得也，此天之所与我者。”（《孟子·告子》）孟子认为，耳、目等感官不能思，与外物接触时容易被吸引而误入歧途，心能思，而且以思为职任。

（一）心为知官

“心”之所以能思，是因为它“有感而知”，心乃能知之官。心学大师王阳明认为：“知是心之本体，心自然会知。”（王阳明《传习录·上卷》，第8条）荀子、朱子等哲学家对“心”的知觉功能亦有表述：“心生而有知”“人何以知道？曰心。”（荀子《解蔽》）“人之一身，知觉运动，莫非心之所为……”（朱熹《答张敬夫论中和》）古人认为心能徵知，能察而知之，能缘耳知声，缘目知形。无心，虽有感觉但不能有知识。

古人对心的知觉还有更为重要的理解，那就是道德知觉，即“知善知恶”之知觉。《孟子·告子》云：“恻隐之心，人皆有之；羞恶之心，人皆有之；恭敬之心，人皆有之；是非之心，人皆有之。恻隐之心，仁也；羞恶之心，义也；恭敬之心，礼也；是非之心，智也。仁义礼智，非由外铄我也，我固有之也。”

朱熹将心区分为“人心”和“道心”，指出“人自有人心、道心，一个生于血气，一个生于义理。饥寒疼痒，此人心也。恻隐、羞恶、是非、辞逊，此道心也”（朱熹《朱子语类卷六二》）。朱熹强调心的“虚灵知觉”，即不能“尘垢之蔽”，而要“本体自明，物来能照”，原文曰：“心犹镜也，但无尘垢之蔽，则本体自明，物来能照。”（朱熹《朱子全书》，第22册）

（二）心是“智之舍”

《管子》则从思维主体的角度论述心范畴的内涵，认为心是“智之舍”，即人体中产生和储藏思想智慧的器官是心。《管子·心术上》言：“洁其宫，阙其门。宫者，谓心也。心也者，智之舍也。故曰宫。”管子认为人心之所以能认识天地人物，是因为其由最精美的气，即“灵气”构成的。《管子·内业》载：

"灵气在心，一来一逝，其细无内，其大无外。所以失之，以躁为害。心能执静，道将自定。"

这些思想无疑对中医理论的形成产生了巨大的影响。如《灵枢·本神》曰："所以任物者谓之心，心有所忆谓之意，意之所存谓之志，因志而存变谓之思，因思而远慕谓之虑，因虑而处物谓之智。"即从医学的角度分析了思维的过程，其中心充当了重要的角色。

心之思，包括向外认识客观事物和向内认识主体自身的善性两个方面。医学上更注重的是前者，强调心对外界刺激的反映，如担心、忧虑、思考、决定等。

（三）心主情性，主宰情欲

《孟子·告子上》曰："欲贵者，人之同心也。"

《韩非子·解老》曰："人无毛羽，不衣则不犯寒；上不属天而下不着地，以肠胃为根本，不食则不能活，是以不免于欲利之心。"

《荀子·正名》进一步指出心能主宰、控制情欲，《荀子·正名》云："性之好恶喜怒哀乐，谓之情。情然而心为之择，谓之虑；心虑而能为之动，谓之伪。"

由上而知，人的欲望是与生俱来，不可避免的，然而，利欲可以熏心，它不仅伤害道德，也可以伤害健康。正如《素问·上古天真论》云："今时之人不然也，以酒为浆，以妄为常，醉以入房，以欲竭其精，以耗散其真，不知持满，不时御神，务快其心，逆于生乐，起居无节，故半百而衰也。"

（四）心为生命之主宰

心虽然依存于身，却是一身之主宰。如王阳明曰："心者身之主宰，目虽视，而所以视者心也；耳虽听，而所以听者心也；口与四肢虽言动，而所以动者心也。"（王阳明《传习录·下卷》，第317条）朱熹也认为精神的"心"主宰着物质的形体，他说："心，主宰之谓也。"（朱熹《朱子语类卷五》）

关于"心"的主宰义，古人以"君臣"比喻，如"心者形之君也，而神明之主也，出令而无所受令。"（荀子《解蔽》）"一国之君，其犹一体之心也……内有四辅，若心之有肝肺脾肾也。外有百官，若心之有形体孔窍也。"（董仲舒《春秋繁露·天地之行》）

1.心为感官的统帅

《荀子·天论》曰："心居中虚，以治五官，夫是之谓天君。"耳目鼻口形虽各有其特殊功能，却不能彼此相互支配。心则不同，它支配着耳目鼻口形的活动，是身体五官的主宰。处于"中虚"的地位，因而是"天君"。

《管子·心术上》云："心之在体，君之位也；九窍之有职，官之分也。""耳目者，视听之官也，心而无与于视听之事，则官得守其分矣。"即以君臣来隐喻心与感官的关系，认为心是感官的主宰。强调心支配九窍活动，而又不代替九窍活动，不被九窍支配。《管子·宙合》也载："耳司听，听必顺闻，闻审谓之聪。目司视，视必顺见，见察谓之明。心司虑，虑必顺言，言得谓之知。"耳的职能是听，目的职能是视，而心的职能是"司虑"，即进行思维认识。人不仅要靠自己的耳目和心去认识事物，还需要靠天下人的耳目和心共同认识，才能真正使自己获得聪明智慧成为圣人。

王阳明说："视听言动皆是汝心。汝心之视，发窍于目；汝心之听，发窍于耳；汝心之言，发窍于口；汝心之动，发窍于四肢。若无汝心，便无耳目口鼻。所谓汝心，亦不专是那一团血肉。"（王阳明《传习录·上卷》，第122条）

2.心主宰人的精神意识思维活动

古人常把与人的精神现象有关的字加上"心"字和"忄"旁。许慎的《说文解字》中280个与精神现象有关的文字，都含有"心"（"忄"）部首。《黄帝内经》中也明确提出心与人的精神意识思维活动密切相关。如《素问·灵兰秘典论》："心者，君主之官，神明出焉。"《灵枢·邪客》："心者，五脏六腑之大主也。精神之所舍也，其藏坚固，邪弗能害也。"《灵枢·大惑论》："心者，神之舍也。"生理上如此，病理上若思虑过度，则暗耗心血，出现失眠，健忘，思维迟钝等现象。如《素问·调经论》："神有余则笑不休，神不足则悲。"这不能不认为《黄帝内经》的思想滥觞于先哲。

3.心主宰五脏六腑

《灵枢·五癃津液别》曰："五脏六腑，心为之主，耳为之听，目为之候，肺为之相，肝为之将，脾为之卫，肾为之主外。"《类经》注："心总五脏六腑，为精神之主，故耳目肺肝脾肾，皆听命于心。是以耳之听，目之视，无不由乎心也。"《素问·灵兰秘典论》："凡此十二官者，不得相失也，故主明则下安。以此养生则寿，殁世不殆，以为天下则大昌。主不明，则十二官危，使道闭塞而不通，形乃大伤。以此养生则殃。"明确指出五脏六腑、形体官窍的组织的生理活动都由心所主宰。

由此可见，心的概念从它产生之初，便具体指称人的心脏，然后又引申表示人的思维器官和精神意识。从殷周到春秋战国，一直保持这一思路来阐释心范畴的内涵。这一独特的运思，使心成为中国古代哲学中标志思维主体以及主体思维活动的重要哲学范畴，贯穿于整个中国古代哲学发展史的始终。中医学对心的概念的主要认识，如《素问·灵兰秘典论》："心者，君主之官，神明出焉。"《灵枢·邪客》："心者，五脏六腑之大主也，精神之所舍也，其脏坚固，邪弗能容也，容之则伤心，心伤则神去，神去则死矣。"可以说正是在哲学思想影响下形成的。

第二节 “心藏象”理论的形成

通俗地讲，中医学将其对心的功能的理解概括为“心藏象”。这种认识的形成与中国文化的产生与发展是分不开的。人类从诞生那天起，就对其身边的一切产生了好奇，因此，不断地去认识甚至改造它。在这个过程中所积累出的经验就形成了文化，如饮食文化、服装文化、绘画文化等，当然也有关于健康的文化。当某种经验积累到一定程度时，加以总结便成了一门学问，中医学便是其中之一。因此，中医学并不是刻意创造出来的一门学问，它是经历了千万年中国人类发展史自然形成的。这种经验不断地经历着历史的洗礼，不断去粗取精，并仍将继续发展。

中医学产生萌芽于中国这片土壤，它带着中国的基因，中国只能产生中医学，也只有中国能产生中医学。同样，也只有中国人才能够驾驭中医学。因为，中华民族的历史决定了它的形态，中国人特有的思维方式为它的形成提供了丰富的思想营养，一门学问的产生受到地域、历史、人种、文化等多方面的影响。所以，一定要在中国历史发展的背景下感受中医。以此为基础，才能够理解“心藏象”的内容。

一、地域决定了历史的走向

中华文明所处的东亚，地理是一个全封闭地貌，北方是西伯利亚高寒冻土，西面是帕米尔高原，西南是青藏高原，南方为云贵高原和横断山脉，都是无法翻越的大山脉。剩下的东方面对着浩瀚的太平洋，只有中原地区可以耕种，因此，中国始于农业文明。

而西方文明与文化发源地环地中海区域，是夹在欧亚非大陆中间的一个巨大的内湖，因其风平浪静，五六千年以前古人刻一叶扁舟就可以横渡，使得南欧、北非、近东交流变得非常便利，这正是工商业适宜的土壤，与之相适应的是语言上统一的拼音标识。在思维方式上便逐渐形成了崇尚冒险、自由、平等、契约等特点。

正如独立学者王东岳的观点，东西方文明从起点上看来差别极小，一个是纯粹的农业文明，一个是半农业、半工商业文明。然而就像是两支箭，从它们射出的起点上看，虽然夹角很小，可是等到飞向远方时两者的距离就会变得极大。

二、思维模式决定了认识世界的方法

（一）中西方思维方式差异的形成

中西方思维方式的差异，绝非源于中国人与西方人在大脑生理机能的不同，而是由于中国与西方的经济发展、社会心理、民族特点、风俗习惯、价值观念、宗教信仰、生活方式等社会性因素不同所造成的，其中文化因素是中西方思维方式差异的重要根源。

首先，从文化发展演变来看：在中国古代文化发源和奠基的阶段——先秦时期，中国人的思维方式本来是多元、多向发展的，既有直觉的、辩证的思维，又有理性的、逻辑的思维；既有模糊的、悟性的思维，又有精确的、实证的思维。儒家和道家、阴阳家都擅长于模糊的、直觉的辩证的思维，老子、孔子提出了许多反映这种思维的范畴和命题。墨家与名家则特别重视精确的、逻辑的思维，惠施、公孙龙建立了许多分析概念关系的逻辑命题。自先秦至魏晋时期，由于多种思维方式的存在，因而使哲学、史学、文学、自然科学、技术科学都得到很快的发展。魏晋以后，随着儒、释、道三家文化交融互补互黜，成为影响中国文化的主流，而墨家和名家开始衰落，精确理性逻辑思维逐渐让位于儒、释、道三家都重视的模糊直觉辩证思维。此后，模糊直觉辩证思维一直占有中国传统思维方式的主导地位，直到近代西学东进才开始有所改变。

西方从它的文化发源和奠基阶段——古希腊时期，精确理性逻辑思维就占有主导地位。古希腊思想家普遍具有在哲学思辨中追求严密的公理化系统的倾向。从泰勒斯到苏格拉底、柏拉图，几乎所有的哲学家都曾不倦地探索逻辑的推理规律问题，直到导致了亚里士多德建立了一个以演绎推理为核心的形式逻辑体系。亚里士多德的演绎法以后被莱布尼茨、笛卡尔、康德进一步发展，形成了先验论和公理化的方法系统。培根在亚里士多德简单枚举的归纳基础上提出了“归纳三表法”，奠定了归纳法的基础，以后又被穆勒发展为“归纳五法”，形成了经验论和实证主义的方法系统。因此，可以从一定意义上说，西方人的思维发展史就是精确理性逻辑发展史。

其次，从传统文化取向和文化精神来看。中国传统文化产生于大陆大河的宗法等级制和小农自然经济之中，这种文化适应了稳定的农业生产方式和内陆环境的内在要求，形成了伦理至上、重群体轻个体的文化价值取向和追求中庸和谐的文化精神。不仅强调个人修养和人格完善，重视人与人之间关系的和谐相处，而且把它扩大到人与社会、人与天地的关系和谐统一，这样就有了养浩然之气（人自身的德行的和谐）、人和（人与人之间的和谐）、国泰民安（人与社会之间的和谐）与天人合一（人与自然之间的和谐）。为了达到和谐稳定，必须不偏不倚、切合实际、讲求中庸、遵守道德规范。为适应这种文化取向和文化精神，人们的主要精力必然投到人伦、社会、政治上来，思维方式不可避免带有模糊的、直觉的、辩证的、人伦的浓厚色彩。

西方文化产生于古希腊海岛的城邦民主制度和平民商业经济之中，特有的地理环境和经济形态导致了古希腊民族的追求真理、勇于冒险，酷爱独立、自由精神，以后希伯来人的超越精神与罗马人的征服精神融入，从而形成了西方人理性至上、重科学的文化价值取向和求斗争、求个性的文化精神。这种倾向把人们的精力引向探索真理、研究自然，不断与自然斗争，征服自然，在思维上必然重视定量、理性、实证、逻辑，形成精确的、理性的、机械的、自然的思维方式。

再次，从文字符号来看。人们的思维是借助于词来实现的，思想交流是通过词语表现出来的，不同民族文化的语言文字符号必定会影响到思维方式。西方文字属于拼音文字，具有线性、确定性、逻辑性、系统构造性特点，富于理性，而缺乏情感；中国文字属于象形文字，具有艺术性、不确定性、情感性、形象性特点，富于情感，而缺乏理性。因此，西方文字与精确认识、理性思考、抽象逻辑、形而上学有天然亲和力，而汉语文字则有利于模糊认识、直觉了悟、形象思维、辩证思考。

（二）中西方思维方式差异的表现

中国人和西方人由于各自的社会历史文化传统的不同，形成了各具特色的思维方式。中西方思维方式的差异主要表现在以下几个方面：

1.模糊性与精确性

中国传统思维方式最引人注目的特征就是模糊性，这与西方传统思维追求精确性有明显的区别。首先，从语言上看。汉语里的形容词不存在比较级，动词也无所谓“时态”“单复数形式”，其确切含义只能通过具体语言环境、语言前后内容来把握。中国人对事物的认识，往往也极少像西方那样先对其进行严格的定义和解说，明确其内涵和外延，然后再分析、判断、推理，得出结论。这在古代学术著作中论述较抽象问题时尤为突出。例如，孔子非常重视“仁”，他在《论语》中数十次谈到“仁”，但从来没有对“仁”的含义做过任何明确地解释和界定。今天，我们只能通过有关“仁”的上下文的内容来推断“仁”的基本内涵。中国哲学史上的其他范畴，如“理”“气”“道”，包括“心”等也是如此，正是由于人们可以相对自由地赋予前人的范畴以新的含义，而无须另外创造其他术语来表达自己的思想，加之唯书唯圣的传统，导致中国经学发达，“我注六经，六经注我”，以注经方法表达作者不同的思想。

思维的模糊性反映在史学上，尽管史学家对帝王将相、政治经济典章制度记载得很清楚，但对土地数量、粮食产量、财政收入等记载得很少，而且很含糊，现代人不得不把这些问题当作科研课题来研究考证。传统思维的模糊性虽然在当代中国人身上有所淡化，但在许多领域里仍然或多或少存在。如中国饮食文化发达，但在中国每家厨房里几乎找不到西方人厨房必备的刻有尺度的量杯与标准匙子。中国人做饭烧菜全凭经验、感觉，没有一定之规，同样是“鱼香肉丝”

各家餐馆有各家的味道，不像“麦当劳”，全世界“麦当劳”连锁店都是同一个味道。

2.悟性直觉与理性逻辑

中国传统思维重视经验悟性直觉思维，西方传统思维重视理性逻辑思维。中国传统思维重内省顿悟、重类比推理，先直觉到某一真理，然后再用多种具体比较和形象寓意阐述。如论证“阴”和“阳”的普遍存在，举出天地、日月、男女、君臣、气血等作以说明。这样一来，可能会产生出许多天才的联想，但却缺乏严密性和科学性。西方重实验、验证，重归纳和演绎。爱因斯坦把西方科学思维归结为形式逻辑和实验。形式逻辑使概念确定，实验使概念具有数学定量化的公式，并有最终对正确和错误进行评判的标准。由此，我们不难理解，虽然我国古代有世界最早、最丰富的哈雷彗星的观察记载，但计算出哈雷彗星的周期、轨迹的反而是哈雷和牛顿。

3.有机性与机械性

中西方思维方式的另一重要区别是，中国传统思维注重整体，有机性、辩证性突出，而西方传统思维注重具体，机械性、形而上学明显。中国人想问题、做事情比较全面，很少走极端。早在春秋时期老子就认为，贵贱、强弱、福祸、刚柔等对立物都不是一成不变的，它们在一定的条件下，就会向着相反的方向转化，在《道德经》提出了“祸兮福之所倚，福兮祸之所伏”的辩证思想。孔子提倡“惠而不费，劳而不怨，欲而不贪，泰而不骄，威而不猛”。在情绪上也要平淡中和，以理节情。孔子的中庸思想强化了中国传统思维的有机性和辩证性。中国传统思维在中医理论上体现得尤其充分。中医认为任何疾病都不是孤立的现象。眼病可能反映了肾的毛病，焦躁不安则是肝火太盛。因此，它不像西医一样头痛医头，脚痛医脚，而是主张治本不治末，头痛可能医脚。

反观西方人传统思维，喜欢把事物分解开来，进行定量分析、实证检验，把人与自然、人与社会相对立，甚至把人的器官当成零件分开研究，割裂人的形体与精神的联系，不考虑机体在功能上的整体联系。西方人认为：任何生物学问题都必须在生物化学的层面加以阐明，才算是得到了根本的解决，也就是必须还原为生物化学问题。这种观点必然会导致重局部而轻整体，重分析而轻综合，重微细结构而轻整体功能联系，最终陷于机械的方法论。西方人对人、对事的评价往往就事论事，是非分明，情感色彩非常突出，很少像中国人那样搞平衡，走中间。这都是思维的不同所造成的。

正是基于这样的思维模式，中医才成为中医，这是我们民族历史基因的产物。它确实是中国传统文化的宝贵遗产。虽然用西医的思维模式去评价中医总得出“中医不科学”的结论，但为什么非要用这个标准来衡量中医呢？作为一门医学最关键的是解决健康问题，而从这一点上，中医做到了。中医不一定能解决所有健康问题，但应受到尊重，尤其应该受到中国人的尊重，更值得我们去学习与发扬。

（三）中医“整体观”思维模式的形成

中国人思维方式的最突出之处也许就是注重用整体方法认识事物，喜欢中庸之道。这种思维方式在中医学上表现得淋漓尽致。在《周易》中就明显地体现出朴素的整体思想。《周易》中以天、地、人为“三极”，又提出“太极”的概念，认为“太极”就是原始的整体，是天地万物的最初根源，所以天、地、人是合一的。《庄子·齐物论》中：“天地与我并生，万物与我为一。”正是在这种整体思想的影响下，中国人在思考和处理问题时通常都从整体利益出发，从事物整体进行考虑。

由于天地有形有象，人们从认识事物及自身的形象和关系，获得规律性的认识，运用“取类比象”的法则，使天地自然与人身之间联系为一体。《易传》曰：“仰则观象于天，俯则观法于地，观鸟兽之文与地之宜，近取诸身，远取诸物……以类万物之情。”将五官肌肤的感受素材进行总结、概括、分析、综合、对比等，通过外在现象来推论生命活动规律和病理变化机制。把自然现象与人的生命现象统一起来，把人的精神情志活动与人的脏腑功能活动结合起来，形成了一个人与自然的统一整体观念。

中医学的整体观念包含两个方面的内容。一是人体本身是一个有机的整体。认为人是以五脏为中心，通过经络，内联脏腑、外络肢节，由五脏六腑、形体组织、五官九窍等组成的有序系统，并将五脏类比于自然界的木、火、土、金、水，形成以五脏为中心的五大系统，以此说明生理、病理上的联系；另一方面人与自然息息相关而具有统一性。人的生命是自然的一个缩影，既是天地自然的一部分，又和自然是一个统一的整体。天供人以生存的必要条件，人应顺应天地自然的规律，使之达到“天人相应”的境界，这样才能“长生久视”“尽终天年”。反之则灾害降临，疾病丛生。正如《素问·四气调神大论》云：“阴阳四时者，万物之终始也，死生之本也，逆之则灾害生，从之则苛疾不起，是谓得道。道者，圣人行之，愚者佩之。从阴阳则生，逆之则死，从之则治，逆之则乱。”

三、中医学的主要理论基础

中国古代哲学，是古人对宇宙的发生、发展、变化的本质和规律的认识，是中国古代的世界观和方法论。人体也是万物之一。因此，中医学的产生自然受中国古代哲学的影响十分深远。尤其是春秋战国时期的先秦哲学。中医学充分吸收了先秦哲学的精华——阴阳、五行、气学说，而这些学说也成为中医理论的基本骨架。为中医学的发展奠定了重要基础的中医学经典著作、自然哲学著作《黄帝内经》，即把哲学思想与医学知识融为一体，在这部中医学的开山之作里，随处可见传统哲学思想的闪光点。

（一）“阴阳”学说奠定中医哲学基础

首先要问，中医学基于哲学，那么中国哲学的产生有没有源头呢？答案是有，它就是《易经》。《易经》被奉为群经之首，被称为中华民族文化和中国哲学的总源头和血脉，它是中国先民智慧的结晶。人们在长期的观察中认识到，自然界的运动并不是杂乱无章而是有规律的，这种规律就是“阴阳”，从而《易经》诞生了。《易经》的核心思想就是用“阴阳”来解释宇宙的发生、发展、变化的本质和规律，正如《庄子·天下》说：“《易》以道阴阳。”《易经》以“—”和“- -”两个符号代表宇宙最基本的两种力量或趋势，由于它们的相互作用而产生整个宇宙及人类社会。“—”为阳爻，“- -”为阴爻，阴阳思想蕴含其中。

《易传·系辞上》就有“一阴一阳之谓道”的说法。阴阳学说把自然界事物错综复杂的发生、发展和变化，都归之为阴和阳相反相成的矛盾运动的结果。《周易》认为，万物资始于乾阳，乾阳在万物的生化过程中起主导作用；万物资生于坤阴，坤阴在万物生化中起辅从作用。乾的性质是健运不息，坤的性质是厚德载物。自然界是生生化化、运动不息的。《易传·系辞下》记载：“日往则月来，月往则日来，日月相推而明生焉。寒往则暑来，暑往则寒来，寒暑相推而岁成焉。”人类与万物亦随着自然的生化节律而运动。《周易》强调运动的往复循环性，这种观念成为支配中国人思维的核心力量，对中国古代文化的各个方面发挥着奠基作用。

中医亦受《易经》的影响，逐渐形成了中医基础理论之阴阳学说。唐·孙思邈所言“不知易者，不足以言知医”和明代的张景岳所言“《易》具医之理，医得《易》之用”都说明中医学形成史与《易经》密不可分，即医易相通。《素问·阴阳应象大论》曰：“阴阳者，天地之道也，万物之纲纪，变化之父母，生杀之本始，神明之府也。”《黄帝内经》对《周易》的阴阳学说中蕴含的阴阳互根互用、消长转化、相互协调的思想，结合中医临床实践做了更系统更明确的表达，扩大了阴阳的适用范围并有所发展，阴阳成为哲学范畴与医学范畴的巧妙统一。中医学把阴阳学说作为认识人体生命活动的一种方法论，运用阴阳之间的对立、统一、消长、转化、交感、协调等关系，阐释人体的组织结构、概括人体的生理功能、说明人体的病理变化、指导疾病的诊断和防治，从而奠定了中医学理论体系的坚实基础。人体如果阴阳平衡即为健康状态，如果失去平衡即成病态。因而，疾病的症状虽然复杂，但归纳起来不外阴阳的偏盛或偏衰。

（二）“五行”学说构筑中医学理论基本框架

1.五行的产生

关于五行的起源，主流的说法有几种。一是“五方”说，东、西、南、北为四方，在我国商朝已将“中”纳入其中，称“中商”，与四方并列成为五方，教化百姓因地开展农牧生产；二是“五星”说，《汉书·律历志》认为“五星”合于“五行”，其中“水合于辰星，火合于荧惑，金合于太白，木合于岁星，土合于填星”，传说帝尧任命羲、和二人为掌管天地之官，根据星相“定四时成岁”，制定历法，以历法“敬授人时”，指导农业生产；三是“五工”说，奴隶社会初期，出现了手工业的社会分工，即攻金、攻木、治土、治水、治火，称为五工。国家设立“五工正”称为五行之官；四是“五材”说，以“金木水火土”五种物质作为五行，《尚书·大传》将金木水火土对百姓的生活应用进行了初步的划分，“水火”用于饮食、“金木”用于兴作，而“土”是“万物之所资生，是为人用”；五是“五德”说，邹子有“终始五德说”，言土德所不胜木德，之后是金德、火德、水德，为我国历代统治者所重视。

以上五种学说与生产生活密切相关，但是这种情况在《尚书·洪范》出现后得到了根本性的改变，《洪范·九畴》不仅定义了“五行”，即木、火、土、金、水，还对五行的各自特性和功能做了“曲直”“炎上”“稼穑”“从革”“润下”的诠释，并赋予了酸、苦、甘、辛、咸的味的匹配。

五行来源为天地阴阳相交所生。《说文解字》言之：“五，五行也，从二。”五的产生是“阴阳在天地间交午也”。《素问·天元纪大论》谓之：“天有阴阳，地亦有阴阳。木火土金水，地之阴阳也，生长化收藏下应之。”进一步阐释了阴阳和五行的密切关系，即《灵枢·官能》谓之：“言阴与阳，合于五行。”“五行”不是定势的、固化的，五行之所以称作“行”，就是有动的意义。《说文解字》谓：“行，人之步趋也。”《广雅·释话》谓：“行，往也；去也；迹也。”都有行动的意义。五行将自然界的许多事物或现象根据金木水火土五行的属性特点，分为五大类别，并认为这五大类别之间存在着生克制化的联系，其运行不息，遂构建起一个整体的、相互关系的、动态的世界。

中国古代人用阴阳五行学说几乎可以把自然界和人类社会中的所有变化都解释清楚，无疑它们也会应用到医学中。中医学汲取五行学说，将人体划分成了五个系统，来说明五脏系统的生理特性及其相互关系，阐述在病理情况下五脏之间的相互影响，进而协助诊断，指导临床治疗。五行学说为中医学理论体系的形成提供了重要的方法，为中医学理论构筑出基本框架。

2.五行的特性

《尚书·洪范》中则指出：“鲧獶洪水，汩陈其五行；帝乃震怒，不畀洪范九畴……鲧则殛死，禹乃嗣兴，天乃锡禹洪范九畴，彝伦攸叙……五行：一曰水，二曰火，三曰木，四曰金，五曰土。水曰润下，火曰炎上，木曰曲直，金曰从革，土曰稼穑。润下作咸，炎上作苦，曲直作酸，从革作辛，稼穑作甘。”根据《尚书·洪范》的记载，将五行特性分述如下：

木的特性：“木曰曲直。”所谓“曲直”，是以树干曲曲直直地向上、向外伸长舒展的生发姿态，来形容具有生长、升发、条达、舒畅等特性的事物及现象。凡具有这类特性的事物及现象，都可归属于“木”。

火的特性：“火曰炎上。”所谓“炎上”，是指火具有温热、升腾、向上的特征。因此，凡具有温热、升腾等特性的事物或现象，均可归属于“火”。

土的特性：“土爰稼穑。”“稼”指播种，“穑”指收获。所谓“稼穑”，指土地可供人们播种和收获农作物。延伸而言，凡具有生化、承载、受纳特性的事物或现象，均可归属于“土”。由于受农耕生产方式影响，古人对“土”特别重视，故有“土载四行”“万物土中生，万物土中灭”以及“土为万物之母”的说法。

金的特性：“金曰从革。”“从革”本意颇为费解，今人认为有“变革”之意。引申为肃杀、潜降、收敛等。凡具有这类特征的事物或现象，皆可归属于“金”。

水的特性：“水曰润下。”所谓“润下”，是指水具有滋润和向下的特征。凡具有寒凉、滋润、向下、闭藏等特性和作用的事物或现象，均可归属于“水”。

五行特性，虽然来源于对木火土金水的具体观察，但却是古人抽象概括的结果，超脱了它们本身的具体性质，而具有更为广泛更为抽象的含义。

（三）“气一元论”奠定了中医理论唯物和恒动的认识论基础

探讨世界的本原一直是中国古代文化里十分重要的命题。这也是中西医的相同点，二者同样承认人的物质性，只不过古代中国没有显微镜，只能从宏观上来命名和解释生命现象，所以，也许有一天二者会殊途同归。“气一元论”就是在这种背景下产生的。

“气”字在甲骨文和金文中已经出现，气的含义最初是来自对自然现象的直观描述。《说文解字》曰：“气，云气也，象形。”提示气最初始的含义是指空中飘动着的云或云层流动。由于殷代已进入农耕文明，年成的丰歉与雨水关系最大，且人们知道雨生于云，云生于山川之气，因此殷商时期对“云”的膜拜是很自然的。《左传·昭公十七年》记载：“昔者黄帝氏以云纪，故为云师而云名……”甲骨文中亦有祭云乞雨的卜辞：“兹云，其雨？不其雨？”还有把“气”作为人体呼吸气息的，如《礼记正义·祭义注》曰：“气，谓嘘吸出入者也。”其后沿着物质和功能双重属性上的延伸和深化，“气”演变成为自然哲学和一切独立于人类意识之外的客观实在的现象。

促使气一元论的产生，《老子》是有功绩的。春秋战国之际，老子建立了以“道”为本体的本体论哲学体系，曰：“道生一，一生二，二生三，三生万物，万物负阴而抱阳，冲气以为和。”《老子》中的“气”是一个重要的哲学概念，但还不是宇宙的“本原”，只是“道”的产物，在由道—气—象等范畴组成的《老子》哲学中“气”只是一个中介。

庄子发展了《老子》的“气”含义。《庄子·至乐》曰：“察其始而本无生，非徒无生也而本无形，非徒无形也而本无气。杂乎芒芴之间变而有气，气变而有形，形变而有生。”进一步阐明了万物生于“气”，“气”是一切有形物质的基础。《庄子·知北游》更是用“通天下一气耳”的观点，高度概括了“气”为世界的本原，使得“气一元论”正式成立。

荀子是中国古代第一个用“气”的观点阐明整个物质世界统一性的学者。《荀子·礼论》曰：“天地合而万物生，阴阳接而变化起。”《荀子·王制》曰：“水火有气而无生，草木有生而无知，禽兽有知而无义，人有气有生有知亦有义，故最为天下贵也。”可见荀子认为自然界的各种物质形态，从动物到植物，虽然属性各有所别，但共同的本原却都是物质性的“气”。

气指一切独立于人类意识之外的客观实在的现象，是由宋代张载明确提出。张载在《正蒙·乾称》中说：“凡可状皆有也，凡有皆象也，凡象皆气也。”一切可以表述的都是存在，一切存在都是可见之象，一切可见之象都是气。

东汉时期《论衡·自然》曰：“天地合气，万物自生”；《公羊传解诂》曰：“元者，气也。无形以起，有形以分，造起天地，天地之始也。”在前人言论基础上提出了气的存在形式，即“无形”与“有形”。所谓“无形”，即气的弥漫状态，指不占有固定空间、不具备稳定形态的气的存在形式。它松散、弥漫、活跃、多变，广布于无垠的宇宙空间。虚空中充满这种无形之气，这是气的基本存在形式，故有“太虚无形，气之本华”之说（《正蒙·太和》）。这也是物质永恒的、基本的、客观的存在形式之一。所谓“有形”，即气的聚合状态，指无形之气以聚合方式形成各种占有相对固定空间，具备并保持相对稳定形质特点的物体。物体存在的同时，气也存在其中。这种存在形式的“气”凝聚一体，结构紧凑、相对稳定、不甚活跃，凡肉眼清晰所见的各种有具体性状的物体，都属“有形”之列，都是气聚合而成的结果。

“有形”与“无形”之间不仅没有不可逾越的鸿沟，而且随时处于相互转化之中。无形可以聚合成为有形之物，有形之物也可以离散而复归为无形之气。所以，明代哲学家王廷相指出：“有形亦是气，无形亦是气，道寓其中矣。有形，生气也；无形，元气也。”《慎言·道体篇》就本质而言，无形之物与有形之体归根结底都是气的存在方式。这样，气一元论从宏观上辩证地把握了不同物质的基本存在形式之间的转化关系，为解释生生死死、千变万化的客观世界提供了锐利的思想武器。

物理学、生物学、基因学等现代自然科学成果似乎也为气一元论提供了客观的佐证。

在物理学领域，量子物理学家戴维·玻姆认为，物质无论其质量大小，实质上皆由高度凝聚的光组成，其运动速度低于光速且呈现为固态。根据爱因斯坦质能方程与波粒二象性，有物质必有能量，有能量必有物质，两者本质是统一的。由此可见，实物与无形的场有着本质的统一性，这非常符合“气为万物本原”的论述，也论证了古代哲学中“无中生有”的哲学论断。

现代生物学基因重组与克隆技术发现，地球上外观千姿百态的生物从基因的层面可达成统一。在整个生命世界中，从病毒到人都是一致的。不同的生物物种基因之所以能够拼接在一起，关键是生命在几亿年前起源于一体（生命一元论）。这与“气一元论”有异曲同工之妙。

现代医学和心理学的研究证明，很多疾病都能找到其致病的心理因素。现代医学正在由“生物医学模式”向“生物–心理–社会模式”转变，心理和社会因素对健康和疾病的影响作用也相应得到重视。这正符合中医“形神合一”的基本论点，而“合一”就是本于“一气”。据报道，美国加州大学的马嘉列金曼博士研究证明情绪与免疫功能的关系。而美国琳内·麦克塔格特以世界各地顶尖科学家的发现为依据，证明了“人的意念足以影响物理世界”，并撰写《念力的秘密》一书，揭示出整个宇宙是由一个浩瀚的量子能量场互相连接，引起现代医学领域特别是西方心理医学的广泛关注，促进了身心医学的快速发展。而这些研究成果恰好证明了“气一元论”的科学性内涵。

四、“藏象”理论的形成

藏象是中医对人体生命功能和形态结构的根本认识。藏象理论在历代医家的充实和完善下，已成为中医理论体系的核心部分。藏象一词首见于《黄帝内经》中的《素问·六节藏象论》篇：“帝曰：藏象何如？岐伯曰：心者，生之本，神之变也，其华在面，其充在血脉，为阳中之太阳，通于夏气。肺者，气之本，魄之处也，其华在毛，其充在皮，为阳中之太阴，通于秋气。肾者主蛰，封藏之本，精之处也，其华在发，其充在骨，为阴中之少阴，通于冬气。肝者，罢极之本，魂之居也，其华在爪，其充在筋，以生血气，此为阳中之少阳，通于春气。脾、胃、大肠、小肠、三焦、膀胱者，仓廪之本，营之居也，名曰器，能化糟粕，转味而入出者也，其华在唇四白，其充在肌，此至阴之类，通于土气。”此段经文指出脏腑与季节相应，五脏之气行于周身，其脏腑精气充盈，则表现于面、脉、皮、毛、发、筋、骨、爪、唇、肌等外在征象。藏象理论正是通过这些外在征象，认识脏腑生理、病理规律。

（一）“藏象”的概念

藏，（原作“臧”，《说文解字》校定徐铉按，汉书通用“臧”字，“艸”字乃后人所加）《说文解字》：“匿也”，段注：“凡物善者，必隐于内也。”说“藏”是贮藏“善物”，存珍重物品之处，可通“仓”，而有仓库之意。从“藏”之读音，一为cáng，多用为动词，其意有收存、储藏、隐匿、执守之意；亦可作“深”，《广雅·释注三》曰：“藏，深也。”另读zàng，其意是古代帝王珍藏玉玺或文书的仓库，有宝藏、宝库之义。如《左传·喜公二十四年》：“晋侯之竖头须，守藏者也。”

“象”的含义颇为复杂，也有很多争议。《说文解字·象部》段注：“古书多假象为像……当作像形”“诸人之所以意想者，皆谓之象。似古有象无像，然像字未制以前，想像之义已起。”因此，“象”可谓现象、表现，如《管子·七法》：“论材审用，不知象不可。”“象”可谓征象，《易经·系辞》曰：“仰则观象于天，俯则观法于地，观鸟兽之文，与地之宜，近取诸身，远取诸物，于是始作八卦，以通神明之德，以类万物之情……是故易者象也，象也者像也。”通过观察自然之物，获取感性材料后，对各种征象加以概括。使征象脱离具体形象而抽象化，形成意象，而后又将意象提取为最具代表性的法象，作为象征自然万物的简易模式。“象”可谓意象，如《韩非子·解老》云：“故诸人之所以意想者，皆谓之象也。”

《黄帝内经》据《易经》象思维，将人体外在的生理活动与内在脏腑结合，对内脏功能反映于外的“象”进行概括，称为“藏象”。明代张景岳注曰：“‘象’，形象也，脏居于内，形见于外，故曰‘藏象’。”也就是说内在脏腑的生理活动及病理变化必然会反映在体表，反过来，体表的征象可以作为推断脏腑状态的依据。从其关系看，“象”是由“藏”产生的，其运动表现为“象”，“象”不能脱离“藏”而存在。“藏”是“象”的内在实质，“象”是“藏”的外在表现。藏象理论在中医学中正是通过“象”的表现来抓住“藏”的实质变化规律。

藏象学说经由张仲景的《金匮要略》、华佗的《中藏经》、孙思邈的《备急千金要方》等逐渐充实而发展起来，其内在含义在历代没有明显的不同，历代医学家对其理解亦基本一致。藏象具有整体、协调的特点，这是藏象最为基本的特征。所谓整体，是指藏象并非指一脏一腑，而是一个涉及人体多组织、多器官的概念，不仅如此它还关联着天地自然的多种要素。所谓协调，是指藏象作为一个广泛联系的系统，它最关注的是其系统内部各要素之间的关系，注重这些要素通过相互作用以完成复杂功能的现象。

西医学传入中国以来，受西医学的启发，学者们开始不满足于这样一个笼统的解释，纷纷做出自己的阐发，甚至提出新的观点和看法。如有学者将中医学藏象的特点概括为功能系统化、实体多元化、调控多途化、整体协同化、时脏一体化，可以作为现代观点的总结。

（二）藏象理论形成的过程

藏象理论的形成经历了漫长的历史过程，它的起源可追溯到医疗活动的起始时期，其中心内容则在《黄帝内经》中已经初步体现，奠定了中医辨证的理论体系。藏象理论是在古代劳动人民及医家长期的生活及解剖观察、反复的医疗实践以及古代哲学思想的渗透和影响下形成的。

1.长期的生活观察

医学的起源来自人们长期的生活观察，是与人类最初的生产生活相联系的。例如：人每天都要进食，如饮食饱甚，出现脘腹胀满，则知晓胃居腹里而纳谷腐熟；如饮食过少则乏力，形体消瘦，甚则死亡。“谷不入，半日则气衰，一日则气少矣。”（《灵枢·五味》）通过这些现象，结合解剖所见胃肠道的实际情况，逐渐形成了“胃为水谷之海”“人以胃气为本”“五藏者，藏精气而不泻也……六腑者，传化物而不藏”以及食物入胃后，如何分清泌浊，游溢精气，化生营、卫、气、血、津液等理论体系。

《灵枢·外揣》篇阐述了古代医家进行医学观察的方法：“昭昭之明不可蔽，其不可蔽，不失阴阳也。合而察之，切而验之，见而得之，若清水明镜之不失其形也。五音不彰，五声不明，五藏波荡，若是则内外相袭，若鼓之应本桴，响之应声，影之似形。故远者司外揣内，近者司内揣外，是谓阴阳之极，天地之盖。”

2.古代的解剖观察

对内脏结构的认知是探索内脏功能的首要环节，人们不可能在对形态结构一无所知的情况下，能推论臆想出其功能。所以，《黄帝内经》藏象功能的认知是基于解剖观察的，藏象理论形成与解剖观察密切相关。古人通过“合而察之，切而验之”将脏器实体与功能联系成一体，并凭借临床观察，将一系列的病证和体征进行归纳总结，统属于脏腑。故“五脏之象，可以类推。”（《素问·五脏生成》）

古人对内脏的形态学的认识，早在春秋时期就已产生。据《史记·扁鹊仓公列传》载上古时期的名医俞跗已能“割皮解肌，决脉结筋，搦髓脑，揲荒爪幕，湔浣肠胃，漱涤五藏”，可见当时已积累了较熟练的解剖操作技巧。《黄帝内经》对内脏形态的解剖观察有进一步的记载，如《灵枢·经水》云：“若夫八尺之士，皮肉在此，外可度量切循而得之，其死，可解剖而视之，其藏之坚脆，府之大小，谷之多少，脉之长短，血之清浊，气之多少。十二经之多血少气，与其少血多气，与其皆多血气，与其皆少血气，皆有大数。”描述了通过解剖观察对五脏的坚脆、六腑的大小、纳谷的多少、血的清浊等的验证。

3.反复的医疗实践

人类自从有了文明，就开始有医疗实践，长时期的医疗经验的积累，为藏象学说的形成奠定了坚实的基础。根据甲骨文的考证表明，早在殷代人类已对疾病有所认识，其对疾病的命名主要是依据身体部位而定，如疾首、疾目、疾耳、疾鼻、疾身等。到战国时期，已经懂得通过一定的诊疗方法来认识脏腑组织的病理变化。如人受凉感寒后可出现恶寒、发热、咳嗽、鼻塞流清涕等症状，此乃风寒袭肺的临床表现。因而得出“肺合皮毛，开窍于鼻，在变动为咳”“肺气虚则鼻塞不利，少气，实则喘喝胸盈仰息”（《灵枢·本神》），这些症状均与呼吸及气之盛衰有关。这种从病理过程反推出来的生理功能的认识，又经临床的反复检验才得以形成。

古代针刺和导引术的盛行，有助于深入认识脏腑经络。内脏有病，按压体表某些部位可出现反应点，病痛随即有所缓解，据《灵枢·背腧》云：“则欲得而验之，按其处，应在中而痛解，乃其腧也。”古代医家通过审、切、循、扪、按等方法，在长期的医疗实践中，在人体的体表发现了大量的“点”——穴位。针刺这些“点”，可以治愈某些内脏的疾患，进而联想到这些穴位中有联系内脏的通路存在。一定数量的“点”的连线，就是经络的雏形。导引、气功的治疗作用，往往令患者出现脉气运行、扩散，并向一定径路传导的感觉。随着治疗经验的积累，逐步理解到人体内有多种复杂的联系通路，这种“脉气”传导的“通路”，就是经络的萌芽。长期反复的医疗实践，人们接触和观察到众多的疾病现象，又从这些病理现象中加以反证和推导，从而逐渐认识到正常情况下的生理活动规律。

4.哲学思想的渗透

（1）阴阳学说与藏象：“阴阳学说”是概括一切事物对立统一规律的朴素的古代哲学思想，在阐述脏腑功能特性和疾病发生、变化规律以及指导诊治疾病方面起着重要的作用，也是藏象理论的重要组成部分。《素问·阴阳应象大论》指出：“阴阳者，天地之道也，万物之纲纪，变化之父母，生杀之本始，神明之府也，治病必求于本。”《素问·宝命全形论》曰：“人生有形，不离阴阳。”构成人体的各个部分及其功能无分巨细皆具有阴阳属性。因此，藏象理论必然以“阴阳学说”作说理工具，用以解释脏腑的结构、功能和疾病方面的某些现象。

阴阳学说朴素的“一分为二”的观点，被引用于藏象理论中，不但分脏腑为阴阳，分气血为阴阳，分精气为阴阳，而且将精与气各分阴阳，建立“五脏各有阴阳”之说，充实与发展了藏象的固有概念。精分藏五脏，是为五脏之精；五脏之精各自化气，是为五脏之气；五脏之精与五脏之气皆可分阴阳，是故精有阳精、阴精，气有阳气、阴气。五脏之阳气由阳精所化，具有温煦与推动等作用；五脏之阴气由阴精所生，具有滋养与宁静等作用。阴气与阳气协调平衡，则该脏的功能正常发挥，无太过与不及之变。五脏之阴气以元阴为根，五脏之阳气以元阳为本，元阴与元阳平衡则五脏运动协调。

（2）五行学说与藏象：五行学说对以五脏为中心的五个生理病理系统的建立，起了非常重要的作用。《周易》认为：天地人系统中的各种事物都应该有自己适当的位置，如果位置发生错乱就会出问题。《黄帝内经》中“位”也是一个重要概念，首先指东南中西北五个方位，并分别归属五行。东方甲乙木，南方丙丁火，西方庚辛金，北方壬癸水，中央戊己土。

《内经》从《周易》引入“位”这个概念，认为五运与天气各有所处的时间位相与空间位相，如失其常位就会有异常的气候与病变。《易传·系辞上》曰：“生生之谓易。”“天地设位，而易行乎其中矣。”《黄帝内经》从天空的风寒暑湿燥火，天气与地面的木火土金水五运结合推演气候、病候的变化，并以木、火、土、金、水五行，对人体脏腑、组织、生理活动、病理现象，以及与人类生活密切相关的自然事物，进行了广泛研究和联系，按照事物的不同性质、作用和形态，分别归纳为五大类型。借以阐释人体脏腑、组织之间的生理联系、病理影响，以及人体与外在自然环境之间的相互关系。尽管这种分类不能完全反映事物的本质，不过它已使复杂的中医学比较系统化、条理化，奠定了中医学的哲学基础，从而筑起中医学理论体系的基本框架。

关于五脏与五行的配属关系，《古文尚书》与《今文尚书》有所不同，前者为脾木、肺火、心土、肝金、肾水，后者为肝木、心火、脾土、肺金、肾水。言心为土者，乃因土主中央，万物皆以之为主，故心为五脏之主，此即荀子所说“心居中虚，以治五官”（《荀子·天论》）；言心为火者，乃因火主明，就运用而言有光照之能，故“心之能也……如火光之照物”（《孟子·字义疏证》），这里蕴含着深刻的心理含义。

（3）“气”与藏象：“气”作为宇宙本原，自然也是人体形成的根本来源，如《庄子·知北游》曰：“人之生，气之聚也，聚则为生，散则为死。”《管子·心术》曰：“气者，身之充也。”因此，“气一元论”也逐步渗透入中医学，成为中医学诸多理论的学说基础。《黄帝内经》引进哲学“气”概念，最重要的意义和作用是使中医药理论扎根于唯物主义认识论的沃土上，并用以解释自然、人体、生理、病理等现象。

①《黄帝内经》用“气”解释物质存在：分析《黄帝内经》（不包括七篇

大论）中气的含义，发现其内涵基本上是指“有别于液体、固体的流动而细微的存在”。例如：将自然界的物质存在形容为“苍天之气”“天气”“地气”“风气”“雷气”“雨气”“寒气”“春气”“夏气”“秋气”“冬气”“芳草之气”“石药之气”“谷气”等。把人体生命运动中超出肉眼直观范围而又是客观存在的生命物质，也称作“气”或“精气”。如：心气、肺气、肝气、肾气、五脏六腑之气、胃气、经气、脉气、真气、宗气、营气、卫气、血气、筋膜之气、清气、浊气等。生理物质为“精”或“精气”；病理物质则为“邪气”。

此外，《黄帝内经》开始用“阴气”“阳气”对物质的属性进行分析，使“气”概念的理性思维层次超越了单纯物质观念，也超越了战国至汉初时期中国哲学界“气”的内涵。因为中国哲学“气”的“一切独立于人类意识之外的客观实在的现象”，则是到了宋代才由大哲学家张载明确阐述的。所以《黄帝内经》中气概念的含义，是基于先秦、汉初哲学“气”的内涵，又有超出其理性含义的地方。

总之，《黄帝内经》用“气”来解释在当时超出肉眼直观，无法认识的物质存在，把一切既不是液体又不是固体的流动着的细微的物质都称为“气”。这是一种理论思维的跨越，使中医药理论跨越了物质是什么的问题，直接进入到物质发生了什么样变化的研究探索之中。因此，“气一元论”对于藏象理论形成产生了深远的唯物观影响。

②《黄帝内经》描绘了气的运动，形成恒动的认识观：《黄帝内经》对于“气”的运动形式有所发挥。如《素问·六微旨大论》曰：“岐伯曰：‘出入废则神机化灭，升降息则气立孤危。故非出入，则无以生、长、壮、老、已；非升降，则无以生、长、化、收、藏。是以升降出入，无器不有’。”表明了“气”有升降出入的运动形式，且只有不断运动才使得世界能无时无刻不生机变化。这种通过气的运动而产生各种各样的变化，被称为“气化”。到北宋时由程颢、程颐所著《程氏遗书》说：“万物之始皆气化。”

《黄帝内经》中除概括“气”的运动为“升降出入”的形式以外，还提出了与“气”相关的恒动观，如《素问·六微旨大论》曰：“夫物之生从于化，物之极由乎变，变化之相薄，成败之所由也。放气有往复，用有迟速，四者之有，而化而变，风之来也……岐伯曰：‘不生不化，静之期也’。”《灵枢·营卫生会》曰：“岐伯答曰：‘人受气于谷，谷入于胃，以传于肺，五脏六腑，皆以受气，其清者为营，浊者为卫，营在脉中，卫在脉外，营周不休，五十度而复大会，阴阳相贯，如环无端……夜半而大会，万民皆卧，命曰合阴，平旦阴尽而阳受气，如是无已，与天地同纪’。”由此可见，“气一元论”运动不息的理论内容使得中医学形成了一种恒动的认识观，中医先贤善于以变化发展的视角认识和观察生命，而藏象理论也正是在这一种视角下所形成的。

（三）藏象理论的物质基础

1.气化过程中实现“藏象”的统一

脏腑的功能活动依赖气的滋养与推动，气化过程是生命活动的体现。《黄帝内经》观察生命的本质乃在于气的生化运动必须在活体状况下才能做到，这就决定了认识方法的取向必然是一种功能观察法，而不能用静态的解剖法。

有形的脏腑组织，源于气的聚合。《素问·六节藏象论》云：“气合而有形。”其功能活动有赖于气的升降出入，《素问·六微旨大论》云：“升降出入，无器不有。”有形之器是气生化的场所，“器者，生化之宇”（《素问·六微旨大论》），人体之气的基本运动方式是形气转化。因此，形气本质上只是气运动的一种特殊形式，正如《素问·五常政大论》所言：“气始而生化，气散而有形，气布而蕃育，气终而象变，其致一也。”

五脏与五官、五体的特定联系，同样基于气的理论。《黄帝内经》认为，每脏之“窍”及“体”具有与此脏相同的气，脏之气不但为脏所有，也为其所主的组织所有。《素问·平人气象论》云：“藏真散于肝，肝藏筋膜之气；藏真通于心，心藏血脉之气；藏真濡于脾，脾藏肌肉之气；藏真下于肾，肾藏骨髓之气。”所以，五脏之气充足，五窍五体的功能才能正常，此即《灵枢·脉度》所云：“肺气通于鼻，肺和则鼻能知香臭矣；心气通于舌，心和则舌能知五味矣；肝气通于目，肝和则目能辨五色矣，脾气通于口，脾和则口能知五谷矣；肾气通于耳，肾和则耳能闻五音矣。”若五脏之气不足，则所主的组织必病。如肝气虚则目视不明，无所见，筋或痉、或痪。正由于五脏、五官、五体都以气为物质基础，借助气将内脏与体表组织相联系，内脏的病变才能反映在体表，体表的病变才能累及内脏，医者才能“视其外候，以知其内应”。从以上可知《黄帝内经》在气的功能上的认识为藏象理论的形成提供了客观依据。

2.经络在藏象理论中的作用

经络构成了脏腑组织间的内在联系，即为藏象理论“藏”与“象”联系的内在物质基础。《黄帝内经》中有多篇论述了经络与脏腑之间的关系。《素问·调经论》云：“心藏神、肺藏气、肝藏血、脾藏肉、肾藏志，而此成形。志意通，内连骨髓，而成身形五脏。五脏之道，皆出于经隧，以行血气。”五脏之所以能联系周身，皆赖经络运行气血贯通之力，因而称经隧为“五脏之道”。《灵枢·本脏》云：“经脉者，所以行血气而营阴阳，濡筋骨，利关节者也。”说明了经络的整体功能。《灵枢·经水》云：“经脉十二者，外合于十二经水，而内属于五脏六腑……五脏者，合神气魂魄而藏之；六腑者，受水谷而行之，受气而扬之；经脉者，受血而营之。”《灵枢·经别》云：“人之合于天道也，内有五脏，以应五音、五色、五时、五味、五位也，外有六腑，以应六律，六律建阴阳诸经，而合之十二月、十二辰、十二节、十二经水、十二时、十二经脉者，此五脏六腑之所以应天道。”可见《黄帝内经》时期，以脏腑为基、以经脉为网的理论体系已形成。经络上行下达，内入外出，运行气血，通贯全身，循环往复，实现了机体各部的统一，从而建立了“藏”与“象”的统一，为藏象理论的形成提供了物质依据。

（四）藏象理论在中医学中的意义

藏象理论中的“象”与“藏”清晰地阐述了人体的生理规律及病理变化。中医学的辨证理论方法是通过望、闻、问、切收集疾病资料，即是对藏象理论中“象”的收集和整理，如患者的神、色、形、态、舌象、患者发出的气味及患者的脉象等，这些生理、病理征象正是中医学辨证诊断“司外揣内”所用之“象”，中医诊断就是应用“象”对疾病进行把握。如《灵枢·外揣》《素问·阴阳应象大论》等所提出的“司外揣内”“由表及里”“因发知受”“以病知不病”和“阴阳应象”等辨证方法，即是藏象的理论方法。《灵枢·本神》做了最佳解释：“视其外应，已知其内脏，则知其所病矣。”

藏象理论帮助医生从诸多疾病现象中抓住疾病的本质。中医“司外揣内”的辨证方法正是藏象理论的集中体现，在“藏居于内，象见于外”的藏象理论的指导下，通过长期而反复的临床实践，不断总结出各种行之有效的辨证方法。如《素问·五脏生成》云：“色见青如草兹者死，黄如枳实者死，黑如炲者死，赤如衃血者死，白如枯骨者死，此五色之见死也。青如翠羽者生，赤如鸡冠者生，黄如蟹腹者生，白如豕膏者生，黑如乌羽者生，此五色之见生也。生于心，如以缟裹朱；生于肺，如以缟裹红；生于肝，如以缟裹绀；生于脾，如以缟裹栝楼实；生于肾，如以缟裹紫，此五藏所生之外荣也。”

藏象理论的形成过程中，医家从“象”认识内脏的生理活动、病理规律，进行临床诊病和把握疾病的预后转归。又如心主血脉，心的功能正常，面色红润，而心慌时面色苍白，因而建立了面与心的联系，产生了心“其华在面”的概念；再如过度房劳时可见腰膝酸软，精神恍惚，性机能减退等，而腰为肾之府，因而得出生殖机能与肾相关的推理，还得出“精足则神明”的推论，故《素问·上古天真论》有“积精全神”之论。大怒时两肋胀满疼痛，牵引少腹，而两胁下是肝脏，故将大怒引致的病变归于肝的功能失调，如《素问·藏气法时论》云：“肝病者，两胁下痛引少腹，令人善怒。”后世又据此引申出肝主疏泄的概念。中医学正是通过对生命规律的认知理解“象”与“藏”的关系、正常之象与病理之象的关系、象与自然的关系、“藏”与自然的关系，从藏象理论的整体观来把握疾病的病位、病性、病因、病势等辨证的基本要素，对疾病进行辨证施治。

第三节　“心”的地位

基于五行配属，人体结构与功能虽分属于五个系统，但五个系统并非处于等同的地位，心系统的地位至高无上。

一、心为君主之官

（一）尚中思想的文化产物

中国古代有重中的思想，《史记·天官书》说：“斗为帝车，运于中央，临制四乡。”之后，“中”的思想被赋予哲学的意义，如《礼记·中庸》云：“中也者，天下之大本也；和也者，天下之达道也。致中和，天地位焉，万物育焉。”“中”具有“上下通也”“击其中则首尾俱至”的作用，故古人“尚中”。

人体的“中”在哪呢？有关五脏与五行配属曾有两种说法：一种是现存《黄帝内经》上的说法，即肝配东木春，心配南火夏，脾配中土长夏，肺配西金秋，肾配北水冬。另一种是《吕氏春秋》上的说法，即脾配东木春，肺配南火夏，心配中央土，肝配西金秋，肾配北水冬。

二者比较，除肾属水相同外，其余四脏的配属皆不同。《吕氏春秋》云：“中央土，其日戊己，其帝黄帝，其神后土，其虫倮，其音宫，律中黄钟之宫，其数五，其味甘，其臭香，其祀中霤，祭先心，天子居太庙太室，乘大辂，驾黄騳，载黄旗，衣黄衣，服黄玉，食稷与牛，其器圜以揜。”

根据中医理论形成的途径之一，即以粗浅解剖法来衡量《吕氏春秋》中的五脏说符合五脏实体在人体内的位置。如打开人体的胸腹腔，除去胃肠外，映入眼帘的是五脏：心居中，肺在上，脾在左，右是肝，下为肾。

心居中，与人间帝王的位置相似，这种解剖位置对探讨心的功能不无启发，因而联想到二者功能应该一样，当是人体之君主，主神明，统帅全身。脾在左，是宰相文官，所以称为“谏议之官，知周出焉”（《素问·刺法论》）。它的意见要上奏朝廷，所以脾之气是向上的。肝在右，犹如将军在位，负有卫国杀敌、维护社会安定、抵御外侵的任务，战略战术的决定，需要认真谋虑、勇而能断，故为将军。右又与西方、秋相应，每年的行刑处罚也都在秋季执行，秋是收获的季节，所以右肝之气是主肃杀，下行。肺，在心之上，是人体中位置最高的脏器。故《素问·病能论》：“肺者脏之盖也。”王冰注：“居高布叶，四脏下之，故言肺者，藏之盖也。”“位高非君，故官为相，主行营外卫，故治节由之。”

与《吕氏春秋》同时期的其他文献也有一致的说法。如《说文》所云：“人心，土藏，在身之中，象形。”《礼记·月令》称：“中央土，祭先心。”许翰注扬雄《太玄经·玄数》说：“肺极上以覆，肾极下以潜，心居中央以象君德，而左脾右肝承之。”

在《黄帝内经》中虽有心为君主之官的命题，但因将中央土与脾相配，心与南方夏火相配，则大大削弱了心为君主之官的地位和作用。这给中医基础理论带来混乱，也给我们整理和研究中医基础理论提出了需要认真对待和探讨的新课题。

（二）官称隐喻体现了中国特有的文化现象

古代中医采用隐喻的方法，把五脏六腑分配了“官职”，用专制社会的官位称呼语义迁移给了十二脏腑，官称隐喻体现了中国特有的文化现象。这种仿象臆测的思辨方法也逐渐使“心”的概念脱离其实体，向功能化演变。

对五脏六腑官职的论述，详见于《素问·灵兰秘典论》篇：“黄帝问曰：‘愿闻十二脏之相使，贵贱何如？’岐伯对曰：‘悉乎哉问也。请遂言之！心者，君主之官，神明出焉。肺者，相傅之官，治节出焉。肝者，将军之官，谋虑出焉。胆者，中正之官，决断出焉。膻中者，臣使之官，喜乐出焉。脾胃者，仓廪之官，五味出焉。大肠者，传道之官，变化出焉。小肠者，受盛之官，化物出焉。肾者，作强之官，伎巧出焉。三焦者，决渎之官，水道出焉。膀胱者，州都之官，津液藏焉，气化则能出矣。凡此十二官者，不得相失也’。”

除《黄帝内经》外，心被喻为君主之官，还可见多处文献记载。如管子：“心之在体，君之在位也。”（《心术上》）《荀子·天论》云：“心居中虚，以治五官，夫是之谓天君。”《汉·五子渊·四子讲德论》云：“君者中心、臣者外体。”余洞真《悟玄篇·中宫》将心与中央土结合来论其重要性，“土生万物，心主万事，心即土也，土即心也，故曰中央戊己土。中央即玄关一窍也。了得土，万物死，了得心，万物息”。董仲舒进一步以君民关系隐喻心与身关系，《春秋繁露·天地之行》曰：“一国之君，其犹一体之心也……布恩施惠，若元气之流皮毛腠理也。”《类经·脏象类》所载：“心为一身之君主，禀虚灵而含造化，具一理而应万机，脏腑百骸，唯所是命，聪明智能，莫不由之。”

君主是国家的最高统治者，此职设立最早。天子、诸侯也称“君王”。如《尚书·大禹谟》载：“奄有四海，为天下君。”在中央集权制的社会里，君主具有至高无上的权力，掌控着国家物质生活、精神生活和社会生活的各个层面。

心的“君主”地位，首先体现在“心主身之血脉”上（《素问·痿论》）。由于心主血脉，五脏六腑、四肢百骸藉以得到濡养，从而各司其职，维持其正常的生理机能。所以，“心主身之血脉”的生理机能是其“君主”地位的基石。心主血脉功能正常，则脉道通利、血运流畅，表现为面色红润光泽，精力充沛，脉象和缓均匀有力，唇舌淡红润泽等。心之所以为“君主之官”的另外一个原因，就是它主持人的精神意识活动，如《灵枢·九针》曰：“心藏神。”《灵枢·邪客》曰：“心者，五脏六腑之大主也，精神之所舍也。”这一点尤为重要，在中国古代神是至高无上的。由于“神”由心来主宰，因此，中医认为心是人体生命活动的主宰，是君主。这无疑体现了心在脏腑中的专制性和等级性，即“心”具有绝对的领导地位。

然而，《素问·灵兰秘典论》在分别论述完脏腑的功能后，有一句关于十二脏腑彼此关系的话语：“凡此十二官者，不得相失也。故主明则下安，以此养生则寿，殁世不殆。以为天下则大昌。主不明则十二官危，使道闭塞而不通。形乃大伤，以此养生则殃。”强调了脏腑的协调性、统一性和平衡性。十二官互相配合，协调发展，才能保证人体各项机能正常运转。人体各部分是一个不可分割的整体，切分是为了人类理解方便。脏腑的划分是按照一定的原理进行的，具有很强的主观性，在诊治患者时要整体进行把握。五脏六腑的功能处于平衡状态人体才能处于健康的状态。

二、心为五脏六腑之大主

《灵枢·邪客》曰：“心者，五脏六腑之大主也，精神之所舍也，其脏坚固，邪弗能容也，容之则伤心，心伤则神去，神去则死矣。故诸邪之在于心者，皆在之心之包络。”古人之所以把心称为五脏六腑之大主，与心藏神的功能是分不开的。只有在神的作用下，才能统摄精神，调节情志，让机体适应内外环境的变化，对生命发挥重要的协调和保护作用。所以，原文有“心为五脏六腑之大主，精神之所舍也”一说。

明代医家张介宾《类经》云：“心为脏腑之主，而总统魂魄，并该意志，故忧动于心则肺应，思动于心则脾应，怒动于心则肝应，恐动于心则肾应，此五志唯心所使也。”又云：“情志之伤，虽五脏各有所属，然求其所由，则无不从心而发。”可见，人的精神意识思维活动，虽可分属于五脏，但主要仍归属于心主神志的生理功能。因此，心主神志的生理功能正常，则精神振作、神志清晰、思维敏捷、对外界信息的反应灵敏而正常。反之，即可出现精神意识思维活动的异常，从而出现失眠、多梦、神志不宁，甚则谵狂；或出现反应迟钝、健忘、精神萎靡，甚至昏迷、不省人事等临床表现。

三、心为阳中之阳

《黄帝内经》关于心为“阳中之太阳”的记载颇多。如《素问·金匮真言论》云："夫言人之阴阳，则外为阳，内为阴。言人身之阴阳，则背为阳，腹为阴。言人身之脏腑中阴阳，则脏者为阴，腑者为阳。肝、心、脾、肺、肾，五脏皆为阴，胆、胃、大肠、小肠、膀胱、三焦，六腑皆为阳。所以欲知阴中之阴，阳中之阳者，何也？……故背为阳，阳中之阳，心也；背为阳，阳中之阴，肺也；腹为阴，阴中之阴，肾也，阴中之阳，肝也；腹为阴，阴中之至阴，脾也。此皆阴阳表里，内外雌雄，相输应也。故以应天之阴阳也。"《灵枢·阴阳系日月》："心为阳中之太阳，肺为阳中之少阴，肝为阴中之少阳，脾为阴中之至阴，肾为阴中之太阴。"《素问·六节藏象论》："心者，生之本，神之处也……为阳中之太阳，通于夏气。"《灵枢·九针十二原》："五脏有疾也，应出十二原，而原各有所出，明知其原，睹其应，而知五脏之害矣。""阳中之太阳，心也，其原出于大陵。"这也是让人比较费解的地方，《黄帝内经》里既说"脏为阴，腑为阳"，可为何又说"心为阳中之阳"，怎么理解？这正是"阴阳"观在中医中的体现，事物的阴阳属性是相对的，选择的参照物不同，阴阳属性也有所不同。

1.五脏位置

从脏腑总体而言，五脏藏精气而不泻，六腑传化物而不藏，静者为阴，动者为阳，故五脏属阴，六腑为阳。因五脏有位居于胸腹腔之分，《素问·脉要精微论》言："背者，胸中之府。"心与肺同居胸中，处于阳位。加之心主火，心气通于夏，也属阳；在卦为离，为南方丙丁火，故心为阳中之阳。肺在阳位，但又有通调水道、肃降功能，五行属金，与心相比，功能属阴，故心为阳，肺为阴。

2.心主阳气，气化功能最强

人身之阳气源出于先天肾，上至于心而后旺。肾阳精粹，深藏于下，不能直接温养五脏六腑，必待上行于心，心得肾阳则化蓬勃之君火，乃能发布天下，温养一身，即所谓"肾为阳气之根，心为阳气之主"。尤在泾认为"君火凝命于心，为十二官禀命之主"，故凡血脉所及，脏腑百骸皆得君火之温养，故谓"心主一身之火"，为一身阳气之所系。明代医家王肯堂亦明确提出："心是主火之脏，阳乃火也，气也，故凡五脏六腑表里之阳皆心脏主之，以行其变化。"清代柯琴曰："五行皆一，惟火有二，君火，相火也，君火为心经之火，君主一身之火，相火为肾中之火，宣布一身之火，使君火无相火，则不能宣布诸火，以奉生身之本，相火无君火，则不能君主诸火，以制其妄行之灾。"火为阳，阳化气，故而君火者，心之阳气也，相火者，肾之阳气也，君火为体温之主，相火为君火之用。因此，心阳对于维持人体生命活动有至关重要的作用。

首先，神与阳气是人体生命活动的征象，神与生俱来，虽分属五脏但总统于心。心阳之化育与温养是神"内主一身，外役群动"的根本与基础。心阳动而中节，气化如常，心神得其化育，主明则下安；若火妄动或火衰动微，则心神因之而动乱昏昧，故主不明则十二官危。

其次，“心生血，肝藏血，脾统血”，心阳之气化，促进先天、后天之精化赤成血。心阳不足，失其运化，则无以成血，而血色淡；心火过盛，煎熬阴血则血色紫暗，可见心阳的气化作用是血液生成过程中的重要环节。同时心阳的推动是心血运行的动力，“气为血之帅，血为气之母”，心阳动而中节，故血液流行不止，环周不休；若心火过盛，动而无制，迫血外溢，则发为吐血、衄血等出血性疾病；心阳不宣，鼓动无力，血行涩滞，则积于体内为瘀血，血脉瘀滞不通，不通则痛则见心悸、怔忡、胸痹、心痛、脉结代等病证；火不生土，脾胃受损，痰浊内生，阻塞血脉，使之瘀塞不通，阳微阴弦，则胸痹而痛；君火暴衰，血脉骤闭，发为真心痛者，危在旦夕。

此外，心为“阳中之太阳”也意味着心主阳气从而主人身之表。《素问·刺禁论》记载：“心部于表，肾治于里。”《素问·至真要大论》记载：“诸痛痒疮，皆属于心。”

最后，“汗者心之液，故其为病，虽有别因，其原总属于心”。津液注于脉中是血液的重要组成部分，心阳若蒸化津液于体表则为汗。心阳宣通，温运血脉，有助于津液的输布。心阳不足，不仅行血无力，因其无以蒸化痰饮亦趋于停聚。

心阳亏虚则心主血脉的功能下降，“血脉不流而色变”“元气既虚，必不能达于血管，血管无气必停留内瘀”。表现为心悸喜按，时伴发呕吐，神疲无力，精神不振，少气懒言，嗜卧多寐，手足不温或肢冷畏寒，肢体麻木不仁，脉来缓软或结，舌质淡嫩，苔薄白而润等；心阳不振，无力推动血液运行，或心阳虚弱，寒从中生，寒凝则血泣，使气血运行不畅，不通则痛，表现为心痛彻背，胸闷气短，自汗乏力，痰多不利，肢体疼痛，舌暗红，有瘀斑，苔白腻，脉沉细等；心火不降，肾阴不升，心肾不交可发为眩晕；心火亢盛，引动相火，扰动精室，可发为梦遗；肾阴亏乏，心火独亢于上，可发为不寐。

可见心为“阳中之太阳”，为生命之枢要，其化神、生血、通脉、蒸津化汗，有着重要的生理病理作用。同时，心阳功能的正常发挥有赖于阴血的涵养、心神的调节以及肾水的收敛。即所谓“火为阳，而生血之阴，即赖阴血以养火，故火不炎上”，体现了火与水、阳与阴之阳化阴、阴涵阳的根本关系。

第四节　“心藏象”的功能范畴

中医理论中对人体功能的基本界定源于《黄帝内经》。“心”的概念引入《黄帝内经》，成为中医藏象学说中的五脏之一，其功能主要有两个方面，即“主血脉”和“藏神”。

一、心主血脉

（一）相关记载

在《黄帝内经》中，明确提出“心主血脉”者当推《素问·痿论》，其文曰：“肺主身之皮毛，心主身之血脉，肝主身之筋膜，脾主身之肌肉，肾主身之骨髓。”类似的文义，在《黄帝内经》中尚有许多。如《素问·金匮真言论》云：“南方赤色，入通于心……是以知病之在脉也。”《素问·阴阳应象大论》及《素问·五运行大论》皆曰：“南方生热……心生血……在体为脉。”《素问·六节藏象论》云：“心者……其充在血脉。”《素问·五脏生成》曰：“心之合脉也。”《素问·平人气象论》云：“心藏血脉之气也。”《素问·宣明五气》及《灵枢·九针论》皆云：“心主脉，肺主皮，肝主筋，脾主肉，肾主骨。”《灵枢·本脏》曰：“肺应皮……心应脉。”《灵枢·五色》云：“肝合筋，心合脉，肺合皮，脾合肉，肾合骨。”《素问·平人气象论》曰：“藏真通于心，心藏血脉之气也。”《素问·五脏生成》篇曰：“诸血者皆属于心。”

（二）释义解读

前贤今哲对“心主血脉”的理解探讨颇多，其中也不乏争议之处。从解剖角度去解释“心主血脉”可认为，其基本含义是指心气推动血液在脉中运行，流注全身，发挥营养和滋润作用。血液在心和脉中不停地流动，周而复始，循环往复，如环无端，在这个系统中，心起着主导作用。所以说：“人心动，则血行于诸经……是心主血也。”（《医学入门·脏腑》）以心气为动力，以血脉为物质基础，濡养五脏六腑、四肢百骸，维持人体正常的生理功能，使“肝受血而能视，足受血而能步，掌受血而能握，指受血而能摄”。

1.心与血

（1）何谓血：《灵枢·决气》曰：“中焦受气取汁，变化而赤，是谓血。”《灵枢·邪客》曰：“营气者，泌其津液，注之于脉，化以为血。”《灵枢·痈疽》曰：“中焦出气如露，上注溪谷，而渗孙脉，津液和调，变化而赤为血。”均论述了血的生成过程。

（2）血的功能：在《黄帝内经》中对血的功能没有专门确切的论述，但通过《素问·五脏生成论》："肝受血而能视，足受血而能步，掌受血而能握，指受血而能摄。"《灵枢·本藏》中"血和则……筋骨劲强，关节清利矣"等条文，可得出血的主要功能为濡养，正如《难经·二十二难》言："血主濡之。"

此外，有关营气、津液功能的论述也进一步说明了血的主要功能，如《素问·痹论》曰："营者，水谷之精气也，和调于五藏，洒陈于六腑，乃能入于脉也，故循脉上下，贯五藏络六府也。"《灵枢·决气》曰："腠理发泄，汗出溱溱，是谓津……谷入气满，淖泽注于骨，骨属屈伸泄泽，补益脑髓，皮肤润泽，是谓液。"那么血是如何发挥其濡养的功能的？这仍与心密切相关。

（3）心与血的关系。

①心生血：血液主要由营气和津液组成，来源一是直接由水谷精微变化而成，《灵枢·决气》曰："中焦受气取汁，变化而赤，是谓血。"一是水谷精微化生营气、津液、精在人体的生理或病理的需要下而转化，再注入到脉中成为血。虽然都是来自水谷精微，但"化赤"和"转化"过程又依靠什么力量呢？血属阴，但阴中含阳，阳即心火，可执行心的气化作用，所以血为赤色，故称"奉心而赤"，唐容川曰："火即化血。"

②推动血行：血的正常运行，有赖于心气的充沛、脉道的通利和血液的充盈。所谓心气，即"心脏推动血行的动力"，只有心气充沛，心搏动有力，血液才能在脉管中周流不息，从而对人体各脏腑组织器官具有濡养作用。《素问·五脏生成》曰："诸血者，皆属于心"说的正是此意。《灵枢·邪客》曰："宗气积于胸中，出于喉咙，以贯心脉，而行呼吸。"宗气贯心脉行气血。心主行血，全身的血液，通过心气的推动输送到全身，发挥着营养作用。心虽为"君主之官"，仍须依赖宗气以温煦推动，助心行血。

2.心与脉

（1）何谓脉？《黄帝内经》中，脉是一个广泛使用的概念。脉既有血脉之说，又属奇恒之腑，此外，经和络皆可称为脉。

《素问·脉要精微论》说："夫脉者，血之府也。"《灵枢·决气》亦曰："壅遏营气，令无所避，是谓脉。"《素问·五脏生成》说："心之合脉也。"血是通过脉而归于心的。因此，脉的一个解释，就是今天的血管。

脉是奇恒之腑之一，它具有实体。《素问·五脏别论》说："脑、髓、骨、脉、胆、女子胞，此六者，地气之所生也，皆藏于阴而象于地，故藏而不泻，名曰奇恒之腑。""藏而不泻"是脉作为奇恒之腑的功能特点，其所藏血液也。

《素问·脉要精微论》曰："诊法常以平旦，阴气未动，阳气未散，饮食未进，经脉未盛，络脉调匀，气血未乱，故乃可诊有过之脉。"《医原》亦曰：

"夫人周身经络，皆根于心。"

（2）心与脉的关系。

①解剖联系：《难经》记载："心重十二两，中有七孔三毛，盛精汁三合。""三毛"即是对出心大血管的描述。

②脉反映心的功能：脉是血液运行的道路和护卫，脉的充盈度即血的多少，是心气强弱最明显的外在表现。《素问·三部九候论》篇指出："上部天，两额之动脉；上部地，两颊之动脉；上部人，耳前之动脉。"《灵枢·血络论》曰："血脉者，盛坚横以赤，上下无常处，小者如针，大者如筋。"《灵枢·经脉》曰："脉色青，则寒且痛，赤则有热。"

中医通过触摸脉搏的跳动，来了解全身气血的盛衰，作为诊断疾病的依据之一，称之为"脉诊"。在正常生理情况下，心脏的功能正常，气血运行通畅，全身的机能正常，则脉搏节律调匀，和缓有力。否则，脉搏便会出现异常改变。

牛欣用彩色多普勒显像的方法研究了寸口桡动脉的运动变化，发现脉管的径向运动、轴心位移与心动周期都具有一致性。学者认为，脉象由血脉形成，其形态和活动却由心脏决定，这说明了心与血脉之间具有密切联系。

3.心主血脉功能异常的表现

心在体合脉，其华在面，开窍于舌。因此，若心主血脉的功能异常，可出现脉象、面色、舌色以及胸部感觉等异常。

《灵枢·决气》说："血脱者，色白，夭然不泽，其脉空虚，此其候也。"《灵枢·根结》曰："血之清浊，气之滑涩，脉之长短，血之多少。"《灵枢·逆顺肥瘦》也说："唇临临然，其血黑以浊，其气涩以迟。"

若心气不足或阴阳失调，血脉壅塞不通，血液不能正常输布，脏腑组织失去血液濡养，则脉象细涩或结代，面色无华或晦滞，舌色淡白或紫暗，并见心悸、怔忡、心胸憋闷甚至疼痛等症状。若心之阳热亢盛或阴虚火旺，可见脉数、舌红等症；心之阴寒凝滞或阳气虚馁，可见脉迟、舌淡等症。

4.心主血脉功能的现代佐证

现代科学发现，心脏与血管从发生学上就是密切相关的。心脏是由原始血管进化发展而来的，原始的心脏就是循环系统中特定部位的可搏动的血管，这一可搏动的血管在漫长的进化过程中形成了心脏，而心肌则是由原始血管平滑肌进化而来的。

心血管系统本身存在一个局部的肾素-血管紧张素系统，可自身合成肾素和血管紧张素，并通过自分泌、旁分泌和胞内分泌将其释放，以调节局部血流和血管的紧张性。心房细胞分泌的心钠素，与脑血管舒缩活动、脑血流量分布的调节密切相关。可见，从现代医学的角度来看，心主血脉可以认为是心血管系统的神经内分泌效应和血液成分及其重要活性物质功能的体现。

二、心藏神

（一）相关记载

《黄帝内经》中多篇对心藏神的功能进行了论述，如《素问·灵兰秘典论》云："心者，君主之官也，神明出焉。"《素问·调经论》云："心藏神，肺藏气，肝藏血，脾藏肉，肾藏志，而此成形。"《灵枢·邪客》云："心者，五脏六腑之大主，精神之所舍也。"《素问·六节藏象论》云："心者，生之本，神之变也。"《灵枢·本神》云："心藏神，脉舍神。"《灵枢·本神》云："所以任物者谓之心。"因此，中医学将心的另一个功能概括为"心藏神"。

（二）释义解读

1.神的含义

要理解"心藏神"的含义，关键是如何理解"神"的含义。

《说文解字》云："神，天神引出万物者也。"《尔雅》释："引，陈也。神、陈、引古声亦相近。"郑注《礼运》云："神声，引物而出。"可见，神具有申、引、陈之义，意为造就万物之主，产生万物之源，成为天地万物之主宰。

中医对神的含义也曾困惑并渴求答案，《黄帝内经》虽不乏对人体之"神"的文字描述，却很少有一个明确的定义。《黄帝内经》原文中涉及"神"的文字有多种不同含义，参考历代注家著作可概括为以下几种：

（1）"鬼神"之"神"：《黄帝内经》主旨上注重自然规律、客观世界及在研究客观基础上的主观感知，对鬼神并不太相信。所以书中凡涉及这一含义时，多是在否定语境下"鬼神"并出，唯有《素问·八正神明论》"视之无形，尝之无味，故谓冥冥，若神仿佛"中以"神"喻"冥冥"，示其缥缈难知。

（2）"神奇"之"神"：此义之神作形容词用，指有特殊才能功用等。《素问，上古天真论》："昔在黄帝，生而神灵，若而能言……"《灵枢·九针十二原》："神乎神，客在门。"《灵枢·邪气脏腑病形》："按其脉，知其病，命曰神""故知一则为工，知二则为神，知三则神且明矣。"

（3）自然界物质运动变化的功能和规律：《素问·八正神明论》云："岐伯曰：请言神。神乎神，耳不闻，目明心开而志先，慧然独悟，口弗能言，俱视独见，适若昏，昭然独明，若风吹云，故曰神。"《素问·上古天真论》云："余闻上古有真人者，提挈天地，把握阴阳，呼吸精气，独立守神，肌肉若一，故能寿蔽天地，无有终时，此其道生。"《素问·六节藏象论》云："味有所藏，以养五气，气和而生，津液相成，神乃自生。"《灵枢·九针十二原》云：

“粗守形，上守神。”在《灵枢·本神》中，指出：“生之来谓之精；两精相搏谓之神；随神往来者谓之魂；并精而出入者谓之魄”，对“神”范畴的解释是两种（阴阳）生命物质“精气”的搏结（斗争，交融，转化等运动变化），其实质应该理解为生命运动的基本规律。《灵枢·天年》：“黄帝曰：何者为神？岐伯曰：血气已和，荣卫已通，五脏已成，神气舍心，魂魄毕具，乃成为人。”通过叙述胚胎发生过程，提出了人体的“神气”形成方式、分类及其形成相关因素。

（4）可支配机能活动而对外有各种表象的力量：一般称之为广义的神。整个人体生命活动的外在表现，如整个人体的形象以及面色、眼神、言语、应答、肢体活动姿态等，无不包含于神的范围。换言之，凡是机体表现于外的“形征”，都是机体生命活动的外在反映。正如《荀子·天论》云：“不见其事而见其功，夫是之谓神明。”又如同老子对“道”的论述一样，可以意会，难以言传。如一个人面色泽润、气息平顺、活动自如、饮食知味、二便通畅、脉来和缓……就是“得神”的表现；如果一个人出现目光散乱、神思恍惚、言语不清、面色无华、气息不顺、肌肉瘦削、二便失禁等表现，就是“失神”，也就是神气涣散了，疾病较难治疗，预后较差；久病重病之人，突然精神转佳，目光转亮，语言不休，想见亲人，或病至语声低微断续，忽而清亮起来，或原来面色晦暗，突然颧赤如妆，或原来毫无食欲，忽然食欲增强，就是我们常说的“残灯复明”“回光返照”，这叫“假神”，是阴阳即将离绝的危险征兆。故《素问·移精变气论》强调：“得神者昌，失神者亡。”这就是对生命之神的理解。

（5）指人们的精神、意识、思维活动：一般称之为狭义的神。《素问·生气通天论》云：“故阳强不能密，阴气乃绝，阴平阳秘，精神乃治，阴阳离决，精气乃绝。”《素问·脉要精微论》云：“衣被不敛，言语善恶不避亲疏者，此神明之乱也。”《素问·灵兰秘典论》云：“心者，君主之官，神明出焉。”

2.为何心藏神

（1）强调以心为主导的五脏整体观：中医先哲运用阴阳五行思想，将自然和人体相类比并关联统一，形成了中医唯物的天人宇宙观。通过自然界的方位、时令、五味与人体五脏、五体、五官等按五行属性的归类相互联系，建构出一种人与自然在各自运动变化中的时空一体模式下的互动关系。自然界的各种运动来自“神”，人生命的活动也本乎“神”，如《素问·移精变气论》云：“失神者死，得神者生。”基于这种认识，“神”也是人之主宰，如前所述心在人体中具有崇高的地位，因此，在先哲“主心说”的影响下，结合临床实践经验，将心视为五脏之主，将精神活动也归于“心”的范畴，故《素问·灵兰秘典论》云：“心者，君主之官也，神明出焉。”

（2）受古代“心灵论”的影响：早在甲骨文和金文中就已经出现了以指

人的内心思维活动、精神意识以及道德观念等多种含义的“心”字；从中华传统文化源头之学《易经》的卦爻辞中来看，“心”字的运用共8处，分别见于“坎”“明益”“井”“艮”“旅”六卦之中，也皆是表达情感（“为我心恻”“其心不快”“我心不快”）、道德（“有孚维心”“有孚惠心”）及差异心理（“获明夷之心”）与社会心理（“厉熏心”“立心勿恒，凶”）等方面的涵义。以至于发展到后来，在汉语中但凡与意识思维、情感等精神活动有关的字词，都会有“心”（或“忄”）的偏旁部首。如思想、爱（愛）恶、忧愁、愤怒、惊恐、惧怕、悔恨、想念、意志、性情、忿恨、惆怅、惋惜、恩怨、感情、慈悲、忠恕等，其中有表达情感的，有表达心意的，也有表达其他心理活动的。由此可以看出，自古以来人们就认为有“心”才有“情”，有“心”才有“意”，有“心”才有“思想”和各种精神活动。

孟子的“心之官则思”（《孟子·告子上》），将“心”看作是主思虑的器官；儒家将“仁义礼智根于心”（《孟子·尽心上》），道家认为“心本是道，道即是心”（《重阳真人授丹阳二十四诀》）；佛经云：“心生种种法生，心灭种种法灭。”（《坛经·付嘱品》）可见儒释道三家皆将“心”纳入到精神的范畴。故陈致虚说：“三教之道，一者也，圣人无二心。佛则云：明心见性；儒则云：正心诚意；道则云：澄其心而神自清。语殊而心同，是三教之道，惟一心而已。”并强调“然所言心却非肉团之心也”（《上阳子金丹大要发真·三教一家》）。尤其是发展到宋明理学，二程（程颢、程颐）将最高的心理范畴定位于“心”，强调“理与心一”（《二程集·河南程氏遗书》），形成了后世所称的“心性之学”；在程颢学术思想影响下发展起来的陆王（陆九渊、王守仁）“心学”，更将“心”的概念在哲学和心理范畴发挥到极致。

（3）长期的生活和医疗实践的总结：《素问·八正神明论》曰：“血气者，人之神。”《灵枢·营卫生会》曰：“血者，神气也。”气血盛则神昌，气血枯竭则神失，神气散失则死。临危患者脉现屋漏雀啄，气若游丝，眼目死灰，神去已失，如油已耗尽，灯之将熄，虽欲回天，爱莫能助。心被病邪所扰而见神志不清，或精神失常，称为邪闭心窍。基于临床观察，发现精神健旺程度与心血充盈与否密切相关。

3.神的生成

神并不是超物质的东西，它的产生是有物质基础的。正如《灵枢·天年》所云：“血气已和，荣卫已通，五脏已成，神气舍心，魂魄毕具，乃成为人。”形具而神生，形者神之体，神者形之用。形存则神存，形谢则神灭。从“形”的角度来看，受精后萌发的胚胎，首先化生的是血和气，二者进一步产生营和卫的运行构架，逐渐衍生五脏和形体组织器官；从“神”的角度来看，是依循着血和气的化生而分化出魂和魄的功能的。形神具备，才能称之为生命。“神”虽是父母之精结合而诞生的，但“神”在五脏未成之时，它是弥漫地存在于生命体之中，“生之来谓之精，两精相搏谓之神”（《灵枢·本神》），五脏已成，“神”就进入心中居住。因此，《素问·灵兰秘典论》曰：“心者，君主之官也，神明出焉。”总之“神”与“形”相分而不相离。神随着个体的发生、发育、成长、消亡而发生、发展和消亡。神由先天之精气所化生，当胚胎形成之际，生命之神也就产生了。出生之后，在个体发育过程中，神还必须依赖于后天水谷精气的充养。故《灵枢·平人绝谷》云：“故气得上下，五脏安定，血脉和利，精神乃治。故神者，水谷之精气也。”

4.心藏神的作用

心藏神，为人体生命活动的中心。其生理作用有二：其一，主思维、意识、精神。在正常情况下，神明之心接受和反映客观外界事物，进行精神、意识、思维活动。这种作用称之为“任物”。任，是接受、担任、负载之意，即是心具有接受和处理外来信息的作用。有了这种“任物”的作用，才会产生精神和思维活动，对外界事物做出判断。其二，主宰生命活动。“心为身之主宰，万事之根本”（《饮膳正要·序》），神明之心为人体生命活动的主宰。五脏六腑必须在心的统一指挥下，才能进行统一协调的正常的生命活动。心为君主而脏腑百骸皆听命于心，“心者，五脏六腑之大主也，精神之所舍也”（《灵枢·邪客》）。

学者一般将“心藏神”等同于“心主神明”，神乃神气也，明者神气之表现也，神明者，简而言之，即面色、眼神、精神意识、思维活动、机智、聪明、愚鲁、痴呆等精神面貌及特殊灵感。《素问·六节藏象论》曰：“心者，生之本，神之变也，其华在面，其充在血脉。”

中医学的心神论长期以来一直在指导着中医的临床实践，具有重要的科学和实践价值。“心藏神”体现了神依赖于心，将心作为生命的一个根本，实现其对于形体、生理功能、心理活动的调控作用，使其顺应自然阴阳二气的运动变化。心藏神的生理功能正常，则精神振作，神志清晰，思维敏捷，对外界信息的反应灵敏而正常。反之，即可出现精神、意识、思维活动的异常，从而出现失眠，多梦，神志不宁，甚则谵狂；或出现反应迟钝、健忘，精神萎靡，甚至昏迷，不省人事等临床表现。还可以影响其他脏腑的功能活动，甚至危及整个生命。所以说“主明则下安……主不明则十二官危”（《素问·灵兰秘典论》），“心动则五脏六腑皆摇”（《灵枢·口问》）。

清心静神可以祛病延年，防止早衰。婴儿在母胎成形，心脏就开始搏动，直到老死方停止跳动，心任重而道远，日理万机，操心劳累，况“忧愁思虑，则伤心”也。《素问·上古天真论》曰：“恬淡虚无，真气从之，精神内守，病安从来。”老子主张“清静无为，皆为养心”之道。夜静人眠，目瞑耳闭则脑休息，脑休息则不传信息于心，心则静，心静则养，梦者，心神之变也，夜梦纷纭者，心神之扰动也。故心静则养，心静则安。“静”乃养心之宝。

5.现代中医学对心藏神理论的研究

现代研究认为，“心主神明”之“心”是功能集合体，其对应的实体是心脏、血管、大脑的组合，其中任何一方出现病理状态都将影响主神明功能的正常发挥，即心主神明这一功能与心、脑、五脏都有关系。但心神、脑神、五脏神又有所区别，脑神为体，是保证机体高度有序性的中枢，统帅五脏诸神，心藏识神，心神为用，在心脑的控制调节下，维持着人体心理活动的整体性。

6.心藏神与五脏藏神的关系

《黄帝内经》在倡导心主神明、为君主之官的同时，还提出了五脏藏神的观点。《素问·宣明五气》篇曰：“心藏神，肺藏魄，肝藏魂，脾藏意，肾藏志，是谓五藏所藏。”从五脏系统整体角度阐发了脏腑与精神情志的关系。精神、情志等“神”的活动是通过“五神”和“五志”两个方面来具体体现的。

《灵枢·本神》云：“两精相搏谓之神，随神往来者谓之魂，并精而出入者谓之魄，所以任物者谓之心，心有所忆谓之意，意之所存谓之志。”对“五神”，即神、魂、魄、意、志做了明确的表述和定义，表明了在人体精神活动过程中五神各自作用所侧重的不同阶段和方面。

《素问·阴阳应象大论》云：“人有五脏化五气，以生喜怒悲忧恐”，并且提出“心在志为喜、肺在志为忧、脾在志为思、肝在志为怒、肾在志为恐”的“五志”理论，将情志活动直接与五脏系统相联系。进而在“五志”的基础上发展成为“七情”之说，即喜、怒、忧、思、悲、恐、惊七种情志状态。五志与七情合而统称为“情志”。

《灵枢·本神》云：“心藏脉，脉舍神”“肝藏血，血舍魂”“脾藏营，营舍意”“肺藏气，气舍魄”“肾藏精，精舍志。”《灵枢·本藏》云：“五脏者，所以藏精神血气魂魄也。”《素问·五藏别论》：“所谓五藏者，藏精气而不泻也。”由以上等论述可以明显看出五脏之所以具有“藏五神”的生理功能是由于五脏具有“藏精气”的生理特性所决定的。“神”为人体一切生命活动的体现，神明权力的正常行使，即主宰和调节全身脏腑经络、四肢百骸作用的正常发挥是以五脏所藏之脉、血、营、气、精等“精气”为物质基础的。正如《灵枢·平人绝谷》篇：“五脏安定，血脉和利，精神乃居，故神者水谷之精气也。”《灵枢·天年》：“百岁，五脏皆虚，神气皆去，形骸独居而终也。”

由上可知五脏贮藏正常，精气充盛，是保证神的功能活动顺利进行的前提条件；同时，神的主宰功能正常又能调节五脏而化生精气，二者之间具有相辅相成的辩证统一关系。故五脏又称为“五神脏”。

人的精神意识思维活动，虽五脏各有所属，但都是在“心神”的主宰下进行的。故《类经·疾病类》曰：“心为五脏六腑之大主，而总统魂魄，兼赅意志”“人身之神，唯心所主……此即吾身之元神也。外如神魂魄志意五种五志之类，孰匪元神所化而统乎一心。”

关于魂魄的特性，孔颖达的解释是非常到位的，他说：“魂魄，神灵之名，本从形气而有，形气既殊，魂魄各异。附形之灵为魄，附气之神为魂也。附形之灵者，谓初生之时，耳目心识、手足运动、啼呼为声，此则魄之灵也。附气之神者，谓精神性识渐有所知，此则附气之神也。”魄控制的是机体的本能反应。人熟睡时，起作用的就是魄。这个时候的呼吸、心跳、胃肠的蠕动等。魂所控制的是心理活动，主要为意识、思想等。“意”是出生以后人为训练培养出来的思想。“志”指意的贮存，即记忆活动。

关于“神”的理论在现代医学能否找到合理的解释，或者说有无现代医学理论与方法的支持，是中医学界感兴趣的话题。因为从现代医学的观点来看，人的精神意识活动是神经细胞的功能，是脑的功能，与心及其他各脏器无太大关系，那么与心及其他各脏相关联的“神”的表现牵涉到哪些神经功能活动呢?

许丽梅等通过综合、分析文献，试图从神经内分泌免疫系统探讨心气虚证，从而探讨心主血脉、藏神的实质。研究表明：心虚证患者存在迷走神经功能、交感神经功能减退，交感神经和迷走神经敏感性和协调功能紊乱，副交感神经功能偏亢，自主神经功能紊乱，中枢神经功能障碍，心脏自我调节功能减退。NE、E、PRA、Ang-Ⅱ、ALD、ANP、ET、降钙素基因相关肽含量增高。淋转、E-花环试验和ANAE染色阳性淋巴细胞百分率皆低于正常人，淋转细胞中cGMP含量增高，提示免疫功能低下。认为心为五脏六腑之大主，心主神明，是对精神-神经-内分泌-免疫-靶组织这个机体最重要调控网络的整体概括，是中医学整体观念、五脏相关的重要体现。

王洪图等引述目前西医学研究资料显示，属于中医脾胃范畴的胃肠道与精神活动之间，确实存在着某种程度的相关性、美国神经生物学家Gershon MD将肠神经系统（ENS）称为人体的第二大脑，认为ENS的功能不仅独立主持着胃肠的功能活动，而且与某些精神疾病如抑郁症、恐惧症的发生密切相关，与中医学“脾藏意”的理论存在一定的契合。作为胃肠道与精神神志活动密切关联的物质基础，从目前的研究状况来看，胃肠肽是一种极为重要的物质。由于神经肽在胃肠组织与中枢呈双重分布，因此，它应是研究脾胃与脑神关系现代科学内涵的切入点。此外，还通过调理脾胃复方对癫痫、血管性痴呆动物模型影响的实验研究表明：调理脾胃可降低大脑皮层耗氧量，调整中枢氨基酸类递质、神经肽类递质、信使物质含量及相关基因表达，以及对免疫功能的调节等途径，调节影响中枢神经系统活动。提示脾胃与中枢神经系统活动之间存在着密切的内在联系，其机制有待于进一步深入探讨。

三、心主血脉与心藏神的关系

“心主血脉”和“心主神明”，言之虽然分而为二，但前者为后者的物质基础，后者为前者的功能体现；前者为形为体，后者为神为用，实际仍为“形神合一”的统一体，“舍利无刃，舍刃无利”（《神灭论》）。因此，并不存在“血肉之心”和“神明之心”的分别，可统而言之地称为“藏象之心”。

现代研究对心的“主血脉”与“主藏神”之间的关系，也做了探讨。有学者认为，二者是把循环系统与高级神经活动合起来都属于心，“心”功能远不只是解剖学所指心脏的功能，而是与之有密切联系的系统功能的综合概念，包括推动血液循环的心脏功能，调节心血管活动的神经和体液因素，以及大脑高级神经系统等一系列功能活动。心主神明，是对精神—神经—内分泌—免疫—靶组织这个机体最重要调控网络的整体概括，是中医学整体观念、五脏相关的重要体现。

孙刚认为，心主血脉，是心协调脏腑主宰生命活动的基础结构。经脉遍布全身，内联脏腑，外络肢节，是联系全身内外的通道，行气血而营阴阳，为全身信息的通道，构成全身脏腑形体之间的联系网络。这一网络由心所主，因此，心可调控五脏六腑，为“五脏六腑之大主，神明出焉”。因此，心主血脉是心主神明的物质基础。

卢笑晖发现，失眠、焦虑、抑郁等精神、神经系统疾病与心血管疾病具有密切的关系，临床上二者常相互影响，互为因果。许多研究都证实了这一点。刘佳敏调查了588例心血管疾病患者，发现其中合并抑郁情绪障碍者99例。赵小丽报道了对心血管疾病并发焦虑抑郁症状2050例患者的研究结果，发现心血管疾病患者中并发有焦虑抑郁症状者占56%。患者常表现为类似心绞痛、左心力衰竭症状，并可伴有心律失常。蔡辉报道了芬兰一项由8000人参加的流行病学调查，认为不同的心血管病并发抑郁情绪的比例亦不相同，心肌梗死为45.0%、冠心病为40.0%、高血压为20.0%，其中冠心病患者的情绪障碍主要表现为抑郁和焦虑。

第五节 心与其他脏腑相关

一、心与五脏相关

（一）心与肺的关系

1.位置相邻，经络相连

心肺二脏同居膈上胸中清阳之地，位置相邻，经络相连。如《灵枢·经脉》曰："心手少阴之脉，起于心中，出属心系……复从心系却上肺。"由此构成了心肺相关的组织结构基础。

2."君相"相关，调节血液运行

《素问·灵兰秘典论》曰："心者，君主之官也，神明出焉。肺者，相傅之官，治节出焉。"说明心肺之间的"君相"关系，心与人的精神活动相关，调节五脏六腑的功能。肺则治理调节周身之气，辅助心脏调节周身气血。《素问·经脉别论》曰："食气入胃，浊气归心，淫精于脉。脉气流经，经气归于肺，肺朝百脉，输精于毛皮。毛脉合精，行气于府，府精神明，留于四藏。"论述了心肺在血脉上是相通的，肺朝百脉而能调节血液运行，肺吸入之清气（氧气）通过毛脉合精（氧合作用）而弥散入脉中，与血液合和，输送到五藏六腑、四肢百骸，起到濡养作用。这与现代医学肺循环和体循环的机制是基本一致的。

肺气也有助于血液的生成，如《灵枢·营卫生会》曰："中焦亦并胃中……化其精微，上注于肺脉，乃化而为血，以奉生身。"由此可见，心肺二脏在呼吸功能及全身气血的运行及生成方面至关重要。

3.金火相制，气血得平

唐以后对心肺关系的论述主要集中在金火相制上。心肺在生理上相互辅助、相互制约，有利于气血阴阳平衡。如清·喻嘉言《医门法律·明切脉之法》云："心为阳，父也。肺为阴，母也……心君无为而治，肺为相傅，华盖而覆于心上，以布胸中之气，而燮理其阴阳。"清·杨时泰《本草述钩元·芳草部》云："金以火为主。故阴得阳而血化，血化而气益畅……火以金为用，故阳得阴而气清，气清而血得静。"说明心火可温肺，以防其过寒；而心阳亦有赖于肺阴的滋养，以防心火偏亢。清·唐宗海《中西汇通医经精义·上卷》亦云："心火温肺，而后胸中阳和，无寒饮咳痹之证，故心火者，乃肺之主也。"又曰："心火恐其太过，则肺有清气以保护之。"

心肺气血阴阳平衡自然无病，如心肺气血阴阳失衡，心肺之间发生乘侮，则会出现各种症状，造成病变的复杂化。如隋·巢元方在《诸病源候论·五脏六

腑病诸候》论述了心肺在病理上相互乘侮的关系及其预后："肺之乘心，金之陵火，为微邪，虽病不死……心之乘肺，火之克金，为大逆，十死不治也。"唐·杨上善《黄帝内经太素·色脉诊》云："肺气并心，心实故惊。"明·王肯堂在《证治准绳·杂病·消瘅》中描述心移热于肺的症状为："舌上赤裂，大渴引饮，少食，大便如常，小便清利，知其燥在上焦。"在《证治准绳·杂病·喘》中亦谓："复有心火因逆气不得下降，奔迫于上者。"说明心火迫肺可致喘促。心火过旺，乘克肺金亦可致劳嗽。如汪绮石《理虚元鉴·心肾不交论》曰："心肾不交，心火炎而乘金，天突急而作痒，咯不出，咽不下，喉中如有破絮黏塞之状，此劳嗽已成之状也。"而心阳不足、肺失温煦可致肺气虚冷。张介宾在《类经·脉色类》中曰："不及则君火衰而病在内，故上为心气不足而烦心，虚阳侵肺而咳唾。"肺病亦可传心，如清·叶天士《温热论》曰："温邪上受，首先犯肺，逆传心包。"

4.宗气调控心肺功能的协调平衡

《灵枢·邪客》曰："宗气积于胸中……以贯心脉，而行呼吸焉。"《灵枢·刺节真邪》曰："宗气留于海，其下者注于气街，其上者走于息道。"《难经·三十二难》亦曰："心者血，肺者气。血为荣，气为卫，相随上下，谓之荣卫。"宗气是心肺相关的功能基础，宗气运行失常则可导致血行瘀滞，如《灵枢·刺节真邪》云："宗气不下，脉中之血，凝而流止。"而宗气又分为营卫之气。心主神志与血脉，血为荣；肺主气，气为卫；所以心肺相关的实质是神与气、气与血、营与卫的密切联系。

明清以来，医家对宗气进行了更深入的论述，孙一奎首倡宗气为营卫三焦之统宗，统摄上中下三焦之功能。并在《医旨绪余·宗气营气卫气说》中曰："宗气者，为言气之宗主也。此气搏于胸中，混混沌沌，人莫得而见其端倪，此其体也。及其行也，肺得之而为呼，肾得之而为吸，营得之而营于中，卫得之而卫于外。"又曰："此宗气者，当与营卫并称，以见三焦上中下皆此气而为之统宗也。"喻嘉言尤为重视宗气，在《医门法律》中云："其所以统摄营卫、脏腑、经络，而令充周无间，环流不息，通体节节皆灵者，全赖胸中大气，为之主持……五脏六腑，大经小络，昼夜循环不息，必赖胸中大气，斡旋其间。"张锡纯在《医学衷中参西录·大气诠》中亦认为，其"不但为后天诸气之纲领，并可为周身血脉之纲领矣"。此三位医家强调了宗气对心肺功能、气血循环乃至全身的调控作用，所以宗气充沛、运行有度是心肺功能得以正常发挥的保证，故而是心肺相关的功能基础。

5.病理相系

有关心病传肺的论述颇多。如《灵枢·病传》曰："大气入脏……病先发于心，一日而之肺。”《素问·咳论》曰：“心咳之状，咳则心痛，喉中介介如梗状。”《素问·痹论》曰：“心痹者，脉不通，烦则心下鼓暴上气而喘。”正如各种心脏病出现心力衰竭时必然会出现咳嗽、呼吸困难等肺系症状。《素问·气厥论》亦曰：“心移寒于肺，肺消，肺消者饮一溲二，死不治……心移热于肺，传为鬲消。”《素问·举痛论》曰：“悲则心系急，肺布叶举，而上焦不通，荣卫不散，热气在中，故气消矣。”《灵枢·五癃津液别》亦曰：“心悲气并则心系急，心系急则肺举，肺举则液上溢。”在临床上我们可以看到，抑郁症患者不仅表现为焦虑、烦躁和抑郁，而且可以出现语微、喘咳、胸闷等肺系症状。

肺病也可影响到心，如《灵枢·经脉》曰：“肺所生病者，咳，上气喘渴，烦心胸满。”如慢性阻塞性肺疾病（COPD）患者往往合并焦虑、抑郁症，而COPD患者出现呼吸衰竭时则表现为谵妄甚则昏不识人。《灵枢·本脏》曰：“肺大则多饮，善病胸痹。”《灵枢·厥病》曰：“厥心痛，卧若徒居，心痛间，动作痛益甚，色不变，肺心痛也，取之鱼际、太渊。”说明肺的异常亦可致胸痹心痛之病，治疗当从肺经调治，如COPD患者常常出现肺心病心力衰竭或合并冠状动脉粥样硬化性心脏病（CAD）。

6.心肺同治

对于心肺疾病的治疗，《灵枢·杂病》曰：“心痛，但短气不足以息，刺手太阴。”提出心病可从肺治。《难经·十四难》提出心肺虚损性疾病的治疗原则：“损其肺者，益其气；损其心者，调其营卫。”《金匮要略》以木防己汤治疗“膈间支饮，其人喘满，心下痞坚，面色黧黑，其脉沉紧”之证。上述症状的描述与慢性阻塞性肺气肿致肺心病心力衰竭的症状颇为相似。木防己汤用木防己以利水消肿，驱邪下出；人参补肺气之虚，桂枝温通心阳、化气行瘀；石膏清肺中之郁热。参考该方的现代药理作用，木防己不仅有利尿作用，还具有抗心肌缺血、再灌注损伤、抗肺动脉高压作用；人参有强心作用；桂枝有扩张血管、抗凝作用；生石膏能够增强肺泡巨噬细胞的吞噬功能，有利于肺部感染的控制。此方概括了现代医学治疗肺源性心脏病强心、利尿、扩血管、抗凝及控制肺感染的综合治疗方法，对临床辨治心肺同病颇有指导价值。

张仲景治疗胸痹心痛，亦非单纯治心，而是采用心肺同治之法。如治疗“喘息咳唾、胸背痛”之瓜蒌薤白诸方，以瓜蒌、半夏理肺祛痰宽胸，薤白宣通心阳。治疗“胸痹心中痞，留气结在胸，胸满，胁下逆抢心”之枳实薤白桂枝汤，以桂枝、薤白宣通心阳，瓜蒌祛痰宽胸，厚朴、枳实下气除满。而治疗胸痹胸中气塞短气之证，则采用茯苓杏仁甘草汤，直接疏利肺气。

7.现代研究

张立等对临床辨证为心气虚患者的测定结果说明，其左心（收缩、舒张、泵血）功能均出现异常，且肺通气功能检测显示，其肺活量、第1秒时间肺活量、最高呼气流速3项均值降低。刘建博等调查346例肺心病住院患者的症状、中医证候表现，发现所有患者皆有心系症状。骆文玲等发现，稳定期COPD患者气流受限是冠心病的重要危险因素。

国外研究表明，FEV1下降是心血管疾病（CVD）风险增加、过早死亡尤其是CVD发病率和死亡率的强大预测因子，并独立于年龄、性别和吸烟状态。在心血管死亡率的预测因子中，FEV1下降与血清胆固醇的预测性相当。FEV1每下降10%，矫正的心血管死亡率升高28%。

国外虽无心肺相关概念，但Christian等将这种影响心肺的共病现象称为“心肺一体”，认为炎症在心血管和肺部疾病的发病机制中发挥了主要作用，是“共同的温床”。共同的风险因子产生了全身炎症反应过程，这导致了动脉粥样硬化性疾病和COPD的进展。

（二）心与脾的关系

心脾相关理论肇始甚早，且代有阐发，日臻完善。至近代逐渐发展成为一门理、法、方、药具备的理论。

1.经脉相连

脾胃居于中焦，心居于上焦，从形体上看，以膈为界，互不相连，但二者之间以经络紧密联系，经气互通。

足太阴脾经在循行过程中“足太阴之脉，起于大趾之端……上膈，挟咽，连舌本，散舌下。其支者，复从胃别上隔，注心中”，即足太阴经的一个分支，从胃中分出后，向上通过横膈，注入于心中，从而加强了心与脾之间的联系。此外，“脾之大络，名曰大包，出渊腋下三寸，布胸胁”。

心与小肠相表里，脾与胃相表里，因此，心脾还通过其表里经脉相联系。如胃之大络与心相通，这一点在《素问·平人气象论》中早有所述：“胃之大络，名曰虚里，贯隔络肺，出于左乳下，其动应衣，脉宗气也。”虚里即为心尖搏动的地方。《灵枢·经脉》篇明确指出：“小肠手太阳之脉……入缺盆，络心，循咽下膈，抵胃，属小肠。”《灵枢·经别》篇认为：“足阳明之正……属胃，散之脾，上通于心。”

现代医学观察到饱食后可引发猝死，从而提出“胃冠反射”理论，这也为脾胃在经络上与心相通提供了一个佐证。

2.母子相依，气血互济

五行中，心属火，位于上焦；脾属土，位于中焦，二者属于母子相生关系。心为母脏，脾为子脏。心脾的母子关系主要表现在血液的生成和运行两方面。

母旺则子盛。火生土，即心火充足可温脾土，脾的主运化、腐化水谷的功能才可正常运行。何梦瑶《医碥·杂证·五脏生克说》言："脾之所以能运行水谷者，气也。气寒则凝滞而不行，得心火以温之，乃健运而不息，是为心火生脾土。"近代名医张锡纯《医学衷中参西录》云："君火发于心中，为阳中之火，其热下济，火能温暖脾胃，助其消化之力，此火一衰，脾胃消化之力顿减。"临床上心阳虚衰者，往往可见整体机能衰退，尤其是脾胃的消化功能首先减退，从而影响元气的化生，使病情变得复杂难愈。

心主血脉，推动和调控血液在血脉中流动运行，使血脉通畅，分布全身。脾主运化、统血，乃气血发生之地，统摄血脉中运行之血液。"脉者，血之府也"。血脉中气血之盈亏，实由脾之盛衰来决定。如《素问·经脉别论》谓："食气入胃，浊气归心，淫精于脉。"《灵枢·营卫生会》谓："人受气于谷，谷入于胃，以传于肺，五脏六腑，皆以受气，其清者为营，浊者为卫，营在脉中，卫在脉外。"《灵枢·营气》亦说营气"从脾注心中"。此外，心主血脉，血行脉中，虽由心气推动，但究其动力则在宗气所为。正如《读医随笔》所云："荣气不能自动，必借宗气之力以运之。"宗气的充沛则赖于脾胃的功能正常。如《灵枢·邪客》所谓："五谷入于胃也，其糟粕、津液、宗气分为三隧，故宗气积于胸中，出于喉咙，以贯心脉而行呼吸焉。"

脾虚胃弱化源不足，无以养心，心脾两虚，或脾虚不运，宗气不生，运血无力，脉道瘀阻，可发生心痹，重则"宗气不下，脉中之血，凝而留止"，此乃"子盗母气"之理也。明清医家对此有更为详细论述。明代医家周慎斋《慎斋遗书·卷一》："人之生死本乎神，居于心。心为火，故火者生命之源也。戊癸化火，戊为土，癸为水，水为先天，土为后天，二天化火源，人之所赖以生者也。"清代医家肖赓六《女科经纶·卷一》："脾气化液而生血，即水入于经，其血乃生之意。此荣出中焦也，故曰生化之源。心统血者，脾气化液，入心而变为血。故虽心之所主，亦赖脾气化生。"明代武之望《济阴纲目》论心脾为经血之统，曰："脾气入心而变为血，心之所主亦借脾气化生。"

3.七情相感

心藏神，脾藏意，忧思伤脾，耗伤心神。思为脾志，苦思伤脾，脾伤则生化不足，心血失养，故失眠，多梦，健忘，以心主血脾主生化之故也。清·罗美《古今名医方论·卷一》云："夫心藏神，其用为思；脾藏智，其出为意，见神智思意，火土合德者也。心以经营之久而伤，脾以意虑之郁而伤，则母病必传诸子，子又能令母虚，所以然也。其症则怔忡、怵惕、烦躁之征见于心；饮食倦怠、不能运思、手足无力，耳目昏眠之征见于脾。"

4.心脾同病

相关论述在《黄帝内经》中即可见。如《灵枢·杂病》曰："心痛，腹胀，啬啬然，大便不利，取足太阴。”《灵枢·厥病》亦曰：“胃心痛也，取之大都、太白。”《素问·至真要大论》曰：“太阴之胜，火气内郁，疮疡于中，流散于外，病在胠胁，甚则心痛热络，头痛喉痹项强。”《灵枢·厥病》曰：“厥心痛，痛如以锥针刺其心，心痛甚者，脾心痛也。”《素问·五脏生成论》曰：“有积气在中，时害于食，名曰心痹”“多食咸，则脉凝泣而变色。”《灵枢·百病始生》曰：“凝血蕴里而不散，津液涩渗，著而不去，而积皆成矣。”提出饮食失调导致脾胃损伤，是胸痹发生的关键因素之一。一方面，膏粱厚味、过嗜茶酒、多食生冷、饥饱无常等饮食失调均能损伤脾胃。另一方面，脾胃受损又可使痰浊内蕴，阻碍胸阳。

隋朝巢元方《诸病源候论·卷十六》：“心痛而不能饮食者，积冷在内，客于脾而乘心络故也。心，阳气也；冷，阴气也，冷乘于心，阴阳相乘，冷热相击，故令痛也。脾主消水谷，冷气客之，则脾气冷弱。心为火，脾为土，是母子也，俱为邪所乘，故痛复不能饮食也。”

唐代孙思邈在《备急千金要方》中提出：“心劳病者，补脾以益之。脾王则感于心矣。”指出补脾在心劳病治疗的意义。

5.心脾同治

关于心脾同病同治的论述以金元时期李东垣尤为独到。其《脾胃论·脾胃虚实传变论》曰：“夫饮食失节，寒温不适，脾胃乃伤。此因喜、怒、忧、恐，损耗元气，资助心火。火与元气不两立，火胜则乘其土位，此所以病也。”又说：“心火亢盛，乘其脾土曰热中”“脾胃既虚，不能升浮，为阴火伤其生发之气，营血大亏，营气伏于地中，阴火炽盛，日渐煎熬，血气亏少。且心包与心主血，血减则心无所养，致使心乱而烦，病名曰挽。挽者，心惑而烦闷不安也。”治疗“当先于心分补脾之源”。主张以健脾益气、升清降浊之草豆蔻丸调理脾胃，以治心病之源。李东垣《医学发明·饮食劳倦论》中亦提出：“心火乘脾，须炙甘草之甘，以泻火热而补脾胃中元气。若脾胃急痛并大虚，腹中急缩者，最宜多用，急者缓之。”

李杲还认为脾胃虚损可导致心火独胜，或湿热重者，可用补脾胃泻阴火升阳汤，方中用人参、黄芪、甘草补脾胃，用黄芩、黄连泻心火、清湿热，用苍术、羌活燥湿，用升麻、柴胡升脾阳。李东垣《兰室秘藏·卷中》还谈到心火乘脾与妇科疾病关系：“升阳除湿汤，治女子漏下恶血，月事不调，或暴崩不止，多下水浆之物，皆由饮食不节，或劳伤形体，或素有心气不足，因饮食劳倦，致令心火乘脾，其人必怠惰嗜卧，四肢不收，困倦乏力，无气以动，气短上气，逆急上冲，其脉缓而弦急，按之洪大，皆中之下，得之脾土受邪也……心系者，包络命门之脉也，主月事。因脾胃虚而心包乘之，故漏下月水不调也。况脾胃为气血阴阳之根蒂也，当除湿去热，益风气上伸，以胜其湿。”

明代医家张介宾《类经·二十一卷》：“脾之支脉注于心中，若脾不能运，而逆气攻心，其痛必甚，有如锥刺者，是为脾心痛也。”

归脾汤为临床最常用治疗心脾两虚证之方剂，清·罗美《古今名医方论·卷一》云：“归脾汤治思虑伤脾，或健忘，怔忡，惊悸，盗汗，寝而不寐；或心脾作痛，嗜卧，少食，月经不调。”清代程国彭《医学心悟》记载了用归脾汤“治气血虚弱，以致心痛”，并将此类心痛名之为“虚痛”“虚痛者，心悸怔忡，以手按之则痛止，归脾汤主之”。

6.现代研究

著名中医药学家邓铁涛教授于20世纪50年代开始研究中医五行学说，1988年发表了重要论文“略论五脏相关取代五行学说”，明确提出了五脏相关学说。邓老认为：人体以五脏为核心，以五脏相互间的生理病理联系为疾病发生发展及表现的内在基础，每一种疾病是五脏相关的局部体现。而心脾相关实际上是从五行五脏相关理论学说分解出来的一个理论模块，心脾相关是五脏相关的一个子系统。邓老及其后学者在心脾相关学说的指导下，在对心血管疾病和脾胃疾病的中医诊疗上取得了较好的临床疗效。

现代研究认为，中医辨证为脾虚患者，可见自主神经系统对胃肠道分泌及运动的调节失常。这为心和脾的关系，即“火生土”提供了理论依据。研究认为，脾虚时自主神经功能紊乱主要表现为交感神经功能偏低，副交感神经功能偏亢以及交感和副交感神经的应激能力低下。近年来，国外一些学者提出肠道本身的神经元环路就是一个独立的大脑，因此说人类除大脑（颅脑）之外，还有一个第二大脑，也称肠脑或腹脑，它处理着身体的大部分消化功能。腹脑和颅脑之间有很多相似性并相互联系，共同协调完成对消化功能的支配。如现在已明确地认识到，几乎每一种有助于大脑运作和控制的物质，也都同样地发现于肠中，大多数神经递质，如5-HT、多巴胺、谷氨酸盐、去甲肾上腺素、一氧化氮等，在肠中都有；又如，肠也是苯二氮䓬的富源地。

药理研究对部分健脾理气药的功能研究表明，这些药物可改善胃肠的微循环，扩张局部血管，加速局部血流，增加毛细血管床的开放，从而有助于增加局部组织灌注，降低血管阻力，加速血液循环，改善组织缺氧，促进组织修复。

（三）心与肝的关系

1.阴阳同气相求

心、肝属五脏中的阳脏，有“牡”脏之称。心有“阳中之太阳”之称，肝也有“阴中之少阳”和“阳中之少阳”之称。心肝的阴阳属性决定了心肝的生理特点，心的功能主要以“阳气”为用。心的主要功能是主血脉，藏神。在生理情况下，心阳充旺，则其推动温煦之力强，血脉通利而心能主血脉，神明聪慧而能藏神志。肝体阴而用阳，肝为藏血之脏，肝体为阴，肝主疏泄，性喜条达，内寄相火，主升主动，肝用为阳。心肝的阴阳决定了心肝同气相求。

在病理状态时，心病常表现为热甚火亢的阳征，如心烦、狂躁、神昏、谵语、血热妄行、口舌糜烂、舌尖灼痛、舌质红绛、脉数等。肝病易动风化火，常表现为偏动、偏升、偏热的阳证，如肝气、肝阳常升发太过而出现肝火上炎和肝阳上亢之证：急躁易怒、头胀头痛、面红生火、目赤耳鸣等，甚至发生《素问·生气通天论》中所说的“阳气者，大怒则形气绝，而血菀于上，使人薄厥”的中风危证。所谓“肝气、肝阳常有余，肝阴、肝血常不足”。当心肝同病时，易表现为热证，两阳相加，阳气更甚，如“肝为阳藏，而木火生气，阳并于阳则狂。心居膈上，肝处膈下，母子之气上下相通，肝邪上移于心，留于心下，故为膈中。”（《黄帝内经素问集注·卷五》）“两阳相舍，火木相燔，故肝热入心，则当死也。”（《重广补黄帝内经素问·卷十》）“心主君，身之主也，不经重邪。肝为将军之官，气之急疾，猛于风火，若肝木上逆，移其热邪上并于心，心受其邪，则身失其主，故死。”（《黄帝内经素问吴注·卷十》）

2.木火相生

从五行属性上来说，肝为东方木，心为南方火，木生火，肝心乃为母子之脏。木生火乃指木盛则火旺，心火的温煦、心血的运行需要靠肝的疏泄条达、藏血功能正常才能维持正常。倘若这种关系失去制约则会出现“母病及子”“子病犯母”的病理变化。

3.经气相通

经络循行分布上，心肝两经均经胸胁部而循行分布且交于心中，并皆循行于咽喉，系舌本，属目系。《灵枢·经别》曰：“足少阳之正，绕髀入毛际，合于厥阴；别者，入季胁之间，循胸里，属胆，散之肝，上贯心。”指出胆经经别循行中汇合于肝经，其分支循胸胁入里，隶属胆腑，散行于肝，并向上贯穿心系，这些都说明肝脏系统与心脏系统有密切联系。《伤寒论翼·卷上》载：“自腹由肝上膈至心，从胁肋下及小腹宗筋，为厥阴地面。”《本草述钩元·卷三十一》载：“肝脾之系俱连系于心。”均明确了心肝经络上相关联。

由于心肝的经脉循行相通，故心肝发生病变时，心肝经脉循行部位都可以受其影响。《素问·藏气法时论》篇曰：“心痛者，胸中病，胁支满，胁下痛，膺背肩胛间痛，两臂内痛。”《诸病源候论》曰：“手少阳之脉，起小指次指之端，上循入缺盆，布膻中，散络心包，邪气返于心络，心气不得宣畅，故烦满；乍上攻于胸，或下行于胁，故烦满而又胸胁痛也。”《灵枢·经脉》篇曰：“肝足厥阴之脉……挟胃属肝，络胆，上贯膈、布胁肋……是肝生病者，胸满呕逆。”《灵枢·厥病》篇曰：“真心痛，手足青至节……厥心痛，色苍苍如死状，终日不得太息，肝心痛也。这些描述可见既有少阴心经之候，又有厥阴肝经之症。”

4.气血互用

二者皆为调畅气血的重要脏器。肝藏血，心主血，心气推动血液在脉道中正常运行，同时也需肝气条达，疏泄有度。肝脏疏泄、藏血功能正常，人体气机得以传输畅达，血脉得以畅通，血量得以充沛，心脉方得以濡养。气行则血行，如《读医随笔·风厥痉痫》中说：“肝气舒，心气畅，血流通，筋条达，而正气不结，邪无所客矣。”正说明了肝的疏泄条达对心血运行的积极作用。

在血液运行与贮藏方面，心与肝有协同作用。“心动则血行于诸经，静则血藏于肝脏，故肝为血海，心乃内运行之，是心主血也”（《医学入门·卷之一》）。“心为生血之源，肝为藏血之脏”（《内经素问吴注·大奇病篇》）。“何以言火即化血哉？血色，火赤之色也。火者心之所主化，生血液以濡周身；火为阳，而生血之阴，即赖阴血以养火，故火不上炎，而血液下注，内藏于肝，寄居血海，由冲任带三脉，行达周身，以温养肢体”（《血证论》）。

在气的运行方面，心肝共同辅助参与呼吸。如《难经·四难》曰：“脉有阴阳之法，何谓也？然：呼出心与肺，吸入肾与肝，呼吸之间，脾也其脉在中。”《医贯》曰：“喉系坚空，连接肺本，为气息之路，呼吸出入，下通心肝之窍，以激诸脉之行，气之要道也。”在气机运行上，心肺主呼出，肝肾主吸入，一呼一吸协调气机运行。

5.七情相系，神魂相连

心主神志，为五脏六腑之大主，藏神，是精神活动的主宰；肝主疏泄，调畅情志，藏血而舍魂。人的精神活动虽由五脏生理功能所化生，最主要的是与心肝两脏关系密切。心气充沛，肝气条畅，是气血正常运行的生理基础，气血充盈，是神魂正常活动的物质基础。如《类经·藏象类》说：“神藏于心，故心静则神清；魂随乎神，故神昏则魂荡。”神魂生理上的相互协调，相互辅佐，决定了在病理上必定相互影响。如宋代许叔微《普济本事方》所述：“平人肝不受邪，故卧则魂归于肝，神静而得寐。今肝有邪，魂不得归，是以卧则魂扬若离体也。”

6.君相互制

在《黄帝内经》里面，谈到了许多火的概念，如君火与相火、壮火与少火、虚火与实火，还有命火、心火等。其中君火与相火与心和肝密切相关。首先要了解什么是君火，什么是相火？《黄帝内经》没有给出解释，但从字面上理解，君是皇帝，相是宰相，二者是主导与辅佐的关系。在中医的观念里面，说到“火”代表的就是热能或者动能，君火就是在人体的生命过程中，时刻主导人体生命活动的那个能量，是生命活动中的能量总来源，而相火是辅佐它的。在人体当中，心为君火，肝肾及三焦均具相火，如《弄丸心法·卷三》言："心之生气，名曰君火。肝肾之气，以及三焦，皆为相火。"《格致余论·阳有余阴不足论》曰："主闭藏者，肾也，司疏泄者肝也。二脏皆有相火，而其系上属于心。"

在功能上，相火为人身动气，主持诸气，通行三焦。君火主宰相火，相火宣统气机，君火明则相火自安，君火动则每致相火妄动，而相火妄动又常常可以扰乱心君。如《弄丸心法·卷三》言："君火无为，主宰五火，相火受令，宣通气也。君火有质，谓之人火；相火无形，谓之天火，君火清凝，相火顺成，心若妄动，相火横行。"《格致余论·阳有余阴不足论》曰："心君火也，为物所感则易动，心动则相火亦动，动则精自走，相火翕然而起，虽不交会，亦暗流而疏泄矣。所以圣贤只是教人收心养心，其旨深矣。"《格致余论·房中补益论》曰："盖相火藏于肝、肾阴分，君火不妄动，相火惟有禀命守位而已，焉有燔灼之戒虐焰，飞走之狂势也哉？"《本草思辨录》中说："胆属少阳相火，相火者，佐君而行其令者也，人赖此火以动作。"明代周之干言："心本君火也。君火之德宁，由肝木能中和，而无过与不及也。"（《慎斋遗书·卷一》）可见心之君火与肝之相火是互相制约的。

7.病理相系

（1）心病传肝：《素问·玉机真藏论》云："肝受气于心，传之于脾，气舍于肾，至肺而死。"是说肝脏受病气于心又传行于脾，病留止于肾，传至肺脏而死，指出了肝与心在病理上的关系。心病传肝，指心脏病变未经治愈，进而累及肝脏，从而引起心肝两脏功能失常的病变。如《素问·藏气法时论》篇云："心病者，胸中痛，胁支满，胁下痛，膺背肩胛间痛，两臂内痛……"

邪热入心，神明被扰，不仅可见面赤气粗、神昏谵语的心病症状，还可见四肢抽搐、角弓反张、两目上吊的肝经症状。后者就是心火炽盛引动肝风，即所谓热极生风所致。这种心肝火旺的病症，在外感热病中尤为多见。因此心病在先，施治当直折心火、清心开窍为主，佐以凉肝熄风为辅。

心气虚衰，血运无力，血液不能回流于心，导致心血瘀阻，因而出现心悸、气短、胸闷、心痛等。若病情进一步发展，又可导致肝血瘀阻，使肝脏肿大，肝脏气滞血瘀，因而肝脏失去调节全身血液回流量的作用，临床表现为胁肋胀满、胀痛、胁下积块，按之痛甚等。

如若心神不宁，日久不愈，也可导致情志抑郁，肝气郁结，从而在心悸、易惊等症状基础上继发出现胸闷、胁胀、叹息、烦躁、易怒或闷闷不乐等症。

（2）肝病传心：《黄帝内经》也有肝病传心的病症论述，如《灵枢·厥病篇》曰："厥心痛，色苍苍如死状，终日不得太息，肝心痛也。"《素问·气厥论篇》所述："五脏六腑寒热相移者何？肝移寒于心，狂隔中……肝移热于心，则死。"肝脏发生病变时常导致心的功能失常，引起心神、心气、心血、心脉等方面的病理改变。情志不畅，肝气不疏，则抑郁寡欢、闷闷不乐、胸闷、多虑等。若日久不愈则可导致心神失守，出现失眠、心烦、心悸等症。若肝气不疏，气机不畅，影响心胸阳气宣通，则可出现咳嗽，心悸，四肢逆冷。若情志恼怒，肝气逆乱，累及于心，导致心主血脉失常，可出现脉促、脉结代等脉律失常的表现。肝血亏虚，不能调血养心，则可导致心悸、眩晕、健忘、失眠等症。若肝气郁结，气滞及血，气血瘀阻，日久累及于心，常可诱发胸闷、心痛，甚则胸痛彻背等胸痹证。

总之，由于肝与心对气血运行的特殊作用，当肝病累及于心，导致心脏发生病变时，其病机多与肝之疏泄失常或肝主藏血失常有关。

临床常见于冠心病、心律失常等症，其中以冠心病为例，肝病导致心病的常见证型有：

①肝郁气滞、瘀阻心脉：若因情志所伤，肝失条达，疏泄失司，肝气郁结，则血行缓慢甚则停滞而为瘀血，常导致心脉不畅，所谓"气滞则血瘀"。首先为情志抑郁或恼怒，继而出现胁痛、心悸、胸闷、手足麻木、脉弦或弦涩、苔薄黄，舌质紫黯等，甚至产生心绞痛、心肌梗死等症，情志异常是主要病因。多用柴胡疏肝散、逍遥散或越鞠丸和血府逐瘀汤加减疏肝理气活血。

②肝郁乘脾、痰阻心脉：肝属木，脾属土，肝气郁结，可横逆客犯中焦，或嗜食肥甘厚味，中焦不运，痰湿内生，阻滞心脉，不通则痛。临床多表现为：形体肥胖，多饭后疼痛，进食油腻后加重，胸闷不舒，胃气胀满，常头重如裹，四肢倦怠，大便溏泻，舌质淡红，舌边有齿痕，苔白腻，脉弦滑。多用瓜蒌薤白半夏汤或瓜蒌薤白白酒汤和二陈汤宽胸理气，化痰通络。

③肝木过盛、木火炽盛：肝郁日久，久而化热化火，气火升腾，灼伤心阴，不荣则痛。临床多表现为：胸闷灼热疼痛，心烦急躁易怒，常伴头晕目眩，两目干涩，口干眼干，舌红，苔黄，脉弦细数。多用丹栀逍遥散和酸枣仁汤清肝泻火，养心安神。

④肝风内动、风火扰心：肝阳上亢引起肝风内动，出现头晕目眩，血压升高，临床多表现为：心痛频繁发作，伴见眩晕头痛，心烦气急，夜寐不安，面红目赤，血压升高，有将发中风或已发中风之表现。为肝阳暴张，血随气升，冲动亢逆，筋脉挛急之故。治以平肝潜阳熄风法，用天麻钩藤饮。

⑤寒凝肝脉、血行不畅：素体阳虚或外感风寒，筋脉挛急，肝主筋脉，心脉挛缩，血行凝滞，心肌失养，不荣则痛。临床多表现为：胸闷痛，多因气候骤冷或骤感风寒发作或加剧，畏寒，肢冷，面色苍白，舌淡胖，苔白滑，脉沉紧或沉

迟。多用当归四逆汤、桂枝加桂汤或暖肝煎等暖肝散寒，温经通络。

⑥肝血不足、心神失养：肝为刚脏，体阴而用阳，以血为本，以气为用，年过四十，阴气自衰，或思虑劳神太过暗耗营阴，阴血不足，血脉不充，肝血不藏，心脉失养，筋脉拘挛急迫而发心痛，不荣则痛。临床多表现为：心痛心悸，遇劳累则加重，夜来不寐，胁肋胀闷或隐隐作痛，筋脉瞤动，面色苍白，爪甲不荣，头晕目眩，脉细弱或结代，舌淡苔白等。常选四物汤、补肝汤等补肝养心。

⑦肝阴不足、心脉失养：劳欲太过，肾精耗损，或因久病体虚，可导致肝阴不足，而肝阴亏损可导致肝血不足，肝血不足则心血亏损，心脏失于濡养，最终导致心肝血虚，影响心主血脉的功能，临床上多表现为：胸中疼痛，时感灼热，眩晕耳鸣，腰膝酸软，五心烦热，盗汗，舌红苔少，脉弦细数，血压升高。因肝肾同源，水不涵木，脉络失养而挛急，血脉持续痉挛引起心肌缺血、缺氧而发心绞痛。治以补肝益肾法。方用一贯煎或六味地黄汤滋补肝肾，宁心安神。

（3）心肝同病：心肝血虚是心肝同病的常见类型。心肝血虚是指营血亏少，心肝失养，而出现以心悸，失眠，眩晕，肢麻为特点的证候。主要临床表现为：心悸，怔忡，失眠，健忘，多梦易惊，头晕眼花，手足震颤，肢麻拘挛，爪甲不荣，面色无华，月经量少而色淡，甚则闭经，舌淡苔薄，脉细弱或弦细。

此外，心肝同病还可以出现心肝血热，治宜平肝熄风，清心开窍；心肝血寒，治宜温经散寒，祛瘀通络；心肝血虚，治宜益气养血，心肝两补；心肝气虚，治宜益气振阳，补心养肝；心肝阴虚，治宜滋阴清火，宁心柔肝；心肝气乱，治宜泻肝宁心，清火涤痰；心肝气郁，治宜疏肝清热，宁心安神；心肝血瘀，治宜行气活血，通阳开结。

8.现代研究

现代生理学研究对肝与心的关系也提供了有力的证据。现代研究表明，在高级神经活动中，5-羟色胺的变化能反映出中枢活动状态，并和人的情绪活动有一定的关系。5-羟色胺可影响交感神经系统，激活垂体交感肾上腺系统增加体内儿茶酚胺转化水平。这两个系统使心肌电活动、外周阻力血管运动功能、微循环系统以及血小板功能与形态发生一系列变化。尤劲松等做了中医肝证情绪测量及与5-羟色胺转运体基因多态性相关的研究，观察4种（肝气郁结证、肝火上炎证、肝气虚证、肝阳上亢证）中医肝病证候情绪特征及与5-羟色胺转运体（5-HTT）基因多态性的相关性。发现肝火上炎证、肝阳上亢证患者5-HTT启动子区（5-HTTLPR）SS基因型频率显著高于健康人对照组，肝火上炎证患者S等位基因频率亦显著高于健康人对照组。从而从一个侧面证实了肝与心的密切相关性。

其次，肝脏对脂质代谢的调节作用对心主血脉的生理功能也产生重要影响。当人体摄入过多动物脂肪与胆固醇时，肝脏就会减少胆固醇的合成，提高胆固醇的排出量。如果肝脏失去这种调节作用，胆固醇便会沉积引起动脉硬化，从而导致心血管疾病。中医认为，心主血脉，肝主藏血调节血量，现代医学则证实了肝脏参与循环血量的调节。肝的生理活动是否正常可以影响血液循环系统的生理功能。

此外，肝细胞生长因子（HGF）的心血管效应也印证了中医心肝关系：HGF具有促进多器官（包括心血管）发生的作用；对血管内皮细胞具有保护与修复作用；对心肌细胞具有保护作用。

现代药理研究证实，多种治肝中药如当归、酸枣仁、川芎、柴胡、炙甘草、枳壳、芍药均有抗心律失常的作用。

9.心肝相关理论对心血管病诊治的指导意义

（1）冠心病（胸痹心痛、真心痛）：近年来许多医家开始重视肝在心血管疾病发病中的作用，推崇清代陈士铎倡导的心痛治肝之法，力主从肝治心及肝心并治，取得了良好的效果。

张世筠采用流行病学调查的方法，观察了中医肝证与冠心病患病的关系，结果显示冠心病患者各类肝证积分、总积分的均值高于非冠心病组，表明冠心病与中医肝证有一定的关系，特别是肝血亏虚、肝气郁结、肝火上炎、肝胆湿热、肝阳上亢、肝郁脾虚、肝肾阴虚、寒凝肝脉等证与冠心病患病关系尤为密切。

从肝论治是冠心病治疗的有效方法和途径，现代医家也多从以下方面从肝论治冠心病并取得良好疗效：a.疏肝解郁，活血化瘀，以柴胡疏肝散化裁为代表。b.泄肝清热，健脾化痰：认为冠心病因肝郁日久，木乘脾土而致脾失健运，聚湿生痰，痰阻气结于心络而成，以黄连温胆汤加减治疗。c.平肝潜阳，滋阴息风：认为肝气郁结日久，化热化火，耗伤肝阴，使肝阳上亢，肝风内动，兼瘀血闭阻心脉而致胸痹心痛，常用玄参、制龟板、天麻、石决明、钩藤、水蛭、蜈蚣、白芍、川楝子等药治疗。d.暖肝散寒，温经通脉：以暖肝煎为代表。e.调肝养血，宁心安神：以疏肝养血化瘀安神法治疗，常以郁金、川芎、白芍、人参、甘松、酸枣仁、合欢皮、丹参等为主药。f.柔肝疏郁，益肾滋阴：运用补益肝肾法治疗。

（2）心律失常：心律失常属于中医心悸、怔忡、晕厥的范畴，多由禀赋不足，劳伤过度，久病失养，情志所伤引起。发病以气血两虚、心阴不足、心阳不振、痰火扰心、水气凌心、心血瘀阻为主，治疗上常在补心滋阴基础上，加入疏肝、养肝、柔肝之法，结合虚、瘀、痰、气施治，注重心肝同治。如一贯煎合生脉散加减、逍遥散加减、四逆散加味等均有成功的应用经验。

（3）高血压（眩晕）：传统认为高血压与肝、脾、肾三脏关系密切。临床研究发现，除肝、脾、肾外，心是一个重要的治疗因素。临床中发现，高血压中医辨证肝阳上亢的患者，在治疗的基础上加以酸枣仁、柏子仁、夜交藤等养心安神的药物，收到了事半功倍的效果。对于较为常见的心肝火旺证，治宜清肝火、泻心火，佐以滋养肝肾、养心安神。可选用平肝之天麻、钩藤、珍珠母，清心之黄连，泻肝之芦荟，滋养肝肾之女贞子、枸杞子、桑寄生、白芍药，清心安神之夜交藤、合欢皮等配伍。

（4）情志疾病：《黄帝内经》认为不同的情志刺激可对各脏有不同的影响。然而由于心为君主之官，主藏神；肝为将军之官，主藏血，主疏泄，调畅情志。故心、肝二脏在情志病发病及治疗中有极其重要的地位。

（5）神经衰弱症：多见于中医的不寐、头痛、眩晕、郁证、虚劳等慢性疾病。由于心肝两脏与精神情志活动密切相关，临床上偏头痛，癔病等心身疾病都可以从肝论治。主要从肝阳上亢，心肝火旺与肝郁气滞，心神失养等方面入手。

（6）失眠（不寐）：心主神明，故失眠与心密切相关，但在临床治疗中也不能忽视肝的影响。正如《普济本事方》所述："平人肝不受邪，故卧则魂归于肝，神静而得寐。今肝有邪，魂不得归，是以卧则魂扬若离体也。"

现代医家多从虚实两方面论治：肝郁化火、热扰心神而发不寐多为实证；肝肾阴虚、虚热内生、心神失养而发不寐多为虚证，以清肝泻火、镇心安神和滋补肝肾、宁心安神为治法。以龙胆泻肝汤和黄连阿胶汤为基础加减应用可供参考。

（四）心与肾的关系

1.水火既济

从阴阳、水火的升降理论来说，在上者宜降，在下者宜升，升已而降，降已而升。心位居于上而属阳，主火，其性主动；肾位居于下而属阴，主水，其性主静。心火必须下降于肾，与肾阳共同温煦肾阴，使肾水不寒。肾水必须上济于心，与心阴共同涵养心阳，使心火不亢。肾无心之火则水寒，心无肾之水则火炽。心得肾水以滋润，肾得心火以温暖。在正常生理状态下，这种水火既济的关系，是以心肾阴阳升降的动态平衡为其重要条件的。所以说："人之有生，心为之火，居上，肾为之水，居下；水能升而火能降，一升一降，无有穷已，故生意存焉。"（《格致余论，相火论》）水火宜平而不宜偏，水火既济而心肾相交。水就下而火炎上，水火上下，名之曰交，交为既济，不交为未济。总之，心与肾，上下、水火、动静、阴阳相济，使心与肾的阴阳协调平衡，构成了水火既济，心肾相交的关系。故曰："心肾相交，全凭升降。而心气之降，由于肾气之升，肾气之升，又因心气之降。"（《慎斋遗书》）

2.精血互生

心主血，肾藏精，精和血都是维持人体生命活动的必要物质。精血之间相互资生，相互转化，血可以化而为精，精亦可化而为血。精血之间的相互资生为心肾相交奠定了物质基础。

3.精神互用

心藏神，为人体生命活动的主宰，神全可以益精。肾藏精，精舍志，精能生髓，髓汇于脑。积精可以全神，使精神内守。精能化气生神，为神气之本；神能驭精役气，为精气之主。人的神志活动，不仅为心所主，而且与肾也密切相关。所以说："心以神为主，阳为用；肾以志为主，阴为用。阳则气也、火也。阴则精也、水也。凡乎水火既济，全在阴精上承，以安其神；阳气下藏，以安其志。"（《推求师意》）总之，精是神的物质基础，神是精的外在表现，神生于精，志生于心，亦心肾交济之义。

4.君相安位

心为君火，肾为相火（命门火）。君火以明，相火以位，君火在上，如明照当空，为一身之主宰。相火在下，系阳气之根，为神明之基础。命火秘藏，则心阳充足，心阳充盛，则相火亦旺。君火相火，各安其位，则心肾上下交济。所以心与肾的关系也表现为心阳与肾阳之间的关系。故曰："心肾不交，毕竟是肾水下涸，心火上炎，由于阴虚者多，但亦偶有阳虚证……不独阴虚之证也。"（《蜉溪医论选》）

5.同属少阴，经络相连

经络是沟通脏腑之间联系的途径，手少阴心经与足少阴肾经，均以少阴为名，《灵枢·经脉》曰："肾足少阴之脉：起于小趾之下，斜走足心，出于然骨之下，循内踝之后，别入跟中，以上踹内，出腘内廉，上股内后廉，贯脊属肾，络膀胱。其直者：从肾，上贯肝、膈，入肺中，循喉咙，挟舌本。其支者：从肺出，络心，注胸中。"心居上焦，肾居下焦，在生理状态下，由于足少阴肾经在循行中"其支者：从肺出，络心，注胸中"。从而把肾与心联络在一起，营卫气血循此二脉运行，心肾得以交济。如《灵枢·营气》提出营气"循足心注足少阴，上行注肾，从肾注心，外散于胸中"。《灵枢·卫气行》提出卫气"其始入于阴，常从足少阴注于肾，肾注于心"。

6.心肾不交

在病理状态下，心与肾之间的水火、阴阳、精血的动态平衡失调，导致心火独亢于上，不能下降于肾；或肾水不足于下，不能上济于心，水火分离，阴阳失衡，称之为心肾不交。故《辨证录》云："心肾之所以不交，乃心过于热，而肾过于寒也。心原属火，过于热，则火炎于上，而不能下交于肾；肾原属水，过于寒则水沉于下，而不能上交于心矣。"表现为心悸心烦，失眠多梦，男子遗精。心阳虚累及肾阳不足，气化无力，水气凌心，则出现心悸、怔忡、畏寒、水肿，甚至不能平卧。肾阴虚常致心阴不足，虚阳亢盛之象。出现心烦失眠、心悸不安、眩晕、耳鸣、健忘、五心烦热、咽干口燥、舌红、脉细数等症。

（五）心与心包的关系

心包在《黄帝内经》中出现次数并不太多，但是因为温病学中的“逆传心包”以及“心包经”的简语而广为知晓。时至今日，对“心包”的内涵，仍然众说纷纭。如杨上善《太素》认为“心外有脂，包裹其心，名曰心包”，元代医家滑寿也认同这个观点，认为“其浸脂之外，有细筋膜如丝，与心肺相连者，心包也”；但是随着温病学的成熟发展，心包成为代心受邪的处所，同“心包经”也逐渐成为手厥阴经简称，而与肺经等并列。时至今日，对于心包的认识仍然各有见地，有人从中医传统理论出发，认为心包络，简称心包，亦称膻中，是心脏外面的包膜，有保护心脏的作用；也有人借助现代解剖学概念，认为心包相当于冠状动脉；或者认为血脑屏障是心包的有机组成部分。亦有学者认为，“心主”比“心包”其实更适合作为第六脏的名称出现。心主由膻中和心包构成，膻中体现心主“阳”的功能，而心包则体现心主“阴”的功能。

二、心与六腑相关

（一）心与小肠的关系

一般认为，表里配属关系的成立是以解剖部位邻近和阴阳属性相配为依据。心与小肠解剖位置相去甚远，那么心为什么会和小肠相配属呢？

早在《黄帝内经》以前，人们对小肠的认识已十分深刻。《释名》云：“肠，畅也，通畅胃气去滓秽也。”有学者认为，肠或许还有“长”意。又有《白虎通义》云：“肠为心肺主。”“小肠大肠，心肺之府也。”通过解剖发现，肠具有消化、吸收食物的作用。肠声符为昜，从日，从昜（即陽的本字）。肠的同源字揚、暘、陽、湯、崵，都与阳光、热相关。《楚辞·天问》中提到太阳“出自汤谷”，即指太阳的沐浴地。昜的深层意蕴为太阳的生命、生机及其滋生万物的原动力。而肠系人体生命、精力和元气贮存、启动地，古人正是基于这种认识探索人体奥秘的。肠在功能意义上成了人体的太阳，即形成人体精力、生命元气的太阳。同时脐是肠的外部形态。脐，齐也（齐州为九州之中），为人体的中心，是人体太阳的外窍。肠的人体太阳之喻，主要指小肠。《黄帝内经》十分重视类比方法，《素问·示从容论》强调指出：“不引此类，是知不明也。”“及于此类，通合道理。”“子务明之，可以十全。”最终，《黄帝内经》将心与小肠相合，五行属火。

心合小肠主要包括两个方面：一是心主血与小肠主受盛和化物的关系；二是通过经脉的相互络属构成了表里关系。小肠接受经胃腑初步消化传送下来的饮食物，进行消化和吸收，进而将水谷化生的精微通过脾气升清而上输于肺，再输布全身；并分别糟粕，通过阑门，传注大肠。故《素问·灵兰秘典论》曰："小肠者，受盛之官，化物出焉。"所以小肠的功能在水谷化生气血精微的过程中亦属重要的一环。而心所主之血，全赖水谷精微所化生。只有小肠功能正常，气血生化有源，脉道充盈，心才有所主。若小肠功能失常，则饮食物不能化生为水谷津液，清浊不分而引起多种病症。

心与小肠通过经脉相互络属构成表里关系。在正常生理情况下，心火循经敷布小肠，小肠受盛化物，泌别清浊的功能才能正常进行。如心有实火，可移热于小肠，引起尿少、尿热、尿赤、尿痛等症。反之如果小肠有热，亦可循经上炎于心，出现心烦、舌赤、口舌生疮等症。

现代医学研究发现，心与小肠间存在某种联系，循环血量的改变不仅影响小肠吸收、分泌，还直接影响其运动，而小肠分泌的激素同样也可影响到心脏。小肠细胞分泌的促胰液素可提高心的排出量，对肠系膜动脉、肝动脉有直接的扩张作用，因此，有利于小肠对营养物质的消化与吸收。另外，由肠道细胞分泌的血管活性肠肽有增强心肌收缩力的作用，且能强烈扩张冠状动脉。学者还发现，半结扎小肠可引起心脏的变化，用肉眼或显微镜观察均可见心脏有不同程度的病理损害，而结扎大肠则未见此变化。

（二）心与胆的关系

《灵枢·经别》曰："足少阳之正，绕髀入毛际，合于厥阴；别者，入季肋之间，循胸里属胆，散之上肝贯心。"说明了胆经与心是直接相通的。《中西医汇通医经精义·下卷》："胆附于肝，肝系着脊，上循入肺系，连及于心胆，与心通之路，即在其系中。"从心与肝通，胆附于肝，则心与胆借此相通。

从生理功能上讲，《黄帝内经》曰："心者，五脏六腑之大主。""心者，君主之官，神明出焉。""主明则下安……主不明则十二官危……"这说明在人体的脏腑体系中，心是统帅，为一身之主。《素问·灵兰秘典论》云："胆者，中正之官，决断出焉。"《素问·六节藏象论》云："凡十一脏，取决于胆也。"第一，胆主决断功能的正常发挥是在心主神明的统帅之下完成的；要想"主明"也必须保证"中正"之官生理功能的正常发挥，胆腑清净，胆汁精纯，胆气畅达，气机疏调，则心气平和，血脉运行正常，神志亦安而有序，才有主明则下安之道理。第二，心司君火，胆寄相火，君相相辅，疏泄平调，才能心气充足，畅通无碍。这就说明"君主"与"中正"关系密切。第三，心位于胸腔居上焦，在上者宜降，以使下焦之阴水不寒；胆腑附于肝位居于下焦，"以通为用，以降为顺"，疏泄畅达而助消化主决断，其内盛精汁而近似水性，自然有赖于心火的温煦才能保持其生理之常。

（三）心与胃相关

《灵枢·经脉》曰："胃足阳明之脉，其直者，从缺盆下乳内廉。"左乳下、乳内廉当为心前区，胃通过经络与心前区相联系。《灵枢·经别》曰："足阳明之正，上至髌，入于腹里，属胃……上循咽。"胃之大络，名曰虚里，贯膈络肺，出于左乳下，其动应衣，脉宗气也。《灵枢·经脉第十》云："心手少阴之脉…络小肠…从心系上夹咽。"二者都通过咽部。《灵枢·经筋》曰："手少阴之筋，起于小指之内侧……挟乳里，结于胸中，循贲，下系于脐。其病内急，心承伏梁。"贲门为胃之上口，少阴之经筋下行通过此处。心与胃虽然因膈肌而分处胸腹两地，但是它们的经络都通过心前区、贲门、咽等部位，因而其二者通过共同的循行区域而交织在一起。在神经支配方面，迷走神经、交感神经、副交感神经都有相同的分支联络到胃和心，从而支配心胃的功能。

（四）心与大肠的关系

大肠位于腹腔，其上口通过阑门与小肠相连，下端与肛门相接，是一个管道器官，呈回环叠积之状。大肠的主要功能为传化糟粕。大肠接受小肠下传的食物残渣，并吸收其中多余的水分，使之形成粪便，经肛门排出体外，故称大肠为"传导之官"。《素问·灵兰秘典论》说："大肠者，传导之官，变化出焉。"肛门即"魄门""魄门亦为五脏使"，出自《黄帝内经》之《素问·五脏别论》："魄门亦为五脏使，水谷不得久藏"，这句话概括了魄门（肛门）及脏腑之间的关系。魄门（肛门）的启闭有赖于五脏之气的调节，"魄门亦为五脏使"，概括地来说，即肛门的启闭有赖于心神的主宰，肝气的调达，脾气的升提，肺气的宣降和肾气的固涩。"心者，君主之官，神明出焉"，心主神明，心神正常，则魄门的启闭有序，排便有时有节。如心神不明，风火痰热内闭心窍，心神失养，则患者出现突然昏仆、不省人事、肢体强痉、大便闭塞不通等闭证表现。如果正不胜邪，元气衰微，则出现突然昏仆，肢体软瘫，大小便自遗等脱证的表现。另外，如果魄门功能异常，也会反作用于心，例如久泻不止，耗伤心神，则有可能出现神疲乏力、心悸等。又例如长时间便秘，腑气不通，则容易出现心神不安、烦躁失眠等症状。

（五）心与三焦的关系

三焦经，《经络考》云："起于小指次指之端，上出两指之间，循手表腕，出臂外两骨之间，上贯肘，循臑外上肩，而交出足少阳之后，入缺盆，布膻中，散络心包，下膈，循属三焦；其支者，从膻中上出缺盆，上项，系耳后直上，出耳上角，以屈下頞至。"即手少阳三焦经自小指从天井穴上行，循臂之外，交出足少阳之后，下入缺盆，交会于膻中之上焦，散布络绕于心包络，乃下膈，入络膀胱，以约下焦，附右肾而生。由此循经路线可见，三焦是借心阳之气相通于上中下之间，与心包络为表里。又岐伯曰：“少阴，心脉也。心者，五藏六腑之大主也，精神之所舍也。”说明若外邪扰心，客之则心伤，心伤则三焦通调失权。另一方面，诸邪之在心者，皆在于心之包络。包络又与三焦相合，包络为里，三焦为表，心包络主血，三焦主气，故三者相辅相成，相生相长，为气血运行的重要通道。

（六）心与膀胱的关系

《医贯·卷之一》：“凡脾胃肝胆两肾膀胱，各有一系，系于包络之旁，以通于心。”可见心与膀胱直接相通。《灵枢·经别》言：“手少阴之正……属于心……合目内眦。”即指心经经别在目内眦处与手太阳小肠经汇合，《灵枢·经脉》则有：“膀胱足太阳之脉，起于目内眦……”可见，目内眦不仅为心经经别与小肠经汇合之处，还是膀胱经之起点，故目内眦亦为心经经别与膀胱经交通之处。《灵枢·经别》曰：“足太阳之正……属于膀胱，散之肾，循膂，当心入散……”指出了膀胱经经别不仅“散之肾”，还“当心入散”。由此可见心与膀胱通过经别相互络属、密切联系，从而在生理上相互影响。

三、心与奇恒之腑相关

（一）心与脑的关系

如前所述，人的精神、意识和思维活动由心所主。然而，现代医学已经证实，脑才是精神、意识和思维活动的器官，同时，中医学亦有“头者精明之府”（《灵枢·海论》）“脑为元神之府”（《本草纲目》）“人之记性，皆在脑中”（《本草备要》）等论述。因此，西学东渐以来，“心藏神”的理论遭到质疑。于是，围绕神志所主由心还是由脑的问题，学者展开了研究。

张俊龙整理了中国历代典籍对脑的认识，发现早在商周时期，中国人就认识到脑位于颅内，由髓汇聚而成，具有与神明相关的功能活动。战国到秦汉时期，中医理论形成体系，这一时期在文化上也仍然认为脑与神明相关，但中医学在建构其理论体系时，却将“主神明”的功能归入了心藏象。《黄帝内经》“心主神明”的认识影响了后世晋、唐、宋、元、明时期的医学思想，致使中医理论尽管对脑的认识多有阐发，却无法出现实质性突破。到明清时期，随着西医学的传入，学者围绕脑理论也进行了中西医汇通的努力，然而就结果来看，理论上的汇通成绩较大，临床汇通则较为欠缺，其结果是汇而未通。

时至现代，“心主神明”与“脑主神明”的争论仍在继续。倡导“脑主神明”者，认为应将“主神明”从心藏象中剥离出来，使五脏各有所主，脑主神明，心主血脉，同时认为脑可以作为脏腑辨证定位，也应独立设为一脏。

拥护“心主神明”学说的学者则试图从各种角度来理解这一学说，寻找

“心主神明”的支持证据。有学者引证现代医学的最新研究成果来阐发“心主神明”。现代医学发现，心房能够分泌心钠素等多种肽类激素，这种激素能将心的指令传达到全身，当然也包括大脑，这就使得心具有整体的协调功能主广义之神，同时，这一机制使心也可以帮助大脑思维主狭义之神。人一旦缺乏这些激素，就会出现反应迟钝、精神萎靡等征象。科学家还发现，心脏有一个独立的神经系统，可以不依靠大脑的指令而工作。此外，研究表明，心磁场要比脑磁场大百倍，所以心磁场能影响脑磁场而起到调控人的精神、意识、思维活动的作用。

另外，美国的一项调查结果显示，在接受心脏冠脉搭桥术的129名病例中有55人的智力下降，表现为反应迟钝、处理问题能力下降、记忆力减退等“神明”受损的症状；另有8名患者的脑功能直接受到损伤。这些证据似乎都提示心脏与精神、情绪、思维活动关系密切。更有实验研究表明，失去大脑皮层的人还有意识存在。某患者右大脑半球切除14年后，他的某些高级机能仍然存在，精神心理检查表明，他对颜色、音乐、具体人物、环境等的认知和时空的分辨关系上没有明显障碍。这似乎表明脑并非产生意识、思维活动的唯一器官。

另一些学者试图从中医学对心、脑的界定上阐释这一问题。他们认为，“心主神明”与“脑主神明”争论的关键在于对心藏象概念的误解。他们并不否认脑对人的精神、意识和思维活动的作用，但认为这也是“心主神明”的表现。在中医藏象学说中，脏腑不单纯指解剖学中的某个实质器官，而是指一个功能系统，因此，中医学中一个脏腑的功能往往概括了解剖学中许多个内脏器官的部分功能，是许多个器官部分功能的综合。心也一样，中医学所论之“心”在结构层次上，除了解剖学上心脏这一要素外，还包括了血脉、小肠、面、舌等，在功能方面，表现为主血脉、主藏神、通于夏气等，这些内容远远无法由解剖之心来承载，因此，不能将藏象之心与解剖之心直接对应，这样也就不能排除藏象之心可以概括解剖学上脑的部分功能的可能性。

承接上一观点，有学者认为，对“心主神明”产生质疑，不仅是对心藏象概念的误解，亦是对“心藏神”学说理解不准确的结果。《黄帝内经》中“神”字有多种含义，包括“鬼神”之“神”“神奇”之“神”“阴阳不测谓之神”以及正常机能的外在表现等。中医学中“心主神明”，不能认为完全就是指心对精神、情绪、意识、思维的作用。晋文从“君主之官”的论断来分析“心主神明”的含义，认为君主是一个国家的最高统治者，是政令发布者，《黄帝内经》取此比喻，强调了心主持、控制生命活动的重要作用，即广义之神，因此，心主神明之“神”，应该包括广义之神。冯业贺也认为，“心藏神”不单指心主神志这一生理功能，还包括心具有机巧灵动的生理特性和病情多危重、传变神速、变化多端的临床特点。可见，心所藏之神，不仅仅是指精神、情绪、意识和思维活动，而应包括广义、狭义两个层面。广义之神是指人体的整个生命活动的外在表现，如人体的形象以及面色、眼神、言语、应答、肢体活动、姿态等；狭义之神，则指人的情志与神志，包括精神、情绪、意识和思维活动。从这一角度认识“主神明”的功能，则毫无疑问应将其归于心藏象的范畴。

也有学者将脑和心统一起来，认为“脑为心使”。脑为奇恒之腑，居人体最高之位。《素问·脉要精微论》曰：“头者，精明之府，有洞察秋毫之明，七窍之助。”脑髓的生成来源，《灵枢·五癃津液别》曰：“五谷之津液，和合而为膏者，内渗于骨空，补益脑髓。”脑髓与气血生成一样，都来源于饮食水谷之精气。脑的功能是通过眼观万物，耳听八方，鼻嗅气，口尝味，把各种信息存之于脑，导之于心。脑一旦失去心气的指使，一切思维、记忆也就失灵了，如癫狂患者是也。《灵枢·大惑论》曰：“目者，心使也。”眼为心灵的窗口，把观察的情况由脑传之于心。眼耳口鼻如情报站，脑为录像带，心则为开动录像机的动力。历代医家都认为人的记忆力、思维活动等属于脑，但不能否认脑依赖于心的作用。如突然受到凶残猛虎的侵袭，瞬间将血肉狼藉，惨死虎口，首先由目及脑，传于心，心受到猝不及防的刺激而过度紧张，会突然猝死。等醒来时老虎已去，但心有悸，而记忆犹新。再如痴呆老人，未病前思路敏捷，识多见广，发病后痴迷呆傻，何者？心神为邪扰，不能上使于脑故也。孟子弈棋的故事：一人专心致志，一人却心往神驰于万里蓝天的鸿鹄，并心想用弓箭射下它。因为他脑海里没有映下弈棋的信息，所以就学不会。《灵枢·本神》曰：“所以任物者谓之心。”这正是心不静而思想分散的生动画面。

研究人员也试图用现代医学理论化解二者的矛盾，认为中医心神说是中医朴素系统观和独特的司外揣内的研究方法决定的，侧重于反映神经-内分泌-免疫网络免疫部分信息处理的整合特点；西医脑神说是西医还原论思想和分析、实证、实验研究方法的产物，侧重于反映神经-内分泌-免疫网络神经部分信息处理的还原特征。心脏通过脑循环、心激素、心磁场影响脑，是中医心主神志的物质基础；同时心主神明的理论阐明了脑病发作的心血管机制和心血管疾病的精神因素。近年来，随着中西医学科之间的相互渗透，医者们对于“心主神明”还是“脑主神明”，阐述了众多观点。多数医家认为，“心主神明”是对精神-神经-内分泌-靶器官这个机体最重要的调控网络的整体概括，是中医学整体观念，五脏相关的重要体现。

因此，中医学心的概念反映了中国传统文化中心性哲学的鲜明特色。中医学的心神论长期以来一直在指导着中医的临床实践，具有重要的科学和实践价值。朱砂的颜色是红色，与心火同；中医经常用此药来安神，用于治疗心烦、癫狂等精神性病症。百会是头顶中央的一个重要腧穴。古人治疗精神情志类疾病时，经常会用到此穴。这两件事提示我们：古人在进行医疗实践的过程中，“心主神明”的理论，是可以为医生提供治疗思路，对临床发挥指导价值的。同时，“心主神明”的理论并没有对古人的思想产生根本禁锢，发现针灸头部腧穴可以很好地治疗精神情志疾病后，古人不会因为受到“心主神明”的影响就将宝贵的经验置弃不用。

（二）心与髓的关系

心位于胸中，两肺之间，膈膜之上，外有心包卫护，主血脉、主藏神。髓为心肾之轴，司理水火既济。如《中西汇通医经精义·脏腑之官》云：“盖肾足则髓足，髓筋入心以水济火，真精内含则真光外发，神明于是出焉。盖心属火有光，髓属肾水，能收引光。气心神上注于脑髓，则光气相照而事物晓。”清代刘钟衡《中西汇参铜人图说·例言》认为：“髓筋由脑入心，以水济火，真精内含，斯真光外发。”此处的“髓筋”是指包含脑髓在内的整个神经系统。髓属肾水，与心相通，髓足则以水济火，水火相济，心神清明。《推拿抉微·五脏所藏》曰：“髓如月魄，心如日光，相照为明，此神之所以为用也。”若髓虚，则水不济火，致肾阴虚于下而心火亢于上的阴虚火旺证候，临床上可通过补肾益髓之法，来治疗心火亢奋所致的神志病证。脑为髓海，而“心脑息息相通，其神明自湛然长醒”（《医学衷中参西录·痫痉癫狂门》）。心主血，上供于脑，血足则脑髓充盈。

髓为心肾之轴，司理水火既济，髓足则以水济火，水火相济，髓虚则水不济火，导致肾阴虚于下而心火亢于上。另外，心血充足则脑髓充盈，神明出焉。

（三）心与骨的关系

人体以骨为支架，以筋肉为联结，共同构成机体的形态，起到“内安五脏六腑”，外联节肢，维护机体的整体统一及活动功能。人体206块骨头，除了半关节由软骨作联结之外，全身187个关节由筋性组织联结。《素问·五脏生成》篇云：“诸筋者皆属于节。”说明骨间形成的关节之联结，主要依赖于筋性组织。经筋与五脏六腑关系密切，其密切关系体现于相互依存之中，并在依存关系统一基础上，为维护机体正常生理功能活动发挥作用。经筋与脏腑的统一，是构成全身整体机能平衡的重要环节。

人身筋肉，联缀百骸，系结肢节，使之骨骼，形成支架，定体身形，内安脏腑。《灵枢·本脏》云：“人之血气精神者，所以奉生而周于性命者也。”说明血气精神，对性命具有决定性作用；而气血精神，皆来源于安宁的脏腑，脏腑的处态安宁，依赖于筋肉系结骨属构造的机体大厦安置。《灵枢·五变》云：“人之有常病也，亦因其骨节，皮肤，腠理之不坚固者，邪之所舍也，故常为病也。”由此可知，脏腑之功能状况，直接同筋肉密切联系。

气血精津，是机体内的重要物质成分，对机体的生长发育，筋骨强壮，抗病力强弱等起决定作用。是故筋肉与气血精津之关系非常密切。“卫气”，是肺气所主的一种“卫外之气”。其于体表“营周不休”，成为机体皮部、腠理的“固外藩篱”。营行于脉，对经筋具有濡灌滋养作用，如若筋失营血所养，则弛而缓也。人体之津与液，其来源于饮入水谷，经过脾胃之腐熟、肺之输布，转化为汗、唾、泣、溺、膜原之液等。津液闭塞不行，则形成水胀为患，充溢肌肤；筋肉受累，经筋失养，百病始生。

（四）心与脉的关系

1.“经”与“络”统一于“脉”

经络是经脉与络脉的统称，经为主干，络为分支，两者统一于脉，由此可见经络的本质与脉有关。另外，《黄帝内经》设专篇探讨经脉，将经络的基本内容概括为可行之脉，如果把这两种属性结合起来，便可用“脉动之脉”对经络做出最基本的特征描述。如果继续深究，还可以将气血看作脉动的根源，心主血脉，主气血运行，正是脏腑产生的气血相互作用形成了脉动，它是能够综合体现机体生命状态的运动形式。

2.经络的气血运行功能与脉动的联系

《黄帝内经》中有“经气”与“血络”的概念，可以理解为气血虽然均行于经和络，但两者运行方向相逆，气由经到络，而血则由络到经，两者在经分支为络处形成交界，相互激荡，从而使经脉出现脉动。经络的脉动是气血相互作用的表现，其本质是脏腑状态的反映。不同机能的脏腑关系产生不同的气血反应，也就表现出各异的经络脉动样式。生理上所讲的“气为血之帅，血为气之母”可依此进一步细致地理解为，气行于经而统摄络中之血，反过来血行于络而支持经中之气。如果再进一步，可以认为血由脏腑运化生成而来，如同涓涓细流由络层层整合汇集入经，并在这一过程中转化为精，而精则在进入经中以后得以气化，气则分化为二，其中强悍者继续转化为神，循经环流，参与到全身的调控活动之中，而相对弱势的部分则入络，参与到局部的调控活动之中。病理上所说的“气滞血瘀”可以理解为，整体意义的气机失调，使得局部的血化精、精化气和气化神的过程出现障碍，该入络发挥局部调控作用的那部分气或者量不足，或者力不强，无法对血进行推动与疏导，结果导致血瘀。经分支为络处是一个具有特殊功能的地方，也就是《黄帝内经》所说的“节”或者“会”，在这里血通过精转化为气，而气则一部分转化为神进入整体调控体系，另一部分由经入络参与局部调控活动，这一过程可概括为“气血互动”，有两个结果：一个是形成了精与神，另一个则是产生了脉动。正是脉动使气血互动与精神化生得以正常进行，它是机体整体与局部相互作用过程的综合体现。

3.脉的基本含义是节奏性运动而非管道性约束

脉往往与血联系在一起，而血又自然与血管难脱干系。实际上这里存在着一系列的误解，首先脉并不仅仅与血有关，而是气与血互动的产物；其次，中医所说的血与西医的血液概念并不等同，如同中医的脏腑与西医的脏器含义不同一样，其内涵主要在于功能方面；第三，脉的特征是动，而不是管，它可以是管式的动，也可以是非管式的动，两者的共同特点是都具有节奏特性，管式的动以动脉血管的运动为代表，而非管式的动则以组织液的运动为代表。同时需要指出的是，脉的特征也不是通道，不能简单地将脉等同于经脉或络脉，如果混淆起来，不仅难以把握脉的本质，也会对经络本身的理解带来困难。在论及“脉”的含义时，既要注意避免受到“血液”“血脉”“脉管”等概念的干扰，也要排除“经脉”“络脉”等概念的影响，只有这样才能透过表面现象体会到脉的实质。

4.脉象即经络状态的表征

由于脏腑间的气血转运与调控通过经络系统实现，所以经络状态自然反映着脏腑状态，可视其为藏象主要的外在表现形式。而脉象又与经络运动状态有着密切的内在联系，所以可以通过脉象来认识藏象。从这层意义来看，在藏象，经络与脉象之间便可以找到一种深刻的系统关联。

（五）心与女子胞的关系

女子胞又称胞宫，即子宫，为女性的生殖器，有主持月经和孕育胎儿的功能。

1.心通过胞脉与胞宫直接相关

《灵枢·评热病论》云：“胞脉者属心而络于胞中。”《灵枢·奇病论》又云：“胞络者系于肾。”是以胞脉上系于心，下连于肾，通上达下，为心肾接续之关，心肾水火可通过此脉上下交济。心通过胞脉与胞宫直接相关。因此，心病可以通过胞脉直接影响胞宫。

2.心通过主气血影响胞宫

胞宫的经、孕、产、育均以血为本，以气为用。“气为血之帅，血为气之母”。月经为气血所化，气血由脏腑所生，通过冲、任、督、带、胞络、胞脉运达胞宫，在天癸的作用下，为胞宫的行经、胎孕、产育及上化乳汁提供物质基础，完成胞宫的特殊生理功能。

3.心通过督脉影响胞宫

奇经中与胞宫最为密切的是冲、任、督、带四脉。《素问·骨空论》说督脉“上贯心，入喉……此生病……其女子不孕”，可见督脉与心相通，得君火之助，与女性生殖密切相关。督脉在月经的产生过程中起调节作用，在带下的产生过程中起温煦作用。如果心阳不振，心火衰弱，督脉失君火之助，失于调节与温胞，就会产生月经病、带下病，甚至不孕。

4.心通过天癸影响胞宫

《素问·上古天真论》说：“肾者主水，受五脏六腑之精而藏之。”可见天癸虽源于肾精，受后天之精的滋养也非常重要。李中梓说：“五脏各有精，随用而灌注于肾，肾不过为都会关司之所，非肾气一脏独有精也。”作者虽从男子立论，但同样适用于女性。五脏各有精，其有余者灌注于肾，所以任何一脏久病必累及肾精。心与天癸的关系主要反映在心主血脉与肾藏精的关系上。心主血脉，血通过脉下达于肾，化精而藏于其中。如果心气不足，血脉不利；心火亢盛，损耗心血；心血亏少则均可导致肾精生成不足，肾精亏虚，则天癸晚至，或天癸早竭而无子。如《中医妇科临床诊疗指南》提出心肾不交可致卵巢早衰，治以补肾兼顾清心之法。

第六节　心的经络

十二经脉在体内循行中，阴经属脏络腑，阳经属腑络脏。由于阴经重于体内循行，因而手足六阴经除属络脏腑外，大多还联系了其他的一些脏器，心就是通过经脉加强了与肺、脾、肾、小肠、心包、三焦的联系。《灵枢·经脉》在论述手少阴经循行时说："其直者，复从心系，却上肺，下出腋下……"即手少阴经从心中出来后，经心系上达肺部，使得心与肺之间相联系。又说："心手少阴之脉，起于心中，出属心系，下膈，络小肠。"使心与小肠间通过经络的沟通而紧密联系，构成脏与腑间的相合关系。足太阴脾经"其支者，复从胃，别上膈，注心中"。心与肾间则是通过足少阴经的"其支者，从肺出，络心，注胸中"。心包乃心之外卫，代君行令，代心受邪，《灵枢·邪客》篇中有："诸邪之在心者，皆在心之包络。"杨上善在《黄帝内经太素》中也说："故心有两经也，心中起者，名手少阴；属于心包，名手厥阴。"因而，心通过手厥阴与手少阳这对相表里经脉对脏腑间的互相属络。手少阳三焦经经脉"散落心包"，络脉"和心主"。

经别乃别行之正经，为经脉的组成部分之一，其循行分布具有离、入、出、合的特点。大多数经别从经脉上分出进入体内后，均联系到它所别出经脉属络的脏腑，且足六经经别均联系到心，这又为心的君主地位奠定了一定的经络基础。与手三阴经别不同的是，足三阴经别在进入体内以前即合到相表里的阳经经别上，然后一同进入体内，联系脏腑。依据《灵枢·经别》篇的记载，足太阴经别在大腿上段合到足阳明经别上，再"入于腹里，属于胃，散之脾，上通于心……"足少阴经别在腘窝部分出后，合到足太阳经别上，一同"属于膀胱，散之肾，循膂，当心入散……"足厥阴经别从本经别生后，上行到外阴部毛际，合于足少阳经别而"入季胁之间，循胸里，属胆，散之于肝，贯心……"通过经别的离、入、出、合作用，使得心与脾胃、肝胆、肾膀胱间相互沟通，相互联系。

第七节 心与形体官窍相关

（一）其华在面

华，是光彩之义。心其华在面，是指心的功能正常与否，可以从面部色泽的变化显露出来。由于心主血脉，而头面部的血脉分布又极为丰富，全身气血皆上注于面，所以心气旺盛，血脉充盈，则面部红润而有光泽。《灵枢·邪气脏腑病形》曰："十二经脉，三百六十五络，其血气皆上于面而走空窍。"因此，心的功能是否正常，以及气血的盛衰，都可以从面部色泽的变化上显露出来。故《素问·六节藏象论》曰："心者……其华在面。"《素问·五脏生成》曰："心之合脉也，其荣色也。"所以心气旺盛，血脉充盈，则面部红润光泽，奕奕有神；心气不足，则可见面色㿠白、晦滞；血虚则面色无华；血瘀则面色青紫；心经有热则面色红赤；心血暴脱，气随血亡则面色改变更为明显。因此，心华在面是望色的理论根据之一。

（二）心之窍为舌、为目、为耳

"窍"的本义指"窟窿""孔窍"，引申为凡事物之关键、要害皆可曰"窍"，如窍门、诀窍之谓也。五脏所主（或曰"开"）之"窍"，皆是反映各脏生理功能、病理变化以推测、判断内脏活动状态之关键部位。五脏深藏体内，无法直视其生理和病理，于是通过各脏的经脉反映于体表相对应的、特定的器官。于是《黄帝内经》作者在"以表知里"的整体思维下，确定了五脏开窍理论。

《素问·阴阳应象大论》提出了"心主舌""在窍为舌"，又有"心气通于舌，心和则舌能知五味矣"（《灵枢·脉度》）的进一步论证，于是心之窍为舌便成为藏象理论中五脏开窍的主流观点。

舌的功能是主司味觉和表达语言。《灵枢·忧恚无言》曰："舌者，声音之机也。"舌的味觉功能和语言的正确表达，均有赖于心主血脉和心主神志的生理功能。如果心的功能正常，则舌体红活荣润，柔软灵活，味觉灵敏，语言流利。反之则可导致味觉的改变和舌强语謇等病理现象。故《望诊遵经》曰："舌者，心之外候也。"

近年来，随着藏象学说现代研究的进一步开展，中医脏窍相关学说更为丰富和发展。学术界对"心开窍于舌"学说的内涵也做出了科学的阐释。

如根据胚胎发育全息理论指出，在原始心管和口腔黏膜之间存在着明显的空间上的邻近，这可以作为心开窍于舌在组织发生学上的证据。张恩和认为，心与舌形态结构上的一致性，是脏窍对应关系构思的依据之一。心为一倒置圆锥体，而舌呈扁圆形，当舌自然收缩时，恰好像一个缩小的心脏。

陈振湘观察了1636人次的舌象，认为舌象的动态变化与季节关系十分密切，夏季异常舌象出现率明显高于其他三季。这与中医学心-舌-夏的五行模式一致。

然而，除舌为心之“窍”的论述外，心之“窍”还有“耳”和“目”。

《素问·金匮真言论》指出：“南方赤色，入通于心，开窍于耳，藏精于心。”王冰注曰：“舌为心之官，当言于舌，舌用非窍，故云耳也。”《针灸甲乙经·五脏五官》亦云：“心气通于舌，舌非窍也，其通于窍者，寄窍于耳。”《素问·缪刺论》曰：“手少阴之络，会于耳中。”可见心与耳的密切联系。

《素问·解精微论》说：“夫心者，五藏之专精也。目者，其窍也。”王冰对此注解颇为允当，指出：“专，任也。言五藏精气，任心之所使，以为神明之府，是故能焉，神内守，明外鉴，故目其窍也。”《灵枢·大惑论》也有“目者，心之使也”之论。

那么，为何对于心之“窍”有如此多的论述呢，这还要从对心的功能认识加以解释。

1.与心行血功能相关

诸窍功能的正常运行，需要充足的血液滋养。而血液正常运行正是以心气充沛，血液充盈和脉道通利为必要条件。如《灵枢·口问》中说：“上气不足，脑为之不满。”现代研究也证明了这一点。如突聋患者多发生椎基底动脉及小脑后下动脉血流速度异常，血流减低，血管痉挛，血流速度异常和或伴脑动脉硬化的发生率明显高于正常人。可见突聋的发生与内耳血流速度减低、供血不足有关。

2.与心藏神功能相关

《灵枢·本神》所说：“所以任物者谓之心，心有所忆谓之意，意之所存谓之志，因志而存变谓之思，因思而远谋谓之虑，因虑而处物谓之智。”解读时要把握三点：一是心为狭义的神（即心理活动过程）发生的器官；二是心在“任物”的前提下才发生相应的心理活动；三是通过相应心理活动应当达到的最高境界是“智”。心是怎样“任物”的呢？“任物”是指心在接受外界事物刺激（即感知相关信息）之后发生的相应心理活动，尽管人通过视、听、嗅、味、触等感官接受各种外界信息，但是人所感知的最高层次的信息应当是各种知识的综合与抽象，而目之视、耳之听才是产生心神活动最关键、最主要的产生途径。

为什么将心神活动的最高境界定位为“智”呢？根据上述《灵枢·本神》的论述可以看出，心在受到外界事物刺激进行相关心理活动后，必须对所“任”之“物”有所回应（即“应答”），即“处物”。此时处物为有理性的“处物”，即对外界事物的刺激有准确无误的判断，并制订出实施行动的具体方案。既要将理性认识付之于行动，即“处物”之实践，同时又要保障行为的准确和行为所产生的效果最优。只有结论正确，行为严谨，效果优胜才能达到“处物”的最高境界，如此也才能称得上是“智”，“任物”之神亦谓之“明”。“处物”行为可以是文字的，也可以是语言的，也可以是肢体活动方面的，这些行为全由心神主宰。

可见，无论是“任物”还是“处物”，皆由心神主宰。目之视，耳之听是“任物”的主要途径。“舌者音声之机”，语言表达也是“处物”的主要途径之一。一个既能广博地“任物”，又能明智地“处物”之人，才被赞誉为“聪明”（耳之聪、目之明），这是对心主神及其所开之窍作用被发挥到极致的最高评价。

3.与经络相关

从经络联系看，手少阴心经其支者，“从心系，上挟咽，系目系”，旁及于舌。心的络脉会于耳中，如《素问·缪刺论》中说：“手足少阴、太阴、足阳明之络，此五络皆会于耳中。”另外，与心经相表里的小肠经也“却入耳中。”

（三）其应在虚里

虚里，位于左乳下方，心尖搏动之处。触诊虚里，可以测候宗气的盛衰。若按之应手，动而不紧，缓而不急，是心跳正常，为宗气积聚胸中的表现。若按之动微而不应手，是心跳减弱，宗气内虚；不用手按，即可望见其动应衣，是心跳太过，宗气外泄；搏动特快，则多是胸腹有积而宗气受逼；若虚里停止跳动，则宗气已绝，主死。所以《素问·平人气象论》说：“胃之大络，名曰虚里，贯膈络肺，出于左乳下，其动应手，脉宗气也。盛喘数绝者，则病在中，结而横有积矣。绝不至曰死。乳之下其动应衣，宗气泄也。”说明触诊虚里，诊察心跳的情况，可测知宗气的盛衰，用以帮助诊断心的病变。

第八节　心在液为汗

汗液，是津液通过阳气的蒸腾气化后，从玄府（汗孔）排出之液体。故《素问·阴阳别论》曰："阳加之阴谓之汗。"由于汗为津液所化生，血与津液又同出一源，所谓"汗血同源"，而血又为心所主，故有"汗为心之液"之称。正如《医宗必读·汗》曰："心之所藏，在内者为血，发于外者为汗，汗者，心之液也。"《灵枢·邪客》曰："营气者，泌其津液，住之于脉，化以为血。"《素问·阴阳应象大论》曰："心生血。""心主血脉"其色赤。血者，赤色也。营气未入脉中，不受心阳的赤化，当为无色之津，进入脉道，受心阳的赤化而为血。津在脉外，有补充血液之用，故而"津血同源"。"汗为心液"虽味同而色异，不行脉中，未受赤化，故曰心液。

汗与血液在生理上密切联系，在病理上也互相影响。《灵枢·营卫生会》曰："夺血者无汗，夺汗者无血。"失血过多，津入脉道而化血，故无汗。大汗亡阳，血失源泉，故血竭。"脉"乃血液运行之道路，功能乃"壅遏营气，令无所避"。阳动而化生，故赤化营气以为血者，当为心中之阳气也。汗出过多就会耗伤心的气血而出现心悸怔忡。

第九节 心在志为喜

《素问·阴阳应象大论》说："人有五藏，化五气，以生喜怒悲忧恐。"藏象学认为，五志以五脏的生理功能为基础，由五脏的生理功能所化生，分属于五脏。《素问·天元纪大论》曰："人有五脏化五气，以生喜、怒、忧、思、恐。"《素问·阴阳应象大论》说："在藏为心……其志为喜。"就是说五志之中，喜为心之志。

喜，一般说来是对外界信息的良性反应，有益于心的生理功能。故《素问·举痛论》曰："喜则气和志达，营卫通利。"但喜乐应有度，若过度，则伤心神，神志涣散；不及则使人易悲。《灵枢·本神》曰："喜乐者，神惮散而不藏……盛怒者，迷惑而不治。"《素问·调经论》曰："神有余则笑不休，神不足则悲。"

第十节　心与季节相应

（一）理论背景

时间在中医学理论体系中具有极其重要的地位。《素问·宝命全形论》曰："人以天地之气生，四时之法成。"说明时间四时法则是天地之气形成机体的基础。近代名医恽铁樵比较中西医脏腑观之后指出："《黄帝内经》之五脏非血肉的五脏，乃四时的五脏。"一语道出藏象的本质。中医学对脏腑的认识，正是起源于古人对四季变化春生、夏长、秋收、冬藏之象的理解。《灵枢·顺气一日分为四时》曰："春生、夏长、秋收、冬藏，是气之常也，人亦应之。"也就是说，"春生""夏长""秋收""冬藏"的时序变化并非事物顺时运动的表象，而是事物运动的内在动力，是所有生物表现出生、长、壮、老、已的生命现象所必需的根本性的东西。因此，类比于人体，认为人体的生命活动也必须通过这样的气化推动才能得以维续。

中医学的发病观亦"法时"而成。《黄帝内经》认为，虽然病因可分为阴阳两类，但究其根本，则是源于对四时阴阳的违逆。《素问·四气调神大论》曰："阴阳四时者，万物之终始也，死生之本也，逆之则灾害生，从之则苛疾不起，是谓得道。"可见，从"道"的高度来看，无论疾病是生于阴还是生于阳，都有一个共同的特点，就是机体不能依从四时阴阳的变化即"因时之序"来安排自己的活动。

就养生而言，依时而行是最为根本的要求。《素问·上古天真论》提出外避邪气，内养精神的养生总则："虚邪贼风，避之有时，恬淡虚无，真气从之，精神内守，病安从来。"明确提出了外避邪气要"有时"的观点而内养精神亦须以时调之。

诊疗当然亦要依时而行。《灵枢·卫气行》曰："谨候其时，病可与期，失时反候者，百病不治。"《素问·五常政大论》也强调"必先岁气，无伐天和"的治疗原则，可见，顺时实为中医学诊疗的总纲。

中国古代将时间和空间看作一体，认为二者是统一的。中国古代"宇""宙"并称，《尸子》曰："四方上下谓之宇，往古来今谓之宙。"《灵宪》曰："宇之表无极，宙之端无穷。"古人将空间称为"宇"，将时间称为"宙"。"宇""宙"并称，可见在古人的思想中，时间和空间是一体的，没有无时间的空间变化，也没有无空间的时间变化。中国古代最常用的时间单位是"时辰"，其中"时"指时间，"辰"指星辰，也就是说，古人将时间与星象的位置统一起来，将时间和空间构建为一体。这体现古人对时间与物质运动变化之间关系的深入理解，也说明古人的观念中时空是一体的。

中医学秉承了中国古代的时空一体观，这一点最为明显地表现在时空一体的阴阳五行模式之中。在这一模式中，东方与春相应，南方与夏相应，西方与秋相应，北方与冬相应。就生理而言，肝气旺于春，心气旺于夏，脾气旺于长夏，肺气旺于秋，肾气旺于冬。就病理而言，疾病之慧、安、加、甚都与时间密切相关。可见，中医学将时间与空间并举，并非将二者简单地捆绑在一起，而是认为二者从内在就是一体的。也就是说，中国古人已经意识到时间产生于空间的运动变化之中。

（二）“心应夏”之机制

人体的阳气随着自然界阴阳之升降而发生周期性变化，夏季人体阳气隆盛，从五脏来说，心属火，为阳中之阳，为人体阳气之最盛，同气相求，夏季温热之气对心可起到相长之作用，使心阳常处于振奋状态，故曰“心通于夏气”。这是心应夏的机制之所在。

袁卫玲探讨“心应夏”的机制，认为在夏季当令之时，心脏对外界感应性升高，为适应环境变化对自身和其他四脏进行的适应性调节活动，既有积极的一面，也有被动的一面，但总体上以心阳充盛为其生理基础，发挥着积极主动的调节作用，以保持生命体旺盛的活力。刘顺益认为，阳气正常的生发收藏，是人体能否顺应自然环境的重要条件，如果这个过程出现问题，则会产生如《素问·阴阳应象大论》中所提及的“阳盛则身热，腠理闭，喘粗为之俯仰，汗不出而热，齿干以烦冤，腹满死，能冬不能夏。阴胜则身寒汗出，身常清，数栗而寒，寒则厥，厥则腹满死，能夏不能冬”。提示“心应夏”理论中心对夏季的通应主要表现在气化运动之中。夏季阳气旺盛，同类相召，心主神志，故人的情绪容易激动、烦躁不安。而暑热之病，也往往伴随心烦、谵语、神昏等精神症状。

心主血脉的功能主要通过心阳的活动来实现，首先体现在参与血液的生成，心脏主要通过特殊的气化作用即“化赤”来参与血液的生成。其次体现在参与血液的正常运行。阳主动，心阳是血液运行的动力。血遇寒则凝，遇温则行，故心阳的温煦作用保证了血脉温通，血液流行不止。唐容川所说“心为火脏，烛照事物，故司神明，神有名而无物，即心中之火气也”。人之神为最精纯的阳气。阳主动，所以人的精神意识活动最活跃不停。从心藏神来看，神的表现就是变幻莫测，即所谓阴阳不测之谓神。

（三）“心应夏”在心血管疾病上的佐证

孟庆鱼收集了上海市嘉定区居民1997—2000年心脑血管疾病的发病病例，与同期8种气象因素进行了分析，发现嘉定区心脑血管疾病发病与气压、平均气温、相对湿度有一定关系。路凤研究认为，气温是影响心脑血管疾病发病和死亡的主要因素之一，气温与心脑血管疾病发病率和死亡率之间存在“U”“V”或“J”形关系，即当温度低于或高于某一临界温度时，随着温度的降低或升高，心脑血管疾病的发病率和死亡率逐渐升高。

王志飞通过摘除松果体以阻断光信号转导通路，观察心血管系统功能和其受体变化。将SD大鼠随机分成生理组、模型组和伪手术组。自然光照，自由摄取食水，室温饲养，在每年冬至、夏至日前一个月分别对模型组和伪手术组大鼠实施松果体摘除手术和伪手术，术后饲养到二至日断头处死，取心脏、主动脉、股动脉和松果体以备测指标。结果：冬夏变化对大鼠心率有一定影响。在生理情况下，心率表现出冬高夏低的趋势，去除松果体后这种趋势消失。提示大鼠心率的季节性变化与松果体的调控有关。另外，冬季生理组、模型组和伪手术组三组之间无显著性差异，而夏季则表现出极显著差异，提示冬季时松果体对心率的影响不大，松果体对心率的调节，主要集中在夏季。冬夏变化对大鼠血压有较大的影响。无论是在生理、摘除松果体，还是有手术创伤但并不摘除松果体的情况下，血压都表现出冬低夏高的趋势。提示大鼠血压的季节性调控与松果体的关系较小。另外，冬季生理组、模型组和伪手术组三组之间无显著性差异，而夏季则表现出极显著差异，提示手术和伪手术对血压的影响，在夏季要高于冬季。实验还发现了心血管部分受体的调控在冬季减弱而在夏季加强的规律。

第十一节　心与相关事物归类联系

根据五行理论，事物之间建立起了广泛关联，论述见于《素问·阴阳应象大论》《素问·金匮真言论》等多篇。广泛联系天之五时、五星、五气，地之五方、五化、五味、五臭、五谷、五色、五畜、五果、五菜，人之五官、五体、五华、五充、五神、五声、五音、五液、五志等。

（一）方位

五行学说的起源可以追溯到商代的五方说。五方说把殷人所在地域称作中商，与东土、南土、西土、北土相并列，说明那时已经有了东、南、西、北、中五个方位的观念。《易传·系辞下》中说："仰则观象于天，俯则观法于地，观鸟兽之文，与地之宜，近远取诸物。"对于方位的发现观察成了古人认识世界与自身的重要手段与方法。

而且人们把春、夏、秋、冬四时风雨气候的变化与五个空间方向联系起来观察，认识到五个方位的重要意义，发现不同方向的风雨与不同的季候有着密切联系，对于农业生产会产生不相同的影响。每年的气候虽然都是春温、夏热、长夏湿、秋凉、冬寒，但由于地域的原因，每一时的气候又有其五方的差异，故古人取类比象，将东方归属于木，西方归属于金，北方归属于水，南方归属于火，中央归属于土。

《素问·金匮真言论》曰："南方赤色，入通于心……藏精于心。"南方草木繁茂，骄阳盛暑，气候炎热，与夏的特性相类；从日照与植物生长的角度来看，南方阳光普照、枝叶茂盛、生机欣荣，生命活动力强是属阳的；"光明"是火的特性，故将南方归属于火，亦于心配属。

（二）颜色

古人对于颜色范畴的认知，首先来源于自然界已有的、熟悉的、具体的那些颜色实体，并形成颜色范畴的原型。所谓远取诸物，近取诸身，人们可以反复观察到周围物质世界里各种具体的可见的颜色，青色是树木、树叶、大山的颜色，红色是太阳、火焰、花朵的颜色，黄色是土地的颜色，白色是金属的颜色，黑色是深水的颜色，蓝色是天空的颜色等。在对大自然各种颜色的身心体验下，人们在头脑中不断对五色进行范畴化。自然界的色彩本来有多种，但中医五行学说形成之后，通常提到的中医色彩就有五种，即青、赤、黄、白、黑五色。五色入五脏是中医五色疗法的理论基础，即青色入肝，赤色入心，黄色入脾，白色入肺，黑色入肾。

"赤"最早见于殷商甲骨文中，为各种纯度、明度的红色总称。大约在金文时期“红”字出现，随着历史的发展取代“赤”成为上位词。而后通过语言的隐喻，红色亦称丹、赤、朱，为艳丽、喜庆之义。

《素问·金匮真言论》曰：“南方赤色，入通于心……藏精于心。”《本草纲目·十剂》中记载：“故天地赋形，不离阴阳，形色自然，皆有法象……丹砂法火，色赤而主心……莫不有自然之理也。”其中赤色合于心，且夏天气候炎热，昼长夜短，为一年中光照最充足、最明亮的季节，故将明亮的、类似于太阳之色的赤色归属于火，配属于心。

五色在中医理论中，依据五行的配属关系，与五脏相联系，不仅可以用于解释人体生理病理现象，也用于疾病治疗方法的指导。如可用来观察面色，由于“色为气血之所荣，面为气血之所凑，气血变幻，色即应之，色之最著，莫显于面”，望面色主要是观察患者面部的颜色与光泽。颜色是色调的变化，光泽是明度的变化。色泽是人体脏腑气血之外荣，若脏腑功能正常，气血精津液充盛，则面色正常，荣润有泽，反之是病色。《素问·五脏生成论》中又将五色分为正色、善色、恶色，是根据面部色泽明润，常色、异色的变化，预测疾病的预后好坏。所谓正色，如《素问·五脏生成论》曰：“生于心，如以缟裹朱。”善色是指面色虽然有变化，但是仍见明泽光润，此五脏虽病，但五脏精华未败，如《素问·五脏生成论》曰：“赤如鸡冠者生。”恶色是指病色缺乏光泽甚至无光泽，说明疾病已经严重耗损了人体精气，预后也相对较差，如《素问·五脏生成论》曰：“赤如虾血者死。”五色亦可辨别寒热阴阳属性，如《灵枢·五色》曰：“视其五色，黄赤为热，白为寒，青为痛。”其中赤色为血色，多见于邪热亢盛，主热证。

（三）自然之气

古人在长期的生活实践中发现，自然界各种生命现象的产生和消亡，不仅与具有对立统一规律的昼夜更替和春夏秋冬的寒暑往来具有密切的关系，而且与春温、夏热、长夏湿、秋凉（燥）、冬寒五时之气的往来运转和风、热、暑、湿、燥、寒的偏胜偏衰具有密切的关联。正如《素问·天元纪大论》所说：“太虚廖廓，肇基化元，万物资始。五运终天，布气真灵，总统坤元。九星悬朗，七耀周悬，曰阴曰阳，曰柔曰刚，幽显即位，寒暑张弛，生生化化，品物咸彰。”万物的成败生死，一方面取决于其内在的本质因素，一方面取决于外在的气候条件。风、热、暑、湿、燥、寒六气的运动变化就是万物产生和消亡的根本外在条件，没有六气的运动变化，就没有万物的生化，生命也就不复存在了。

《素问·六节藏象论》曰：“天食人以五气，地食人以五味。五气入鼻，藏于心肺。”《素问·阴阳应象大论》曰：“神在天为风，在地为木，在体为筋，在脏为肝，在色为苍……其在天为热，在地为火，在体为脉，在脏为心，在色为赤……其在天为湿，在地为土，在体为肉，在脏为脾，在色为黄……其在天为躁，在地为金，在体为皮毛，在脏为肺，在色为白……在色为水，在体为骨，在脏为肾，在色为黑……”由此可见夏季阳光充足，自然界之气以炎热之气为主，万物以此时繁茂生长，其属性与五行中火的特性相似。

（四）声音

五音即宫、商、角、徵、羽，是我国古代五声音阶的总称。最早见于《周礼·春官》言：“皆文之以五声，宫商角徵羽。”《灵枢·邪客》曰：“脾应宫，其声漫而缓；肺应商，其声促以清；肝应角，其声呼以长；心应徵，其声雄以明；肾应羽，其声沉以细，此为五脏正音。”从听觉感官上来说，宫音和平雄厚，庄重宽宏；商音慷壮哀郁，嘹亮高唱；角音圆长通彻，廉直温恭；徵音燥急动悸，热烈欢欣；羽音高洁澄净，清幽柔和。

徵调，为夏音，以徵音（5-Sol）为主音。徵音为主旋律音调的音乐，其性火热、升腾、炎上，具有欢快、轻松、活泼、兴奋等特点。《类经附翼》云：“徵音，宫所生。其声次短、次高、次清。”徵调在五行中属火，主长，主喜，色红，与人体心与小肠相通，有益于心藏神，具有舒畅心气、养心守神、通调血脉、抖擞精神之功效，对心血管系统的功能有促进作用，对血脉瘀阻的各种心血管疾病有较好的作用。《晋书·律历上》云：“闻其徵声，使人乐善而好施。”适用于处于极度暴躁与情绪急躁发火性烈之人，这类人争强好胜，办事稍有挫折便易灰心丧气，徵调类音乐能唤起奋进向上，缓和与克制暴躁情绪，调整心态，振奋精神。代表乐曲，皆曲调旋律激昂、欢快，如《汉宫秋月》《百鸟朝凤》《喜相逢》《苏武牧羊》《花好月圆》《花节序曲》《金蛇狂舞》，板胡曲《红军哥哥回来了》，小提琴曲《新班之春》，歌曲《采茶舞曲》，民乐合奏《纺棉花》及湖南民歌《浏阳河》等。

五声是对人发出声音的概括，即呼、笑、歌、哭、呻。《素问·阴阳应象大论》言：“肝，在声为呼；心，在声为笑；脾，在声为歌；肺，在声为哭；肾，在声为呻。”指明了何为五声，并说明了五声与五脏的对应关系。五音与五声的联系在《黄帝内经》和《难经》中亦有迹象可寻。《黄帝内经》中则有“人声应音”“声合五音”的论述。叶霖在《难经正义》中，对“闻五音”解释为“若经以五音配五脏，肝音角，其声呼；心音徵，其声笑；脾音宫，其声歌；肺音商，其声哭；肾音羽，其声呻”。

《医宗金鉴》进一步阐明：“声为音本，音以声生。五音之变，变则病生，肝呼而急，心笑而雄，脾歌以漫，肺哭促声，肾声低微。”心声为笑，心主血脉，主藏神，血脉充盈，神志清醒，精力充沛，面色红润，心情舒畅，言欢喜笑。或逢喜事，欢喜颜开，心声正。如志愿高大，所欲未遂，心情不畅，久郁痰生，甚则化火，痰火扰心，喜笑不休，“心笑而雄”，心声失正，知病在心。

（五）口味、中药性味

味，本初含义为“滋味”，即通过口尝获得滋味。《说文解字》中载：“味，滋味也。”“味”主要通过口尝而获得。如《荀子·正名篇》说：“甘、苦、咸、淡、辛、酸奇味以口异。”受到当时蓬勃发展和盛行的五行学说的影响，《尚书·洪范》首次提出“五味”，认为“润下作咸，炎上作苦，曲直作酸，从革作辛，稼穑作甘”。《礼记·月令》也道：“孟春之月，其味酸……孟夏之月，其味苦。”自此，以“五行”为枢纽，酸、苦、甘、辛、咸五味被赋予更深的意义，如苦与“炎上”之性、“孟夏之月”等有了对应的关系。此时“五味”概念已经渐渐有脱离具体滋味的趋势，而更注重与五行和作用相联系，是一种抽象出来的味道。

《黄帝内经》以人体五脏为中心，确定了五味和五脏、五色、五臭、四时等人和自然相对应的关系，反复阐发了“五味所入”“五味各有喜好”“色味当五脏”“五味所合”的认识。如《素问·宣明五气篇》说：“酸入肝，苦入心，甘入脾，辛入肺，咸入肾。”《素问·五脏生成篇》载：“心欲苦，肺欲辛，肝欲酸，脾欲甘，肾欲咸。”阐述了“五味所入”的关系。

正式将“四气”“五味”作为药性之一而纳入药性理论的，是成书于秦汉时期的《神农本草经》。其理论是对《黄帝内经》五味学说的继承和发展。《神农本草经》记载：“药有酸咸甘苦辛五味，又有寒热温凉四气及有毒无毒。”这时作为药性之一的五味才正式成形。自《黄帝内经》和《神农本草经》之后，诸医家自然而然地把“五味”与“作用和功效”的关系进一步密切化，以“作用和功效”反过来确定具体药物的“五味”。

五味的功效在《中药学》教材中有比较详细的论述，以《中药学》（第6版）教材为例，五味的功效为：辛味能散、能行；甘味能补、能缓、能和，即有补益、缓急止痛、调和药性、和中的作用；酸能收，能涩，即有收敛固涩作用；涩能收敛固涩，与酸味作用相似；苦能燥，能坚，能泄；咸能软坚散结，能泻下；淡能渗、能利。

苦“能泄、能燥、能坚”。心主血脉、主神明，心为君主之官，心位于上焦，为一身阳气之主，心阳化蓬勃之君火。苦味能坚阴燥湿、清热泻火，即借助苦寒药物的清热泻火作用，顾护保存阴液，调降“心火”，平衡心之阴阳。

（六）星宿

古代天文学作为中国学术谱系中一个独特的存在，属于广义的自然国学范畴。它发端于原始思维对天象和季节的直觉认识，根植于中国哲学、文化的土壤之中。《易传·系辞》言："仰以观于天文，俯以察于地理，是故知幽明之故。原始反终，故知生死之说。""法象莫大乎天地，变通莫大乎四时。"日月悬象，星移斗转，法天象地，将"天象"与"人事"对应的术数则成为古人沟通天人的主要工具，而术数对于"法象"的运用，首先需要从"天文"着手。"天文"有广义、狭义之别，广义的天文包括日月星辰等天象和山川、物候等地形。涵盖了观象授时、占卜吉凶、祭祀鬼神等多项内容。狭义之天文，则主要指天象，即关于日月星辰的现象，即星象。古天文学将日、月及金、木、水、火、土这五颗星合起来称之"七曜"。《释名》："光明照耀。"七曜中的金、木、水、火、土星又名太白、岁星、辰星、荧惑、镇星，合称为五纬。

《淮南子·天文训》首次提出了五星与五行的配属，即将岁星、荧惑星、镇星、太白、辰星配木、火、土、金、水。文曰："何谓五星东方木也……其神为岁星……其音角，其日甲乙。南方火也……其神为荧惑星……其音徵，其日丙丁。中央土也……其神为镇星……其音宫，其日戊己。西方金也……其神为太白……其音商，其日庚辛。北方水也……其神辰星……其音羽，其日壬癸。"而后《汉书·律历志》也提出了"五星"合于"五行"，其中"水合于辰星，火合于荧惑，金合于太白，木合于岁星，土合于填星"。传说帝尧任命羲和二人为掌管天地之官，根据星象，"定四时成岁"，制定历法，以历法"敬授人时"，指导农业生产。其中荧惑又名火星、赤星、执法、罚星与五行中火相配。

（七）变动

五脏与变动的关系，首见于《素问·阴阳应象大论》篇曰："东方生风……在脏为肝……在变动为握。南方生热……在脏为心……在变动为忧。中央生湿……在脏为脾……在变动为哕。西方生燥……在脏为肺……在变动为咳。北方生寒……在脏为肾……在变动为粟。"即握为肝之变动，忧为心之变动，哕为脾之变动，咳为肺之变动，粟为肾之变动。张志聪注曰："变动，藏气变动于经俞也。"

忧为心之变动主要包括以下两方面内涵：第一，在《说文解字》中"忧"的其中一个解释为：通"嚘"，即言语吞吐，反复不定。心为君主之官，主神明，五脏六腑皆依赖心神的统帅才能正常。心的病变累及，使心神失常，精神意识不能自主。语言是人思想的反映，当人心神不定时，则会语言吞吐，不知所云。且心开窍于舌，心异常变动则会使舌卷不利，从而不能正常发音与表达。第二，《辞源》言："忧，心气上逆貌。"《玉篇·口部》亦言："终日号而不嚘。嚘，气逆也。"脏腑气机升降正常，则阴阳平调。心与肺同居上焦，心属火，其气以降为顺，下温肾阳使肾水不寒。又因心与小肠相表里，心火降于小肠，助小肠泌别清浊。若心异常变动引起心气机失常，则出现心气上逆之病象。

（八）五谷、五畜、五菜、五果

《素问·藏气法时论》篇提出了："五谷为养，五果为助，五畜为益，五菜为充，气味合而服之，以补精益气。"主要是指谷豆类食物可以滋养正气，禽畜类食物可以补益精气，蔬菜可丰富和充实膳食结构，水果可以促进饮食物的消化。五谷、五果、五畜、五菜的相互协同作用，才能保证气味相合，补益精气，维持正常的生命所需。这种谷养、果助、畜益、菜充的"食物品种多样，荤素搭配得当"的全面平衡膳食模式，曾对指导中华民族的饮食生活、增强人们的身体健康起到了重要的作用，它不仅是维持生命延续、维护身体健康的重要保障，更是养生家们祛疾疗病的重要手段。

1.五谷

饮食是维持生命活动的物质基础，五谷作为各种食物中最重要的部分，在一日三餐中不可或缺。"五谷为养"在于养后天之本。《灵枢·营卫生会》中提到："人受气于谷，谷入于胃，以传与肺，五脏六腑皆以受气。"《素问·六节藏象论》中认为："五味入口，藏于肠胃，味有所藏，以养五气，气和而生，津液相成，神乃自生。"阐述人体通过饮食而化生精微，充养筋脉气血，生精助神。"精、气、神"为人身三宝。精来源于先天父母之精，禀后天水谷精微所化生，为人体生命活动的物质基础；气是人体一切生理功能的动力，是由水谷之精气与吸入的自然清气合并而成；神是指人的精神活动，为生命之主宰。所以《黄帝内经》所提倡之"养"归根到底是要保养"精、气、神"。

《黄帝内经》以"食物应五味、五脏"的理论基础，总结出一系列描述食物性味与五脏治疗协同关系的规律谱，即"肝色青，宜食甘，粳米……皆甘；心色赤，宜食酸，小豆……皆酸；肺色白，宜食苦，麦……皆苦；脾色黄，宜食咸，大豆……皆咸；肾色黑，宜食辛，黄粟……皆辛。辛散、酸收、甘缓、苦坚、咸软。"王冰注："谓粳米、小豆、麦、大豆、黄黍也。"即高粱重养肝，麦类重养心，粟米重养脾，稻米重润肺，豆类重补肾。

麦类属火重养心，小麦秋种夏收，具四季精华，为"五谷之贵"。小麦味甘，性平，入心经。有养心安神、除烦去燥、补心气、养心血的功效。

现代营养学也认为，谷类食物是中国传统膳食的主体，是人体能量的主要来源。谷类主要提供碳水化合物、蛋白质、膳食纤维及B族维生素。中国居民膳食指南提出"食物多样，谷类为主"是为了保持我国膳食的良好传统，以避免高能量、高脂肪和低碳水化合物膳食的弊端。

2.五畜

五畜，也称五牲。牲的本义指祭祀用的牛，后来泛指祭祀用的畜。郑玄注《周礼·庖人》曰："始养之曰畜，将用之曰牲。是牲者，祭祀之牛也，而羊豕亦以类称之。”五牲指牛、羊、豕、犬、鸡。在古代社会最早对动物的记载就是作为供品用于祭祀。祭祀作为古代最重要的活动之一，其目的无外乎祈福、酬报、消灾。而五牲就是最重要的供品，即是沟通人与神的媒介。

畜，《说文》云：“田畜也，淮南王曰：‘玄田为畜’。”《尔雅·注畜》言：“畜是畜养之名。”可知，畜是人们驯服的动物，故又谓家畜，随着畜牧业的发展，五畜更多地用来满足人们生产和生活的某种需求。而后《黄帝内经》提出了“五畜为助”的食养理论。所谓“五畜为益”是指食用五畜之肉类的食物，能够补精益气，使人身体强壮，说明五畜肉食具有一定的补益作用。

《黄帝内经》中对于五畜之肉的五行属性，基本是以五味来归类并自成体系，同时也说明了中医学的实践性。如《灵枢·五味》言：“五畜：牛甘，犬酸，猪咸，羊苦，鸡辛。”便是以五味为中介，将五畜分属五行的。并以此得出五畜之肉的五行属性，即牛肉属土，犬肉属木，猪肉属水，羊肉属火，鸡肉属金。这为中医临床运用五畜肉类等血肉之品，以补精益气奠定了理论基础。犬肉入肝养肝可补心；羊肉入心养心可补脾；牛肉入脾养脾可补肺；鸡肉入肺养肺可补肾；猪肉入肾养肾可补肝。

五畜肉食主要给人提供蛋白质和脂肪，也是人体所需热能的重要来源，具有补益气血、填精益髓、强壮身体的作用。在五行中属“火”的羊肉是使人强壮的美味，能入心养心、能够温补脾胃、补中益气、壮阳益肾、补血温经，其蛋白高、脂肪低、含磷脂多、胆固醇含量少，对于体瘦畏寒、腰膝酸软、产后血虚宫寒、肺结核、气管炎等体虚胃寒者尤为适宜。

现代营养学认为，肉蛋类食物是人体日常蛋白质的重要来源，其蛋白质含量在10%~20%之间，且含有谷类食物中含量较少的赖氨酸，可与谷类食物形成氨基酸互补的作用。此外，肉蛋类食物中含有丰富的脂肪，是人体重要的储能源，还含有丰富的B族维生素等，都是人体健康不可或缺的重要营养素来源。

3.五菜

《素问·藏气法时论》篇提出“五菜为充”。王冰注：“谓葵、藿、薤、葱、韭也。”《本草纲目》释义“五菜为充”为“辅佐谷气，疏通壅滞也”。“充”为辅助、补充的意思。蔬菜为日常生活的辅食，是对主食的补充，是人们日常饮食不可缺少的重要部分。《黄帝内经》以五味为媒介，将五菜的五行属性归类与五脏相配属并自成体系。如《灵枢·五味》言：“葵甘、韭酸、藿咸、薤苦、葱辛。”即葵味甘，为脾之菜；韭味酸，为肝之菜；藿味咸，为肾之菜；薤味苦，为心之菜；葱味辛，为肺之菜。

薤性温，味苦、辛，为“心之菜”。入手阳明经，有理气、宽胸、通阳、散结的功效。李时珍在《本草纲目》中说：“薤八月栽根，正月分莳，宜肥壤。

数枝一本，则茂而根大。叶状似韭……二月开细花，紫白色。根如小蒜，一本数颗，相依而生。五月叶青则掘之，否则肉不满也。其根煮食、芼酒、糟藏、醋浸皆宜。”主治胸痹、金疮疮败、轻身、不饥耐老。

现代营养学认为，蔬菜不仅能够提供丰富的维生素、矿物质，而且其中含有的大量膳食纤维对身体也大有裨益。膳食纤维是指不能直接被人体所吸收和消化的多糖，分为可溶性和非可溶性两类。研究发现，可溶性膳食纤维具有调节血糖、血脂和改善肠道功能的作用；非可溶性膳食纤维可改善粪便结构，刺激肠壁蠕动，促进排便，可有效预防和治疗便秘。

4.五果

五果被人们最先感知的是其经口尝后的滋味。《灵枢·五味》篇有述：“枣甘，李酸，栗咸，杏苦，桃辛。”而后李时珍所著《本草纲目·果部》对其进行考证，五果之实各有其独特之味，与《黄帝内经》所述比较，除杏略有差异外，其余基本一致，即李“苦、酸”，杏“酸”，桃“辛、酸、甘”，栗“咸”，枣“甘”。进一步按照五行学说中五行属性的推演和归类，以五味为初步标准，将五果之实划归至对应的五行，得出各自的五行属性，即李之实属木，杏之实属火，大枣之实属土，桃之实属金，栗之实属水。

《素问·至真要大论》所述：“夫五味入胃，各归所喜。故酸先入肝，苦先入心，甘先入脾，辛先入肺，咸先入肾。”以及《素问·五藏生成》篇所云：“心欲苦，肺欲辛，肝欲酸脾欲甘，肾欲咸。”五果之中，李“酸入肝”“肝病宜食之”；杏“苦入心”“心之果，心病宜食之”，归肺、心经；大枣“甘入脾”“脾之果，脾病宜食之”，归心、脾、胃经；桃“辛入肺”“肺之果，肺病宜食之”，归肺、大肠经；栗“咸入肾”，归脾、肾经。五果主要是通过五脏对五味的精微物质进行吸收变化以营养周身的，即五味通过五脏调和、生克制化，用于医疗养生。

现代营养学认为，水果多汁、多液，富含碳水化合物、维生素、矿物质及膳食纤维等；此外，水果中含有丰富的有机酸，其中以苹果酸、柠檬酸和酒石酸为主，可以刺激人体消化腺分泌，增进食欲，有助消化。五果中的“杏”不仅是含胡萝卜素的果品之冠，而且又是含维生素B_{17}最多的果品。实验表明，维生素B_{17}是一种有效的抗癌物质，对癌细胞具有杀灭作用。因此，水果可对日常膳食起到很好的补充、辅助作用。

（九）气味

中医学对臊、焦、香、腥、腐五类气臭的研究，源于古代饮食对腥腐异味的认识。早期猎取鱼蟹类、野兽、虫、鸟等作为食物，在火种还没有应用之前，鱼、肉腥腐气味常令人作呕，生食血肉又常引起腹泻，那时就能认识到部分腥腐气味属于致病的因素。古代意外雷击林木生火，循焦香气味可找到林木中烤焦的兽类，明火因此而逐渐被认识，用于饮食当中，可有效祛除生肉的腥腐气味，还能产生焦香味，闻后食欲大开，促进脾胃运化，这是对气臭的最早理解。

随着中医药的发展，逐渐认识到药物的特殊气臭对人体机能有一定的影响，即便是腥腐气味，特殊应用也能够达到防治疾病的目的。《素问·金匮真言论》篇中有五行、五脏、五味与五臭的对应："东方青色，入通于肝……其味酸，其类木……其臭臊。南方赤色，入通于心……其味苦，其类火……其臭焦。中央黄色，入通于脾……其味甘，其类土……其臭香。西方白色，入通于肺……其味辛，其类金……其臭腥。北方黑色，入通于肾……其味咸，其类水……其臭腐。"此外，《素问·六节藏象论》云："天食人以五气，地食人以五味。"王冰认为："凡气因木变，则为臊；因火变，则为焦；因土变，则为香；因金变，则为腥；因水变，则为腐。"张介宾认为："天以五气食人者，臊气入肝，焦气入心，香气入脾，腥气入肺，腐气入肾也。"

南方色赤，火炎而盛，物受火气而为焦苦，五味入苦，五臭气焦，周流手少阴心经、手太阳小肠经；焦味气臭为火气所化，为至阳之气，藏心神而辅助神明。五臭讲究，气焦闭藏于心，鼓动、助心行气血，又可破结滞瘀阻，药食气焦，入里散血脉、营心气。

气焦辛醇，内入心神，上入肺系，走心脑诸窍，能提神醒脑，刺激神经中枢，心情愉悦而减压舒心；入中焦脾胃，增进食欲，促进消化，合胃气腐熟水谷，促进胃肠蠕动，共助中焦斡旋；充盈心气，走血脉而消积消脂，具温热炎上之性，而又苦降寒清，化郁结尘污，对血脂异常类心脑血管疾病或有裨助；心营焦气入下焦可除湿利窍，善祛下焦湿寒，同腐气相交，水火既济，去腐秽浊而留清气；炒炭类去质存性，焦气疗血瘀结滞，活血化瘀，充血脉剽悍之气而足营卫。

参考文献

[1] 鞠宝兆，周新灵，李吉彦.《内经》有关心藏象理论发生的文字文化基础[J].中华中医药学刊，2007（12）：2464-2465.

[2] 杨秋莉，张伯华，孔军辉，等.中医心理学"心"的概念剖析[J].中国中医基础医学杂志，2012，18（08）：819+822.

[3] 翟双庆.关于"心"的概念的认识及其启示[J].中国中医药报，2001，3.

[4] 胡冬裴.先秦文化对中医藏象学说的渗透和影响——心的认识源流析[J].医学与哲学，2002（08）：58-59.

[5] 方丽青，姜渭清."心为思官"：汉语"心"的思维隐喻哲学疏解及语料分析[J].浙江海洋学院学报，2013，30（5）：37-41.

[6] 王新华，任军莉.试论中西方思维方式差异及其文化根源[J].江西社会科学，2002，9：43–45.
[7] 尹筱莹，焦志军，李晶，等.关于中医学的几点哲学思考——兼与西医学比较[J].河南中医学院学报，2009，24（04）：15–18.
[8] 杨荨鲜.从传统文化、哲学、易经与中医学的关系看中医[J].西部中医药，2011，24（07）：54–55.
[9] 吴水盛，张丽霞.古代哲学思想对中医学建构和发展的影响[J].中国中医基础医学杂志，2005（08）：630–632.
[10] 宋欣阳，陈丽云，严世芸.论五行、中和与中医学[J].时珍国医国药，2016，27（12）：2964–2967.
[11] 赵博.气一元论与《内经》气化理论形成的探讨[J].陕西中医，2007，28（1）：70–73.
[12] 任秀玲.《黄帝内经》建构中医药理论的基本范畴：气（精气）[J].中华中医药杂志，2008，23（1）：53–55.
[13] 张运华."气"与"元气"的辨析：关于先秦自然观形态的探讨[J].西北大学学报（哲学社会科学版），1992，22（3）：30–35.
[14] 王雷，赵桂芝，李春巧，等."气一元论"解析[J].中国中医基础医学杂志，2012，18（09）：962+978.
[15] 姜堪政．小麦等植物幼苗的生物电磁场对人体免疫淋巴细胞数量的影响[J].中国应用生理学杂志，2000，16（4）：368–369.
[16] 伍欣星，聂广．医学分子生物学［M］.武汉：武汉大学出版社，1996：483–484.
[17] 琳内·麦克塔格特．念力的秘密［M］.北京：华夏出版社，2011：1–5.
[18] 邱幸凡，陈刚，王平，等.中医学"藏象"本质特征探讨[J].湖北中医学院学报，2002，12（4）：5–8.
[19] 王志飞．"心应夏"理论及其受体调控机制研究[D].北京：北京中医药大学，2010.
[20] 张锡纯．医学衷中参西录［M］.石家庄：河北人民出版社，1974：128–135.
[21] 王子谟，王晓萍.试论"五脏以心为主导"理论的建立——兼议五脏与五行的配属关系[J].世界中西医结合杂志，2007，2（9）：501–504.
[22] 廖正刚，赵金宇.《黄帝内经》中官称隐喻的历史背景和认知动因解析[J].山西大同大学学报，2017，31（2）：84–90.
[23] 李高申，郭梅珍.论"心为阳中之太阳"[J].中国中医基础医学杂志，2013，19（1）：10–12.
[24] 张效霞，王振国．"心主血脉"是解剖学发现吗?[J]江西中医学院学报，2005，17（2）：8–11.
[25] 张小刚.中医宗气理论研究[D].沈阳：辽宁中医药大学，2012：28.
[26] 徐放，于峥，敖丽英.《内经》"心主血脉"理论对心脑血管病防治的指导意义[J].中国中

医基础医学杂志，2007，13（7）：494-496.

[27] 牛欣.脉诊位数形势变化的心血管生理学探讨[J].天津中医学院学报，1992（1）：30.

[28] 严菁兴，毛忠南.中医“神”及“五脏藏神”理论研究概况[A].甘肃省针灸学会.甘肃省针灸学会2016年度学术年会暨针灸推拿科研思路设计培训班郑氏针法的临床应用培训班论文集[C].甘肃省针灸学会：中国针灸学会，2016：9.

[29] 卢笑晖，孔立，孔祥英.从“心藏神”论失眠焦虑抑郁等与心血管疾病的关系[J].中国民间疗法，2005（02）：10-11.

[30] 刘佳敏，朱宁，曾宪敏.心血管病患者抑郁情绪的调查研究[J].中国心理卫生杂志，2005，19（4）：239.

[31] 赵小丽，刘全胜.心血管疾病并发焦虑抑郁症状例心理干预治疗分析[J].陕西医学杂志，2005，34（8）：958-960.

[32] 蔡辉，王强.从“心藏神”论述心血管病合并抑郁症[J].甘肃中医，2008，21（5）：4-5.

[33] 刘玉金，贾振华.心肺相关源流探析[J].中国中医基础医学杂志，2017，23（6）：741-743，753.

[34] 潘光明，邹旭，林晓忠.《黄帝内经》心脾相关理论浅析[J].新中医，2007，39（11）：94-95.

[35] 潘光明，盛小刚，吴瑜，等.“心脾相关”理论源流探讨[J].中西医结合心脑血管病杂志，2011，9（6）：744-745.

[36] 田在善编译.有关“腹脑（第二脑）”之说[J].中国中西医结合外科杂志，2005，11（5）：454.

[37] 孙海娇.中医心肝相关理论的学术梳理及其内涵探讨[D].广州：广州中医药大学，2012.

[38] 李伟男.中医心肾相关理论源流梳理及临床应用探讨[D].广州：广州中医药大学，2011：16.

[39] 王紫玄，逄冰.心与胆相通机理探析[J].四川中医杂志，2011，29（1）：61.

[40] 杨苑.基于三焦论治心肾综合征[J].中国中医药信息杂志，2019，26（12）：14.

[41] 刘源香.髓的中医文献研究[D].济南：山东中医药大学，2013.

[42] 马晓彤，潘桂娟.经—脉关系：理解经络原理的关键问题[A].中华中医药学会.中医理论临床应用学术研讨会论文集[C].中华中医药学会，2007：2.

[43] 班光国.中医五脏调控女性生殖的理论研究[D].石家庄：河北医科大学，2015：66-77.

[44] BoriosiG，CantoniT.针灸经络在胚胎学方面对脏器形成的作用[J].国外医学中医中药分册，1980（3）：37.

[45] 张恩和.开窍理论新探[J].山东中医学院学报，1988（4）：24.

[46] 陈振湘，施边镇.正常人群四季舌象的动态研究[J].北京中医学院学报，1991（5）：39.

[47] 张登本.诠释心之窍与心藏神[J].河南中医，2005，25（1）：11-12.

[48] 赵政.耳鸣耳聋与心的关系探析[J].中国中医药现代远程教育，2013，11（11）：130-131.

[49] 朴恩希.基于认识语言学的中医理论研究[D].北京：北京中医药大学，2012：18.
[50] 庄梅云.基于认识语言、心理和逻辑的五行概念范畴研究[D].北京：北京中医药大学，2012：22.
[51] 朴恩希.基于认识语言学的中医理论研究[D].北京：北京中医药大学，2012：27–29.46–47.
[52] 马淬兰.五音配属五色的认知神经心理研究[D].北京：北京中医药大学，2012：16.
[53] 高思华，王健.中医基础理论[M].北京：人民卫生出版社，2012：34–37.
[54] 王影.中医五行音乐疗法辨证治疗失眠症的临床研究[D].吉林：长春中医药大学，2010：16.
[55] 寇鲁辉.中医之五音古代文献研究[D].北京：中国中医科学院，2017：36.
[56] 闫风."五味学说"理论探讨[D].沈阳：辽宁中医药大学，2008：8–9.
[57] 张卫."五味"理论溯源及明以前中药"五味"理论系统之研究[D].北京：中国中医科学院，2012：34–35.
[58] 胡勇.基于天人合一的《内经》天文律历思想应用研究[D].四川：成都中医药大学，2018：14–23.
[59] 王梦蕾，杨泽，刘玉良.《黄帝内经》心之变动—忧含义探析[J].甘肃中医药大学学报，2019，36（2）：20–21.
[60] 沈明月.《内经》"五谷为养"思想的合理性膳食研究[D].长春：长春中医药大学，2016：21+29+34.
[61] 汪丹，石磊，陈震霖.五畜的五行属性考[J].辽宁中医药大学学报，2008，10（5）：28–29.
[62] 张岩，张焱.论《黄帝内经》中"五畜为益"的食养原则[J].中国中医基础医学杂志，2014，20（8）：1029–1030.
[63] 沈明月.《内经》"五谷为养"思想的合理性膳食研究[D].长春：长春中医药大学，2016：35.
[64] 王明军.《本草纲目》释义"五果为助"[J].中医文献杂志，2019，4：18–19.
[65] 尚青."中医五臭理论"及其在外感热病中的应用研究[D].济南：山东中医药大学，2017：6–10.

下篇

常见心血管疾病中医诊疗

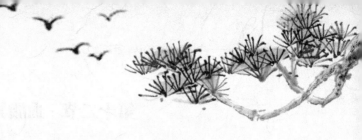

第十二节　血脂异常

——心血管疾病的始作俑者

血脂是血清中的胆固醇、甘油三酯（TG）和类脂（如磷脂）等的总称，与临床密切相关的血脂主要是胆固醇和TG。在人体内胆固醇主要以游离胆固醇及胆固醇酯的形式存在；TG是甘油分子中的3个羟基被脂肪酸酯化而形成的。血脂不溶于水，必须与特殊的蛋白质即载脂蛋白（Apo）结合形成脂蛋白才能溶于血液，被运输至组织进行代谢。脂蛋白分为：乳糜微粒（CM）、极低密度脂蛋白（VLDL）、中间密度脂蛋白（IDL）、低密度脂蛋白（LDL）和高密度脂蛋白（HDL）。此外，还有一种脂蛋白称为脂蛋白（a）[Lp（a）]。临床上血脂检测的基本项目为总胆固醇（TC）、TG、LDL-C和HDL-C。其他血脂项目如Apo A1、Apo B和Lp（a）的临床应用价值也日益受到关注。血脂异常通常指血清中胆固醇和（或）TG水平升高，俗称高脂血症。实际上血脂异常也泛指包括低HDL-C血症在内的各种血脂异常。一般人出现血脂异常后并没有什么不适，也没有具体临床表现。只有当诱发了原发性高血压、冠心病、卒中等危及生命的疾病时，人们才真正了解到血脂异常的危害，但这时已经错过了最好的防治时机，为时晚矣。所以，我们要对血脂异常给予足够的重视，从源头减少心脑血管疾病的发生概率。

2012年全国流行病学调查结果显示，中国成人血脂异常总体患病率高达40.40%，较2002年大幅度上升。人群血清胆固醇水平的升高将导致2010—2030年期间我国心血管病事件增加约920万。我国儿童青少年高胆固醇血症患病率也有明显升高。《中国成人血脂异常防治指南（2016年修订版）》表明，血脂中胆固醇每上升1%，患冠状动脉疾病的危险就增高2%~3%。相反，调节血脂水平后，5年内能使冠心病发生率下降34%。HDL-C具有防治动脉粥样硬化的作用。大量流行病资料表明，血清HDL-C水平与冠心病发病呈负相关。流行病学资料发现，血清HDL-C每增加0.40mmol/L（15mg/dl），则冠心病危险性降低2%~3%。因此，控制血清HDL-C水平非常必要，尤其当其值过低时更应该提高警惕。

一、主要危害

该病对身体的损害是隐匿性、渐进性和全身性的。血脂异常的直接损害是增加全身动脉粥样硬化的发生概率。因为全身的重要器官都要依靠动脉供血、供氧，所以，一旦动脉被粥样斑块堵塞，就会导致严重后果。目前医学研究证实，血脂异常是引起人类动脉粥样硬化性疾病的主要危险因素之一。

【血脂异常对心脑血管影响的具体过程及主要危害】

动脉粥样硬化主要是由于内皮细胞损伤或血清胆固醇水平过高导致大量以LDL为主的脂质颗粒沉积于动脉血管壁内皮下形成的。LDL透过内皮细胞深入内皮细胞间隙，单核细胞迁入内膜，此即最早期。氧化低密度脂蛋白（ox-LDL）与巨噬细胞的清道夫受体结合而被摄取，形成巨噬源性泡沫细胞，对应病理变化中的脂纹。动脉中膜的血管平滑肌细胞（SMC）迁入内膜，吞噬脂质形成肌源性泡沫细胞，增生迁移形成纤维帽，对应病理变化中的纤维斑块。ox-LDL使上述两种泡沫细胞坏死崩解，形成糜粥样坏死物，粥样斑块形成。从上述动脉粥样硬化形成的机制可以得知：动脉粥样硬化的关键环节在于ox-LDL形成，如何防止LDL被氧化成ox-LDL就成了治疗和防止动脉粥样硬化的核心。ox-LDL促进动脉粥样硬化过程中的炎症反应，炎症反应对内皮损伤的启动、斑块内细胞凋亡、新生血管的形成、血管重构和斑块所受的应力和血流剪切力的作用，最终导致斑块的损伤，从而导致局部急性血栓形成而引起组织的缺血、缺氧损伤和心、脑、肾及周围血管等器官的坏死的临床综合征。

其中，主动脉粥样硬化可导致主动脉瘤；冠状动脉粥样硬化可导致冠心病、心绞痛、心肌梗死、猝死；脑动脉粥样硬化可导致脑血栓、脑出血、脑萎缩、痴呆；肾动脉粥样硬化可导致顽固性高血压；四肢动脉粥样硬化可导致下肢发凉、麻木、间歇性跛行等。因此，血脂异常是引发心脑血管疾病的罪魁祸首。

【血脂异常的其他危害】

血脂异常也是促进血压升高、糖耐量异常、糖尿病发生的一个重要危险因素。血脂异常还可导致脂肪肝、肝硬化、胆石症、胰腺炎、眼底出血、失明、周围血管疾病、高尿酸血症等。有些原发性和家族性高脂血症患者还可出现腱状、结节状、掌平面及眼眶周围黄色瘤、青年角膜弓等疾病。

二、中医视角

【中医对血脂的认识】

血脂应属中医膏脂的范畴，是人体基本和必需的物质之一。《灵枢·卫气失常》云："人有脂，有膏，有肉。"孔颖达疏："凝者为脂，释者为膏。"可见，膏脂二者性质相同。对于"膏""脂"的形成，《灵枢·五癃津液别》篇指出："五谷之津液和合而为膏者，内渗于骨空，补益脑髓，而下流于阴股。"说明膏脂来源于水谷，属津液较为稠厚的部分。张景岳在《类经·疾病类·五癃津液别篇》中对此释曰："津液和合为膏者，以填补骨空之中，则为脑为髓，为精为血。"《黄帝内经》经文及景岳之释，明确阐述了脂膏来源于津液，是人体的基本物质之一。张志聪《黄帝内经灵枢集注·九针十二原第一篇》中曰："中焦之气，蒸津化液，其精微……溢于外则皮肉膏肥，余于内则膏脂丰满。”张氏之论同样指明脂膏源于水谷精微，是构成人体的重要组成部分，对人体具有濡润、补益、充养的功能。

【中医对血脂异常的认识】

《灵枢·血络论》云：“血气俱盛而阴气多者，其血滑，刺之则射，阳气蓄积，久留而不泻者，其血黑以浊，故不能射。”其中“其血黑以浊”形象地说明了气血津液代谢失调，以致痰瘀胶结于血脉中的状况，与现代血脂异常的概念非常接近。

古人虽然尚不知道血脂增高，但已经注意到了它的存在与危害。如《素问·生气通天论》曰：“膏粱之变，足生大丁。”《医学心悟》对此更具体地指出：“凡人嗜食肥甘，或醇酒奶酪，内湿从内受湿生痰，痰生热，热生风，故卒然昏倒无知也。”形象地说明了血脂异常的形成及其引发的严重后果。孙一奎在《赤水玄珠》中说：“津液者，血之余，行于脉外，流通一身，如天之清露。若血浊气滞，则凝聚而为痰，痰乃津液之变，遍身上下，无处不到。”唐容川《血证论》说：“血积日久，亦能化为痰水。”《景岳全书》云：“痰即人之津液，无非水谷所化，但化得其正，则形体强，营卫充，若化失其正，则脏腑病，津液败，而气血即成痰浊。”痰浊存于血脉常使脉络壅滞不畅，故血脂异常每由痰浊而致血瘀，痰瘀互结，胶着脉道，终致脉痹、卒中等变证发生。

【血脂异常的病因】

血脂异常的发生主要是由于饮食失节及年老体衰所致。

1.饮食失节

“物无美恶，过则为灾”。膏脂本为正常的营养物质，若贪图口舌之欲，过剩则为害。过食肥甘，醇酒厚味，致脾胃运化失职，水谷肥甘之物不能化生气血，生痰生湿。再加上有些人先天禀赋不足，无以“阳化气、阴成形”，正常的营养物质不断地堆积，渗入血中，发生血脂异常。《石室秘录》曰：“肥人多痰及气虚也，虚则气不能运，故痰生之。”

2.年老体衰

人至中年，肾气渐衰，气血渐亏，血液运行不畅而为瘀血，津液失于输布而为痰浊，痰瘀互结于血，发为血脂异常。故临床上常见中年后出现血脂异常，并随年龄增长发病率逐渐增加。

【血脂异常的病机】

血脂异常的病机多以虚实并见为主，虚为脏腑虚损，其中以脾虚、肾亏为主；实则多为痰瘀胶结，痰瘀是脏腑功能失调的病理产物，是血脂异常的病理基础。

膏脂的生成和输化则有赖于脾胃、肝肾等脏腑功能的协调平衡，而此中尤以脾胃的运化输布功能最为重要。《类经》言曰：“中焦受气取汁，变化而赤，是谓血。”脾胃位于中焦，脾能运化水谷精微，主升清；胃能腐熟水谷，主降浊。脾胃在血液的生化过程中起着决定性作用。脾主运化，为后天之本，气血生化之源，膏脂的生成与转化皆有赖于脾的健运。《素问·经脉别论》曰：“饮入于胃，游溢精气，上输于脾，脾气散精。”说明了膏脂的输化全赖脾气之“散精”功能。《温病条辨》有论：“中焦与脾合者，脾主湿土之质，为受湿之区，故中焦湿证最多。”脾与胃为表里，脾病而胃不能独活。在胃之脏象为土，土恶湿也，故开沟渠、运中阳、崇刚土、作堤防之治，悉在中焦。”因此，脾气充足，则输化正常，水精四布，膏脂可入内、溢外，发挥濡养作用，若脾气不足，则输化失常，水津不布，精化为浊，诸症蜂起矣。

《素问·逆调论》云：“肾者水脏，主津液。”胃的“游溢精气”，脾的“散精”，肺的“通调水道”以及小肠的“泌别清浊”，都依赖肾的蒸腾气化，通过升清降浊，使津液正常输布和排泄。因此，肾也是维持膏脂正常代谢的重要脏腑。肾虚则津液代谢失调，痰湿内生，凝聚为脂。《素问·阴阳应象大论》云：“人年四十，阴气自半矣。”人到中年，肾元亏虚，精气渐衰，肾阴不足，虚火灼津，肾气虚弱，肾不化津，则清从浊化，或因水不涵木，肝失疏泄，木不疏土，致脂质内聚，困遏脾运，积存于体内而引发血脂异常。故肾虚是血脂异常发病的重要因素。

【血脂异常的治疗原则】

本病是以脏腑功能失调、痰瘀痹阻为基本病机，虚实夹杂为特点的慢性疾病，治当通补兼施，痰瘀同治。正如《素问·至真要大论》中说：“谨守病机，各司其属，有者求之，无者求之，盛者责之，虚者责之，必先五胜，疏其气血，令其调达，而致和平。”

由于痰瘀互结是血脂异常发展至心脑血管疾病阶段的必然转归，因此，即便痰瘀之症不显，亦可在疾病的早期适当运用化痰祛瘀通络之法，以截断痰瘀互结、痹阻血脉之势。《类经·针刺类》所言：“救其萌芽，治之早也；救其已成，治之迟也。早者易，功收万全；迟者难，反因病以败其形。在知与不知之间耳，所以有上工下工之异。”亦正是此意。因此，“未病先防，既病防变”是血脂异常中医防治工作的根本原则。应用中医的调情志，节饮食，慎起居，勤锻炼和健脾养胃，保精护肾，活血通络的预防治疗用药，将使患者获益匪浅。

三、现代研究

【形成原因】

血脂异常的病因，基本上可分为两大类：一类是由遗传因素所决定，另一类则取决于后天的环境因素，后者占大多数。主要由四方面因素造成：

（1）生活方式：包括膳食营养、体力活动、情绪变化、烟酒嗜好等。

（2）药物作用：诸如噻嗪类利尿剂、β受体阻滞剂、肾上腺皮质激素、口服避孕药等。

（3）内分泌代谢障碍：主要有糖尿病、甲状腺功能异常、肥胖、高尿酸血症等。

（4）某些疾病：如红斑狼疮性肾病综合征、骨髓病等。

【临床表现】

大多数单纯血脂异常患者并无任何症状和异常体征，常常是在进行血液生化检验时发现血脂异常。但是细心一点我们也会发现它的蛛丝马迹，比如凸起于皮肤的黄色瘤。黄色瘤一般在眼睑、肌腱、肘、膝、臀或踝部等处都可零星散见，眼睑部的相对容易暴露，因为它不痛不痒，还是比较隐蔽的。这种黄色瘤常是家族性高胆固醇血症较为特征性的表现。

血脂异常还可表现为两个体征，即角膜弓和脂血症眼底改变。角膜弓又称老年环，若见于40岁以下者，则多伴有高脂血症，以家族性高胆固醇血症为多见，但特异性并不很强。脂血症眼底改变是由于富含甘油三酯的大颗粒脂蛋白沉积在眼底小动脉上引起光散射导致的，常常是严重的高甘油三酯血症并伴有乳糜微粒血症的特征表现。

此外，严重的高胆固醇血症尤其是纯合子家族性高胆固醇血症可出现游走性关节炎，不过这种情况较为罕见，且关节炎多为自限性。明显的高甘油三酯血症还可引起急性胰腺炎。

【诊断标准】

血脂结果是诊断血脂代谢异常的主要依据。《中国成人血脂异常防治指南2016》根据中国人的实际情况设定了中国动脉粥样硬化性心血管疾病（ASCVD）一级预防人群血脂合适水平和异常分层标准：

TC＜5.2mmol/L（200mg/dl）为合适范围；TC 5.2~6.2mmol/L（200~240mg/dl）为边缘升高；TC≥6.2mmol/L（240mg/dl）为升高。

LDL-C＜2.6mmol/L（100mg/dl）为理想水平；LDL-C＜3.4mmol/L（130mg/dl）为合适范围；LDL-C 3.4~4.1mmol/L（130~160mg/dl）为边缘升高；LDL-C≥4.1mmol/L（160mg/dl）为升高。

HDL-C＜1.0mmol/L（40mg/dl）为减低。

TG＜1.7mmol/L（150mg/dl）为合适范围，1.7~2.3mmol/L（150~200mg/dl）为边缘升高，≥2.3mmol/L（200mg/dl）为升高。

【治疗方法】

1.治疗原则

（1）临床上应根据个体ASCVD危险程度，决定是否启动药物调脂治疗。

（2）将降低LDL-C水平作为防控ASCVD危险的首要干预靶点，非HDL-C可作为次要干预靶点。

（3）调脂治疗需设定目标值：极高危者LDL-C<1.8mmol/L；高危者LDL-C<2.6mmol/L；中危和低危者LDL-C<3.4mmol/L。

（4）LDL-C基线值较高不能达到目标值者，LDL-C至少降低50%。极高危患者LDL-C基线在目标值以内者，LDL-C仍应降低30%左右。

（5）临床调脂达标，首选他汀类调脂药物。起始宜应用中等强度他汀，根据个体调脂疗效和耐受情况，适当调整剂量，若胆固醇水平不能达标，则应与其他调脂药物联合使用。

2.治疗性生活方式改变（TLC）

血脂异常与饮食和生活方式有密切关系，饮食治疗和改善生活方式是血脂异常治疗的基础措施。无论是否选择药物调脂治疗，都必须坚持控制饮食和改善生活方式，在满足每日必需营养需要的基础上控制总能量；合理选择各营养要素的构成比例；控制体重；戒烟；限酒；坚持规律的中等强度代谢运动。

3.药物治疗

他汀类药物是血脂异常药物治疗的基石；推荐将中等强度的他汀作为中国血脂异常人群的常用药物；他汀不耐受或胆固醇水平不达标者或严重混合型高脂血症者应考虑调脂药物的联合应用；注意观察调脂药物的不良反应。

临床上可供选用的调脂药物有许多种类，大体上可分为两大类：即主要降低胆固醇的药物和主要降低TG的药物。其中部分调脂药物既能降低胆固醇，又能降低TG。对于严重的高脂血症，常需多种调脂药联合应用，才能获得良好疗效。

（1）主要降低胆固醇的药物：这类药物的主要作用机制是抑制肝细胞内胆固醇的合成，加速LDL分解代谢或减少肠道内胆固醇的吸收，包括他汀类、胆固醇吸收抑制剂、普罗布考、胆酸螯合剂及其他调脂药（脂必泰、多廿烷醇）等。

（2）主要降低TG的药物：有3种主要降低TG的药物：贝特类、烟酸类和高纯度鱼油制剂。

（3）新型调脂药物：近年来在国外已有3种新型调脂药被批准临床应用。包括微粒体TG转移蛋白抑制剂、载脂蛋白B100合成抑制剂和前蛋白转化酶枯草溶菌素9/kexin9型（PCSK9）抑制剂。

4.其他措施

脂蛋白血浆置换、肝移植、部分回肠旁路手术和门腔静脉分流术，作为辅助治疗措施。

四、走出误区

1.我很"苗条"，血脂不会高

只有胖人才会血脂高，瘦人血脂应该不高是比较常见的一个误区。事实上，体形正常或较瘦的人血脂异常并不少见。引起血脂异常的原因很多，其中遗传代谢异常是其发生的重要影响因素，如果受遗传因素的影响，较瘦的人同样可发生血脂异常。因此，体形苗条的人也不可掉以轻心，尤其是中老年人或已经存在高血压、糖尿病等危险因素的人容易发生心血管疾病，定期检查血脂还是很有必要的。

2.血稠就是血脂高

血液黏稠度从来都不是心内科医生判定血脂问题的标准，因为血液黏稠度与血脂高没有直接的因果关系，它是一个受很多因素影响的物理性指标。比如，同一个人，在天冷时血液就会变稠些；早上起床后没喝水时的血液，就比喝了水后的血液黏稠度更高些。此外，血脂高的人可能血液黏稠度高，血糖高或甘油三酯高的人也可能血稠，究竟是什么原因造成，医生也很难分辨。

3.血脂越低越好

殊不知，血脂水平过低也不利于人体健康。胆固醇和甘油三酯在人体中均具有重要作用。不能太多，也不能太少，这与"水至清则无鱼"是同样道理。胆固醇的作用主要有三方面：a.与蛋白质结合成脂蛋白，构成细胞的生物膜。b.是合成维生素D的原料，维生素D可调节人体钙、磷代谢，是人体生长发育不可缺少的物质。c.还是人体内很多重要激素的原料，如肾上腺皮质激素、雄激素、雌激素等。甘油三酯则是机体内的储能"大户"，当禁食或饥饿时，机体靠"燃烧"脂肪来提供能量，维持人体正常恒定体温。血脂偏低往往是长期营养不良或慢性消耗性疾病、肿瘤恶病质的危险信号，更需引起重视和警惕。国外的一些调查发现，血浆总胆固醇太低，死于其他疾病的可能性就会增加。我国的调查显示当血浆总胆固醇≤140mg/dl后，老年人预期寿命并没有增长。

4.吃素就不得高脂血症

如果你已经得了高脂血症，控制饮食会是其中非常重要的一个环节；但如果以为控制了饮食，就能不得高脂血症，就过于绝对了。因为体内胆固醇的产生只有少部分是来自食物，大部分都是通过身体合成，饮食在其中起到的作用并不是具有决定性的。比如，一个体内代谢紊乱的人，只吃素食，也可能会出现胆固醇过高的问题。

五、中医疗法

（一）芳草寻源

有学者参考历年的医药专著及杂志，统计具有降脂作用的中药在135种以上，分属70余科。其降脂的有效成分约40余种，而随着对单味药物研究的深入，这个数字还在增加。由此可以看出，中药的成分极其复杂，药理作用也是多靶点多途径的。具体有：

（1）皂苷类：绞股蓝、人参、柴胡、三七叶、刺五加叶等。

（2）蒽醌类：以蓼科、豆科植物居多，如大黄、何首乌、虎杖等。

（3）黄酮类：山楂、银杏、葛根等。

（4）生物碱类：荷叶、川芎、北豆根等。

（5）挥发油及脂肪油类：月见草、中华大蒜、火麻仁、沙棘等。

（6）多糖类：枸杞子、灵芝等。

除了上述降脂活性成分外，尚有少数固醇类、菇类等化合物在近年来的研究中显示了一定的降脂作用。

其作用机制概括起来，有以下几个方面：

（1）促进肠道胆固醇的排泄，抑制外源性胆固醇的吸收，如大黄、何首乌、生决明子、虎杖、番泻叶。

（2）降低血中胆固醇含量，如麻油、橄榄油及红花油，含有大量单元不饱和脂肪酸，能和胆固醇结合成脂，使之比较容易运送代谢和排泄，从而减少血中胆固醇的含量。

（3）影响血脂分布、运转及清除，如丹参有促进脂肪在肝内氧化加强的作用，女贞子对主动脉脂质斑块有消退作用，红花则能减少脂质在肝脏中的沉积。

（4）抑制胆固醇、三酸甘油酯的合成，如泽泻能影响脂肪的分解及胆固醇的合成，姜黄可抑制脂肪酸的合成，香菇则能抑制体内胆固醇的合成。

（5）竞争性地抑制肠道胆固醇吸收，如蒲黄、绿豆、褐藻等。这类中药多会有植物固醇，可抑制肠内胆固醇的吸收。

◎ 大黄

【别名】

黄良、火参、肤如（《吴普本草》），将军（李当之《药录》），锦纹大黄（《备急千金要方》），蜀大黄（《药性论》），牛舌大黄、锦纹（《本草纲目》），川军（《中药材手册》），峻（藏名）。

【来源】

蓼科植物掌叶大黄、唐古特大黄或药用大黄的干燥根和根茎。

【性味】

《神农本草经》："味苦，寒。"

《名医别录》："大寒，无毒。"

《药性论》："味苦甘。"

【归经】

《汤液本草》："入手、足阳明经。"

《本草纲目》："足太阴，手、足阳明，手、足厥阴五经血分药。"

《本草经解》："入手太阳小肠经、手少阴心经、手少阳三焦经，兼入足阳明胃经、手阳明大肠经。"

【养心功效】

大黄有降低血清胆固醇的作用；大黄酊剂、浸剂经家兔实验有降压作用，其中酊剂效果较好；掌叶大黄及大黄酸、大黄素均有利尿作用，以大黄酸作用最强；大黄小剂量有强心作用，大剂量则表现为抑制作用。

【配方举隅】

轻身减肥胶囊：由大黄、山楂、泽泻、丹参、防己、茵陈、水牛角、黄芩、淫羊藿、白术、川芎组成。具有轻身减肥、益气健脾、活血化瘀、宽胸去积的功效。用于单纯性肥胖（中成药）。

一种降脂溶栓中草药配方：绞股蓝40%，大黄15%，益母草15%，三七10%，丹参10%，柿子叶10%（专利号：CN200510018573.8）。

【使用注意】

《药性论》："忌冷水。恶干漆。"

《本草经疏》："凡血闭由于血枯，而不由于热积；寒热由于阴虚，而不由于瘀血；癥瘕由于脾胃虚弱，而不由于积滞停留；便秘由于血少肠燥，而不由于热结不通；心腹胀满由于脾虚中气不运，而不由于饮食停滞；女子少腹痛由于厥阴血虚，而不由于经阻老血瘀结；吐、衄血由于阴虚火起于下，炎烁乎上，血热妄行，溢出上窍，而不由于血分实热；偏坠由于肾虚，湿邪乘虚客之而成，而不由于湿热实邪所犯；乳痈肿毒由于肝家气逆，郁郁不舒，以致营气不从，逆于肉里，乃生痈肿，而不由于膏粱之变，足生大疔，血分积热所发，法咸忌之，以其损伤胃气故耳。"

《本草汇言》："凡病在气分，及胃寒血虚，并妊娠产后，及久病年高之人，并勿轻用大黄。"

《本经逢原》："肾虚动气及阴疽色白不起等证，不可妄用。"

◎ 虎杖

【别名】

蒤（《尔雅》），大虫杖（《药性论》），苦杖（《本草拾遗》），酸杖、斑杖（《日华子本草》），酸桶笋（《救荒本草》），斑庄根（《滇南本草》），鸟不踏（《医林纂要》），酸杆、斑根（《植物名实图考》），酸榴根、土地榆（分类草药性），酸通、雄黄连（《天宝本草》），蛇总管（《岭南采药录》），大活血、血藤、紫金龙（《南京民间草药》），酸汤杆、黄地榆、号筒草（《贵州民间方药集》），斑龙紫、野黄连（《中医药实验研究》），活血丹（《江苏植物志》），红贯脚（《陆川本草》），阴阳莲（《南宁市药物志》），活血龙、猴竹。

【来源】

蓼科植物虎杖的干燥根茎和根。

【性味】

《名医别录》："微温。"

《药性论》："味甘，平，无毒。"

《本草衍义》："微苦。"

《滇南本草》："苦微涩，微寒。"

《医林纂要》："甘苦辛，温。"

【归经】

《中华人民共和国药典》："归肝、胆、肺经。"

【养心功效】

虎杖煎剂有降压，减慢心率，加强心肌收缩力，增加冠脉流量，抑制血小板聚集，改善血液流变学，改善微循环，升高白细胞及血小板，抗休克的作用。虎杖中所含的大黄素与白藜芦醇苷等成分，可减少外源性胆固醇过多进入体内，进而达到降低胆固醇和TG的作用。虎杖还有镇静、镇痛的作用。

【配方举隅】

解毒降脂片：由虎杖组成。具有清热解毒，利湿，并有升高白细胞和降血脂的功效。用于急慢性肝炎、慢性支气管炎及风湿性关节炎；可用于高脂血症，化疗、放疗引起的白细胞降低（中成药）。

减肥胶囊：海藻酸钠、番泻叶、虎杖、人参茎叶皂苷粉组成。具有清热，活血，降浊的功效。用于痰瘀互结之高脂血症（中成药）。

三七虎杖酒：三七30g，山楂240g，泽泻180g，决明子150g，虎杖150g。上药加工成粗末，用白酒2000mL浸泡10天，过滤去渣，备用（《中医疑难病方药手册》）。

【使用注意】

《药性论》：“有孕人勿服。”

◎ 何首乌

【别名】

地精（《何首乌录》），亦敛（《理伤续断秘方》），首乌（《经验方》），陈知白（《开宝本草》），红内消（《外科精要》），马肝石（《本草纲目》），黄花乌根、小独根（《云南中草药选》）。

【来源】

蓼科植物何首乌的干燥块根。

【性味】

《何首乌录》：“味甘，温，无毒。”

《开宝本草》：“味苦涩，微温，无毒。”

《本草汇言》：“生用气寒，性敛，有毒；制熟气温，无毒。”

【归经】

《本草纲目》：“足厥阴、少阴。”

《本草经解》：“入足少阳胆经、手少阳三焦经、手少阴心经、足少阴肾经。”

《本草再新》：“入脾、肺、肾三经。”

【养心功效】

相关实验研究表明，何首乌具有减慢心率的作用，剂量加大时更明显，并具有增加冠脉流量的作用，还具有调节血脂、抗动脉粥样硬化的作用。

【配方举隅】

降脂减肥片：由何首乌、葛根、枸杞子、丹参、茵陈、泽泻、大黄、菟丝子、三七、松花粉组成。具有滋补肝肾，养益精血，扶正固本，通络定痛，健脾豁痰，明目生津，润肠通便的功效。用于各型高脂血症，心脑血管硬化，单纯性肥胖，习惯性便秘，痔疮出血（中成药）。

降脂灵片：由制何首乌、山楂、枸杞子、决明子、黄精组成。具有补肝益肾，养血明目，降脂的功效。用于肝肾阴虚，头晕，目昏，须发早白，高脂血症（中成药）。

【使用注意】

《何首乌传》：“忌猪肉、血、无鳞鱼。”

《开宝本草》：“忌铁。”

《宝庆本草折衷》：“恶萝卜。”

《本草纲目》：“忌葱、蒜。”

◎ 泽泻

【别名】

水泻、芒芋、鹄泻（《神农本草经》），泽芝（《典术》），及泻（《名医别录》），天鹅蛋、天秃（《药材资料汇编》）。

【来源】

泽泻科植物泽泻的块茎。

【性味】

《神农本草经》："味甘，寒。"

《名医别录》："咸，无毒。"

《药性论》："味苦。"

《医学启源》："气平，味甘。"

《本草蒙筌》："甘酸，气寒。"

【归经】

《汤液本草》："入手太阳、少阴经。"

《本草衍义补遗》："入足太阳、少阴经。"

《雷公炮制药性解》："入膀胱、肾、三焦、小肠四经。"

《本草经疏》："入肾、脾。"

【养心功效】

实验研究表明，泽泻在降低血清TC的同时，亦降低TG，提高HDL-C的含量和HDL-C/TC的比率。泽泻摩醇对多种实验动物有轻度降压作用。此外，泽泻尚有显著利尿作用及增加冠脉流量，抗凝，降血糖作用。

【配方举隅】

脂可清胶囊：由葶苈子、山楂、茵陈蒿、黄芩、泽泻、大黄、木香组成。具有宣通导滞，通络散结，消痰渗湿的功效。用于痰湿证引起的眩晕、四肢沉重、神疲少气、肢麻、胸闷、舌苔黄腻或白腻等症，临床用于高脂血症（中成药）。

眩晕宁颗粒：由泽泻、白术、茯苓、陈皮、半夏（制）、女贞子、墨旱莲、菊花、牛膝、甘草组成。具有健脾利湿，益肝补肾的功效。用于痰湿中阻、肝肾不足引起的头昏、头晕（中成药）。

【使用注意】

《本草经集注》："畏海蛤、文蛤。"

《名医别录》："扁鹊云，多服病患眼。"

《医学入门》："凡淋、渴、水肿、肾虚所致者，不可用。"

《本草经疏》："患者无湿无饮而阴虚，及肾气乏绝，阳衰精自流出，肾气不固精滑，目痛，虚寒作泄等候，法咸忌之。"

◎ 山楂

【别名】

杭、梁梅（《尔雅》），杭子（《尔雅》郭璞注），鼠查（《本草经集注》），羊梂（陶弘景），赤爪实（《唐本草》），棠梂子（《本草图经》），赤枣子（《桂海虞衡志》），山里红果、酸枣、鼻涕团、柿楂子（《百一选方》），山里果子（《履巉岩本草》），茅楂（《日用本草》），猴楂（《世医得效方》），映山红果（《救荒本草》），海红（《品汇精要》），酸梅子、山梨（《中国树木分类学》），酸查（《山东中药》）。

【来源】

蔷薇科落叶灌木或小乔木山里红或山楂的干燥成熟果实。

【性味】

《唐本草》："味酸，冷，无毒。"

《日用本草》："味甘酸，无毒。"

《本草蒙筌》："味甘辛，气平，无毒。"

《本草纲目》："酸甘，微温。"

【归经】

《雷公炮制药性解》："入脾经。"

《本草经疏》："入足阳明、太阴经。"

《药品化义》："入脾、肝二经。"

《本草经解》："入手太阴肺经、足厥阴肝经。"

【养心功效】

山楂所含脂肪酸能促进脂肪消化，并增加胃消化酶的分泌而促进消化，且对胃肠功能有一定调整作用。其提取物能扩张冠状动脉，增加冠脉流量，保护心肌防止缺血缺氧；并可强心、降血压及抗心律失常。其降低血清胆固醇及TG，可能是通过提高血清中HDL-C及其亚组分浓度，增加胆固醇的排泄而实现的。另外，山楂还能抗血小板聚集、抗氧化、利尿、镇静等。

【配方举隅】

保和丸：山楂六两（180g），神曲二两（60g），半夏、茯苓各三两（90g），陈皮、连翘、萝卜子各一两（30g）。消食和胃。主治一切食积（《丹溪心法》）。

山楂精降脂片：由山楂组成。具有消积化瘀的功效。用于治疗高脂血症，亦可用作冠心病和高血压的辅助治疗（中成药）。

降脂宁片：由山楂（去核）、制何首乌、决明子、荷叶组成。具有降血脂，软化血管的功效。用于增强冠状动脉血液循环，抗心律不齐及高脂血症（中成药）。

山楂降压丸：由山楂、夏枯草、菊花、小蓟、泽泻（盐制）、决明子（炒）组成。具有降血压，降低胆固醇的功效。用于高血压，头痛眩晕，耳鸣目胀（中成药）。

【使用注意】

《本草纲目》：“生食多，令人嘈烦易饥，损齿，齿龋人尤不宜。”

《本草经疏》：“脾胃虚，兼有积滞者，当与补药同施，亦不宜过用。”

《得配本草》：“气虚便溏，脾虚不食，二者禁用。服人参者忌之。”

《随息居饮食谱》：“多食耗气，损齿，易饥，空腹及羸弱人或虚病后忌之。”

◎ 决明子

【别名】

草决明，羊明（《吴普本草》），羊角（《广雅》），马蹄决明（陶弘景），还瞳子（《医学正传》），狗屎豆（《生草药性备要》），假绿豆（《中国药植志》），马蹄子（《江苏植药志》），千里光（《山西中药志》），芹决（《陕西中药志》），羊角豆（《广东中药》），野青豆（《江西草药》），猪骨明、猪屎蓝豆、细叶猪屎豆、夜拉子、羊尾豆（《南方主要有毒植物》）。

【来源】

豆科一年生草本植物决明或小决明的干燥成熟种子。

【性味】

《本经》：“味咸，平。”

《名医别录》：“苦甘，微寒，无毒。”

《本草正》：“味微苦微甘，性平，微凉。”

【归经】

《雷公炮制药性解》：“入肝经。”

《本草经疏》：“足厥阴肝，亦入胆、肾。”

【养心功效】

决明子具有降低血浆TC和TG的作用，还有降低肝中甘油三酯和血小板聚集的作用，能明显增加血清HDL-C的含量，以及提高HDL-C/TC的比值。此外，决明子还具有降血压的作用。

【配方举隅】

决明降脂片：由决明子、茵陈、何首乌、桑寄生、维生素C、维生素B_2、烟酸组成。具有降血脂、降血清胆固醇的功效。用于冠心病或慢性肝炎所引起的高脂血症、血清胆固醇增高症（中成药）。

山庄降脂片：由决明子、山楂、荷叶组成。具有清热活血，降浊通便的功效。用于痰浊瘀滞所致的高血压、高脂血症，也可用于预防动脉粥样硬化（中成药）。

五味决明茶：由决明子、山楂、麦芽、荷叶、绿茶组成。具有消食，化积，降浊的功效。用于瘀浊内滞型高脂血症（中成药）。

养血清脑颗粒：由当归、川芎、白芍、熟地黄、钩藤、鸡血藤、夏枯草、决明子、珍珠母、延胡索、细辛组成。具有养血平肝，活血通络的功效。用于血虚肝旺所致头痛，眩晕眼花，心烦易怒，失眠多梦（中成药）。

【使用注意】

《本草经集注》："蓍实为之使。恶大麻子。"

◎ 红曲

【别名】

赤曲（《摘元方》），红米（《药材资料汇编》），福曲（《上海市饮片炮制规范》）。

【来源】

为曲霉科真菌紫色红曲霉寄生在粳米上而成的红曲米。制法：选择土壤为红色的地方，挖一深坑，在坑之上下周围铺以篾席，将粳米倒入其中，上压以重石，使其发酵，而变为红色。经3~4年后，米粒外皮呈紫红色，内心亦为红色。若内心有白点，表示尚未熟透，品质较差。

【性味】

《饮膳正要》："味甘，平，无毒。"

《本草纲目》："甘，温，无毒。"

《本经逢原》："甘微苦辛，平。"

【归经】

《本草经解》："入足厥阴肝经，足太阴脾经。"

《得配本草》："入足阳明、太阴经血分。"

《要药分剂》："入脾、胃、大肠三经。"

【养心功效】

红曲发酵后可分离到辅酶Q10，辅酶Q10又名癸烯醌，是细胞代谢及细胞呼吸的激活剂，能改善线粒体呼吸功能，促进氧化磷酸化反应。它本身又是细胞自身产生的天然氧化剂，能抑制线粒体的过氧化，有保护生物膜结构完整性的功能。对免疫有非特异的增强作用，能提高吞噬细胞的吞噬率，增加抗体的产生，改善T细胞功能。在胆固醇的合成途径中，三羟基三甲基戊二酸单酰辅酶A（HMG-CoA）还原酶是控制体内胆固醇合成速度的关键酶，而红曲中含有HMG-

CoA还原酶的竞争性抑制剂，被称为天然的他汀类物质。

【配方举隅】

红曲酒：红曲浸酒，煮饮（明·《本草纲目》卷二十五）。

血脂康胶囊：成分为红曲。具有化浊降脂，活血化瘀，健脾消食的功效。用于痰阻血瘀所致的高脂血症，症见气短、乏力、头晕、头痛、胸闷、腹胀、食少纳呆；也可用于高脂血症及动脉粥样硬化所致的其他的心脑血管疾病的辅助治疗（中成药）。

【使用注意】

《本草经疏》："无积滞者勿用，又善破血，无瘀血者禁使。"

《本草从新》："忌同神曲，脾阴虚胃火盛者勿用。能损胎。"

◎ 黄精

【别名】

龙衔（《广雅》），太阳草（张华《博物志》），白及、兔竹、垂珠、鸡格（《抱朴子》），鹿竹、重楼（《名医别录》），萎蕤、苟格、马箭、笔菜（《本草图经》），黄芝（《灵芝瑞草经》），笔管菜（《救荒本草》），生姜（《滇南本草》），野生姜（《本草蒙筌》），野仙姜（《广西通志》），山生姜（《本草备要》），玉竹黄精、白及黄精（《本草从新》），阳雀蕻（《辰溪志》），土灵芝、老虎姜（《草木便方》），山捣臼（《岭南采药录》），鸡头参（《山西中药志》），黄鸡菜（《中药志》），山姜（《湖南农村常用中草药手册》）。

【来源】

百合科植物黄精、囊丝黄精、热河黄精、滇黄精、卷叶黄精等的根茎。

【性味】

《名医别录》："味甘，平，无毒。"

《四声本草》："寒。"

【归经】

《雷公炮制药性解》："入脾、肺二经。"

《玉楸药解》："入足太阴脾、足阳明胃。"

《本草再新》："入心、脾、肺、肾。"

【养心功效】

对实验性高脂血症动物，黄精有降低血中TC和TG的作用。黄精的水浸出液，乙醇—水浸出液和30%乙醇浸出液均有降低麻醉动物血压的作用。黄精醇提取液能增加狗冠脉流量。此外，黄精还具有延缓衰老及调节血糖等作用。

【配方举隅】

丹田降脂丸：由丹参、三七、何首乌、人参、黄精、泽泻、当归、川芎、肉桂、淫羊藿、五加皮组成。具有活血化瘀，健脾补肾，降低血清脂质，改善微循环的功效。用于高脂血症（中成药）。

【使用注意】

《本草纲目》："忌梅实，花、叶、子并同。"

《本经逢原》："阳衰阴盛人服之，每致泄泻痞满。"

《得配本草》："气滞者禁用。"

《本草正义》："有湿痰者弗服。胃纳不旺者，亦必避之。"

（二）千古良方

◎ 温胆汤

【出处】

《三因极一病证方论》。

【组成】

半夏、竹茹、枳实（面炒）各二两（6g），陈皮三两（9g），甘草（炙）一两（3g），茯苓一两半（5g），生姜五片，枣一枚。

【养心功效】

温胆汤的主要功效为理气化痰，清胆和胃。为治疗湿痰而有化热之象的常用方剂。凡临床上出现以心烦不寐、眩悸呕恶、舌苔白腻微黄、脉弦滑或略数等为主要表现者，即可使用本方加减治疗。其功效很好地契合了我们现在很多人的体质特点。现在人们物质生活极度丰富，欲望得到充分满足，很多人在饮食上不加节制，重油重盐，高蛋白高脂肪，平时又疏于运动，摄入多，消耗少，结果导致一系列"富贵病"的发生，不仅身体日渐肥胖，而且出现血脂升高、血糖异常、肝脏脂肪堆积等很多问题。这些问题在中医看来，都属于痰湿之邪，究其根源在于饮食物超越了人体所需，没有得到充分的运化利用，沉积于体内所致。温胆汤的妙处在于它能将这些痰湿邪气化除，并将其推出体外，就像给身体来一次大扫除一样，痰浊之邪一除，人自然感觉轻松，随着体重逐渐下降，血脂、血糖等问题也会明显好转。近代也用温胆汤治疗冠心病的心悸、心区痛属痰热内郁者，及痰热内扰而致的眩晕、心悸、失眠的神经衰弱症。

◎ 大柴胡汤

【出处】

《伤寒论》。

【组成】

柴胡半斤（15g），枳实（炙）四枚（9g），生姜五两（15g），黄芩三两（9g），芍药三两（9g），半夏（洗）半斤（9g），大枣十二枚，一方有大黄二两（6g）。

【养心功效】

大柴胡汤的主要功效为和解少阳，内泻热结。凡临床上出现以往来寒热、胸胁苦满、心下满痛、呕吐不止、苔黄、脉弦数有力等为主要表现者，即可使用本方加减治疗。现代常用于治疗急性胰腺炎、急性胆囊炎、胆石症、胃及十二指肠溃疡等属少阳阳明合病者。药理研究表明，本方具有较强的抑制胃肠痉挛作用，并能抑制胃酸分泌、抗胃溃疡、保肝利胆。此外，本方还有较好的降血脂及抗动脉粥样硬化作用。在对降脂中药及其类方的研究中，发现柴胡及其类方占有很大比例，大柴胡汤是作用突出的方剂，方中除柴胡外，大黄、甘草、芍药均显示出明显的降脂作用。

◎ 五苓散

【出处】

《伤寒论》。

【组成】

猪苓（去皮）十八铢（9g），泽泻一两六铢（15g），白术十八铢（9g），茯苓十八铢（9g），桂枝（去皮）半两（6g）。

【养心功效】

五苓散的主要功效为利水渗湿，温阳化气。凡脾虚不运，气不化水之水湿内停，小便不利，或为蓄水，或为水逆，或为水肿，或为痰饮，或为泄泻等，均可用本方加减治疗。现代常用于治疗肾炎、早期肾功能不全、尿潴留、特发性水肿、透析失衡综合征、肾积水、脑积水、颅内高压、慢性充血性心力衰竭、心源性黄疸、结核性胸腔积液、肝硬化腹水、腹泻、梅尼埃病、妊娠高血压等属水湿内盛者。对心血管功能也有一定积极影响，特别是降血压，改善循环，降脂保肝的作用。

（三）食养天年

食养，亦称食治、食疗，是以食物的偏性来纠正人体脏腑机能之偏，使之恢复正常，或增强机体的抵抗力和免疫功能，从而达到防病治病，养生健身，延年益寿之目的的一种治疗方法。食养不同于一般的药物治疗，也不同于普通的饮食。“药借食威，食助药力”，它是食物和药物的一种有机结合，是一种特殊的保健方式。食养是在一整套系统的中医药理论的指导下形成、发展和逐步完善的，因此，食养学是一门科学的、辨证的，具有中医特色和民族特色的自然学科。

血脂异常的饮食疗法，首先应以满足人体生理需求为原则，在平衡膳食的基础上，针对血脂异常的临床类型，全面考虑各种营养素对血脂的影响，制定相应的膳食谱，以求达到调节血脂的目的。了解这方面的知识，自觉地养成良好的饮食习惯，提高自我保健意识，对预防血脂异常及心脑血管等疾病是极为重要的。

1.守口如瓶

◎ 限制油脂的摄入

甘油三酯主要来源于食物，少部分在体内合成，所以血液中甘油三酯水平受饮食影响较大。饮食中的脂肪可分为动物性脂肪和植物性脂肪。其中植物性脂肪中必需脂肪酸含量高，但我们并不能据此认为植物脂肪优于动物脂肪，两者各有千秋。多数营养学家认为，两种脂肪混用比单独使用某一种要好。食物中含动物脂肪丰富的有：猪油、牛油、奶油、鱼类油、禽类油等。含植物脂肪丰富的有：芝麻油、花生油、豆油、棉籽油、玉米胚油等。我们只有合理适量地摄入脂肪，才能对人体有益无害。对于高脂血症患者，必须加以饮食限制，忌食高脂肪食物，特别是要控制动物脂肪、内脏、禽蛋之类的摄入，以减少胆固醇和饱和脂肪酸（SFA）的摄入。通常油脂应不超过所摄总热量的30%，病情严重的力争控制在20%以下。

◎ 增加不饱和脂肪酸摄入

油脂对血脂和动脉粥样硬化的作用，不仅取决于量，更取决于油脂的类型。不饱和脂肪酸（USFA）则可能有降低胆固醇及抗动脉粥样硬化的作用，而SFA则相反。如洛杉矶通过对846名男子（其中大部分有临床动脉粥样硬化的证据）作为实验组进行研究，给这些人食用SFA和胆固醇少的膳食，并增加膳食中植物脂肪的含量，结果发现血浆TC、TG水平下降，而HDL-C并不降低。随访8.5年以后，发现致命性动脉粥样硬化疾病发生总数明显下降（包括冠心病猝死、脑血管意外等），与对照组比较死亡率减少31.4%，非致命性和致命性动脉粥样硬化疾病总发生率也明显减少，比对照组减少31.3%。

理想饮食中SFA的摄入量为每日总热量的7%，如果SFA摄入量占总热量的14%，胆固醇增高大约0.52mmol/L（20mg/dl），其中多数为LDL-C。其机制可能为SFA抑制LDL受体活性。因而，在限制油脂摄入量的同时，应提高USFA与SFA的比例，力争使比值达到1。

USFA根据双键个数的不同，分为单不饱和脂肪酸和多不饱和脂肪酸两种。多不饱和脂肪酸的双键为每相隔三个碳原子一个，这使其对自动氧化作用或过氧化作用有较大的防护能力。一般植物和鱼类的脂肪所含多不饱和脂肪酸比畜、禽类高。食物脂肪中，单不饱和脂肪酸有油酸，多不饱和脂肪酸有亚油酸、亚麻酸、花生四烯酸等。人体不能合成亚油酸和亚麻酸，必须从膳食中补充。

◎ 限制胆固醇的摄入

胆固醇主要在体内（主要是肝脏）合成，人体内胆固醇的总量为100~200g，其中2/3在体内自行合成，1/3来自食物，因此，血液中胆固醇水平除受饮食影响外，主要由个人体质及环境因素决定。每日饮食中的胆固醇从200mg增至400mg时，可使血浆胆固醇水平上升0.13mmol/L（5mg/dl），其机制可能与肝脏胆固醇含量增加，LDL受体合成减少有关。一般患者胆固醇摄入量应低于300mg/日，重症患者应低于200mg/日。选用胆固醇低的食物，如谷薯类、蔬菜、豆类、水果，它们所含的植物固醇有抑制胆固醇的作用。少进食高胆固醇的食物，如动物内脏、人造黄油、奶油点心、鱼子、鱿鱼、蛋黄等。

◎ 限制饮酒

酒精含有高热能，1g酒精可以产生29kJ的热量，是导致肥胖的重要饮食因素。酒精可升高血清HDL-C及血清TG，酒精除提供更多热量外，还可刺激脂肪组织释放脂肪酸，酒精抑制脂肪酸氧化，使肝脏合成VLDL-C增加，并使VLDL-C及乳糜微粒从血中清除减慢，导致血清TG升高。至于升高血清HDL-C的机制尚不清楚。临床研究报道，对450例30~60岁冠心病患者血脂分析结果显示，其中230例嗜酒（大量或长期饮酒）者血清TG、VLDL-C、HDL-C均较另220例不嗜酒者明显升高。研究报道，小量饮酒不但不升高血脂，且有降血脂作用。现多认为葡萄酒对冠心病的保护作用最强，而烈性酒对人体相对危险性最大。大量临床研究表明，限制饮酒能明显控制血脂水平，乃至有降低血脂作用。

◎ 控制热量的摄入

富含热量饮食的大量摄入，不但可抑制脂肪分解代谢，还可促进脂肪合成，因此，对血脂异常患者应控制热量的摄入。由于饮食每日摄入量因患者本身因素（年龄、体重、性别及职业等）和食物种类不同而异，还受饮食习惯、季节和气候的影响，通常需要计算。有以下几方面参数：基础代谢所必需能量[具体公式：基础代谢能量=体重（kg）×100kJ/d]；食物消化、吸收、代谢过程中的能量消耗，约占食物提供总热量的10%；在基础代谢基础上增加活动的额外消耗，坐着工作是在基础代谢基础上增加30%，中度和重度体力活动分别需要增加40%和50%。

◎ 保证维生素的摄入

保证富含烟酸、维生素C食物的摄入。因为这两种维生素均有降脂作用。若不饱和脂肪酸较多时，应加大维生素E的摄入量。

◎ 增加微量元素摄入

微量元素有参与和催化体内多种酶的作用，进而促进血脂代谢。大量研究表明，锌、铜、铬、锰和硒均有降血脂的作用。

◎ 增加富含纤维食物

粗纤维中的木质素有降低胆固醇的作用，同时可延缓胃内容物的排空，增加饱腹感。含膳食纤维多的食物有莜麦、玉米、燕麦等粗粮。

2.精挑细选

具有降血脂功效的食品很多，其功能成分主要为膳食纤维、多糖类、多酚类、生物碱类、皂苷等。下面从各类食物中挑选出几种较具代表性的食物提供参考。

◎ 大蒜

【别名】

胡蒜（崔豹《古今注》），葫（《名医别录》），独蒜（《普济方》），独头蒜（《补缺肘后方》）。

【性味】

《名医别录》："味辛，温，有毒。"

《医林纂要》："辛甘，热。"

《随息居饮食谱》："生辛，热；熟甘，温。"

【养心功效】

大蒜能减慢心率，增加心脏收缩力，扩张末梢血管，利尿，降低血压，对高血压、高血脂、冠心病患者来说，常食大蒜是十分有利的。有研究认为，大蒜降血脂的机制，可能是大蒜素抑制了含有巯基基团的酶或底物的活性的结果。大蒜含有丰富的含硫有机化合物，能够改善血脂代谢。大量的动物实验和临床随机对照实验显示，大蒜及其提取物能够在一定程度上改善血液甘油三酯、总胆固醇、高密度脂蛋白和低密度脂蛋白的代谢。

【食用禁忌】

《本草纲目》："久食伤肝损眼。"

《本草经疏》："凡肺胃有热，肝肾有火，气虚血弱之人，切勿沾唇。"

《本经逢原》："脚气、风病及时行病后忌食。"

《随息居饮食谱》："阴虚内热，胎产，痧痘，时病，疮疟血证，目疾，口齿喉舌诸患，咸忌之。"

◎ 洋葱

【别名】

球葱、圆葱、玉葱、葱头、荷兰葱、皮牙子等。

【性味】

味辛、甘，性温。

【养心功效】

洋葱含有的两种特殊营养物质——槲皮素和前列腺素A，令洋葱具有了很多其他食物不可替代的健康功效。前列腺素A能扩张血管、降低血液黏度，因而会产生降血压、增加冠状动脉的血流量、预防血栓形成的作用。洋葱中含丰富的槲皮素，可有助于防止LDL的氧化，对于动脉粥样硬化，能提供重要的保护作用。所含硫化物能促进脂肪代谢，具有降血脂、抗动脉硬化作用。所含类黄酮能降低血小板的黏滞性，可预防血栓。

【食用禁忌】

患有皮肤病、眼睛类疾病及肠胃疾病的人应慎食洋葱，容易导致病情加重。

◎ 藕

【别名】

光旁（陆玑《诗疏》）。

【性味】

《名医别录》："寒，无毒。"

《本草蒙筌》："甘，寒。"

《本草经疏》："生者甘，寒；熟者甘，温。"

【养心功效】

莲藕中含有黏液蛋白和膳食纤维，能与人体内胆酸盐，食物中的胆固醇及甘油三酯结合，使其从粪便中排出，从而减少脂类的吸收，有助降低血糖和胆固醇水平，促进肠蠕动，并能预防便秘及痔疮。藕中钠钾比为1：5，钠少钾多有益调节血压和心率。藕中富含B族维生素（特别是维生素B_6）。补充B族维生素有益减少烦躁，缓解头痛和减轻压力，进而改善心情，降低心脏病危险。

【食用禁忌】

赞宁《物类相感志》："忌铁器。"

◎ 苹果

【别名】

一名超凡子，又名天然子，又名玉容丹。古称"柰"或"林檎"。

【性味】

性平，味甘、微酸。

【养心功效】

苹果本身不含胆固醇，能促进胆固醇从胆汁中排出；苹果中含有大量果胶，果胶能阻止肠内胆酸的重吸收，使之排出体外，从而减弱了肠肝循环，使胆固醇排出增多；苹果能在肠道内分解出乙酸，乙酸有利于胆固醇的代谢。此外，苹果还含有丰富的维生素C、果糖和微量元素镁等，它们均有利于胆固醇的代谢。日本弘前大学佐佐木亮教授对稻米产区和苹果产区数万人调查后指出，每天吃3个以上苹果的人，血压均能维持在较低水平。

【食用禁忌】

（1）苹果不要吃苹果核。苹果核中含有少量的氢氰酸，这种物质大量沉积在身体中容易导致头晕头痛、呼吸急促等症状，严重时会导致昏迷。

（2）苹果不要与海鲜同吃。苹果中含有鞣酸，吃海鲜的时候吃苹果，使海味蛋白质营养减低，还容易导致腹痛，恶心，呕吐等现象出现。

（3）苹果富含糖类和钾，肾炎及糖尿病患者不宜多食。

（4）不要空腹吃苹果。苹果所含的果酸和胃酸混合后会增加胃的负担。

◎ 燕麦

【别名】

蘥（《尔雅》），爵麦（《说文》），燕麦（《尔雅》郭璞注），杜姥草（《千金方》），牡姓草（《广济方》），牛星草（《本草纲目》），野麦、野小麦、野大麦（《湖南药物志》），雀麦，山大麦，瞌睡草，山稷子。

【性味】

《唐本草》："味甘，平，无毒。"

【养心功效】

燕麦可以有效地降低人体中的胆固醇，长期食用燕麦米，有利于糖尿病和肥胖病的控制。燕麦含高蛋白低糖，脂肪中较多的亚油酸可降低胆固醇在心血管中的积累，降血脂，对冠状动脉粥样硬化性心脏病，每日进食100g燕麦米后，临床可见，胆固醇、载脂蛋B、甘油三酯及体重都明显降低，对于因肝、肾病变、糖尿病等引起的继发性高脂血症也有同样明显疗效。

【食用禁忌】

一次不宜食用太多，否则会造成胃痉挛或腹胀；而且过多也容易滑肠、催产，所以孕妇更应该忌食。

◎ 番薯

【别名】

朱薯（《闽书》），山芋、甘薯（《群芳谱》），红山药（《农政全书》），香薯蓣、红薯（《汲县志》），金薯（《甘薯录》），番茹、土瓜（《本草纲目拾遗》），地瓜（《闽杂记》），红苕（《广州植物志》），白薯（《岭南草药志》）。

【性味】

《本草纲目拾遗》："甘，平，无毒。"

《随息居饮食谱》："甘，温。"

【养心功效】

番薯脂肪含量极少（0.2%），而不饱和脂肪酸的含量却十分丰富。其丰富的纤维素，使人有"酒足饭饱"和肠胃宽舒之感。同时，它既能阻止脂肪和胆固醇在肠内的吸取，又能分解体内的胆固醇，促进脂质的新陈代谢。

【食用禁忌】

《本草纲目拾遗》："中满者不宜多食，能壅气。"

《随息居饮食谱》："凡时疫疟痢肿胀等证皆忌之。"

◎ 绿豆

【别名】

青小豆（《太平圣惠方》）。

【性味】

《开宝本草》："甘，寒，无毒。"

《本经逢原》："甘，凉。"

【养心功效】

绿豆有显著降脂作用，是因为绿豆中含有一种球蛋白和多糖，能促进动物体内胆固醇在肝脏分解成胆酸，加速胆汁中胆盐分泌和降低小肠对胆固醇的吸收。

【食用禁忌】

孟诜："今人食绿豆皆挞去皮，即有少壅气，若愈病须和皮，故不可去。"

《本草拾遗》："反榧子壳，害人。"

《本草经疏》："脾胃虚寒滑泄者忌之。"

◎ 黑芝麻

【别名】

胡麻、巨胜（《神农本草经》），狗虱（《吴普本草》），鸿藏（《名医别录》），乌麻、乌麻子（《千金方》），油麻（《食疗本草》），交麻（《大业拾遗录》），黑脂麻（《本草纲目》），巨肚子（《本草品汇精要》），小胡麻（《中国药学大辞典》）。

【性味】

《神农本草经》："味甘，平。"

《饮膳正要》："味甘，微寒。"

《本经逢原》："甘，温。"

《医林纂要》："甘苦，寒，滑。"

【养心功效】

黑芝麻中的亚油酸可使血中胆固醇含量降低。喂饲芝麻脂素（芝麻素），能抑制大鼠乙酸去氧皮质酮—食盐负荷引起的血压升高，改善乙酰胆碱引起的内皮依赖性血管弛缓反应减弱作用，抑制超氧阴离子的生成，降低主动过氧化物的生成。脱脂黑芝麻给遗传性糖尿病小鼠喂饲能降低血糖浓度，这可能与抑制葡萄糖吸收有关。

【食用禁忌】

《本草从新》："胡麻服之令人肠滑。精气不固者亦勿宜食。"

《本草求真》："下元不固而见便溏、阳痿、精滑、白带，皆所忌用。"

◎ 核桃仁

【别名】

虾蟆（《酉阳杂俎》），胡桃肉（《海上集验方》），胡桃仁（《本草纲目》）。

【性味】

《七卷食经》："味甘，温。"

《本草图经》："性热。"

《医林纂要》："甘而微辛，连皮涩。"

【养心功效】

核桃具有多种不饱和与单一非饱和脂肪酸，能降低胆固醇含量。给犬喂食含胡桃油的混合脂肪饮食，可增加体重，使血清蛋白增加，但血胆固醇水平升高较慢。其作用机制可能是影响胆固醇的合成、氧化和排泄。

【食用禁忌】

《千金·食治》："不可多食，动痰饮，令人恶心，吐水吐食。"

汪颖《食物本草》："多食生痰，动肾火。"

《本草经疏》："肺家有痰热，命门火炽，阴虚吐衄等证皆不得施。"

《得配本草》："泄泻不已者禁用。"

《开宝本草》："饮酒食核桃令人咯血。"

（四）非药物疗法

◎ 针刺疗法

针刺是一种中国特有的"内病外治"的治疗手段。它通过经络、腧穴的传导作用，以及应用一定的操作手法，来治疗全身疾病。在生理情况下，机体处于经络疏通，气血畅达，脏腑协调，阴阳平衡的状态。而在病理情况下，则经络壅滞，气血不畅，脏腑失调，阴阳失衡。针刺疗法可通过刺激腧穴，达到疏理经络气血、平衡阴阳、调整脏腑等功效。

腧穴不仅是气血输注的部位，也是邪气所客之处，又是针灸防治疾病的刺激点。《素问·五脏生成》篇指出："人有大谷十二分，小溪三百五十四名，少十二俞，此皆卫气所留止，邪气所客也，针石缘而去之。"根据针具的不同形制、用途、刺激方式等，针刺疗法主要有毫针疗法、皮肤针疗法、皮内针疗法、火针疗法、水针疗法（又称穴位药物注射法）、鍉针疗法、电针疗法、刺络疗法及圆利针疗法等。

【养心功效】

部分学者对针刺调节脂质异常的机制进行了有益探讨。李亚东等认为：针刺足三里、关元穴有增强机体免疫力的作用，使吞噬细胞的吞噬能力增强，加速机体对沉积脂质的吸收。蔡辉等研究提示，其机制可能与抑制机体氧化应激状态有关。此外，在针灸减肥的机制研究中发现，针灸可通过对神经系统、内分泌系统、消化系统的调整，纠正其失衡状态，同时，逆转代谢异常，减少能量摄入，增加能量消耗，从而实现减肥效应，这些机制对于调节血脂均具有积极意义。

刘迈兰等对针灸治疗高脂血症的选穴用经特点与规律进行分析发现：高脂血症针灸处方的选穴以特定穴为主，选穴频次居于前5位的依次为丰隆、足三里、三阴交、内关和天枢；高脂血症针灸处方的用经包括10条经脉，选用经脉频次较高的为胃经、脾经、任脉、膀胱经和心包经；高脂血症的针灸处方以胃经、脾经、任脉、膀胱经和心包经的特定穴为主。高脂血症的针灸处方体现了“从脾论治、循脾胃经取穴、远近结合”“调整脏腑虚实、辨证取穴、前后结合”和“辨症取穴”的选穴特点。

在穴位配伍方面，痰湿中阻者可加太白、公孙，以加强化痰除湿之功；肝阳上亢者可加行间、太冲、太溪，以平肝潜阳；气虚血瘀者可加血海、中脘、关元益气活血；肝肾阴虚者可加肝俞、肾俞、太溪滋阴补肾。处方亦可根据个人经验加减。

【应用举隅】

1.毫针疗法

（1）针刺阳明经穴：陈德欣等采用针刺阳明经穴治疗高脂血症。取双侧曲池、足三里、丰隆穴，选用2~3寸毫针，直刺上述各穴，施捻转提插泻法，最好使针感向上传导，患者自觉腹中肠鸣，有排气感时，疗效较佳。留针30min，日1次，连续针刺20天。

（2）脾经合胃经取穴：吴艳采用脾经、胃经取穴针刺治疗高脂血症。选穴：天枢、水道、大横、滑肉门、梁丘、足三里、商丘、三阴交、阴陵泉。另可根据中医痰、热、湿、滞辨证，辅以丰隆、公孙、水分、髀关。腹部的穴位左右分两组对称可配合电针治疗，以疏密波为宜，针刺手法根据虚实补泻兼施，留针30min，1次/日，2周为1个疗程，共4个疗程。治疗期间禁烟酒。

（3）针刺五脏腧穴：张慧珍等采用针刺五脏腧穴治疗高脂血症。主穴：肺俞、厥阴俞、膈俞、肝俞、脾俞、肾俞。痰浊阻遏者加丰隆、阴陵泉、足三里，得气后用平补平泻法；肝阳上亢者加风池、百会、曲池，用泻法；气虚血瘀者加膻中、气海、血海，用补法；肝肾阴虚者加太冲、太溪、照海，用补法。选用0.30mm×（25~75）mm毫针行指切法快速进针，留针30min。4周为1个疗程，共治疗2个疗程。

（4）靳三针：靳三针是靳瑞教授经过多年临床总结及科学研究创立的具有岭南特色的针灸疗法。其特色主要体现在“三穴为主，辨证配穴”的针灸处方原则。靳三针疗法中用来治疗高脂血症的三个取穴组合，由内关、足三里、三阴交三穴组成。

（5）子午流注纳甲法：许明山等采用子午流注纳甲针刺法治疗高脂血症。在辨证明确的基础上，依照《针灸大成》子午流注纳甲法流注开阖“阳日阳时开阳经穴，阴日阴时开阴经穴”的原则，逐日按时开穴。日1次，每周连续针刺5日，间隔2日继续下一周，8周为1个疗程。

2.电针疗法

（1）运脾化痰针刺法：甘君学等采用运脾化痰针刺法治疗血脂异常。选双侧丰隆、阴陵泉、内关、足三里穴。针刺采用常规指切进针及提插捻转行针得气后，足三里、丰隆穴加用电针，针刺深度15mm，电针选用连续波，频率220次/min，刺激时间30min，中等刺激强度以患者微有跳动感为宜。每日治疗1次，每周治疗5次，30次（6周）为1个疗程。

（2）俞文全等采用内关、足三里、三阴交、丰隆穴及中脘、梁丘、天枢穴两组主穴治疗高脂血症。肝阳上亢者加肝俞、风池、百会、曲池，用泻法；痰浊内阻者加脾俞、阴陵泉，用平补平泻法；气虚血瘀者加膻中、气海、血海、膈俞，用补法；肝肾阴虚者加肝俞、太冲、肾俞、太溪、照海，用补法。选用0.30mm×（25~75）mm毫针行指切法快速进针，得气后施补泻手法，再接G6805治疗仪，选用连续波，强度以患者耐受为度，留针20min。每日治疗1次，10次为1个疗程，休息1星期后行第2个疗程，两组主穴交替使用，共治疗3个月。

3.皮内针疗法

（1）麦粒型皮内针：杨国柱等采用皮内针治疗高脂血症。取穴：心、肺、肝、脾、肾俞穴。选用麦粒型皮内针，常规以酒精消毒皮肤，对准穴位，沿皮下速刺入1cm，针柄留于体外，用胶布固定。按压穴位1min，并嘱患者每晚睡前按压针柄3~5次，以加强针感。夏季3天、冬季5天更换1次。4周为1个疗程。

（2）揿针：揿针是一种特殊针具，形似图钉状，是临床常见的皮内针类型，是久留针的发展，材质与普通针灸针相同，具有操作方便、无痛苦、无副作用、全天24h起治疗作用等特点。揿针刺法是将揿针刺入腧穴部位，并将其固定于皮内或皮下进行较长时间埋藏，属于“埋针法”，可以产生微弱且较长时间的刺激，可以持续调整经络气血的运行，不断地增强人体正气，用长时间来累积刺激量，从而起到持续治疗和强化治疗的作用，达到祛除病邪的目的，且有助于防止复发。

杨智杰等采用揿针治疗单纯性肥胖病并发高脂血症。取穴：肝俞、脾俞、肾俞、足三里、中脘、天枢、中极、关元、命门、太白、丰隆、三阴交。同时根据中医辨证分型进行适当的穴位加减，脾虚湿阻型固定选用丰隆、足三里；胃热湿阻型加曲池、合谷；肝郁气滞型固定选用肝俞，加太冲；脾肾两虚型固定选用脾俞、肾俞；阴虚内热型加内庭、太溪。10天为1个疗程，疗程间休息2天，共治疗3个疗程。

4.水针疗法

水针疗法是选用中西药物注入有关穴位以治疗疾病的一种方法。它是在针刺腧穴治疗疾病的基础上，结合药物的药理作用，使针刺与药物对穴位的双重刺激作用有机地结合起来，发挥其综合效能，以提高疗效。

（1）丹参注射液穴位注射：王华采用穴位注射丹参液加服西药舒降之治疗高脂血症。取内关、足三里、三阴交、太冲穴，以丹参注射液局部穴位注射，每日1次，每次两穴，交替注射，疗程30天。

（2）熊胆注射液穴位注射：毛红蓉采用熊胆注射液穴位注射治疗高脂血症。取穴：丰隆、足三里、三阴交、阴陵泉、天枢。熊胆注射液的配制为：取熊胆粉剂1g，用注射用水配制成10mL熊胆注射液。操作：将上述穴位皮肤进行常规消毒后，用10mL注射器配以7号针头吸取熊胆注射液10mL，快速将针刺入穴内皮下组织，探得酸胀等得气感应后，回抽一下，如无回血，即可将药液推入，每穴1mL，均取双侧穴，每日1次，7次为1个疗程，共治疗3个疗程，每疗程间隔2天。

（3）复方当归注射液穴位注射：毛红蓉等采用复方当归注射液注射丰隆穴治疗高脂血症。治疗隔日1次，1个月为1个疗程。

（4）银杏叶与维生素B_{12}混合液穴位注射：胡金兰等采用小剂量银杏叶注射液与维生素B_{12}注射液混合液进行穴位注射同时口服西药治疗高脂血症。取穴：足三里、丰隆、脾俞、膈俞穴。每穴0.5mL，每次取单侧穴位，双侧交替使用，1次/日，10次为1个疗程，2个疗程结束后评定疗效。

（5）自血穴位注射：何玲采用自血穴位注射痰瘀阻滞型高脂血症。取穴：双侧足三里、丰隆为一组，双侧膈俞、肝俞为一组，两组交替使用。针具选择：一次性无菌注射器，5mL针管6号针头。具体操作：操作者首先进行穴位定位及常规消毒，然后在肘静脉常规消毒后抽取静脉血4mL，出针后由助手用消毒干棉签压住针眼，迅速将注射器针头刺入穴位，得气后，回抽无血，注入血液1mL，出针后用干棉签按压穴位，其余穴位同法分别注入1mL。疗程：1周治疗3次，4周1个疗程，两个疗程之间间隔1周，共两个疗程。

5.磁化针疗法

张丽等采用磁化针治疗高脂血症。取两侧丰隆、内关穴，针刺得气后，在针柄上套以磁针器，磁场强度为5000GS，用棉垫固定磁针器，留针30min。每日2次，10日为1个疗程，共3个疗程。

◎ 灸法

灸法，古称灸焫，是利用艾叶或其他药物，点燃后在腧穴上或患处进行烧灼或熏熨，借助其温热性刺激及药物的作用，并能通过经络腧穴的整体作用，达到治病防病的一种方法。由于灸法的特点是操作简便，材料廉价，疗效好，所以其使用广泛，是我国传统医学中最古老的医疗方法之一。孟子曰："有七年之疾，求三年之艾。"《黄帝内经》中多次提到灸法，还提到"针所不为，灸之所宜"。唐代王焘《外台秘要》云："不录针经，唯取灸法。"清代李梴《医学入门》提到："凡病药之不及，针之不到，必须灸之。"近代名医张锡纯说："灸法即非所习医者，按图各灸其处，亦可随手奏效，而于筋骨诸病，或沉痼之疾，灸之尤为得力，真济世活人之慈航哉。"可见，历代医家对其都非常重视。

《素问·异法方宜论》曰："脏寒生满病，其治宜灸焫。"《灵枢·禁服》曰："陷下者，脉血结于中，中有著血，血寒，故宜灸之。"《伤寒论·辨厥阴病脉证病治》曰："下利，手足逆冷，无脉者，灸之。"《灵枢·刺节真邪》曰："脉中之血，凝而留止，弗之火调，弗能取之。"《备急千金要方·灸例第六》曰："凡宦游吴蜀，体上长须三两处灸之，勿令疮暂瘥，则瘴疠温疟毒气不能着人也。"说明艾灸具有温通经脉、回阳固脱、活血逐痹、温散寒邪、消瘀散结、疏风解表、拔毒泄热、升阳举陷及防病保健等多种功效，可用于治疗外感风寒表证、中焦虚寒、脾肾阳虚、阳气虚脱、中气不足、寒凝血滞、经脉痹阻等诸多病证。

艾叶又称为"医草"，气味芬芳，味辛、微苦，具有纯阳之性。有通十二经、走三阴、理气血、逐寒湿、暖子宫、温经止血、调经安胎等作用。《本草纲目》云："艾叶，生则微苦太辛，熟则微辛太苦，生温熟热，纯阳也。可以取太阳真火，可以回垂绝元阳……灸之则透诸经而治百种病邪，起沉疴之人为康泰，其功亦大矣。"且艾极易点燃，又可治病引经，如《本草从新》认为："艾叶……以之灸火，能透诸经而除百病。"

【养心功效】

艾灸疗法借助艾条在灸疗时产生的药力和热力，激发调节经络的功能，起到补气助阳，温益脾肾，化痰通络的作用，从而调整经络脏腑的功能，使人体的病理变化恢复为生理状态，从而达到防病治病，养生保健的目的。《金匮要略方论·痰饮咳嗽病脉证并治篇》提出："病痰饮者，当以温药和之。"有研究表明，艾灸对调整脂质代谢有良好的作用，有利于痰瘀等病理产物清除，达到降低血脂，预防心脑血管疾病的目的。

艾灸的疗效受灸法的种类（如直接灸、间接灸、热敏灸等）及艾灸作用的时间和温度等因素影响。一些学者对灸温、灸时等一些影响艾灸效果的因素进行了全方位的研究，艾灸治疗高脂血症的疗效得到了验证。如高建芸等通过比较艾灸温度对患者血脂水平的影响，发现38℃艾灸没有确切地调整血脂代谢的作用，45℃艾灸具有明显的调脂通脉的作用。陈仲杰等将76例高脂血症患者随机分为10min艾灸组，20min艾灸组和30min艾灸组，来比较不同艾灸时间对患者血脂水平的影响。穴位选择神阙、足三里、丰隆、三阴交，按组名时间施灸，每周3次，共治疗8周。结果显示3组均能下调血清TG、TC、LDL水平，但随艾灸时间的延长有增强效果的趋势。

灸法治疗常用穴位：足三里、悬钟、曲骨、然谷、行间、中极、水泉、百会、三阴交、照海、归来、关元、石门、气海、中脘、腰阳关、命门、涌泉、神阙、丰隆、天枢、心俞、肝俞、脾俞等，其中以足三里、丰隆为最。

【应用举隅】

1.直接灸法

直接灸是将艾绒捏成艾炷直接放置于患者皮肤穴位表面上进行施灸的一种方法，根据病情的轻重以及刺激量的大小分为瘢痕灸和非瘢痕灸。

麦粒灸：麦粒灸属于瘢痕灸种类之一，即将艾绒搓成麦粒大小的艾炷，并放置在涂有大蒜汁或凡士林的皮肤穴位上施灸，使其燃尽，能刺激较深层次组织的温觉感受器及痛觉感受器。

邵清华等将5mg左右的黄金艾绒制成麦粒灸，选取丰隆穴施灸，每周2次，连续8周。

2.间接灸法

依据患者病情需要选用相应的药物（如姜、蒜、附子等），将艾炷与皮肤表面隔开施灸方法称为间接灸。间接灸具有艾灸与药物的双重作用，因此可加强疗效。同时，因间接灸的治疗温度温和，易被患者接受，所以较易实施与推广。

贾丽君等用隔药饼灸法治疗高脂血症患者。结果：隔药饼灸组的血脂、血液流变学、同型半胱氨酸水平在治疗3个疗程及随访4周后较治疗前均有改善；但随访12周后同型半胱氨酸水平较治疗前无明显改善。

3.艾条灸法

艾条灸因其使用便利性，在临床中经常被使用。据统计，1989—2011年针灸临床文献中艾条灸的使用频次为227次，所占百分比为31.18%，可见艾条灸在众多灸法治疗中至关重要。

张会芳等采用清艾条对高脂血症患者的神阙及足三里施灸，每日10min，隔日一灸，共12周；结果：患者TC、TG、LDL、ox-LDL、人内皮素1（ET-1）、

ET-1/一氧化氮（NO）显著下降，表明艾灸不仅能降低高脂血症患者的血脂，同时具有加强血管抗氧化、改善血管内皮和调节血管舒缩功能的作用。

4.药艾灸法

药艾是指对患者辨证施治的基础上，将相关中药研末后与艾绒混合制成圆柱状艾条，其优势在于施灸时所产生的药力往往较单用清艾条强。

（1）林彬彬等将石菖蒲、荷叶、白术、桂枝等中药研末后与艾绒1：2混匀制成药艾，取中脘、梁门、气海、上巨虚、丰隆、公孙等穴位施灸。

（2）高耀华等采用药物灸条（以决明子、红花、公丁香、硫黄等七味药组成）温和灸治疗中老年高脂血症，1次/日，共灸35天。穴取关元、丰隆。

5.热敏灸法

热敏灸法以穴位敏化特点逐渐引起广泛关注，其有着与传统灸法不一样的优势。患者在实施热敏灸时，自觉产生明显的循经感传。

夏春丽等在服用辛伐他汀片基础上加热敏灸治疗高脂血症。热敏腧穴探查：患者选择舒适、充分暴露病位的体位，采用精制艾条，用点燃的艾条在神阙、足三里穴区周围、距离皮肤3~5cm施行温和灸，当患者感到艾热发生透热、扩热、传热和非热觉中的一种或一种以上感觉时，即为发生腧穴热敏现象，该探查穴区为热敏腧穴。热敏腧穴悬灸操作：分别在上述热敏强度最强的腧穴上实施艾条温和悬灸，灸至热敏灸感消失为度，1天1次，每周治疗5天，连续治疗8周。

◎ 耳穴疗法

耳穴疗法主要通过针（刺）、压（按压）、灸（艾灸等）、脉冲电流等数种措施进行刺激。取材容易，经济价廉，便于携带，疗效确切，尤其对一些慢性病症，疗效较为卓著，而且具有安全、无痛苦、无副作用等优点，易于推广应用。耳穴疗法取效主要是因为耳郭与经脉、脏腑、神经关系密切。

1.耳郭与经脉的关系

从历史文献中可以看到，耳与经脉是有着密切关系的。早在马王堆帛书《阴阳十一脉灸经》中就提到了与上肢、眼、颊、咽喉相联系的“耳脉”。到了《黄帝内经》时期，不仅将“耳脉”发展成了手少阳三焦经，而且对耳与经脉、经别、经筋的关系都做了比较详细的记载。在十二经脉循行中，有的经脉直接入耳中，有的分布在耳郭周围。如手太阳小肠经、手少阳三焦经、足少阳胆经等经脉、经筋分别入耳中，或循耳之前、后；足太阳膀胱经则分别上耳前，至耳上角；之别络入耳合于宗脉。六条阴经虽不直接入耳或分布于耳郭周围，但均通过经别与阳经相合。因此，十二经脉均直接或间接上达于耳。所以《灵枢·口问》说：“耳者，宗脉之所聚也。”《灵枢·邪气脏腑病形》亦说：“十二经脉，三百六十五络，其血气皆上于面而走空窍。其精阳气上走于目而为睛，共别气走于耳而为听。”故而刺激耳郭上的耳穴，具有疏通经络、运行气血的功能，从而达到防治疾病的目的。

2.耳郭与脏腑的联系

耳与五脏六腑的关系十分密切，是机体体表与内脏联系的重要部位。在经典著作中，有关耳与脏腑的关系论述很多。如《素问·金匮真言论》说：“南方赤色，入通于心，开窍于耳，藏精于心。”《灵枢·脉度》亦说：“肾气温于耳，肾和则耳能闻五音矣。”《难经·四十难》也说：“肺主声，故令耳闻声。”后世医著在论述耳与脏腑的关系时更为详细，如《千金方》中说“……神者，心之脏……心气通于舌，非窍也，其通于窍者，寄见于耳，荣华于耳。”《证治准绳》也说：“肾为耳窍之主，心为耳窍之客。”《厘正按摩要术》中进一步将耳背分为心、肝、脾、肺、肾五部，其云：“耳珠属肾，耳轮属脾，耳上轮属心，耳皮肉属肺，耳背玉楼属肝。”以上这些论述，体现了耳与脏腑在生理方面是息息相关的。因此针刺或贴压耳穴可调节脏腑和器官功能活动，从而治疗疾病。

3.耳郭与神经的关系

耳郭的神经很丰富，有来自脊神经颈丛的耳大神经和枕小神经；有来自脑神经的耳颞神经、面神经、舌咽神经、迷走神经的分支以及随着颈外动脉而来的交感神经。

分布在耳郭上的四对脑神经及两对脊神经均有联系，如分布在耳郭的耳颞神经属三叉神经下颌支的分支，除司咀嚼运动和头面感觉外，还与脊髓产生联系；面神经除司面部表情肌运动外，还管理一部分腺体。延髓发出的迷走神经和舌咽神经对呼吸中枢、心脏调节中枢、血管运动中枢、唾液分泌中枢（呕吐、咳嗽中枢）等都有明显的调节作用。来自脊神经的耳大神经、枕小神经除管理躯干、四肢、骨关节肌肉运动以外，还支配五脏六腑的运动。由脑、脊髓部发出的副交感神经和脊髓胸、腰部发出的交感神经（分布在耳郭上的迷走神经属副交感神经，交感神经在耳郭上伴动脉分布）所组成的内脏神经，对全身的脏器几乎有双重支配作用，两者互相抵抗，而又互相协调，共同维持全身脏腑和躯干四肢的正常运动。

从耳郭神经分布的显微观察，更可以看出耳郭和神经系统有密切联系。神经进入耳郭后，从表皮至软骨膜中会有各种神经感受器：游离丛状感觉神经末梢、毛囊神经感觉末梢及耳肌腱上和耳肌中存在有单纯型和复杂型丛状感觉神经末梢、高尔基型腱器官、露菲尼样末梢及肌梭。由于耳郭含有浅层和深层感受器，在耳穴治疗中如手法行针、耳穴按压、电脉冲、激光、磁力线等不同刺激方法出现的“得气”，可能是兴奋了多种感觉器尤其是痛觉感觉器，接受和传递各种感觉冲动汇集到三叉神经脊束核。然后，由该核传递冲动至脑干的网状结构，从而对各种内脏活动和各种感觉机能的调节起到重要的影响。

4.现代医学对耳穴的认识

20世纪50年代，法国学者诺吉尔首次提出耳郭形如“胚胎倒影”的观点，20世纪70年代张颖清在《全息生物学》中指出：“人体一个节肢的各个部位与全身各部位一一对应相关，一个肢节包含着全身各部位的生理病理信息。”耳作为人体相对独立的一个器官，也就具有全部的生命信息。此外神经解剖学发现，耳的神经分布非常丰富，在耳郭上分布有四对脑神经和两对脊神经，这些神经与中枢神经系统关系紧密，当其接受刺激时可通过脑干网状结构参与调节各种内脏活动和各种感受机能。现代临床研究发现，当机体内脏功能出现异常时，在相应的耳穴上便会出现阳性反应点，其中以疼痛敏感、低电阻、导电量高为主。可见机体的组织器官与耳穴在空间定位上具有相对特异性，这是耳穴治疗疾病的基础。

【养心功效】

血脂异常的发病多与遗传、内分泌、饮食及神经精神等因素有关，多数患者迷走神经功能亢进，交感神经功能低下，且内分泌功能失调，物质代谢异常。耳穴贴压疗法通过对患者机体神经、内分泌及物质代谢的影响，可加速能量代谢、体脂分解，达到较好的降脂效果。此法操作简便，容易掌握，无不良反应，安全经济，不损害组织，药籽刺激持久，医疗效果稳定。患者在进食前或饥饿时按压耳穴，可降低饥饿感，抑制食欲，影响胰岛素的分泌和刺激新陈代谢，促进脂质代谢。

应用耳穴压丸法时，可选择1~2组耳穴，进行耳穴探查，找出阳性反应点，并结合病情，确定主、辅穴位。耳穴选取上以胃、神门、内分泌、皮质下、心、肝、胆、三焦、大肠为主，以调理肠胃、心神、内分泌达到调脂目的。

【应用举隅】

1.单纯耳豆疗法

夏菁等采用耳穴贴压治疗肥胖伴高脂血症。耳穴选取饥点、内分泌、皮质、三焦、庭中、胃、肝胆等，期间不使用其他药物，患者除体质量减轻3~5kg外，总胆固醇（TC）及甘油三酯（TG）指数平均降低20~400mg/L不等，有效率100%。

何金云采用耳穴压豆治疗高脂血症，并探讨高脂血症的相关责任脏腑。应用耳穴探测仪测定11个耳穴点，即五脏及六腑在耳穴中的对应穴点，记录有阳性反应的穴点并进行数据统计，评估血脂异常与各脏腑的相关性。采用耳穴压豆加饮食运动疗法，3天换贴，共治疗3个月。总有效率为57.5%，治疗组血脂达标率为62.5%。79例患者耳穴探测的穴位阳性反应点出现频次为脾75，大肠67，提示高脂血症的主要责任脏腑为脾脏及大肠腑。

2.耳穴联合放血

朱文红等采用耳尖放血配合耳穴贴压治疗高脂血症。主穴：脾、胃、肝、肾、心；配穴：脑、降压沟、神门、额、交感等。每次选取6~8个穴位，每日按压5次，每次5min。

◎ 穴位埋线

穴位埋线是指通过特制的埋线针将可吸收羊肠线埋入特定腧穴中，利用羊肠线对腧穴的持续刺激作用以治疗疾病的方法。本疗法古代并无记载，为现代人在长期临床实践中以经络原理发展而来的一种现代科技与传统中医理论相结合的新式治疗方法，其理论基础来源于《灵枢·经脉》篇中的"留针"理论。《灵枢·终始》云："久病者，邪气深，刺此病者，深内而久留之。"羊肠线在埋入人体之后到其被完全吸收前，对穴位起到"长效针感"效应，延长了对经穴的有效刺激时间，将针刺疗法中的进针、留针、行针、出针等各阶段的疗效合为一体，不仅使针感效果延长，还兼有封闭放血，创伤修复等现代医学腧穴刺激疗法的作用。埋线疗法一般15~20天治疗一次，对于慢性疾病，就诊次数减少可以大大提高患者的依从性。

【养心功效】

穴位埋线疗法对于高脂血症伴有肥胖的患者在治疗上可起到在调理血脂的基础上伴有减肥的作用。针灸治疗高脂血症的临床报道中，主穴多取脾胃两经的穴位，其中足三里的选用率高，其次是三阴交、丰隆、内关等。

【应用举隅】

1.中脘、心俞、膈俞、肝俞、足三里穴埋线

郑芙蓉等采用中脘、心俞、膈俞、肝俞、足三里穴位埋线治疗高脂血症。将3-0号医用羊肠线剪成长约1cm的小段，浸泡在95%乙醇中备用。将0.30mm×50mm一次性针灸针从一次性7号注射针头尾孔中穿入，作为针芯，将针芯抽出约2cm，把一段羊肠线从针头置入针管内，在选定的穴位上作常规消毒，左手捏起穴位表皮，右手持针快速刺入皮下，循经进针到肌肉层，然后把针灸针推入，将羊肠线植入穴位内，缓慢退出针头，按压针孔。每隔2星期治疗1次，连续6次，共3个月。

2.穴位埋线治疗腹型肥胖合并高脂血症

李海霞等采用穴位埋线治疗腹型肥胖合并高脂血症。选取脐周穴位配合肢体腧穴。脐周穴位选取：中脘、水分、气海、天枢（双）、大横（双）、带脉（双）、水道（双）；肢体腧穴选取足三里（双）、丰隆（双）、阴陵泉（双）、三阴交（双）。将2-0号铬制医用羊肠线分为1cm、1.5cm、2cm 3种长度以适应不同穴位。腹部腧穴根据患者皮下脂肪厚度，带脉（双）选用1.5cm线，中脘、水分、气海、天枢（双）、大横（双）、水道（双）选用2cm线，四肢肌肉丰厚部腧穴如足三里（双）、丰隆（双）、阴陵泉（双）选1.5cm线，四肢肌肉浅薄部腧穴如三阴交穴选用1cm线，并浸泡在75%乙醇中消毒备用。医师戴无菌手套，取出一次性医用埋线专用针，将针芯拔出一定长度，纳入羊肠线。将装好羊肠线的埋线针垂直快速刺入标记好的穴位，适当调整使患者有得气感后，缓缓推动针芯把羊肠线注入穴位，确保患者无严重痛感。将埋线针拔出后，用无菌干棉球按压针孔以防出血，最后用在针眼位置贴敷输液瓶贴。1周治疗6天休息1天，治疗4周为1个疗程，连续治疗2个疗程。

3.基于“脏腑别通”理论的穴位埋线法

“脏腑别通”理论首见于《五脏穿凿论》，以三阴三阳经同气相求，作手足相配，这就构成了：“心与胆相通，肝与大肠相通，脾与小肠相通，肺与膀胱相通，肾与三焦相通，肾与命门相通，此合一之妙也。”此理论根源于《黄帝内经》。《灵枢·根结》第五篇述：“太阳为开，阳明为合，少阳为枢。”“太阴为开，厥阴为合，少阴为枢。”太阳与太阴互通则肺与膀胱通、脾与小肠通，阳明与厥阴互通则胃与心包通、肝与大肠通，少阳与少阴互通则心与胆通、肾与三焦通。

陈宜恬等采用“脏腑别通”理论指导下的穴位埋线法治疗肥胖型高脂血症。取穴：腕骨、三焦俞、膈俞、带脉、天枢、水道、丰隆。将长为1.5cm的灭菌2–0号羊肠线埋入相应的穴位中，1周治疗1次，2次为1个疗程。

4.水穴埋线

李艳等采用水穴埋线配合闪罐治疗脾虚湿阻型肥胖并发高脂血症。闪罐部位：腹部（以脐为中心）、背腰部。操作：将棉花棒蘸95%乙醇点燃，在罐内绕一周后抽出，立即将罐按在拔罐的部位上，将罐子拔上后立即取下，如此反复吸拔多次，至皮肤潮红为止，最后留罐15min。每周5次，共治疗12周。水穴的位置：大肠俞、小肠俞、膀胱俞、中膂俞；脊中、悬枢、命门、腰俞；中注、四满、气穴、大赫；胃仓、肓门、志室、秩边；复溜、阴谷；照海、交信；外陵、大巨、水道、归来。每次埋1组穴位，水穴埋线每周1次，共治疗12周。操作：根据腧穴的不同，选择仰卧位或者俯卧位，依次选择第1组到第6组腧穴，取单侧，6周后再取第1组到第6组腧穴的另一侧。

（五）起居要旨

迄今已有大量的流行病学及临床与实验研究证明，生活方式可通过某些因素的相互作用而影响血脂水平。据报道，经改变生活方式的综合治疗，可使血清总胆固醇水平和低密度脂蛋白水平相应降低24.3%和37.4%。因此，对高脂血症的全面治疗，除饮食和药物治疗外，生活方式治疗也具有重要作用。

◎ 减肥

体重增加、肥胖可致血浆胆固醇升高，肥胖一方面促进肝脏输出含载脂蛋白B的脂蛋白，继而使LDL生成增加；另一方面使全身胆固醇合成增加，使肝内胆固醇池扩大，并抑制LDL受体的合成。肥胖可引起一系列激素与代谢紊乱，与各种危险因素协同作用，直接或间接对血脂代谢产生不良的影响。

大量流行病学研究表明，单纯肥胖者人群平均血清TG、TC水平显著高于年龄、性别均相似的非超重者。还有报道，单纯肥胖者中近半数人发生血清TG增高，且发生率与肥胖程度相关。从病理学角度，国外病理研究尸检资料表明，主动脉内膜脂纹病变与血清TC、LDL-C水平及体重指数呈正相关。近年研究发现，腹内型肥胖（内脏脂肪沉积为主）者的血清TG、血糖都显著高于皮下型肥胖（皮下脂肪沉积为主）者。几乎所有流行病学研究，无论对男性或女性，对老人还是青年人，皆证明肥胖者多倾向于较低水平的血清HDL-C。

减肥措施：

控制热量的摄入，当限制热量摄入时，体内储存的糖迅速分解，组织蛋白质也开始消耗，然而遵循能量守恒定律，机体能迅速调节，为了减少蛋白质的消耗，于是脂肪组织中的脂肪被动员，作为补充膳食热量不足的主要来源。此外，增加运动是能量消耗和转化的最重要的因素。

国内外流行病学和临床研究均已证明，肥胖者体重减轻后，异常的血脂可得到恢复。有人对43例BMI为25~33.2（平均28.8）的患者，给予调节膳食、控制总热量，或开始1~2星期内辅以减肥食品，考察8周，结果血清TC水平平均下降0.34μmol/L，TG水平平均下降0.47μmol/L，血清HDL-C水平无明显改变，同时，血尿酸也平均下降41.7μmol/L。总之，减肥不仅可改善脂质代谢，也可影响其他危险因素，是对减少冠心病危险因素获益最多的干预措施。

◎ 适当增加运动

增加体力活动是高脂血症治疗中极其重要的一个方面，通过健身运动不仅促进胆固醇水平下降，而且会带来其他益处，如降低甘油三酯，升高高密度脂蛋白胆固醇，降低血压，减少糖尿病发生的危险。流行病学研究发现，从事体育运动或重体力劳动者的血清TC，TG水平，较同龄从事一般劳动或脑力劳动者低，而血清HDL-C水平高。如对长跑运动员的调查，证实血清HDL-C水平比普通人高。动物实验证明，长期有氧运动可明显控制或改善饮食诱导的高脂血症肥胖大鼠的脂质和脂蛋白及载脂蛋白代谢紊乱进程，降低致动脉粥样硬化高危因素。并证明有氧运动和运动结合饮食干预疗法均可增高低密度脂蛋白受体结合活性，促进低密度脂蛋白的降解。同时有氧运动可显著提高抗氧化酶活性，降低高脂血症过氧化作用。运动性抗氧化能力的增强可控制氧化修饰低密度脂蛋白在动脉粥样硬化形成中所起的作用。

运动的原则：锻炼适量、措施严谨、循序渐进、持之以恒，以达到最佳治疗目的。

运动强度：运动应达到个体最大心率的79%~85%，运动以有节奏、等张性及重复性活动为宜，如步行、慢跑、游泳、跳绳、骑自行车等。

运动时间：达上述心率要求后可维持20~30min。运动开始前应做5~10min的预备动作，使脉率缓慢地升至适应范围，运动终止前也应有5~10min的减速期，使血液从四肢逐渐返回心脏，避免出现心脏缺血或自主神经功能紊乱等症状。运动时监测心率或脉率，运动训练前应首先测定个体能达到的最大心率，以便指导受训者，在锻炼中要注意保持心率在此水平以下，即可耐受的最大限度以下。运动终止后，要立刻（几秒钟内）计心率或脉率数，以便较准确地反映运动时实际达到的心率。冠心病患者的锻炼方案应在医师指导下制订。

健身运动种类：跑步（慢跑、变速跑、原地跑、定时跑），打太极拳、练气功、登山等运动，根据患者年龄、职业等不同，可选择不同的运动方式。

根据年龄选择适当运动方式。对少年儿童高脂血症患者，应采用安全系数较大的运动，如跑步、跳绳、做游戏、踢足球、打篮球和乒乓球等。对青壮年高脂血症患者，运动以大节奏、重复性、轻中强度活动为宜，如步行、慢跑、游泳、跳绳及骑自行车等。对老年高脂血症患者，多选择打太极拳、慢跑、散步、游泳等，运动时不要带有竞技性质。

根据性别、职业选择适当的运动方式。根据国内外研究提示，在指导妇女运动降脂时，应该掌握运动强度不要大，但运动量要尽量大的原则。可供选择的运动项目有慢跑、游泳和跳舞等。传统的太极拳有很好的身心调整作用，所以也可配合进行练习。对于从事脑力劳动的高脂血症患者，运动强度不宜大，运动量要尽量增大。据此，尽量利用一切可利用的时间或挤出一定的时间，采用散步、慢跑、原地踏步或跑步、打太极拳、游泳、登山等运动方式，而对于从事体力劳动的高脂血症患者，运动上不需要强调，其运动量基本已达到防治高脂血症的要求。

根据高脂血症类型选择运动方式。对伴有高血压的高脂血症患者，总的来说，不宜进行剧烈运动，以免血压突然升高。早期高血压的高脂血症患者可选择一些力所能及的体育锻炼，如散步、慢跑等。对心率偏快的轻度高血压的高脂血症患者，可选择等张运动，如做体操、骑自行车、划船、游泳等，对晚期高血压的高脂血症患者，反而应尽量减少活动。

对于中风后的高脂血症患者，运动不但可起降脂作用，且可促进瘫痪肢体的康复，因而应多采取主动运动，如指导患者自己活动肢体，或采取被动运动。

◎ 戒烟

吸烟者血清TC水平通常比不吸烟者高10%~15%。对血清TC水平的影响，流行病学研究发现，吸烟者血清中TC水平较不吸烟者高，推测血清TC高水平可能与血中一氧化碳浓度有关。动物实验证明CO可使家兔血清TC增高；对灵长类动物进行类似实验也显示冠状动脉内膜有脂质浸润。对血清HDL-C的影响，许多研究认为，吸烟与血清HDL-C水平呈负相关，无论男、女吸烟者，其血清HDL-C水平均比不吸烟者低0.13~0.23 μ mol/L，其机制目前尚不清楚，认为可能与CO抑制肝细胞线粒体合成HDL有关。对血清TG的影响，香烟中含有的尼古丁和CO，通过刺激交感神经释放儿茶酚胺，使血浆游离脂肪酸增加，游离脂肪酸最终被脂肪组织摄取而形成TG。儿茶酚胺又能促进脂质从脂肪组织中释放，这也导致了TG水平升高。对LDL的影响，近年实验研究发现，暴露于烟雾中的LDL易被氧化修饰形成OX-LDL，提示可能是CO增加了LDL被氧化修饰的敏感性。

吸烟作为冠心病的主要危险因素是可逆的，经过大量流行病学研究，现已公认，停止吸烟，冠心病危险程度可迅速下降，戒烟1年，危险度可降低50%，甚至与不吸烟者相似。停止吸烟1年，血清HDL-C可增至不吸烟者水平。

目前社会中有许多各式各样的戒烟方式，如药物治疗、电子香烟、戒烟贴等等。而随着针灸临床研究的发现，针灸在戒烟领域有十分显著的功效。临床和科研工作者们开展了多项研究。研究事实表明，针刺可解除吸烟者对外源性成瘾物质的依赖；使慢性吸烟者苦味觉阈值降低，对苦味觉的敏感性提高；改变患者对烟味的口感，更可降低部分吸烟者的口腔唾液的pH，改变口腔、食道、胃的内环境，使吸烟者内环境恢复到正常水平。原先吸烟时欣快、轻松、兴奋感，被口中发干、苦、涩、恶心、咳呛取而代之，从而阻断吸烟者对香烟的依赖性，达到戒烟的目的。

针灸起源于中国，然针灸戒烟却起源于美国。据悉，戒烟穴就是美国一位针灸医师发现的新穴位。其穴位位于手上的阳溪穴与列缺穴之间中点处，按之有一凹陷。吸烟者按压此穴有明显疼痛，若自己能经常按压此穴，尤其是烟瘾发作时用力按压则有明显的抑制作用。针灸医师或吸烟者本人若取毫针针刺此穴，可达到明显效果。每次可刺一侧穴位，也可同时针刺两侧穴位，留针15min，每日1次，一般4次为1个疗程。

针灸戒烟主要是通过调节神经系统来消除烟瘾，调节和改善脏腑功能。戒烟者在特殊穴位的皮肤内埋入短针，当烟瘾发作时自己按摩穴位，这时短针刺激神经，可以及时抑制烟瘾。同时，戒烟者还要对一些穴位进行定期针灸，以调节和改善内脏功能，从而根除吸烟的欲望。但是能否最终戒烟成功，还取决于吸烟者的个人意志。

耳穴的应用也是针灸戒烟的一大亮点。耳为宗脉之所聚，耳穴既是反映疾病的位点，也是治疗疾病的位点。所以耳穴敷贴作为一种针灸治疗方法，对戒烟有较好的疗效。耳穴肺、口、内鼻、神门、皮质下可宣通肺气，镇静安神，既改变吸烟者对香烟的口感，又可改善戒烟所带来的烦躁不安等戒断综合症状，从而达到戒烟的目的。耳穴中“口”位于耳甲腔上方近耳屏切迹处，“肺”位于耳甲腔外上方，两穴均被来自第2、3颈神经的耳大神经和枕小神经所支配，背面又受到来自迷走神经的耳支支配，由后面进针时针感主要起兴奋交感神经的作用，也有部分副交感神经产生兴奋作用；“神门”则位于耳的三角窝内，主要接受来自三叉神经的下颌神经的耳颞分支支配，针刺感应主要起到副交感兴奋作用。取耳穴皮质下以消除大脑皮层的烟瘾兴奋，取肾上腺提高机体的应激能力，增加机体免疫功能，从而消除精神萎靡及肢体乏力等症。希望针灸能帮助广大烟民健康戒烟，共同营造无烟健康的生活。

◎ 行为矫正

A型行为是30年前由Friedman和Rose所提出的，愈来愈多的研究认为它是冠心病的易患因素。A型行为的特征是：强烈的竞争性，持续的时间紧迫感，表现为急躁、恐惧、情绪容易激动、愤怒等。A型行为诱发冠心病被认为除与其增加心血管、神经、内分泌反应有关外，其引起的血脂异常变化也起重要的中介作用。实验研究发现，A型行为者在行为因素作用下，血浆激素及TC水平均升高。痛苦、寒冷或增加工作紧张度等刺激均可在短时间内使血清TC水平急剧升高，并在应激过程中持续升高，过后再逐渐恢复。情绪紧张、争吵、激动、悲伤时均可增加儿茶酚胺分泌，促进游离脂肪酸增多，而使血清TC、TG水平升高。实验证实，抑郁会导致HDL-C降低与TC、LDL-C比值增高。有文献报道，尽管膳食中脂肪摄入量无变化，在学生考试期间，或会计人员工作紧张时，对已形成高TC血症的实验对象，每天给予安定及抚摸，结果其动脉粥样硬化病变形成范围明显减小。可见精神、情绪紧张等A型行为可对机体产生全面的影响，包括对脂质代谢的不良影响，强烈的慢性或急性刺激能改变血脂水平，行为因素引起的体内脂质水平与脂质代谢的变化是确切的，但其作用机制尚不清楚。

行为矫正的最终目的是改变人的性格类型，降低机体对儿茶酚胺的反应，通过矫正A型行为来调节机体代谢（包括血脂代谢），目前多采用的方法是心理咨询指导、生物反馈放松训练及各种暗示等。

◎ 加强绝经后血脂调控

妇女在45岁前，血胆固醇低于男性，随后则会高于男性。这是由于雌激素在血清脂代谢过程中起着重要的作用，有助于降解和排泄胆固醇，从而减少动脉粥样硬化的发生。随着更年期的到来，卵巢功能减退，雌激素分泌减少，对血脂调节、血管保护功能逐渐减退，高脂血症及相关心脑血管病的发生率随之增加。绝经后女性，其冠状动脉粥样硬化性心脏病（冠心病）发生率增加2~3倍。

根据国际动脉粥样硬化学（IAS）建议和美国心脏学会（AHA）/美国心脏病学会（ACC）指南，生活方式干预是ASCVD一级预防的基石。生活方式干预主要包括以下方面。a.控制饮食中胆固醇摄入，减少饱和脂肪酸和胆固醇摄入。b.鼓励适度体力活动。c.维持理想体重，若超重或肥胖，鼓励减重。d.控制吸烟等其他心血管危险因素。e.可考虑咨询营养师。

药物治疗上推荐主要用他汀类药物控制血脂，根据《2014年中国胆固醇教育计划血脂异常防治专家建议》，目前我国临床常用的调脂药物主要包括他汀类、贝特类、烟酸类以及胆固醇吸收抑制剂等。当患者经过强化生活方式干预以及他汀类药物充分治疗后甘油三酯仍不达标时，可考虑在他汀类药物治疗的基础上加用贝特类或烟酸。而对于绝经期女性，尤其是对于已发生冠心病及有冠心病危险的高危人群，应用雌激素替代治疗可能会对绝经期女性心血管疾病的防治起重要的作用。患者在选择药物种类及使用剂量时一定要咨询专家，至于绝经后女性的高脂血症是否要使用激素替代治疗，也应该由专家根据患者病情特点进行判断后为其按个体情况选择用药，确定用药剂量。

◎ 积极治疗全身系统性疾病

全身系统性疾病可通过各种途径引起血浆胆固醇和（或）甘油三酯水平的升高。如胰岛素缺乏，可抑制脂蛋白脂酶的活性，使乳糜微粒在血浆中聚积；甲状腺功能减退时，肝脏对极低密度脂蛋白（VLDL）的清除减慢，同时合并有中间密度脂蛋白（IDL）产生过多；胆道结石、肝脏肿瘤、胆汁性肝硬化、胆道闭锁等所致的胆道阻塞，使胆酸、胆固醇排入胆道发生障碍引起游离胆固醇和甘油三酯升高；肾脏疾病可引起VLDL和LDL合成增加，同时可能伴有脂蛋白分解代谢减慢；系统性红斑狼疮的自身抗体和肝素结合，可抑制脂蛋白脂酶的活性；多发性骨髓瘤的患者，其异型蛋白可抑制血浆中乳糜微粒和VLDL的清除；脂肪营养不良的脂肪组织中脂蛋白脂酶减少，可伴有肝脏合成VLDL增多等。

◎ 尽量减少或避免使用影响血脂的药物

（1）利尿药：长期服用利尿药中的氢氯噻嗪（双氢克尿噻）和氯噻酮等，可使血清总胆固醇和甘油三酯的水平升高。呋塞米（速尿）可降低高密度脂蛋白胆固醇水平。长期服用利尿药引起血脂异常可能与糖代谢异常有关。用利尿药治疗的患者中血清胰岛素水平增高，同时血糖也升高，这说明机体对胰岛素产生了抵抗作用。这种抵抗作用一方面可使糖利用量降低，血糖升高；另一方面可使胰岛素对脂肪分解的抑制作用减弱。这两方面的作用都会使脂肪分解作用加强，血中游离脂肪酸增加，肝脏合成极低密度脂蛋白作用加速，从而使血清中极低密度脂蛋白和甘油三酯水平升高，对血清高密度脂蛋白胆固醇水平产生轻微降低作用。

（2）糖皮质激素：长期大量应用糖皮质激素可促进脂肪分解，使血浆胆固醇和甘油三酯水平升高。

（3）β受体阻滞药：一般来说，β受体阻滞药在服用2周时对血脂无明显影响。服用普萘洛尔（心得安）2个月时，可使血清甘油三酯水平升高、高密度脂蛋白胆固醇水平降低；服用1年时，不仅使血清甘油三酯水平升高、高密度脂蛋白胆固醇水平降低，而且使血清总胆固醇和低密度脂蛋白胆固醇水平也升高。但应用具有内源性拟交感活性的β受体阻滞药，如吲哚洛尔（心得静）则对血脂无影响，且可使高密度脂蛋白胆固醇水平升高。

（4）口服避孕药：口服避孕药是一种由雌激素和孕激素按不同比例组成的人工合成的甾体类激素制剂。研究表明，口服避孕药者低密度脂蛋白胆固醇和甘油三酯水平明显升高，而对高密度脂蛋白胆固醇水平的影响则取决于口服避孕药中所含雌激素和孕激素的比例。若雌激素比例占优势，则增加了抗动脉粥样硬化的高密度脂蛋白胆固醇水平；而孕激素比例占优势，则增加了致动脉粥样硬化的低密度脂蛋白胆固醇水平，减少了抗动脉粥样硬化的高密度脂蛋白胆固醇水平。因此，妇女口服避孕药一定要在专科医生的指导下合理选用。一旦发现血脂异常，应在医生指导下改用其他口服避孕药。

（5）苯妥英钠：用于治疗癫痫及洋地黄中毒引起的室性心律失常。口服3~6个月，可使血清总胆固醇水平升高19%。

（6）抗精神病药：如氯丙嗪用于治疗精神分裂症，口服9周时，可使血清总胆固醇和甘油三酯水平明显升高。推测这可能是药物的安定作用，使患者活动减少，热量消耗下降，加之食欲改善，热量供应增加，从而使肝脏合成甘油三酯增加。此外，药物还可通过影响某些脂蛋白代谢酶的活性，使血脂代谢发生障碍，引起血脂异常。

参考文献

[1] 王嘉宏.高脂血症的中医食疗研究[D].南京：南京中医药大学，2005.

[2] 杨莉.大蒜改善血脂代谢紊乱研究进展[J].中成药，2016，38（3）：634-638.

[3] 袁军，王健林.食用大蒜配合运动治疗飞行员高脂血症51例疗效观察[J].中国疗养医学，2009（06）：504-505.

[4] 许宁，彭勤建，吴蓓，等.针刺治疗血脂异常研究进展[J].人民军医，2013，56（2）：225-226.

[5] 符佳，陆志明，张彩荣，等.近年来针灸治疗肥胖病的作用机理研究概况[J].四川中医，2007，25（11）：38-41.

[6] 刘迈兰，胡薇，谢慎，等.针灸治疗高脂血症的选穴用经特点与规律分析[J].中国针灸，2015，35（5）：512-516.
[7] 周月倾，张院宝，耿樱.针刺治疗高脂血症的研究进展[J].临床医学研究与实践，2016，1（1）：125.
[8] 陈德欣，吴洪英，王卓茹.针刺阳明经穴治疗高脂血症疗效观察[J].针灸临床杂志，2002（05）：49.
[9] 吴艳.脾经合胃经取穴针刺治疗高脂血症72例临床观察[J].中国实用医药，2012，7（17）：228-229.
[10] 张慧珍，徐杨青.针刺五脏腧穴治疗高脂血症30例[J].实用中西医结合临床，2014，14（7）：73-74.
[11] 柴铁劬.靳三针临症配穴法[M].北京：人民卫生出版社，2018.
[12] 许明山，刘辉，邵立波，等.子午流注纳甲法针刺治疗高脂血症50例[J].山东中医杂志，2013，32（10）：733-734.
[13] 甘君学，孔茜岚，高建芸，等.运脾化痰针刺法治疗血脂异常32例临床观察[J].江苏中医药，2009，41（12）：56-57.
[14] 俞文全，许祥贵，吴焕淦.针灸治疗高脂血症的临床研究[J].上海针灸杂志，2011，30（3）：155-157.
[15] 杨国柱，曹欣.皮内针治疗高脂血症32例临床观察[J].江苏中医药，2003，24（12）：38-39.
[16] 杨智杰，胡家才.揿针治疗单纯性肥胖病并发高脂血症临床观察[J].河北中医，2019，41（2）：275-279.
[17] 王华.丹参穴位注射治疗高脂血症40例临床分析[J].中国针灸，1997（8）：469-470.
[18] 毛红蓉，徐浩.熊胆注射液穴位注射治疗高脂血症临床疗效观察[J].针灸临床杂志，2001，17（3）：14-15.
[19] 毛红蓉，徐浩.复方当归注射液注射丰隆穴治疗高脂血症的临床研究[J].湖北中医杂志，2007，29（10）：15-16.
[20] 胡金兰，张洁.穴位注射银杏叶维生素B_{12}注射液联合辛伐他汀胶囊治疗高脂血症疗效观察[J].陕西中医，2014，35（2）：216-217.
[21] 何玲，郑现红.自血穴位注射对痰瘀阻滞型高脂血症血液流变学的影响[J].陕西中医，2014，35（7）：893-894.
[22] 张丽，盛丽.磁化针治疗高脂血症的疗效观察[J].中国针灸，2002，22（5）：337-338.
[23] 郭斌，岳增辉，王彭汉，等.针灸防治血脂异常的临床方案探讨分析[J].中国中医药现代远程教育，2019，17（14）：123-126.
[24] 高耀华，王竹行，陈新黔，等. 降脂药灸治疗中老年高脂血症的临床研究[J].中国针灸，2000（2）：77-79.

[25] 夏春丽，葛芳，梁秋芳.热敏灸对高脂血症患者血脂的影响[J].浙江中西医结合杂志，2018，28（4）：309-311.
[26] 程书桃，陆苇，刘芳.热敏灸治疗高脂血症30例临床疗效观察[J].中国民间疗法，2016，24（10）：24-25.
[27] 黄跃平，赵百孝.灸法治疗高脂血症并动脉粥样硬化的研究进展医学综述[J].2019，25（23）：4720-4725.
[28] 夏菁，高扬，穆源颖.耳压降血脂初探[J].中医药管理杂志，2007，15（4）：289-292.
[29] 何金云.耳穴压豆治疗高脂血症的临床研究[D].广州：广州中医药大学，2015，5.
[30] 朱文红，吴曙粤，杨青，等.耳尖放血为主治疗高脂血症的临床研究[J].广西医学，2009，31（2）：185-186.
[31] 黄明艳，刘超，王阶.耳穴防治高脂血症的临床研究进展[J].西部中医药，2020，33（6）：157-161.
[32] 郑芙蓉，马红，明庭武.穴位埋线治疗高脂血症35例[J].上海针灸杂志，2012，31（11）：839.
[33] 李海霞，陈楠楠.穴位埋线治疗腹型肥胖合并高脂血症临床研究[J].针灸临床杂志，2020，36（1）：29-33.
[34] 陈宜恬，陈泽莉，冯祯根，等.基于“脏腑别通”理论的穴位埋线法治疗肥胖型高脂血症疗效观察[J].中华全科医学，2019，17（12）：2092-2095.
[35] 李艳，陆霞，郭永娟.水穴埋线配合闪罐治疗脾虚湿阻型肥胖并发高脂血症随机对照研究[J].吉林中医药，2017，37（12）：1279-1282.
[36] 肖晓桃，闻哲，叶志龙，等.穴位埋线配合雷火灸治疗脾肾阳虚型高脂血症的疗效观察[J].上海针灸杂志，2018，37（3）：289-292.
[37] 中国成人血脂异常防治指南修订联合委员会.中国成人血脂异常防治指南（2016年修订版）[J].中国循环杂志，2016，31（10）：937-953.

第十三节　高血压

——心血管疾病的隐形杀手

血压是血管中流动的血液对血管壁的压力，它是推动血液流动于血管的动力，以供给全身组织器官血液与养分。由于血管分为动脉、静脉和毛细血管，所以，也就有动脉血压、静脉血压和毛细血管压之分。人们通常所说的血压是指动脉血压。血压是血液流动的动力，而动力的来源就是心脏，心脏不停地收缩和舒张，心脏收缩使血液在血管中流动，心脏舒张时，血液就会借助血管壁的弹力在血管中流动。心脏收缩期间，血液对血管壁的压力会达到最高，此时的血压被称作“收缩压”（“高压”）。心脏舒张期间，血液对血管壁的压力会降到最低，此时的血压被称作“舒张压”（“低压”）。收缩压和舒张压之间的差值被称为“脉压”。

迄今原因尚未完全阐明的高血压称为原发性高血压，占高血压患者的95%以上；病因明确、血压升高仅为某些疾病的一种表现（包括慢性肾炎、肾血管病变、主动脉缩窄、原发性醛固酮增多症、库欣综合征、嗜铬细胞瘤等），称为继发性高血压。

中国高血压调查数据显示，2012—2015年我国18岁及以上居民高血压患病粗率为27.9%（标化率23.2%），与1958—1959年、1979—1980年、1991年、2002年和2012年进行过的5次全国范围内的高血压抽样调查相比，虽然各次调查总人数、年龄和诊断标准不完全一致，但患病率总体呈增高的趋势。人群高血压患病率随年龄增加而显著增高，但青年高血压亦值得注意，据2012—2015年全国调查，18~24岁、25~34岁、35~44岁的青年高血压患病率分别为4.0%、6.1%、15.0%。男性高于女性，北方高南方低的现象仍存在，但目前差异正在转变，呈现出大中型城市高血压患病率较高的特点，如北京、天津和上海居民的高血压患病率分别为35.9%、34.5%和29.1%。农村地区居民的高血压患病率增长速度较城市快，2012—2015年全国调查结果显示农村地区的患病率（粗率28.8%，标化率23.4%）首次超越了城市地区（粗率26.9%，标化率23.1%）。不同民族间比较，藏族、满族和蒙古族高血压的患病率较汉族人群高，而回、苗、壮、布依族高血压的患病率均低于汉族人群。

一、主要危害

高血压的主要病理变化是引起全身细小动脉硬化，使许多脏器血液供应减少或工作负担加重而发生病变，其主要危害是造成靶器官的损害。所谓“靶器官”

也就是当血压增高时容易受到高压力、高灌注、高渗透等影响的器官如心、脑、肾等。从而出现高血压脑病、冠心病、心力衰竭、脑卒中、眼底出血、肾功能衰竭等严重并发症，危及患者健康和生命。

◎ 高血压对心脏的影响

（1）促进冠心病的发生：高血压可以促进冠状动脉的粥样硬化。由于长期血压增高使冠状动脉血管伸长，弹性下降，血管内膜受到损伤，加上高血脂的作用，使胆固醇等物质形成粥样斑块，沉积在动脉血管内壁，此时的冠状动脉管腔狭窄，使供应心脏的血液量减少，导致心脏发生缺血性疾病，即冠心病。据统计高血压患者患冠心病的比例是血压正常者的2~4倍。

（2）引起心力衰竭：高血压是引起心力衰竭的主要病因（男性：39%，女性：59%），高血压的患者约40%死于心力衰竭。根据Framinghan研究，血压升高20mmHg，慢性心力衰竭的危险增加56%。积极降压达标，可以使心力衰竭的危险降低52%。血压长期升高使左心室负荷逐渐加重，左心室因代偿而逐渐肥厚和扩张而形成器质性心脏病，最终导致心力衰竭，这就是高血压性心脏病。对高血压人群而言，除了年龄外，左室肥厚是预测心血管事件最强的危险因素。左室肥厚是心脏对长期高血压的适应性改变，心脏结构的重塑增加了心血管死亡、猝死、冠心病、心力衰竭及卒中的危险。由于高血压性心脏病一般出现在高血压起病数年至十余年后，因此，发现并及时治疗高血压是十分重要的。

◎ 高血压对脑的影响

脑中风患者有70%以上是高血压引起的。由于高血压引起脑动脉粥样硬化，血管内膜增厚，管腔狭窄或闭塞时，可引起脑血栓（或称脑梗死），或血管破裂形成脑出血。轻者使患者遗留偏瘫、失语等后遗症，重者导致患者死亡。

◎ 高血压对肾脏的影响

由于血压长期增高，逐渐导致了肾小球动脉硬化，纤维化样变产生，肾脏的纤维化进程被启动，随着肾脏纤维化程度的加深，健康肾单位萎缩、消失，临床上将这种由长期高血压造成的肾脏结构和功能的病变，称之为高血压肾病。肾脏的代偿能力很强，故高血压早期患者无泌尿系统的症状，当肾脏功能减退时，可出现多尿，尤其是夜尿增多，说明肾脏的浓缩功能减退。肾功能进一步减退可出现肾功能不全（肾功能衰竭或称尿毒症），表现为尿量减少，全身水肿，尿检出现蛋白尿和血尿，血中尿素氮和肌酐增高等。

◎ 高血压对糖代谢的影响

高血压患者极易并发糖代谢异常或糖尿病，而且高血压是糖尿病病情进展的强预测因子，50%以上的高血压患者同时伴有胰岛素抵抗或2型糖尿病。而伴发糖代谢异常后，高血压患者发生心血管并发症的危险可增加2~3倍。

二、中医视角

【中医对高血压的认识】

目前中医有关高血压的认识，主要参考高血压所引起的症状，如眩晕、头痛、不寐等相关论述，如果出现中风症状，则又列为中风范畴。因此有学者认为，这种认识方法是有片面性的，并未体现出高血压的本质特点，造成这个问题的主要原因是高血压的中医概念不清楚。从而提出“脉胀”可以用作高血压的中医病名。

“脉胀”出自《黄帝内经》。《灵枢·胀论》载：“黄帝曰：脉之应于寸口，如何而胀？岐伯曰：脉大坚以涩者，胀也。”此句是指根据脉象来诊断胀病，也是专指脉压过大引起的脉搏胀满。明代医家张介宾在解释这句话时认为，“脉大者，邪之盛也，其脉大坚以涩者，胀也，脉坚者，邪之实也，涩因气血之虚而不能流利也”。明确指出脉胀的基本病因，一是邪实，一是气血虚而不能流利运行。

【高血压的病因病机】

有学者通过对中医古籍中记载的与高血压相关病证“眩晕”“头痛”“心悸”“不寐”及“中风”的文献条文归纳与总结，发现高血压其发病因素有体质偏盛偏衰、七情内伤、劳逸失度、饮食失节等；其发病机制主要为本虚标实，上实下虚。病之本为肝肾阴阳失调，标为风、火、痰、瘀；上实为气郁化火、肝风上扰而气血并走于上，下虚为肾阴亏损、水不涵木、肝失滋养而致肝阳偏盛。其病位主要在肝、肾，与肺、脾、心有关。

（1）情志刺激：中医历来重视情志和发病的关系，人的情志变化过于激烈，机体阴阳气血失调，超过人体脏腑的调节能力时就会发病。如人在盛怒之下，大怒伤肝，因肝体阴而用阳，其性主升主动，素体阳盛或忧郁、恼怒太过，肝失条达，肝气上逆，血随气升，则发生眩晕头痛。这也与现代医学所确定的长期交感神经兴奋性增强在高血压的发病过程中起重要作用的结论相一致。

（2）劳逸失度：过度劳作损伤人体正气，尤其是脾肝肾之气血阴阳失调，容易出现脾虚生痰湿，风痰上扰，肝肾不足，肝阳上亢，引发高血压。脑为髓之海，肾为先天之本，主藏精生髓，故髓海的有余与否，取决于肾精的充足与否。年老肾精亏虚或先天不足或房劳过度耗伤肾精等，均可使肾精不足，失于濡养而致眩晕，或肾精不足无以制约肝阳，导致肝阳上亢。

反之，《黄帝内经》中的“久卧伤气，久坐伤肉”理论，说明了过度安逸而缺乏肢体运动可使人体气血运行不畅，从而减弱脾胃的运化功能，久之则生火生痰，上犯精明之府，导致血压升高。

（3）饮食不节：过食肥甘厚味，伤脾碍胃，生湿酿痰，痰湿阻滞，风痰上扰，会发生高血压。正如朱丹溪在《丹溪心法·头眩》提出“无痰不作眩”。

脾胃为后天之本，气血生化之源，如饮食不节损伤脾胃，脾胃虚弱，不能运化水谷，或久病不愈，耗伤气血等，均可致气血亏虚，气虚则清阳不升，血虚则肝失濡养，虚风内动皆可致眩晕。张景岳在《景岳全书·眩运》载：“无虚不能作眩”“眩晕一证，虚者居其八九，而兼火兼痰者，不过十中一二耳”，强调因虚致眩。

过食辛辣等物，伤阴化火，阴精损伤，火热上冲，也能引发高血压。刘完素在《素问玄机原病式·五运主病》载：“所谓风气甚而头目眩晕者，由风木旺，必是金衰，不能制木，而木复生火。风火皆属阳，多为兼化，阳主呼动，两动相搏，则为之旋转。”提出眩晕的病因病机应从“火”立论。

（4）体质因素：体质因素对高血压的发病也有极大影响，总的来说，体质偏于阳盛者和偏于阴虚者，容易出现肝阳上亢而导致高血压。

【高血压的治疗原则】

中医对高血压的治疗以补虚泻实，调和气血阴阳为原则，治法以平肝潜阳、活血化瘀、清化痰浊、温阳利水、滋阴补肾、补气活血为主，根据其他兼夹证按急则治标，缓则治本给予相应辨证论治。

三、现代研究

【形成原因】

血压升高与以下三个方面有关：一是受动脉血管阻力的影响。心脏周围动脉血管是否痉挛、狭窄，血液黏稠度是否高，血液与血管的摩擦力是否大，都对高血压有直接的影响；二是受周身小动脉痉挛硬化的影响。如果小动脉的管径变得较狭窄，心脏必须加强收缩力，提高动脉内的血压，才能使足够的血液通过小动脉到达周身各部；三是过度激动、紧张、劳累等会引起大脑皮质经常处于紧张状态，即所谓的交感神经活性增强，引起血管收缩性改变，致使小动脉也处于紧张状态，从而引起血压升高。

高血压危险因素包括遗传因素、年龄以及多种不良生活方式等多方面。人群中普遍存在危险因素的聚集，随着高血压危险因素聚集的数目和严重程度的增加，血压水平呈现升高的趋势，高血压患病风险增大。高钠、低钾膳食，超重和肥胖是我国人群重要的高血压危险因素。此外，其他危险因素还包括年龄、高血压家族史、缺乏体力活动，以及糖尿病、血脂异常等。近年来大气污染也备受关注。研究显示，暴露于PM2.5、PM10、SO_2和O_3等污染物中均伴随高血压的发生风险和心血管疾病的死亡率增加。

【临床表现】

高血压的症状，往往因人、因病期而异。早期多无症状或症状不明显，偶于体格检查或由于其他原因测血压时发现。其症状与血压升高程度并无一致的关系。有些人血压不太高，症状却很多，而另一些患者血压虽然很高，但症状不明显，常见的症状如下：

头痛：头痛是高血压患者最常见的症状之一。高血压的头痛有几个特点：疼痛部位通常在后脑、前额和头部两侧太阳穴处，或伴后颈项部胀痛；头痛以白天、早晨为多；性质以胀痛、跳痛为多见；常伴有头晕、面色潮红或面部烘热等症状。若经常头痛剧烈，伴恶心作呕，就可能是向恶性高血压转化的信号。

头晕或眩晕：眩晕即头晕目眩的症状。高血压患者病情轻的，一般只出现头晕，或轻度眩晕；如病情重的，则头晕目眩，头重脚轻，甚至站立不稳。

健忘、耳鸣：健忘是指患者的记忆力减退，耳鸣是指患者自觉耳中有响声如蝉鸣，或脑中“嗡嗡”轰鸣。这一方面是高血压患者由于血管硬化，脑部供血不足等直接影响的结果，另一方面可能与神经衰弱有关。高血压引起的耳鸣常为双耳耳鸣，持续时间较长。

心悸、气短：心悸是患者自觉心中发慌，感觉心脏跳动不安的一种症状。高血压会导致心肌肥厚、心脏扩大、心肌梗死、心功能不全，这些都可导致心悸、气短的症状。若伴有冠心病，还可出现胸闷、胸痛等症状。

失眠、多梦：高血压患者可出现入睡困难，早醒，睡眠不踏实，易做噩梦，易惊醒，醒后难以入睡，重者彻夜难眠等症状。这与大脑皮质功能紊乱及自主神经功能失调有关。

手足麻木、肌肉酸痛：高血压患者可出现手足麻木和僵硬的感觉，有的则表现为腰酸背痛、肌肉酸痛。这种现象多数是由于高血压动脉硬化等原因引起肢体局部供血不足所致。

随着病程延续，血压持续性升高，最终可出现一系列重要脏器的损害。可表现为高血压脑病、短暂性脑缺血发作、脑血栓形成、脑出血；左心室肥大、心力衰竭、心律失常、冠心病；蛋白尿、肾功能不全、尿毒症等。

【诊断标准】

诊室血压是我国目前诊断高血压、进行血压水平分级以及观察降压疗效的常用方法。有条件者应进行诊室外血压测量，用于诊断白大衣高血压及隐蔽性高血压，评估降压治疗的疗效，辅助难治性高血压的诊治。动态血压监测（ABPM）可评估24h血压昼夜节律、直立性低血压、餐后低血压等。家庭血压监测（HBPM）可辅助调整治疗方案。基于互联网的远程实时血压监测是血压管理的新模式。

高血压定义：

在未用抗高血压药情况下，两次或两次以上非同日的血压测量值（每次不少于3次读数，取平均值）收缩压≥140mmHg和/或舒张压≥90mmHg，按血压水平将高血压分为1，2，3级（表13-1）。患者既往有高血压史，目前正在用抗高血压药，血压虽然低于140/90mmHg，亦应该诊断为高血压。ABPM的高血压诊断标准为：24h平均SBP/DBP≥130/80mmHg；白天SBP/DBP≥135/85mmHg；夜间SBP/DBP≥120/70mmHg。HBPM的高血压诊断标准为≥135/85mmHg，与诊室血压的140/90mmHg相对应。

表13-1　血压水平分类和定义

分类	收缩压（mmHg）	舒张压（mmHg）
正常血压	≤120和	≤80
正常高值	120~139和/或	80~89
高血压：	≥140和/或	≥90
1级高血压（轻度）	140~159和/或	90~99
2级高血压（中度）	160~179和/或	100~109
3级高血压（重度）	≥180和/或	≥110
单纯收缩期高血压	≥140和	≥90

当收缩压和舒张压分属于不同级别时，以较高的分级为准。

【治疗方法】

1.高血压治疗的目标

（1）高血压治疗的根本目标是降低发生心脑肾及血管并发症和死亡的总危险。

（2）降压治疗的获益主要来自血压降低本身。

（3）在改善生活方式的基础上，应根据高血压患者的总体风险水平决定给予降压药物，同时干预可纠正的危险因素、靶器官损害和并存的临床疾病。

（4）在条件允许的情况下，应采取强化降压的治疗策略，以取得最大的心血管获益。

（5）降压目标：一般高血压患者应降至＜140/90mmHg；能耐受者和部分高危及以上的患者可进一步降至＜130/80mmHg。

2.生活方式干预

生活方式干预在任何时候对任何高血压患者（包括正常高值者和需要药物治疗的高血压患者）都是合理、有效的治疗，其目的是降低血压、控制其他危险因素和临床情况。生活方式干预对降低血压和心血管危险的作用肯定，所有患者都应采用，主要措施包括：

（1）减少钠盐摄入，每人每日食盐摄入量逐步降至＜6g，增加钾摄入。

（2）合理膳食，平衡膳食。

（3）控制体重，使BMI＜24；腰围：男性＜90cm；女性＜85cm。

（4）不吸烟，彻底戒烟，避免被动吸烟。

（5）不饮或限制饮酒。

（6）增加运动，中等强度；每周4~7次；每次持续30~60min。

（7）减轻精神压力，保持心理平衡。

3.高血压的药物治疗

（1）降压药应用的基本原则：常用的五大类降压药物均可作为初始治疗用药，建议根据特殊人群的类型、合并症选择针对性的药物，进行个体化治疗；应根据血压水平和心血管风险选择初始单药或联合治疗；一般患者采用常规剂量，老年人及高龄老年人初始治疗时通常应采用较小的有效治疗剂量。根据需要，可考虑逐渐增加至足剂量；优先使用长效降压药物，以有效控制24h血压，更有效预防心脑血管并发症发生；对血压≥160/100mmHg、高于目标血压20/10mmHg的高危患者，或单药治疗未达标的高血压患者应进行联合降压治疗，包括自由联合或单片复方制剂；对血压≥140/90mmHg的患者，也可起始小剂量联合治疗。

（2）常用降压药物：常用降压药物包括钙通道阻滞剂（CCB）、血管紧张素转化酶抑制剂（ACEI）、血管紧张素受体拮抗剂（ARB）、利尿剂和β受体阻滞剂五类，以及由上述药物组成的固定配比复方制剂。

4.器械干预

鉴于目前有关去肾神经术治疗难治性高血压的疗效和安全性方面的证据仍不充足，因此该方法仍处于临床研究阶段，不适合临床广泛推广。

四、走出误区

◎ 血压降得越快越好

血压不是降得越快越好，降压治疗过程应缓慢进行，不能操之过急。高血压患者由于其血管硬化，为维持心、脑、肾等重要脏器的正常血流灌注，必须保持比正常同龄人稍高的血压。如果血压下降太快，就会产生一系列缺血、缺氧的症状，患者可出现头晕、头痛、视力下降、肢体麻木、全身无力、嗜睡等现象。

◎ 没有症状就不需要服药

实际上，血压的升高与症状的有无没有密切相关性。很多时候，患者是没有特殊不适感觉的，如果不是严重的急进型高血压，患者的不适与血压增高程度未必一致，千万别用高血压的症状作为治疗的准绳，这样容易错失治疗的时机。患者虽无症状表现，但过高的血压对心、脑、肾等重要器官的损害并未停止。对那些症状消失后就停止服药的患者来说，症状消失只是表示病情经治疗后好转，而并不表示高血压已彻底治愈，如果随意停止服药，血压将失去有效控制。一旦反弹，将对身体带来更大的危害。因此，无症状的高血压患者必须坚持长期服用降压药物。

◎ 血压不高就不需要服药

通常高血压一经确诊，应在改变生活方式的同时终身服用降压药，尽可能把血压降低到140/90mmHg以下，以降低中风（卒中）与心肌梗死等严重心脑血管疾病的发生风险。遗憾的是，许多患者因为种种原因擅自停服降压药。

符合以下三点才可以停服降压药：

（1）被误诊为高血压而服用降压药。有些人在医院测量血压时，精神紧张，导致血压一过性升高，结果被医生误诊为高血压而服用降压药。如果通过24h动态血压监测或在家中测量血压，确定为“白大衣高血压”，可以停服降压药。

（2）发生并发症后血压偏低。有些高血压患者在发生中风、心肌梗死或心力衰竭以后，血压明显下降到正常甚至较低的水平，在这种情况下，患者可在医生指导下调整降压治疗方案。

（3）坚持健康的生活方式，血压恢复正常。长期坚持健康的生活方式，如低盐饮食、体育锻炼等，患者血压恢复正常甚至较低水平，在详细诊断评估基础上，这些患者可以停服降压药。

◎ 降血压药需要经常更换不然会耐药

确定了有效的降压方案后，不要随意更换降压药，主要与以下因素有关：

（1）高血压的发病机制尚未完全搞清楚，可能是一种因素所致，或者多种因素的综合结果。血压能有效地控制提示选对了治疗靶点，盲目地更换成另一种药物，是否能有效地控制血压则难以保证。

（2）目前临床上应用的药物有很多种，药理作用、生物利用度、毒副作用等均不同。每次更换药物都需要有一个从头开始摸索的过程才能找到最佳药物配伍和剂量。如果更换药物过于频繁，血压会时常出现波动，可能出现心脑血管等系统的损害，得不偿失。

（3）现在正规医院、药店所售的药物，均是经过国家相关部门批准的，循证医学的证据充分，能够放心地长期使用。目前也没有证据说明某种降压药会出现耐药性，因此也没有必要担心耐药性的问题。

（4）有的人担心现在就使用好的药，等以后血压更高了就没药可用了。其实并不是这样。随着人们对高血压的发病机制、临床治疗的研究不断深入，新的理论不断在出现，新的治疗靶点也会随之出现，相应地针对这些新靶点的药物更会出现。以后仍会有很多优质的药物供医生和患者选择。

五、中医疗法

（一）芳草寻源

随着对高血压重视程度的提高，中药降压也成为热点研究领域。通过临证经验与临床药理学的结合，发现了很多降血压有效的中草药材，简要归纳如下：

清热药类：夏枯草、野菊花、菊花、罗布麻叶、桑叶、龙胆草、黄芩、栀子、决明子、青葙子、木贼、地骨皮、生地、玄参、牛黄、连翘、葛根、槐花、苦丁茶、莲子心、蜡梅花、鬼针草、苦木、芹菜、千里光、绿茶叶、青木香、荠菜。

泻下药类：大黄、郁李仁、番泻叶。

活血祛瘀药类：牛膝、丹参、川芎、赤芍、丹皮、田七、景天三七、毛冬青、益母草、茺蔚子、红花、夏天无、鹿衔草、萝芙木。

消食药类：山楂、樱桃叶、莱菔子。

祛风湿药类：防己、桑枝、海桐皮（叶）、蚕沙、青风藤。

补益药类：熟地、何首乌、桑寄生、杜仲、巴戟天、淫羊藿、党参、胎盘。

利水药类：车前子（叶）、泽泻、猪苓、茯苓、萹蓄、甘木通、萬苣子、玉米须、黄瓜藤、猫须草。

平肝息风药类：钩藤、石决明、珍珠、珍珠母、代赭石、牡蛎、羚羊角（骨）、水牛角、黄羊角、天麻、白蒺藜、地龙。

止咳平喘药类：桑白皮、贝母、马兜铃、柿叶。

化痰散结药类：海藻、昆布、海蜇。

◎ 菊花

【别名】

节华（《本经》），金精（《金匮玉函方》），甘菊、真菊（《抱朴子》），金蕊（《本草纲目》），家菊（《群芳谱》），馒头菊、簪头菊（《医林纂要》），甜菊花（《随息居饮食谱》），药菊（《河北药材》）。

【来源】

菊科植物菊的干燥头状花序。

【性味】

《神农本草经》："味苦，平。"

《名医别录》："甘，无毒。"

《天宝单方图》："白菊：味辛，平，无毒。"

《随息居饮食谱》："甘，凉。"

【归经】

《雷公炮制药性解》："入肺、脾、肝、肾四经。"

【养心功效】

菊花制剂有扩张冠状动脉、增加冠脉血流量、提高心肌耗氧量的作用，并具有降压、缩短凝血时间、解热、抗炎、镇静作用。

【配方举隅】

菊明降压丸：由野菊花、决明子（炒）组成。具有降低血压的作用。用于高血压及其引起的头痛、目眩（中成药）。

珍菊降压片：由野菊花膏粉、珍珠层粉、盐酸可乐定、氢氯噻嗪、芦丁组成。具有降压的功效。用于高血压（中成药）。

【使用注意】

《本草经集注》："术、枸杞根、桑根白皮为之使。"

《本草汇言》："气虚胃寒，食少泄泻之病，宜少用之。"

◎ 夏枯草

【别名】

夕句、乃东（《神农本草经》），燕面（《名医别录》），麦穗夏枯草、麦夏枯、铁线夏枯（《滇南本草》），铁色草（《本草纲目》），棒柱头花（《中国药用植物》），大头花（《浙江中药手册》），灯笼头、羊肠菜、榔头草（《江苏植物药材志》），白花草（《河北药材》），胀饱草（《山东中药》），棒槌草（《中药志》），干叶叶（《陕西中药志》），锣锤草、东风、牛枯草、地牯牛、广谷草（《湖南药物志》），六月干、棒头柱（《闽东本草》）。

【来源】

唇形科植物夏枯草的果穗。

【性味】

《神农本草经》："味苦辛，寒。"

《名医别录》："无毒。"

《本草正》："味微苦，微辛。"

【归经】

《滇南本草》："入肝。"

《本草经疏》："入足厥阴、少阳经。"

【养心功效】

夏枯草煎剂、水浸出液、乙醇—水浸出液及乙醇浸出液均可明显降低实验动物血压，茎、叶、穗及全草均有降压作用，但穗的作用较明显。小剂量夏枯草兴奋心脏，大剂量则抑制。

【配方举隅】

降压丸：由珍珠母、龙胆、槐米、夏枯草、地黄、牛膝组成。具有滋肾、清肝、泻火的功效。用于肝阳、肝火上炎所致头痛眩晕，目赤耳鸣，血压升高（中成药）。

复方夏枯草降压颗粒：由夏枯草、白芍、槐角组成。具有平肝降火，止眩的功效。用于肝火上炎，眩晕头痛，失眠多梦，心烦口苦者（中成药）。

降压平片：由夏枯草、葛根、珍珠母、菊花、淡竹叶、芦丁、槲寄生、黄芩、薄荷脑、地龙、地黄组成。具有降压，清头目的功效。用于高血压及高血压引起的头晕、目眩（中成药）。

【使用注意】

《本草经集注》："土瓜为之使。"

《得配本草》："气虚者禁用。"

◎ 石决明

【别名】

真珠母（《雷公炮炙论》），鳆鱼甲（陶弘景），九孔螺（《日华子本草》），千里光（《本草纲目》），鲍鱼皮（《山东中药》），金蛤蜊皮（《山东中草药手册》）。

【来源】

鲍科动物九孔鲍或盘大鲍等的贝壳。

【性味】

《名医别录》："味咸，平，无毒。"

《蜀本草》："寒。"

《日华子本草》："凉。"

【归经】

《雷公炮制药性解》："入肝经。"

《本草通玄》："入足厥阴、少阴经。"

【养心功效】

石决明具有镇静，降血压，拟交感神经及一定抗凝血酶作用。

【配方举隅】

石决明八钱，菊花四钱，枸杞子四钱，桑叶三钱。水煎服。治眩晕（《山东中草药手册》）。

石决明30g，钩藤24g，僵蚕9g，菊花9g，夏枯草15g。水煎服。治肝阳上亢、肝火亢盛、头晕头痛、烦躁易怒。适于老年高血压头痛（《青岛中草药手册》）。

【使用注意】

《本草经疏》："畏旋覆花。"

《本草求原》："反云母。"

◎ 防己

【别名】

解离（《神农本草经》），载君行（《本草蒙筌》），石解（《本草纲目》）。

【来源】

防己为防己科植物粉防己的干燥根。

【性味】

《神农本草经》："味辛，平。"

《药性论》："汉防己：味苦，有小毒。木防己：味苦辛。"

《医学启源》："气寒，味大苦。"

【归经】

《本草通玄》："入太阳。"

《本草新编》："入肾。"

《本草再新》："入肝、脾、肾三经。"

【养心功效】

粉防己能明显增加排尿量。对心肌有保护作用，能扩张冠状血管，增加冠脉流量，有显著降压作用，能对抗心律失常；能明显抑制血小板聚集，还能促进纤维蛋白溶解，抑制凝血酶引起的血液凝固过程；粉防己碱（汉防己甲素）有非特异性钙拮抗作用，能阻断L-钙离子通道及T-钙离子通道。

【配方举隅】

罗己降压片：由罗布麻叶浸膏、防己浸膏、野菊花浸膏、硫酸胍乙啶、硫酸双肼屈嗪、氯氮、盐酸异丙嗪、氢氯噻嗪、维生素B_1、三硅酸镁、维生素B_6、泛酸钙组成。具有平肝、清热、降压的功效。适用于原发性高血压（中成药）。

【使用注意】

《本草经集注》："殷孽为之使，恶细辛，畏萆薢，杀雄黄毒。"

《药性论》："木防己：畏女菀、卤咸。"

李杲："上焦湿热者，不可用。"

《本草经疏》："凡胃虚阴虚，自汗盗汗，口苦舌干，肾虚小水不利，及胎前产后血虚，虽有下焦湿热，均忌。"

《得配本草》："气分风热，小便不通，禁用。"

◎ 葛根

【别名】

干葛（《阎氏小儿方》），甘葛（《滇南本草》），粉葛（《草木便方》），葛麻茹（《陆川本草》），葛于根（《山东中药》），黄葛根（《四川中药志》），葛条根（《陕西中药志》）。

【来源】

豆科植物葛的块根。

【性味】

《神农本草经》："味甘，平。"

《名医别录》："无毒。生根汁，大寒。"

《本草纲目》："甘辛，平，无毒。"

【归经】

张元素："通行足阳明经。"

《本草新编》："入胃，又入肺。"

《本草求真》："入胃，兼入脾。"

《要药分剂》："入胃、膀胱二经，兼入脾经。"

【养心功效】

现代药理研究表明，葛根总黄酮及葛根素对狗能增加冠状动脉血流量，并能明显增加脑血流量，使血管阻力下降。葛根素可明显限制犬实验性急性心肌梗死范围。葛根醇提物和葛根素有抗实验性心律失常作用。葛根醇浸剂对大鼠有拮抗脑垂体后叶素引起的心肌缺血反应作用。葛根素还可抗高血压，抗血小板聚集和形成。葛根成分还有降血脂，改善记忆功能，抗氧化等作用。大豆素还能降低血糖。

【配方举隅】

桑葛降脂丸：由桑寄生、葛根、山药、大黄、山楂、丹参、红花、泽泻、茵陈、蒲公英组成。具有补肾健脾，通下化瘀，清热利湿的功效。用于脾肾两虚、痰浊血瘀型高脂血症（中成药）。

愈风宁心片：是以葛根经加工制成的浸膏片。具有解痉止痛，增强脑及冠脉血流的功效。用于高血压头晕，头痛，颈项疼痛，冠心病，心绞痛，神经性头痛，早期突发性耳聋（中成药）。

【使用注意】

张元素："不可多服，恐损胃气。"

《本草正》："其性凉，易于动呕，胃寒者所当慎用。"

《本草从新》："夏日表虚汗多尤忌。"

◎ 黄芩

【别名】

腐肠（《神农本草经》），空肠（《名医别录》），内虚（《吴普本草》），妒妇，经芩（《吴普本草》），黄文（《吴普本草》），印头（《吴普本草》），苦督邮（《记事》），内实者名子芩（弘景），条芩（《本草纲目》），尾芩（《唐本草》），鼠尾芩。

【来源】

唇形科植物黄芩的根。

【性味】

《神农本草经》："味苦，平。"

《名医别录》："大寒，无毒。"

《药性论》："味苦甘。"

【归经】

《本草品汇精要》："行手太阴、阳明经。"

《本草纲目》："入手少阴、阳明，手足太阴、少阳六经。"

《雷公炮制药性解》："入肺、大肠、膀胱、胆四经。"

【养心功效】

黄芩具有降血压、利尿、降血脂、抗血小板聚集和抗凝、保肝、保护肾损伤等作用。

【配方举隅】

醒脑降压丸：由黄芩、黄连、郁金、栀子、玄精石、珍珠母、辛夷、零陵香、朱砂、雄黄、冰片等组成。具有通窍醒脑，清心镇静，抗热消炎的功效。用于高血压，言语不清，痰涎壅盛者（中成药）。

清脑降压片：由黄芩、夏枯草、槐米、煅磁石、牛膝、当归、地黄、丹参、水蛭、钩藤、决明子、地龙、珍珠母组成。具有平肝潜阳的功效。用于肝阳上亢所致眩晕，症见头昏头晕、项强、血压偏高等（中成药）。

降压片：由黄芩、决明子、山楂、槲寄生、臭梧桐叶、桑白皮、地龙组成。具有降压的功效。用于高血压（中成药）。

【使用注意】

《药对》："山茱萸、龙骨为之使。恶葱实。畏丹砂、牡丹、藜芦。"

《本草经疏》："脾肺虚热者忌之。凡中寒作泄，中寒腹痛，肝肾虚而少腹痛，血虚腹痛，脾虚泄泻，肾虚溏泻，脾虚水肿，血枯经闭，气虚小水不利，肺受寒邪喘咳，及血虚胎不安，阴虚淋露，法并禁用。"

◎ 刺蒺藜

【别名】

茨（《诗经》），蒺藜（《毛诗传》），蒺藜子、旁通、屉人、止行、豺羽、升推（《神农本草经》），即藜（《名医别录》），白蒺藜（《药性论》），杜蒺藜（《太平圣惠方》），休羽（《本草纲目》），旱草（《本草经解》），三角蒺藜（《本草求真》），三角刺（《中国药用植物志》），八角刺（《青海药材》），蒺骨子、野菱角、地菱（《江苏植物药材志》），硬蒺藜、蒺藜胥荚（《山东中药》）。

【来源】

蒺藜科植物蒺藜的果实。

【性味】

《神农本草经》："味苦，温。"

《名医别录》："辛，微寒（一作温），无毒。"

《药性论》："味甘，有小毒。"

【归经】

《雷公炮制药性解》："入肺、肝、肾三经。"

《本草经解》："入足厥阴肝经、手少阴心经。"

【养心功效】

蒺藜水浸液及乙醇浸出液对麻醉动物有降压作用；其水溶性部分有利尿作用；蒺藜总皂苷有显著的强心作用，有提高机体免疫功能、强壮、抗衰老等作用；蒺藜水煎液有降低血糖作用；水提取物有抗过敏作用。

【配方举隅】

蒺藜茶：白蒺藜9g，潼蒺藜（沙苑子）9g。浸泡于500mL冷水内3min。加热煮开后改小火再煮5min即可；或直接将药材放入有过滤器的茶壶，以沸水冲泡，加盖闷5min，可冲泡两三次。适用于肝肾不足、头晕眼花、腰膝疼痛等症状的高血压患者。

刺蒺藜一斤，带刺炒，磨为细末。每早、午、晚各服四钱，白汤调服。治胸痹，膈中胀闷不通或作痛（《方龙潭家秘》）。

【使用注意】

《本草经集注》："乌头为之使。"

《本草汇言》："阴虚不足，精髓血津枯燥至疾者，俱禁用之。"

《得配本草》："肝虚，受孕，二者禁用。"

◎ 杜仲

【别名】

思仙（《神农本草经》），木绵、思仲（《名医别录》），檰（《本草图经》），石思仙（《本草衍义补遗》），丝连皮、丝楝树皮（《中药志》），扯丝皮（《湖南药物志》），丝棉皮（苏医《中草药手册》）。

【来源】

杜仲科植物杜仲的树皮。

【性味】

《神农本草经》：“味辛，平。”

《名医别录》：“甘，温，无毒。”

《药性论》：“味苦。”

【归经】

王好古：“肝经气分。”

《雷公炮制药性解》：“入肾经。”

《本草经解》：“入手太阴肺经。”

【养心功效】

生杜仲、炒杜仲和砂烫杜仲的水煎剂对家兔和狗都有明显的降压作用，但生杜仲降压作用较弱，炒杜仲和砂烫杜仲的作用几乎完全相同，其降压的绝对值相当于生杜仲的两倍；杜仲还有镇静和利尿作用。

【配方举隅】

宝芝林杜仲降压茶：由杜仲、丹参、银杏叶等浓缩精华结合而成，经过科学炮制后沸水浸泡饮用。具有降血压、补肝肾、强筋骨的功效。适用于高血压、高血脂、冠心病、心绞痛、脑动脉硬化、中风偏瘫、高血压引起的头痛、头晕、耳鸣、心悸、眼花、注意力不集中、记忆力减退、手脚麻木、疲乏无力、烦躁易怒，以及心脑肾损伤。

杜仲降压片：由杜仲（炒）、益母草、夏枯草、黄芩、钩藤组成。具有补肾、平肝、清热的功效。用于肾虚肝旺之高血压（中成药）。

杜仲平压片：由杜仲叶组成。具有补肝肾，强筋骨的功效。用于肝肾不足所致的头晕目眩，腰膝酸痛，筋骨痿软，高血压见上述证候者（中成药）。

复方杜仲丸：由复方杜仲流浸膏（按干膏计）、钩藤组成。具有补肾，平肝，清热的功效。用于肾虚肝旺之高血压（中成药）。

（二）千古良方

◎ 天麻钩藤饮

【出处】

《杂病证治新义》。

【组成】

天麻9g，钩藤12g，生决明18g，山栀9g，黄芩9g，川牛膝12g，杜仲9g，益母草9g，桑寄生9g，夜交藤9g，朱茯神9g。

【养心功效】

天麻钩藤饮主要具有平肝息风，清热活血，补益肝肾之功效。本方治证为肝肾阴虚，肝阳上亢，生风化热所致之证。以头痛、眩晕、失眠、舌红苔黄、脉弦为证治要点。方中天麻味甘性平，长于息风平肝以止晕眩，李时珍称其“乃定风草，故为治风之神药”。现代研究发现，天麻钩藤饮具有镇静、镇痛、抗惊厥作用，对大脑及神经细胞具有调节和保护作用；具有显著的降血压、抗凝、抗血栓作用，同时抑制心肌收缩力，降低心肌耗氧量，改善心肌缺血，保护心肌细胞；同时又具抗炎、抗氧化、降血脂作用，对免疫功能有调节和促进作用，因此对肝阳上亢、肝风上扰证型高血压有一定的治疗作用和预防并发症的作用。钩藤味甘性寒，偏于清热平肝以治晕痛，两者相伍，相辅相成，平肝息风、止痛定眩之力倍增，用以为君。石决明专入肝经，咸寒清热，质重潜阳；川牛膝引血下行，直折亢阳，且可活血利水，二药同用为臣。栀子、黄芩清肝泻火；杜仲、桑寄生补益肝肾；夜交藤、朱茯神安神定志；益母草配伍川牛膝，活血利水，既利肝阳之平降，又与“血行风灭”之理契合，以上俱为佐药。诸药合用，共奏平肝息风、清热活血、补益肝肾之效。现代常用于治疗高血压属肝阳上亢者。

◎ 镇肝熄风汤

【出处】

《医学衷中参西录》。

【组成】

怀牛膝、生赭石（轧细）各一两（30g），生龙骨（捣碎）、生牡蛎（捣碎）、生龟板（捣碎）、生杭芍、玄参、天门冬各五钱（15g），川楝子（捣碎）、生麦芽、茵陈各二钱（6g），甘草一钱半（4.5g）。

【养心功效】

镇肝熄风汤具有镇肝息风、滋阴潜阳之功效。为治疗类中风的常用方剂。症见头目眩晕，目胀耳鸣，脑部热痛，心中烦热，面色如醉，或时常噫气，或肢体渐觉不利，口角渐形㖞斜；甚或眩晕颠仆，昏不知人，移时始醒；或醒后不能复原，脉弦长有力者。现代常用于治疗高血压、血管性头痛等，属肝肾阴亏、肝阳上亢者，均可加减应用。镇肝熄风汤具有一定的降血压、镇痛作用，同时对神经、代谢、免疫功能具有积极的调节作用，又有抗炎、抗氧化损伤作用，这些作用对高血压的病因机制针对性强，所以对高血压以及其并发脑血管意外、神经血管性头痛应有一定的治疗作用。

◎ 羚角钩藤汤

【出处】

《通俗伤寒论》。

【组成】

羚角片一钱半，先煎（4.5g），钩藤三钱，后入（9g），霜桑叶二钱（6g），滁菊花三钱（9g），鲜生地五钱（15g），生白芍三钱（9g），川贝母去心，四钱（12g），淡竹茹鲜刮，与羚羊角先煎代水，五钱（15g），茯神木三钱（9g），生甘草八分（3g）。

【养心功效】

羚角钩藤汤具有凉肝息风、增液舒筋之功效。主治肝热生风证。症见高热不退，烦闷躁扰，手足抽搐，发为痉厥，甚则神昏，舌绛而干，或舌焦起刺，脉弦而数。现代常用于治疗妊娠子痫、流行性乙型脑炎以及高血压引起的头痛、眩晕、抽搐等属肝经热盛者。羚角钩藤汤有强大的降血压、改善血液流变学、抗氧化损伤、抗炎作用，因此对妊娠期高血压、高血压有着十分积极的根本性治疗作用；同时有着强大的镇静、抗惊厥作用，这对其适应证中的惊厥起到决定性的对症治疗作用；同时对神经、内分泌、代谢、免疫功能有着调节作用，这就从病因上解决了高血压、妊娠期高血压的治疗问题。

◎ 半夏白术天麻汤

【出处】

《医学心悟》。

【组成】

半夏一钱五分（9g），天麻、茯苓、橘红各一钱（6g），白术三钱（15g），甘草五分（4g），生姜一片，大枣二枚。

【养心功效】

半夏白术天麻汤具有燥湿化痰、平肝息风之功效。主治风痰上扰证。本方为治疗风痰眩晕的常用方剂。以眩晕头痛、舌苔白腻、脉弦滑为辨证要点。现代常用于治疗耳源性眩晕、神经性眩晕等属风痰上扰者。该方剂对神经、内分泌系统功能及心血管系统具有积极调节作用，特别是改善血液流变学、改善微循环功能，可能在病理治疗上起一定作用。

◎ 地黄饮子

【出处】

《圣济总录》。

【组成】

熟干地黄（焙），巴戟天（去心），山茱萸（炒），石斛（去根），肉苁蓉（酒浸，切，焙），附子（炮裂，去皮，脐），五味子（炒），桂（去粗皮），白茯苓（去黑皮），麦门冬（去心，焙），菖蒲，远志（去心），等分。

【养心功效】

地黄饮子具有滋肾阴，补肾阳，开窍化痰之功效。主治瘖痱，肾虚弱厥逆，语声不出，足废。症见舌强不能言，足废不能用，口干不欲饮，足冷面赤，脉沉细弱等。近代也用于脑动脉硬化、中风后遗症等属肾阴阳两虚者。地黄饮子对心血管及血液流变学有强大的积极作用，对中枢神经、内分泌系统具有强大的调节功能和保护功能，对免疫功能具有强大的调节和促进作用，而且具有抗炎、抗氧化、抗衰老作用，其各项药理作用正好切中晚期高血压、动脉硬化症、中风后遗症的发病机制，可望对其有一定的治疗作用。

（三）食养天年

合理的饮食可使人体获得足够的营养，既能调整人体的阴阳平衡，又可使体内正气旺盛，从而帮助人体适应自然界的种种变化，避免邪气侵袭。古人认为，人体最重要的是所谓的三宝，即精、气、神。精、气主要是由饮食中的精微物质所化生，而神要靠精、气滋养，三者的关系是精化气、气化神。若饮食正常，则精气充足而神养，自然体健神旺、健康长寿；反之，若饮食失宜，则精气不足而神衰，如此则会伤身损寿，导致早衰的到来。

不仅如此，古人还认为药食同源，若有了疾病，应首先采用饮食疗法，通过饮食补益气血、平衡阴阳，最终达到祛病强身之目的。高血压的发作与膳食密切相关。高盐、高脂、高糖的膳食以及它们引发的肥胖是高血压发作率增高的重要原因。因此，要战胜高血压，首先需要，也必须从改良膳食习惯和生活习惯做起。

1.守口如瓶

◎ 减少钠盐摄入，增加钾摄入

高钠、低钾膳食是我国人群重要的高血压发病危险因素。INTERSALT研究发现，研究人群24h尿钠排泄量中位数增加2.3g（100mmol/d），收缩压（SBP）/舒张压（DBP）中位数平均升高（5~7）/（2~4）mmHg。现况调查发现，2012年我国18岁及以上居民的平均烹调盐摄入量为10.5g，虽低于1992年的12.9g和2002年的12.0g，但较推荐的盐摄入量水平依旧高75.0%，且中国人群普遍对钠敏感。

我国居民的膳食中75.8%的钠来自家庭烹饪用盐，其次为高盐调味品。随着饮食模式的改变，加工食品中的钠盐也将成为重要的钠盐摄入途径。为了预防高血压和降低高血压患者的血压，钠的摄入量应减少至2400mg/d（6g氯化钠）。所有高血压患者均应采取各种措施，限制钠盐摄入量。主要措施包括：①减少烹调用盐及含钠高的调味品（包括味精、酱油）；②避免或减少含钠盐量较高的加工食品，如咸菜、火腿、各类炒货和腌制品；③建议在烹调时尽可能使用定量盐勺，以起到警示的作用。

增加膳食中钾摄入量可降低血压。全天膳食中钾的摄入量至少应达到3100mg（相当于80mmol钾，1mmol钾=39mg钾）。主要措施为：①增加富钾食物（新鲜蔬菜、水果和豆类）的摄入量；②肾功能良好者可选择低钠富钾替代盐。不建议服用钾补充剂（包括药物）来降低血压。肾功能不全者补钾前应咨询医生。

◎ 合理膳食

合理膳食模式可降低人群高血压、心血管疾病的发病风险。建议高血压患者和有进展为高血压风险的正常血压者，饮食以水果、蔬菜、低脂奶制品、富含食用纤维的全谷物、植物来源的蛋白质为主，减少饱和脂肪和胆固醇摄入。

DASH（Dietary Approaches to Stop Hypertension）饮食（“得舒饮食”）是一种控制和预防高血压的饮食模式。除控制血压外，还能帮助降低骨质疏松、癌症、心脏病、中风和糖尿病的风险。被世界各大官方机构或膳食指南推广。DASH饮食富含新鲜蔬菜、水果、低脂（或脱脂）乳制品、禽肉、鱼、大豆和坚果，少糖、含糖饮料和红肉，其饱和脂肪和胆固醇水平低，富含钾镁钙等微量元素、优质蛋白质和纤维素。在高血压患者中，DASH饮食可分别降低SBP 11.4mmHg，DBP 5.5mmHg，一般人群可降低SBP 6.74mmHg，DBP 3.54mmHg，高血压患者控制热量摄入，血压降幅更大。依从DASH饮食能够有效降低冠心病和脑卒中风险。

◎ 适当增加钙和镁的摄入量

钙摄入量与血压呈显著负相关，每日摄入钙小于300mg的人群比大于1200mg的人群高血压的发病率高2~3倍。人均每天增加100mg钙，平均收缩压下降2.5mmHg，舒张压下降1.3mmHg。膳食中的镁与血压呈负相关，补充一定的镁制剂可使轻中度的高血压降低。

◎ 限制饮酒

过量饮酒包括危险饮酒（男性41~60g，女性21~40g）和有害饮酒（男性60g以上，女性40g以上）。我国饮酒人数众多，18岁以上居民饮酒者中有害饮酒率为9.3%。限制饮酒与血压下降显著相关，酒精摄入量平均减少67%，SBP下降3.31mmHg，DBP下降2.04mmHg。目前有关少量饮酒有利于心血管健康的证据尚不足，相关研究表明，即使对少量饮酒的人而言，减少酒精摄入量也能够改善心血管健康，降低心血管疾病的发病风险。过量饮酒显著增加高血压的发病风险，且其风险随着饮酒量的增加而增加，限制饮酒可使血压降低。建议高血压患者不饮酒，如饮酒，则应少量并选择低度酒，避免饮用高度烈性酒。每日酒精摄入量男性不超过25g，女性不超过15g；每周酒精摄入量男性不超过140g，女性不超过80g。白酒、葡萄酒、啤酒摄入量分别少于50mL、100mL、300mL。

2.精挑细选

高血压患者采用适量蛋白质和热能膳食，提倡低脂、低胆固醇、低钠、高钙、高镁、高钾、高维生素饮食。每日蛋白质1.0~1.2g/kg体重，特别是豆制品，同时选用部分动物蛋白，如鱼、鸡、牛肉、牛奶、猪瘦肉等，鱼类尽量食用深海鱼，可以进食适量红肉。脂肪每日摄入量为40g，限制动物脂肪摄入。胆固醇的摄入量应在300~400mg。优先选择富含单不饱和脂肪酸的橄榄油、菜籽油、茶籽油以及含多不饱和脂肪酸的大豆油、玉米油、花生油等。尽量不食用动物油、椰子油、棕榈油。增加全谷类和薯类食物的摄入，粗细搭配。视体力活动的不同，每日谷类和薯类的摄入量不同，轻、中度体力活动的高血压患者，推荐每日摄入谷类150~400g，其1/3~1/2为粗粮和杂粮。少食用或不食用加入钠盐的谷类制品如咸面包、方便面、挂面等。蔬菜、水果中含有大量的钾，有助于高血压的防治。每日蔬菜摄入量为500g，至少3个品种，最好5个品种以上，且每日摄入的蔬菜中要有深色蔬菜、叶类蔬菜等，推荐食用富钾蔬菜，例如菠菜、芥蓝、莴笋叶、空心菜、苋菜等。水果摄入量至少200g，每天至少1个品种，最好2个品种以上。含钾高的食物有海带、紫菜、木耳、山药、香蕉、豌豆苗、莴笋、芹菜、番茄和鱼类等，有利于血压的控制。含钙丰富的食物有豆类及其制品，牛奶、虾皮等，必要时补充钙剂，另外酸奶也有一定降血压的作用。大剂量补充维生素C，可使胆固醇氧化为胆酸排出体外，改善心脏功能和血液循环。橘子、大枣、番茄、芹菜叶、油菜、小白菜、莴笋叶等食物中，均有丰富的维生素C。多吃能保护血管、降血压、降血脂的食物。能降血压的食物有：芹菜、胡萝卜、番茄、黄瓜、木耳、海带、香蕉等。降脂食物有：山楂、香菇、大蒜、洋葱、海鱼等。此外，草菇、香菇、平菇、蘑菇、黑木耳、银耳等菌藻类食物含钾丰富，味道鲜美，对防治高血压均有较好效果。

◎ 旱芹

【别名】

芹菜（《名医别录》），荷兰鸭儿芹（《中国植物图鉴》），香芹、蒲芹（《本草推陈》），药芹（《中国药用植物图鉴》），野芹（《上海常用中草药》）。

【性味】

《上海常用中草药》："甘，平。"

《大同药植手册》："甘苦，微寒。"

【养心功效】

芹菜的粗提取物，对兔、犬静脉注射有明显降压作用；血管灌流，可引起血管扩张；用主动脉弓灌流法，它能对抗烟碱，山梗菜碱引起的升压反应，还可引起降压，故认为其降压原理主要是通过主动脉弓化学感受器所致。芹菜醇浸提取的碱性物质，无降压作用，而酸性提取物对大白鼠有温和而稳定的降压效力，其作用持续时间随剂量增加而显著延长。

【食用禁忌】

《本草纲目》："旱芹，其性滑利。"

《食鉴本草》："和醋食损齿，赤色者害人。"

《生草药性备要》："生疥癞人勿服。"

◎ 香蕉

【别名】

蕉子（《桂海虞衡志》），蕉果（《本草求原》）。

【性味】

《唐本草》："味甘，冷。"

《本草纲目拾遗》："甘，大寒，无毒。"

《医林纂要》："甘，寒，微涩。"

【养心功效】

香蕉含有丰富的钾离子，不但能够通便润肠，还有预防高血压的保健功效。钾有利尿作用，能促进身体内钠和水的排泄。钠的排泄可同时带走水分，减少全身的血容量，故可促使血压降低。

【食用禁忌】

香蕉性寒，风寒感冒咳嗽之人勿食；女子月经来潮期间，尤其是有寒性痛经者勿食；患有慢性肠炎、虚寒腹泻、经常大便溏薄之人勿食；糖尿病患者、急慢性肾炎病患者、胃酸过多者、风湿性关节炎病患者，勿食为妥。

◎ 荷叶

【别名】

蕸（《尔雅》）。

【性味】

《滇南本草》："性微温平，味辛。"

《本草崇原》："气味苦，平，无毒。"

《医林纂要》："苦涩，平，微咸。"

【养心功效】

荷叶中的生物碱有降血脂作用，且临床上常用于肥胖症的治疗。荷叶碱可扩张血管，有降血压的作用。荷叶中富含的黄酮类物质，是大多数氧自由基的清除剂，可以提高SOD（超氧化物歧化酶）的活力，减少MDA（脂质过氧化物丙二醛）及ox-LDL（氧化低密度脂蛋白）的生成，它可以增加冠脉流量，对实验性心肌梗死有对抗作用，对急性心肌缺血有保护作用。

【食用禁忌】

《本草纲目》："畏桐油，茯苓、白银。"

《本草从新》："升散消耗，虚者禁之。"

《随息居饮食谱》："凡上焦邪盛，治宜清降者，切不可用。"

◎ 醋

【别名】

苦酒（《伤寒论》），淳酢（《本草经集注》），酰（《名医别录》），米醋（《食疗本草》）。

【性味】

《名医别录》："味酸，温，无毒。"

《本草蒙筌》："酸甘，温。"

《本草纲目》："酸苦，温，无毒。"

【养心功效】

"少盐多醋"是中国人传统的健康饮食之道，如果能善用醋来增加菜肴风味，以减少用盐，能降低罹患高血压、动脉硬化、中风等疾病的风险。另外，水果醋里含有矿物质钾，可以帮助身体排出过剩的钠，达到预防高血压的目的。醋还可使烹饪原料中钙质溶解而利于人体吸收。

【食用禁忌】

陶弘景："酢酒不可多食之，损人肌脏耳。"

《千金·食治》："扁鹊云，多食酢，损人骨。"

孟诜："多食损人胃。""醋，服诸药不可多食。"

《本草纲目》："服茯苓、丹参人不可食醋。"

《随息居饮食谱》："风寒咳嗽，外感疟痢初病皆忌。"

◎ 香菇

【别名】

香蕈、合蕈、台蕈、台菌、雷惊蕈、戴沙、石蕈、椎蕈、香信、冬菇、菊花菇、香纹。

【性味】

甘；性平；无毒。

【养心功效】

香菇中含有嘌呤、胆碱、酪氨酸、氧化酶以及某些核酸物质，能起到降血压、降胆固醇、降血脂的作用，又可预防动脉硬化、肝硬化等疾病。香菇中还含有丰富的食物纤维，经常食用能降低血液中的胆固醇，防止动脉粥样硬化，对防治脑出血、心脏病、肥胖症和糖尿病都有效。

【食用禁忌】

《本草求真》："（香蕈）性极滞濡，中虚服之有益，中寒与滞，食之不无滋害。"

《随息居饮食谱》："痧痘后、产后、病后忌之，性能动风故也。"

◎ 苦丁茶

【别名】

茶丁、富丁茶、皋卢茶。

【性味】

《医林纂要》："苦甘，大寒。"

《纲目拾遗》："味甘苦。"

【养心功效】

现代药理研究表明，苦丁茶具有降血压、降血脂、降胆固醇等功效。有增加冠状动脉血流量、增加心肌供血、抗动脉粥样硬化等作用，对心脑血管疾病患者的头晕、头痛、胸闷、乏力、失眠等症状均有较好的防治作用。

【食用禁忌】

脾胃虚寒者慎服，经期女性、肠胃不好等都不宜饮用。

◎ 栗子

【别名】

板栗（《唐本草》），栗果（《滇南本草》），大栗（《浙江天目山药用植物志》）。

【性味】

《名医别录》："味咸，温，无毒。"

陶弘景："甜。"

《滇南本草》："味甘，平。"

【养心功效】

栗子中所含的丰富的不饱和脂肪酸和维生素、矿物质，能防治高血压、冠心病、动脉硬化等疾病。

【食用禁忌】

孟诜："栗子蒸炒食之令气拥，患风水气不宜食。"

《本草衍义》："小儿不可多食，生者难化，熟即滞气隔食，往往致小儿病。"

《得配本草》："多食滞脾恋膈，风湿病者禁用。"

《随息居饮食谱》："外感来去，痞满，疳积，疟痢，产后，小儿，患者不饥、便秘者并忌之。"

（四）非药物疗法

◎ 针刺疗法

【养心功效】

针刺为中医药领域中最广泛的非药物疗法，在降压方面疗效确切，降压平稳，在高血压的防治中起着重要的作用，因其"简、效、廉、小"的特点，在临床上得到越来越多的认可。针刺疗法可以降低血压负荷，改善血压节律，逆转非杓型血压，保护靶器官损害。

针刺降压相关机制研究发现，针刺参与降压过程主要涉及调控中枢及交感神经兴奋性、调节肾素-血管紧张素-醛固酮系统分泌水平、改善血管内皮功能障碍及抑制血管重构、改善胰岛素抵抗状态、抑制氧化应激、调节免疫紊乱、调节相关基因蛋白表达、改善微循环等多个方面。

研究人员将针刺治疗原发性高血压按论治方式分为辨证论治、辨病论治、辨症论治和其他四大类。其中，辨证论治多以脏腑辨证、气血津液辨证、阴阳虚实辨证等为主，临床上有明确的证型以及相应的治法，是针刺论治原发性高血压时最主要的论治方式。辨病论治多是根据原发性高血压的基本特点来进行相应的特异性治疗。临床上不分证型，在治法上多根据临床医师自身对原发性高血压的基本病因病机及发展规律的认识，从肝、气海、阳明、督脉等方面论治。辨症论治则是针对原发性高血压患者当前所表现的症状或体征进行治疗。还有医师根据不同理论系统的特点，来对原发性高血压患者进行治疗。

根据高血压的辨证以肝肾阴虚、肝阳上亢为多见，故治疗上多选肝经穴位"太冲穴"来平抑肝阳、大肠经穴位"曲池穴"来调理气血、胆经穴位"风池穴"来息风潜阳。使用频次排在前五的腧穴依次为太冲、曲池、足三里、风池和合谷。

【应用举隅】

1.毫针疗法

（1）针刺太冲穴：吴焕林等采用针刺双侧太冲穴治疗肝阳上亢型高血压。快速进针后向涌泉穴方向斜刺0.5~0.8寸，行中强度刺激的捻转加震颤泻法，使针感向近心端放散，得气后留针20min，每5~10min捻转1次。针刺太冲穴降压迅速，通常在针刺后20min可使血压的降幅达到最大，且对此型有良好的即时降压效应，针刺前血压越高，治疗后效果越明显。

（2）针刺风池穴：尤阳等采用针刺风池穴治疗高血压。选用30号（40mm×0.32mm）针灸针直刺入双侧风池穴，提插捻转待患者得气后留针30min，1次/日，7日为1个疗程，共治疗2个疗程。

（3）针刺降压穴：降压穴是王文远教授在临床中摸索出来治疗高血压的经外奇穴，位于足内踝高点下4cm左右，具有平肝阳、清肝热，降血压作用。由王文远教授牵头的多中心研究表明，针刺降压穴可以明显降低血压，改善高血压引起的头晕、头痛、心悸等症状，肯定了其降压的近期疗效。

（4）活血散风针刺法：石学敏院士基于气海理论，以活血散风，调和肝脾为指导原则，取穴以人迎为主穴，辅以合谷、太冲、曲池、足三里，且具有明确的手法量学要求。活血散风针刺法既有即刻降血压作用，又有长期降血压作用，在改善血压节律、降低晨峰血压方面也效果显著，减低了对靶器官的损害。其安全性、有效性也在多项试验中得到证实。

（5）原络配穴针刺：陈根源采用原络配穴针刺辅助治疗肝阳上亢型原发性高血压。在常规降压西药、天麻钩藤汤口服治疗基础上予原络配穴针刺法治疗。选穴：双侧行间穴、内关穴、合谷穴。选用一次性无菌针灸针消毒后，垂直刺入上述穴位，进针得气后，留针20min，每日1次，连续针刺治疗21日，疗程2个月。

（6）通元针法："通元针法"是由全国名老中医赖新生教授提出的针灸处方体系。"通"是"通督养神"之意，"元"为"引气归元"之意。"通督养神"取督脉、五脏背俞穴为主，"引气归元"取任脉、六腑募穴为主，如此腹背相合，俞募相配，内安脏腑之神，同时辨证选取手足三阴三阳之五腧穴或其他特定穴，上下相引，左右相呼，外调经络之气。前者如混元太极，后者像太极后天，以内牵外，启混元神机以转运后天生化，犹暴风漩涡，无中生有，牵一发而动全身，总收阴平阳秘、阴守阳使之效，实遵"道生一，一生二，二生三，三生万物"之大道，大道至简，简而能全。

李明珠采用通元针法治疗阴虚阳亢型中低危轻度高血压。处方：①引气归元方：天枢、气海、关元、归来、太冲、太溪；②通督调神方：百会、心俞、胆俞、肝俞、脾俞、肾俞；对照组予常规针刺，处方：百会、曲池、合谷、太冲、三阴交、太溪、肝俞。治疗 4 周。

（7）灵龟八法取穴：谢感共等根据灵龟八法相关理论取穴针刺与辨证取穴针刺、含服西药降压对比研究其在原发性高血压即时降压中的效应中发现，运用灵龟八法治疗组的效果优于其他两组即时降压效果。根据血压昼夜波动规律选择血压最高峰时进行针刺，亦可明显降低即时血压。

（8）择时取穴：杨帆等根据人体昼夜血压变化的3个不同时辰（辰、未、酉）进行电针治疗高血压患者，结果各项指标显示酉时针刺降压、改善血流动力学作用最佳。而辰与未两时辰针刺，虽有降低血压，改善血流动力学作用，但两者间无统计学意义。

2.电针疗法

（1）电针曲池穴：何琪华采用电针曲池穴治疗原发性高血压。取双侧曲池穴，常规消毒后，采用30号无菌毫针，进针过程中保证针尖与皮肤呈直角，针刺深度控制在1.0~1.2寸。观察得气后，连接低频电子脉冲治疗仪器，波形调整至20Hz后，对针刺强度进行调试，以患者耐受为准。每次留针10min，每天治疗1次，2周为1个疗程。

（2）孙氏腹针：孙氏腹针疗法是孙申田教授创立的一种特色微针方法。张鑫等采用孙氏腹针治疗阴虚阳亢型原发性高血压。腹针疗法：取腹二区（自主神经及内分泌调节区）2穴、腹一区（情感一区）3穴。患者取仰卧位，暴露针刺部位，用75%酒精于针刺前局部消毒，取腹二区穴位（在腹正中线上，将剑突至肚脐均分8份，在上3/8与下5/8的交界处，旁开1.5寸，左右各一），进针以15°向外斜刺入皮下32mm；取腹一区穴位（剑突下0.5寸及其左右旁开各1寸，共3个穴），进针时首先于剑突下穴位进针，然后再刺两旁穴，3针针刺方向均平行向下刺入皮下32mm。5穴针刺均捻转至得气，再加用电针仪辅助刺激穴位，设定连续波，强度以患者可耐受且无不适为度，设定电针时间为30min。10天为1个疗程，共治疗2个疗程。

3.梅花针疗法

（1）大型梅花针叩击肾区：勾祥辉应用大型梅花针叩击肾区治疗高血压。以长24cm，把柄12cm，头部12cm，其上有长2cm，直径0.8cm铝针190枚之椭圆形带弹性胶膜的铝质头梳为针具，即大型梅花针。治疗方法分两种：①由医者实施，患者采取抱枕俯卧式，用大型梅花针沿颈椎至腰骶部叩击一遍，再沿脊旁足太阳膀胱经从上至下叩击一遍，各反复3次，此为适应辅助阶段，后集中腰部叩击两肾区，速度约等患者的脉率，叩击要有节奏，轻重恰当，以患者有明显刺痛，又能忍受为宜，每日1~2次。②由患者自施，双手五指作不完全屈曲状，先从腰脊叩击起至尾椎止，连续3遍，继之以本人脉率速度轻巧叩击两侧肾区，以两手掌或手背叩击亦可。每次叩击30min，早、午、晚各1次，也可多次进行。30天为1个疗程。

（2）督脉、膀胱经脉叩刺：孙满娟等采用梅花针循督脉、膀胱经脉叩刺背部俞穴治疗高血压。以梅花针为主，采用中度手法循督脉或膀胱经经穴叩刺，叩至皮肤潮红为度，对有其他并发症者，施以对症治疗，每日1次，每2周为1个疗程。

4.针刀疗法

中医学文献中记载，针刀来源于锋针，因具有针刺作用因而得名。针刀治疗过程中通过局部的“得气”感，经络传导大为加快，有效疏通了高血压患者气血不畅，恢复了脑部的血运，患者症状可以明显改善，针刀与普通针刺区别在于给予患者的冲击大，局部穴位因为直接受到刺激而反射性引起血压下降。针刀医学是将中西医的部分基础理论融合而形成的一种新的医学理论体系。针刀医学通过针刀对病变部位产生的高压、高张力等异常病变区以及局部的痉挛、粘连、堵塞等病灶进行闭合松解，从现代医学和生物力学失衡的角度切入，通过综合系统地对患者进行生物学判断研究，寻找失衡的相关软组织和骨应力集中点，运用针刀精确地对病变的应力集中点进行充分松解，解除骨组织周围软组织应力失衡状态，颈椎周围动态失衡实现再平衡，从而改善颈椎增生和生理曲度，缓解颈部不适症状，解除椎动脉及交感神经的应激反应，避免椎体对血管或神经挤压而导致血液代谢异常，可以从病因上恢复患者局部病变区，神经及血管的压迫可以得到缓解甚至解除，从而达到治疗患者高血压的目的，达到良好的祛除病因的治疗效果。其理论基础则是基于闭合性手术理论、慢性软组织损伤的病因和病理学理论、骨质增生新的病因学理论以及关于经络实质的一些新认识而实践发展起来的一种新型治疗方法。

孙建中采用针刀治疗原发性高血压。选用双侧人迎、合谷、足三里、曲池、太冲、翳风（或乳突后尖缘）、颈椎3~6椎旁、胸1~腰3椎旁阳性反应点；1周治疗1次，左右穴位交替使用，按针刀治疗操作常规施术。

◎ 艾灸疗法

【养心功效】

艾叶中含有多种药物成分极强烈的挥发物质，燃烧时药力可透入体内，起到温经通络，行气活血，祛湿除寒的效果。艾灸治疗百病的机制是艾叶具有强烈的芳香气味，辛温走窜，入十二经络，能通达诸经络。高血压的中医病机特点为阴阳失调、气血逆乱，并可伴有瘀血、痰浊等病理产物的产生。艾灸的温阳行气、通达经络之功用可促进周身气血运行，达到扶阳上行，驱除浊阴的目的。大量研究证实，艾灸治疗对于高血压，特别是原发性高血压的治疗有着明确的效果。侯宁等通过Meta分析，对艾灸联合西药和单纯西药降压研究发现，在降低收缩压、舒张压、降压疗效、症状积分以及症状疗效等方面，艾灸联合西药组均优于单纯西药组。因此，艾灸具有辅助西药降压作用。并具有操作简单，无副作用，综合改善高血压患者临床症状等特点。

现代研究发现，艾灸可以提高局部气血流量，升高局部温度，缓解局部痉挛症状，能提高机体的免疫功能、内分泌功能和自主神经功能，恢复失衡的机体。艾灸可调节血压与神经系统调节、血流动力学、心血管活动体液调节等多个方面的影响有关，因此，艾灸治疗高血压具有多途径、多靶点的作用特点。研究认为，艾灸是通过经络系统来调节体内的神经-体液-内分泌系统来发挥降压的作用。

不可否认的是，传统艾灸治疗存在使用时烟雾造成的环境污染、不易坚持、操作时费人费力、穿透力差、耗时久和容易灼伤等缺点。因此，像艾灸仪等新兴的艾灸设备也应运而生，使艾灸的方法不断丰富和完善。高血压的灸疗法取穴主要有足三里、绝骨、涌泉、百会、三阴交、中脘等。常采用单穴、穴位配伍等选穴方法。

【应用举隅】

1.艾条温灸

（1）艾灸足三里穴：李勤采用艾灸足三里穴治疗老年高血压。中医辨证属痰湿中阻型，主症为头晕头重，胸脘满闷，恶心欲呕，心悸时作，肢体麻木，胃纳不振，尿黄，便溏不爽，舌淡红，苔白腻，脉沉缓。操作时将艾条一端点燃，对准足三里，距0.5~1.0寸进行熏灸，使患者局部有温热舒适感即可，一般每侧穴灸10~15min，至皮肤稍呈红晕为度，每日1次，每次10min，7天为1个疗程。施灸时注意避风。

（2）艾灸涌泉穴：王巍采用艾灸涌泉穴治疗原发性高血压。在苯磺酸氨氯地平片，每次5mg口服，每日1次基础上采用艾灸涌泉穴治疗。操作方法：患者取仰卧位，操作者点燃艾条后对患者的涌泉穴施以温和灸。每次15~20min，每日2次，7天为1个疗程。

（3）三才灸："天、地、人"三才思想由来已久，首见于《周易》。《周易·系辞下》曰："《易》之为书也，广大悉备。有天道焉，有人道焉，有地道焉。兼三才而两之，故六。六者，非它也，三才之道也。"古人通过对天、地、人三者的探索和观察，逐渐地认识自然、社会和人类，产生人与天地相应、与天地本一的思想。而这一哲学思想对各科均有影响，对中医学也有渗透。

陈璇等仿元代窦汉卿所著《标幽赋》中记载："天地人三才也，涌泉同璇玑、百会。"选取百会穴、涌泉穴、神阙穴防治正常高值血压。这3穴分别位于人体头、足、腹部，对应人体天、地、人三部，采用艾条灸法进行治疗，故而命名为"三才灸法"。操作方法：选取百会穴、神阙穴、涌泉穴，点燃艾条的一端，对准选定的穴位，在距皮肤2~3cm处施灸，使患者穴位处有温热感，而无灼痛感为宜，每穴施灸15~20min，至皮肤出现红晕，每周治疗3次，以4周为1个疗程，共施行2个疗程。三才灸法防治正常高值血压，体现人是一个整体的哲学思想。以艾条灸之，可交通上下、协调内外、平衡阴阳，通过任督二脉与肾经，通调人体诸经百脉、五脏六腑，使百脉经气充盈，脏腑气血功能恢复，从而全身气血正常运行，以达控制血压之效，延缓正常高值血压的进展。本法以取穴少、操作简便和具有较好的疗效为特点，适合广大人群推广应用。

2.隔药灸

（1）隔药粉灸：姜海霞等采用隔药粉灸治疗血瘀体质高血压。穴位均选取：百会穴、曲池穴、血海穴、足三里穴。药粉：由川芎6g，桃仁5g，红花5g，乳香5g，没药5g，莪术3g等组成。操作方法：患者取仰卧位，取适量混合药粉放于实验组患者穴位处（考虑到实际情况，百会穴不放药粉），艾灸盒放在药粉穴位处，固定艾灸盒，插入点燃的艾灸，艾灸深度以患者穴位局域有温热感而无灼痛为宜，同时灸。灸40min，每周2次，4周为1个疗程，共施行2个疗程。

（2）隔药糊灸：郭亚茹等采用隔药糊（半夏白术天麻汤药糊）悬灸干预高血压病痰湿壅盛证。选取足三里、丰隆、太冲、涌泉、三阴交、神阙穴。药糊制作：半夏、白术、天麻各10g，泽泻20g，茯苓15g，山楂12g，川芎、陈皮、甘草各6g，生姜3片，涡轮自冷式粉碎机碾磨成粉，然后将药粉与蜂蜜按1：1的比例混合，调制成稠糊状，并将药糊装入瓶中密封保存。操作方法：用压舌板蘸取药糊并在穴位上涂抹药糊，范围直径2~3cm，药糊厚度0.4~0.5cm，艾灸结束30min后再用温水洗去药糊。

（3）隔药灸脐：王宁等采用隔芪香散灸脐法治疗高血压肝阳上亢证。施灸部位：神阙穴。面圈的制作：先以温开水调面粉成圆圈状（长约12cm，粗约2cm），面圈的中间孔应与患者脐孔大小一致（直径约1.5cm），备用。芪香散药末制作：生黄芪、杜仲、益母草、桑寄生、夜交藤、茯神、栀子、黄芩各9g，田七、五味子、川牛膝、天麻、钩藤各12g等，将药物混合，进行超微粉碎，取药末备用；麝香1g单用。操作步骤：令患者仰卧位，充分暴露脐部，用75%酒精在脐局部常规消毒后，将面圈绕脐一周，取少许麝香（如小米粒大）置于脐内，然后取自制芪香散药末适量（8~10g），填满脐孔，用艾炷（直径约2cm，高约2cm）置于药末上，连续施灸10壮，约2h。灸后用医用胶布封固脐中药末，2天后自行揭下，并用温开水清洗脐部。每周治疗2次，连续治疗1个月为1个疗程。

3.雷火灸

雷火灸又叫雷火神灸，是用中药粉末（沉香、穿山甲、干姜、茵陈、木香、羌活、乳香、麝香等）加上艾绒制成艾条，施灸于穴位上的一种灸法。有药力峻、火力猛、渗透力强的特点。

肖莹莹采用雷火灸联合常规疗法治疗老年阳虚型高血压。在口服降压药物及健康与饮食指导基础上联合雷火灸。灸疗部位：督脉大椎至命门段，灸疗穴位：

大椎、双肾俞、气海、关元、双足三里、双涌泉。操作方法：采用温灸法。①根据施灸部位，患者先取俯卧位，充分暴露皮肤，用大毛巾保暖，必要时用屏风遮挡，保护患者私隐。②取2根雷火灸条（直径3cm，长10cm），点燃灸条，用横行灸法，将雷火灸火头悬于施灸穴位之上左右摆动，由大椎穴开始，自上而下至命门穴依次施灸，火头距离皮肤3~5cm，每左右摆动1个来回为1次，每10次为1壮，每壮灸完后指压穴位局部皮肤，每穴灸8壮，约灸15min。③选大椎、双侧肾俞穴，用小螺旋灸法，距离皮肤3~5cm，每旋转6次为1壮，每壮灸完后指压穴位局部皮肤，每穴灸8壮，约灸5min。④患者取仰卧位，选取气海、关元、双足三里、双涌泉穴，用小螺旋法，距离皮肤3~5cm，每旋转6次为1壮，每壮灸完后指压穴位局部皮肤，每穴灸8壮，约灸10min。灸疗疗程：每天1次，每次30min，7日为1个疗程。

4.麦粒灸

金泽等采用麦粒灸治疗阴虚阳亢型原发性高血压。取曲池、足三里、石门穴。以蘸水的棉球涂于欲灸部位，将艾绒制成米粒状大小点燃后放于穴位上，待燃尽后去灰，每穴每次1壮。每周治疗3次，2周为1个疗程，共治疗3个疗程。

5.热敏灸

赵帅等采用热敏灸治疗原发性高血压。测量血压后，辨证选取（曲池、百会、足三里）中的1穴位，在该穴位上先进行2min回旋灸预热，再进行2min雀啄灸，探查热敏点，确定热敏点后进行温和灸，温和灸过程中维持艾条离穴位皮肤高3~5cm距离，时间长短由患者是否出现热敏化点决定。若出现热敏化点则进行温和灸至患者热敏感觉消失，感觉可为：a.透热：灸热从施灸点皮肤表面直接向深部组织穿透，甚至直达胸腹腔脏器。b.扩热：灸热从施灸点为中心向周围片状扩散。c.传热：灸热从施灸点开始循经脉路线向远部传导，甚至到达病所。d.局部不热（或微热）远部热：施灸部位不（或微）热，而远离施灸的部位感觉甚热。e.表面不热（或微热）深部热：施灸部位的皮肤不（或微）热，而皮肤下深部组织甚至胸腹腔脏器感觉甚热。f.其他非热感觉：施灸（悬灸）部位或远离施灸部位产生酸、胀、压、重、痛、麻、冷等非热感觉。

6.艾灸仪灸

董欣应用艾灸仪治疗原发性高血压。选穴以关元穴、双侧涌泉穴、百会穴、双侧足三里穴和内关穴为主。在临床治疗过程中参考患者实际患病程度、患病病程等，为患者制定有针对性的艾灸治疗材料及时间等，以艾绒材料为主。每次应用艾灸仪治疗过程中要调整其温度指标，保证该指标最高不得超过50℃、最低不得低于40℃。每天上午对患者治疗1次，每次治疗的时间控制在0.5h左右，1个疗程10日。

◎ 耳穴疗法

【养心功效】

耳穴是经气输注的所在，利用各种方式刺激耳穴，可通过调整经络气血来治疗相应脏腑、器官或组织的疾患。耳穴疗法作为一种绿色安全的非药物疗法，近年来广泛应用于高血压的治疗与护理中，在稳定血压及改善相关症状方面取得了显著疗效。现有文献中耳穴疗法干预高血压的研究多数为联合药物或其他中医外治疗法。目前关于耳穴疗法干预高血压的作用机制研究较少，主要集中于耳针降压的机制研究。诸多研究团队对针刺耳甲区治疗高血压、糖尿病、失眠、抑郁症等进行了一系列机制和临床研究，在大量研究基础上提出了“耳—迷走神经连接”理论，认为迷走神经耳支分布于耳甲区，对耳甲区进行刺激可以引起类似副交感神经兴奋的内脏反射。根据文献总结与分析，降压使用最多的耳穴依次是降压沟、神门、肝、心、肾、交感、皮质下、降压点、内分泌，高频次证型依次为痰湿壅盛、肝阳上亢、阴虚阳亢、肝火亢盛。

【应用举隅】

1.耳穴贴压法

耳穴贴压法是指用硬而光滑的药物种子或药丸，如王不留行、白芥子、磁珠等贴压耳穴，以达到治疗疾病目的的一种方法。因其具有持续刺激穴位的特点，并且操作简便，价格低廉，在临床使用广泛。耳穴压贴的关键是选准穴位，即耳郭上的敏感点，常用的选穴方法有以下几种：a.直接观察法。对耳郭进行全面检查，观察有无脱屑、水疱、丘疹、充血、硬结、疣赘、色素沉着等，出现以上变形、变色点的相应脏腑器官往往患有不同程度的疾病，可以用耳穴贴压治疗。b.压痛点探查法。当身体患病时，往往在耳郭上出现压痛点，这些压痛点，大多是压豆刺激所应选用的穴位。方法是，用前端圆滑的金属探棒或火柴棍，以近似相等的压力，在耳郭上探查，当探棒压迫痛点时，患者会呼痛、皱眉或出现躲闪动作。

（1）王不留行贴压：陈巧梅以王不留行贴压降压沟、降压点、心、肝、肾、神门、内分泌、皮质下、交感等耳穴治疗高血压。每穴用拇指食指对压持续1~3min，每日按压3~4次，两耳隔日轮换贴压，10日为1个疗程。

（2）磁珠贴压：陈瑾等采用耳穴磁珠贴压治疗早期原发性高血压。在苯磺酸氨氯地平片基础上给予耳穴磁珠贴压，试验证明安全有效。

2.耳针法

（1）毫针刺法：毫针刺法指用毫针在耳郭穴位上进行刺激，此法结合了毫针强刺激和耳穴与经络、脏腑的紧密相关性，具有显著的降压作用。

章苡丹等对痰湿质高血压患者一耳施以耳穴针刺，另一耳进行耳穴贴压，对照组进行常规西医降压治疗。结果表明，耳穴针刺联合穴位压豆，不仅可平稳降压，并且可以降低血脂、体质量，改善痰湿症状。

（2）揿针贴压：揿针属于皮内针，指将针具埋入皮下，对耳穴进行持久而柔和的刺激。较普通针刺，揿针具有操作简便、持续时间长、疼痛较轻、患者接受度高的特点。

刘福信选取主穴：心、肝点炎区、脑点、降压点。随症加穴：失眠加神门，多梦加胆，心悸加心脏点，四肢麻木加耳郭四肢相应穴位，严重头晕痛加耳尖，均取双侧。耳郭常规消毒，用镊子持耳环针准确刺入穴位，再用菱形胶布固定，隔日1次，每天按压数次，10次为1个疗程。

3.耳穴放血法

耳穴放血法是指在严格无菌操作条件下，用三棱针、毫针等工具在耳穴处点刺出血的方法，具有调和阴阳、平肝潜阳、祛瘀通络、醒神开窍的功效，主要应用于实热证的治疗。耳穴放血即刻降压效果显著，可用于3级高血压或高血压危象的治疗。

（1）张曼玲采用耳尖放血治疗肝阳上亢型高血压，发现其降压效果主要集中在30min至1h这一时间段，特别是在1h时其降压效果对收缩压更为明显。

（2）曹英华采用针刺加用耳背沟放血疗法治疗老年高血压，发现耳尖放血配合针刺更能改善患者的症状。

4.耳穴按摩法

耳穴按摩法是以双手在耳郭不同部位进行按摩、提捏，从而达到刺激耳部穴位的作用。

赵经营采用自我管理模式加耳背沟、耳尖、五脏部位进行特定手法按摩干预高血压。每天双耳按摩3~4次，每次15~20min。耳穴按摩方法：①白虎下山手法（以双手食指或食指及中指指腹，从上而下按摩双耳背之压沟，本法因由上而下按摩，形如白虎下山之势而得名）。按摩位于耳背的降压沟约6min，频率为每分钟约90次，以红热为度。②捻耳轮部约6min，频率为每分钟约90次，重点提拉耳尖，15~20次，以耳尖穴发热、发红为度。③掌擦耳背部（重点按摩五脏分布区），约5min，频率为每分钟约120次，以全耳背发热、发红为度。

5.耳穴降压夹

耳穴降压夹是根据中医耳穴理论，压迫耳背降压沟治疗原发性高血压的医用器具。

平懋华等采用选耳穴降压夹治疗高血压1级患者。耳降压夹交替夹在双耳的降压沟上，每次15min，每天3次，连续治疗15天。

6.耳穴电刺激

高昕妍等采用耳穴降压沟电脉冲刺激治疗高血压。采用华佗自动降压仪取耳穴降压沟电脉冲刺激，每次20~30min，每天1次，共3周。

◎ 穴位埋线

【养心功效】

穴位埋线疗法是针刺疗法的一种延伸。穴位埋线治疗高血压，充分利用了羊肠线在穴位组织内的持续刺激作用。埋线多选肌肉比较丰满部位的穴位，以背腰部最常用，如血压点（在第六、七颈椎棘突之间）、心俞、肝俞、肾俞等。选穴原则与针刺疗法相同，但取穴要精简，每次埋线1~3穴。

【应用举隅】

1.百会、风池、内关、三阴交、足三里、太冲穴埋线

郑沛仪采用百会、风池、内关、三阴交穴位埋线治疗原发性高血压。配穴：肝肾阴虚、肝阳上亢者加太冲、太溪、肝俞、肾俞；阴阳两虚加气海、关元；痰湿内阻者加足三里、丰隆。操作方法：将3/0号医用羊肠线剪成约2cm长的小段，浸泡于75%酒精中备用。将经高压消毒过的9号穿刺用针的针芯抽出3cm左右，把一段羊肠线置入穿刺针管内，在选定的穴位上做常规消毒，左手捏起穴位表皮，右手持针快速刺入皮下，循经进针到肌肉层，然后把针芯推入，将肠线植入穴位内，缓慢退出针头，按压针孔。每隔15天治疗1次。

2.心俞、膈俞、血压点、肝俞穴埋线

王旭静选取心俞、膈俞、肝俞、血压点穴位埋线治疗高血压。操作方法：先将穴位用碘伏从中心向外周消毒，然后用75%酒精脱碘，穴位用2%利多卡因局麻，将2~3cm长00号羊肠线装入12号穿刺针内，垂直刺入穴内1~2cm（视患者胖瘦程度），待患者有得气感后，推进针芯，退出针头，将肠线埋入，针孔局部置以消毒干棉球，再用胶布呈十字固定。或直接用创可贴贴敷局部。20天1次，连续治疗10次。

◎气功

气功是一种中国传统的保健、养生、祛病的方法。以呼吸的调整、身体活动的调整和意识的调整调息，调身，调心为手段，以强身健体、防病治病、健身延年、开发潜能为目的的一种身心锻炼方法。

气功在中国有着悠久的历史，有关气功的内容在古代通常被称为吐纳、行气、布气、服气、导引、炼丹、修道、坐禅等。中国古典的气功理论是建立中医养身健身理论上的，自上古时代即在流传。原始的气功一部分称为“舞”，如《吕氏春秋》所说：“筋骨瑟缩不达，故作为舞以宣导之。”春秋战国时期，一部分气功被概括于“导引按跷”之中。中医专著《黄帝内经》记载：“提挈天地，把握阴阳，呼吸精气，独立守神，肌肉若一”“积精全神”“精神不散”等修炼方法。《老子》中提到“或嘘或吹”的吐纳功法。《庄子》也有“吹嘘呼吸，吐故纳新，熊经鸟申，为寿而已矣。此导引之士，养形之人，彭祖寿考者之所好也”的记载。气功是人们在生产、生活、医疗保健等多种实践中，逐渐总结而形成的。

气功疗法与体育疗法既有联系又有区别，它可以包括体育疗法，但体育疗法却代替不了气功疗法。肢体运动始终只是气功调心的手段之一，呼吸运动也是为调心服务的，三调是统一的整体，必以调心为核心。内练与外练是结合的，应以内练为主。气功之气是指“内气”“真气”，具有更深刻的含义。气功疗法具有综合性的特点，至少它是心理疗法与体育疗法的综合。

气功的好处除了保健作用外，也有治疗疾病的作用。如果患者选择气功作为辅助疗法，那么应根据不同的疾病选择不同的气功。如胃溃疡胃病患者可练习内养功；肿瘤患者可选择行步功或郭林新气功、自控气功等；高血压、神经衰弱及疼痛患者可选择放松功。卧床不起的患者，可选强壮功，以培补元气。

【养心功效】

气功治疗高血压，是通过调身、调心、调息来降低交感神经活动的。要求练功者“放松”“入静”，入静后练功者情绪自然安定。大脑皮质活动趋于抑制，交感神经中枢兴奋度必然减弱，而迷走神经作用相对增强，气体代谢率反应性降低，心血管功能加强，血管则畅通无阻，血压必然下降。血压波动与呼吸有关。气功要求练功者的呼吸要分两步走。第一步要“和”，即自然舒畅。要做到细、匀、深、长；第二步要把气“沉”下去，即达到用腹式呼吸的程度，这就使血管自然扩张，血管里的血液也自然畅通，血压下降；其次，是动静结合。在站功中，腿部的三阳经一紧，血管也会自然畅通，血液循环改善，血压也自然下降。由于气功动静相兼，血被流动平衡，这又使气功治疗血压病产生了双向性作用，使低血压患者同样能恢复正常。气功与多种生理活性物质及自主神经功能有关。气功防治高血压的原理主要以通过影响中枢神经、内分泌等方面而起到降压作用。

【应用举隅】

1.太极气功十八式

太极气功十八式是根据太极拳某些功法和气功调息相配合编导而成的一种功法，在太极气功十八式调心调身调息三方面的协调作用下，其产生松弛效应，可降低过亢的交感神经活性，纠正了自主神经系统失衡状态，改善了交感神经过亢的症状。此外，由于气功增强了机体的自我调节功能，使机体的高升压反应得到缓解和纠正，使练功者的降压效果也较稳定巩固。

2.八段锦

坐式八段锦是上海中医药大学体育教研室王颖教授改编。王颖教授根据老年人功能退化特点对传统八段锦进行了改编，练习时坐于硬质椅面上，侧重颈部、上肢、腰部、下肢锻炼。其动作要点如下：a.准备动作：坐于硬质椅子上，双脚自然分开与肩同宽站立，双手放于膝盖上部，全身放松。b.双手托天理三焦：手掌力向下，而后起手，托掌后撑起，颈部前伸。c.左右开弓似射雕：手握空拳，向上抬起，拳与肘水平时向侧方顶肘，顶肘时拳至同侧腋前，背后菱形肌收缩，肩、肘、腕于同一水平。d.调理脾胃需单举：手掌向下，由体侧上举至头顶，上举手时始终保持向上抻劲，向上的顶力落于腋中线肋间，上举时身体侧弯成水平。e.五劳七伤往后瞧：屈肘手握对侧肘关节，同时向对侧转身，转身时屈肘的肩部转90°，至原正前方，转身时以腰带转，松手还原。f.摇头摆尾祛心火：提膝，缓慢踢腿，同时用对侧手握空拳敲打踢腿侧足三里，敲打足三里与踢腿同步。g.双手攀足固肾腰：弯腰前攀足，胸部前探，过膝；再侧攀足，同侧胸向前外侧探出。攀足时手过踝，抚地。h.攒拳怒目挣力气：手握空拳敲打对侧手臂大肠经（手五里、曲池、手三里、合谷），再敲击腿部胃经（髀关、梁丘、足三里），然后双手拧劲，蓄劲脐下，弹拳展臂。i.背后七颠百病消：足跟轮流踏地，继而双足掌轮流踏地，先左后右，协调完整。

◎ 推拿疗法

推拿又称按摩，是人类最古老的一种外治疗法。推拿是通过手法作用于人体体表的特定部位，通过手法和其他物理因素在人体局部产生的直接生物学效应，以及由穴位、经络、脏腑、气血、阴阳等不同环节上介导的间接调整作用以调节机体的生理、病理状况，达到防治疾病的目的的治疗方法。

【养心功效】

推拿通过特有的机械刺激方式，对心脏、动静脉及毛细血管、淋巴系统和血液等都有较好的作用，从而有效地调节心率、脉搏、血压和体温等。推拿对神经系统的作用非常复杂。它可以作用于中枢神经、外周神经和效应器官。其对神经系统的作用形式主要表现为影响其兴奋与抑制过程，影响神经的传导，影响反射弧，以及影响效应器官对信号的敏感性等。推拿信息可由神经系统的传入纤维传递到大脑皮层和各级心血管中枢，通过高级中枢的整体作用和低级中枢的直接作用而对心血管系统发挥调节作用，其中也包含由神经-内分泌环路所产生的内分泌调节，这两种调节作用的特点是持续而慢，整体性强，这也正是推拿具有的优点。推拿具有镇静、镇痛作用，缓解疼痛导致的肌紧张、痉挛，达到舒筋通络的作用。

【应用举隅】

（1）梳头：将两手手指分开呈爪状，如同木梳一样，从头顶、前额到四周、后颈，来回轻轻地旋转按摩梳理，每次20~40转，同时按揉印堂、百会、太阳、风池穴各1min。有醒脑作用。

（2）按揉百会、率谷穴：两手中指按于头顶百会穴，拇指按于耳尖上方两横指处的率谷穴，同时按揉50次，有平肝作用。

（3）按摩百会穴：两手除大拇指外的其他四指并拢，同时从前发际，经头顶推摩到脑后发际，并着重按摩头顶部的百会穴，共推摩10~15次。有止头痛、头晕的作用。

（4）按揉风池、太阳穴：两手除大拇指外的其他四指并拢，从前额正中开始沿发际经太阳穴，推摩到耳后风池穴，共10~15次。有止咳、醒脑的作用。

（5）揉捏太阳穴：两手手指分别从印堂开始，向太阳穴处推摩，最后略微用力揉捏太阳穴10~15次，有止头痛的作用。

（6）揉捏颈部：双手放在脑后颈椎骨的两侧，示指、中指和环指并拢，沿颈椎骨两侧上下揉捏1min。有降血压的作用。

◎ 贴敷疗法

穴位贴敷疗法，是以中医的经络学说为理论依据，把药物研成细末，用水、醋、酒、蛋清、蜂蜜、植物油、清凉油、药液甚至唾液调成糊状，或用呈凝固状的油脂（如凡士林等）、黄醋、米饭、枣泥制成软膏、丸剂或饼剂，或将中药汤剂熬成膏，或将药末散于膏药上，再直接贴敷穴位、患处（阿是穴），用来治疗疾病的一种无创痛穴位疗法。

穴位贴敷疗法通过药物直接刺激穴位，并通过透皮吸收，使局部药物浓度明显高于其他部位，作用较为直接，其适应证遍及临床各科，“可与内治并行，而能补内治之不及”，对许多沉疴痼疾常能取得意想不到的显著功效。穴位贴敷疗法不经胃肠给药，无损伤脾胃之弊，治上不犯下，治下不犯上，治中不犯上下。即使在临床应用时出现皮肤过敏或水疱，亦可及时中止治疗，给予对症处理，症状很快就可消失，并可继续使用。穴位贴敷有许多较简单的药物配伍及制作，易学易用，不需特殊的医疗设备和仪器。无论是医生还是患者或家属，多可兼学并用，随学随用。穴位贴敷法所用药物除极少数是名贵药材外（如麝香），绝大多数为常见中草药，价格低廉，甚至有一部分来自生活用品，如葱、姜、蒜、花椒等。且本法用药量很少，既能减轻患者的经济负担，又可以节约大量药材。贴敷疗法集针灸和药物治疗之所长，所用药方配伍组成多来自临床经验，经过了漫长岁月和历史的验证，疗效显著，且无创伤无痛苦，对惧针者，老幼虚弱之体，补泻难施之时，或不肯服药之人，不能服药之症，尤为适宜。

【养心功效】

药物外敷部位，一般是选择脐部、脚心，煎汤浸泡部位主要在于双脚。脐在胚胎发育过程中为腹壁的最后闭合处，其表皮角质层最薄，故药物易于穿透和弥散，且脐下两侧有腹壁下动脉和下静脉，故药物分子易于穿透和弥散，并布有丰富的微血管网，有利于药物的迅速吸收。浸泡双脚和药敷脚心，是根据中医认为高血压多有肝阳上亢等病理变化，上病下取，使药物作用于脚部，可起到引血下行、引火归元、调整阴阳、降低血压的作用。

【应用举隅】

（1）平肝降压贴片贴敷神阙穴：李东晓等采用中药平肝降压贴片（钩藤、菊花、白蒺藜等）贴敷神阙穴治疗高血压。以1级疗效最好，2级次之，3级疗效最差。

（2）吴茱萸外敷涌泉穴：吴学苏等用吴茱萸外敷涌泉穴治疗高血压。发现对头痛、头晕、面红、口干、乏力等症状有明显改善。

（3）贴必灵外敷涌泉：严清等采用贴必灵（肉桂、牛膝、桑寄生等）外敷涌泉治疗高血压24例，症状疗效为显效14例，有效8例，无效2例，总有效率91.7%；降压疗效为显效12例，有效9例，无效3例，总有效率87.5%。

◎ 沐浴疗法

沐浴疗法是利用水、日光、空气、泥沙等天然物理因子，使其作用于体表，通过这些物理因子的理化作用，达到锻炼身体，防病健身，康复功能等目的的方法。中医理论认为，沐浴有发汗解表、祛风除湿、行气活血、舒筋活络、调和阴阳、振奋精神等作用。药浴是最常用的方法。

药浴，在中国已有几千年的历史。据记载自周朝开始，就流行香汤浴。药浴亦称“水疗”，系中草药加水煎煮，取药液洗浴局部或全身。现代研究表明，药浴液中的药物离子通过皮肤黏膜的吸收、扩散、辐射等途径进入体内，避免了肝脏首过效应，减少了毒副作用。同时药浴液的温热效应能够提高组织的温度，舒张毛细血管，改善循环，使血液加速，且通过皮肤组织吸收后，调节局部免疫状态，抑制和减少生物活性物质的释放，从而达到防治疾病的目的。其形式多种多样：洗全身浴称“药水澡”；局部洗浴的又有“烫洗”“熏洗”“坐浴”“足浴”“藏浴”“苗浴”“瑶浴”“哈尼药浴”等之称，尤其烫洗最为常用。

【养心功效】

药浴可通过沐浴的物理效应，使皮肤血管扩张、充血，新陈代谢加快，汗腺分泌增加，大量排汗，使体内代谢产物及毒素随汗液排出体外。温热又可以降低神经系统的兴奋性，从而产生镇静作用，有利于睡眠。在全身沐浴时水对人体可产生一定程度的静水压力，可促使人体血液及淋巴的回流，增强人体心脏功能。但心力衰竭、肾功能衰竭、呼吸功能衰竭、内脏出血、肌肤破损出血者，不宜选用此疗法。在采用热水浴时，应测量水温，逐步适应，防止烫伤。年老、体虚、儿童等，在沐浴时要有专人护理，以免发生意外。

【应用举隅】

（1）金氏降脂浴液散全身浸浴法：金氏降脂浴液散采用名贵中药30余种，其中以蛇、全蝎、菊花、蔓荆子、葛根、藏红花、龟甲、丹参、仙人掌、海藻、大黄、天麻、钩藤、番泻叶为主。用法：采用金氏降脂浴液散全身浸浴法。水温38~45℃，浴盆长180cm，宽40cm，深50cm，放水250~300kg，将50g金氏浴液散加入水池中，先洗头，后浸泡全身25~45min，出浴卧床休息20min左右，同时发汗，待汗出、身凉时，再次入浴10~15min。12日为1个疗程。

（2）浴足疗法：浴足疗法集物理、药物、经络应用于一体，通过药物温水浸泡足部及皮肤穴位吸收，改善血液循环，调整脏腑机能，发挥治疗作用。根据高血压的不同证型，辨证选用不同的足浴方子。先将浸洗药物入锅，加水煎煮30min，把滤过的药液加入洗脚盆中。也可用开水将某些药物溶解成溶液，倒入盆中。药液温度需保持在50~60℃；患者正坐，赤足在热药液中浸泡，用双足大趾相互摩擦，按压足部；也可同时用手摩擦双足的涌泉穴等穴位。每日浸泡洗足2次，每次30min左右。

①邓铁涛浴足方：邓铁涛浴足方组成：怀牛膝、川芎各30g，天麻、钩藤（后下）、夏枯草、吴茱萸、肉桂各10g。上方加水2000mL煎煮，水沸后再煮20min，取汁温热（夏季38~41℃，冬季41~43℃），倒进恒温浴足盆内浴足30min，每日1次，1~2周为1个疗程。

②天麻钩藤饮浴足：天麻钩藤饮沐足方：天麻9g，钩藤（后下）12g，石决明（先煎）18g，山栀9g，黄芩9g，川牛膝12g，杜仲9g，益母草9g，桑寄生9g，夜交藤9g，茯神9g。4周为1个疗程。

◎药枕疗法

【养心功效】

药枕疗法主要依据于中医学的整体观念和生物全息论观点，强调人体内外环境的协调统一，利用药物的挥发性及其所形成的药理环境对使用者形成良性刺激，进以激发经气、疏通经络、调整气血、开窍醒目，促使阴阳平衡，机体内外上下的协调统一，从而达到防病治病、保健益寿的目的。药枕能在睡梦中调节全身系统，具有平肝潜阳、滋阴养肾、解痉稳压、活血化瘀等功效。组成药枕的药物多为芳香类药物，含有挥发油，是一种气味合剂，具有祛风定惊、开窍醒脑、扩张外周血管作用。挥发油直接从植物蒸发到空气中，香味散到枕上尺余，药香淡而不薄，久而不昏，通过呼吸道进入体内达到降压作用。

【应用举隅】

（1）梁珑等用外用药包（桑寄生、夏枯草、钩藤等）枕于脑后风府、风池和大椎穴上，睡时使用，以1期疗效最好，2期次之，3期疗效最差。

（2）徐田等用橘子皮药枕（橘子皮、槐花、木香等）治疗高血压，主要适用于1、2级高血压患者。

（3）王德亭用药枕（野菊花、青葙子、石膏等）治疗原发性高血压Ⅱ期患者。治疗后头痛、头晕、耳鸣目糊、心悸怔忡、失眠健忘、四肢麻木等均有显著改善。

（4）沈长青所制的降血压药枕选用桑寄生150g，丹参200g，杭白菊150g，益母草150g，磁石200g，罗布麻叶120g，夏枯草100g，钩藤50g，川芎50g。

（5）张清奇自制降压药枕治疗高血压1级患者。选用菊花400g，石决明600g，白芍20g，丹皮200g，川芎150g，白芷100g，磁石300g，冰片4g制成枕头。

◎ 刺血疗法

刺血疗法古代称之为“启脉”“刺络”，就是指用三棱针、粗毫针或小尖刀刺破穴位浅表脉络，通过放血祛除邪气而达到调和气血、平衡阴阳和恢复正气目的的一种有效治疗方法，适用于“病在血络”的各类疾病。本疗法最早的文字记载见于《黄帝内经》，如“刺络者，刺小络之血脉也”“菀陈则除之，出恶血也”，并明确地提出刺络放血可以治疗癫狂、头痛、暴喑、热喘、衄血等病证。

通过刺血可以激活造血细胞的造血功能，正常状态下，血管空间被充足的血（包括瘀滞的废血）占据着，造血细胞无法工作（因为血管里的血液充足，造出的新血无处承载），可机体一旦失血，担任造血工作的细胞立即开足马力，开始制造新鲜血液以替补失血的血管空间，一泻一补，瘀血祛除，新血再生。所以它不仅是直接将瘀滞的气血排出体外，还能起到“祛瘀生新”的功效。

通过现代研究和大量的临床验证已发现，正常人适当的刺血拔罐可以稀释血液浓度，降低血脂、血糖、血压，预防脑中风，心肌梗死；还可以改善微循环，让颈、背、腰肌劳损瘀滞的经络系统得到疏通而消除疼痛酸胀；适当地刺血拔罐还可以直接排除老化的细胞，延缓衰老。

【养心功效】

原发性高血压是与遗传有关，由多种致病因素综合作用导致的持续性动脉血压升高的常见病症。某些肝火上攻，肝阳上亢者相当难治。该型表现有头痛眩晕、面红目赤、烦躁易怒、舌红苔黄等。中医认为阴虚阳亢，风火上扰，应清泻火热，引火归元，才能使人体阴阳平衡。刺血可以直泻火热，较常规针刺快捷，因此，应用刺血疗法治疗高血压收到了良好效果。现代临床研究和实验表明，高血压患者常伴有不同程度的血液流变学异常，而血液流变学异常是促进和加速心脑血管疾病的危险因素。研究证明，刺络刺血疗法能使局部毛细血管内环境的血容量及血液成分发生变化，从而可调整血压，改善血液黏滞性，降低心脑血管疾病的发病率。

【应用举隅】

（1）百会穴刺血：傅秋彤采用百会穴刺血疗法治疗高血压。在百会穴处用碘酒、乙醇常规消毒后，取三棱针点刺出血并挤压，使其由暗红色变为鲜红色即可。1周3次，每10次为1个疗程。配穴针刺：a.肝阳上亢型配太冲、阳陵泉、足临泣、行间，均用泻法。头晕、头痛甚者，加风池；面红目赤者，加行间。b.阴虚阳亢型配三阴交、太溪，手法宜用补法。心悸可加内关；失眠加神门；头晕耳鸣甚者，加风池、听宫；腰酸腿软加肾俞。c.痰湿壅盛型配足三里、丰隆、脾俞、阴陵泉，手法宜平补平泻。胸脘痞闷、呕恶痰涎加中脘、膻中；肢体麻木重着，动作不灵，加曲池、合谷、环跳。

（2）肝俞穴刺血：谢敏娇采用肝俞穴刺络拔罐放血治疗肝火亢盛型原发性高血压。在口服硝苯地平控释片的基础上，采用双侧肝俞穴刺络拔罐放血。操作方法：口服硝苯地平控释片后操作。患者取俯卧位，双侧取穴，操作者消毒双手并佩戴一次性无菌手套，用安尔碘严格消毒穴位处皮肤后，左手将腧穴处肌肉捏起，右手持无菌注射针头在局部皮肤上快速点刺5下，进针深度为2~3mm，点刺后马上加拔4号玻璃火罐，留罐10min，取罐后用安尔碘消毒局部皮肤。3天1次，周日休息1天，1周为1个疗程，共3个疗程。

◎ 刮痧疗法

刮痧，是中国传统的自然疗法之一。刮痧疗法是指应用光滑的硬物器具或手指、金属针具、柔软的线索团等，在人体表面特定部位，反复进行刮、挤、揪、捏、刺等物理刺激，形成皮肤表面瘀血点、瘀血斑或点状出血，通过刺激体表络脉，改善人体气血流通状态，从而达到扶正祛邪、排泄瘀毒、退热解惊、开窍醒神等功效。根据现代医学分析，本疗法首先是作用于神经系统，借助神经末梢的传导以加强人体的防御机能。其次可作用于循环系统，使血液回流加快，循环增强；淋巴液的循环加快；新陈代谢旺盛。

【养心功效】

刮痧可以扩张毛细血管，增加汗腺分泌，促进血液循环，对于高血压经常刮痧具有辅助降压的作用。

【应用举隅】

（1）刮头面、颈肩：用鱼形刮痧板平行刮拭或用带尖端的刮痧板刮揉额部两侧太阳穴；再用带尖端的刮痧板刮揉眉心印堂穴、脑后风池穴，以局部出现潮红、有发热感为度；用梳形刮痧板的梳齿部位刮拭头皮，再用尖角点揉头顶百会穴；取颈后颈椎两侧，进行直线刮拭，方向是由上至下，以出痧为度；最后刮拭肩部，方向是从锁骨到肩头。

（2）刮手、臂：用刮痧板刮拭前臂内侧，以及肘外侧、肘内侧；然后用尖端部位点揉臂肘处的曲池穴，以出现酸、胀、麻感为度；用带尖端的刮痧板或鱼形刮痧板的弧形面，刮拭位于手掌心的心包区，刮至发热、发烫；用带凹槽的刮痧板刮拭手背的降压区，即刮大拇指和示指的指骨部位，反复刮至发红。

（3）刮后背：五脏之俞穴皆分布于背部，刮治后可使脏腑秽浊之气通达于外，促使周身气血流畅，逐邪外出。《景岳全书·杂证谟》："盖以五脏之系，咸附于背，故向下刮之，则邪气亦随而降。凡毒气上行则逆，下行则顺。改逆为顺，所以得愈。虽近有两臂刮痧之法，亦能治痛，然毒深病急者，非治背不可也。"背部中线为督脉，善补阳气。脊柱两侧为膀胱经，可调治全身各脏腑，活化全身气血。所以，刮拭后背能起到全身保健的作用。坐或俯卧，由他人用中间带凹槽的刮痧板刮拭。方向为从上至下，从大椎穴直达腰部，通刮20次；刮拭过程中注意寻找痛点、不顺畅以及有结节的部位，并作重点刮拭。

（4）刮腿、足：坐在椅子上，单腿屈起。用刮痧板的厚面刮拭小腿，从膝盖至脚趾。先刮小腿外侧，再刮小腿内侧；用刮痧板直线刮拭或点揉外侧足三里穴、内侧三阴交穴、足部的太溪穴和太冲穴；最后用鱼形刮痧板的圆弧部位，刮拭足底涌泉穴部位，以局部出现充血斑点为度。

◎ 五音疗法

五音疗法是据中医传统的阴阳五行理论和五音对应，用宫、商、角、徵、羽五种不同音调的音乐来治疗疾病。中国传统乐学理论将五音分为宫、商、角、徵、羽五种不同音阶，现代五音泛指自然界所有的声音。中医应用音乐治疗疾病起源甚早，远古时代出土文物中可见关于以奏乐跳舞方式祛除病邪的图案记载。中华古代文明全面发展为中医音乐治疗提供了诸多理论指导，以《乐记》音乐理论和《黄帝内经》五音学说为集中代表，形成早期中医音乐疗法的思想体系。总结两千多年来的实践运用，中医音乐疗法发展缓慢，没有形成系统化的理论体系、规范化操作方法，因而未得到广泛的应用和发展。近年来，随着对中国传统医学的深入研究，人们愈加关注中医传统的治疗方法，五音疗法逐渐形成较为系统的研究领域，与现代声学、物理学、生理学、心理学等相结合，逐渐成为被公众认可和接受的治疗形式。

中医的"五音疗疾"就是根据五种调式音乐的特性与五脏五行的关系来选择曲目，以调和情志，调理脏腑，平衡阴阳，达到保持机体气机动态平衡、维护人体健康的目的。《灵枢·邪客》中把宫、商、角、徵、羽五音，与五脏相配：脾应宫，其声漫而缓；肺应商，其声促以清；肝应角，其声呼以长；心应徵，其声雄以明；肾应羽，其声沉以细，此为五脏正音。

五行、五音、五脏相通，临床运用五行生克原理，配合相应五音治疗，辨证施乐以调理五脏功能。《灵枢·阴阳二十五人》根据人的形体、性格、能力等，将体质分为木、火、土、金、水五种类型。中医五音疗法的配乐应与体质类型划分相配：木型体质性格多愁善感，阳气不足，阴气偏重，音乐疗法配入宫音，有助于调理阴阳平衡；火型体质性格开朗乐观，易躁易怒，音乐疗法配以羽音，可制约火亢，平衡阴阳；土型体质性格温厚和顺，阴阳相对调和，可选取温厚典雅的宫音，以温养脾土；金型体质性格开朗外向，阳气偏盛，音乐中配合舒畅的角音及柔和的羽音，以制金抑阳；水型体质性格沉静内敛，配以振奋阳气的徵音，可温阳抑阴；由此可见，中医五音疗法目的在于调和阴阳平衡，使得精神乃治，达到养生延年的作用。五音与五脏相应，能够通过音乐影响人类相应的脏腑功能，这是音乐治疗疾病的重要理论基础。

人体内有一定的生理节奏，而音乐则是通过旋律声波大小和起伏强弱休止来调节机体阴阳及气血的平衡，可起到养生、治病的效果。量子力学已经证明了宇宙万物都是由振动力构成，人体也不例外。一般认为声音是最重要的一种振动能量，由此产生其他各种形态的振动。不同能量场的振动会产生不同的效果，而且任何振动力都会对我们的身心造成有利或有害的影响。音乐声波的频率和声压会引起生理上的反应。音乐的频率、节奏和有规律的声波振动，是一种物理能量，而适度的物理能量会引起人体组织细胞发生和谐共振现象，能使颅腔、胸腔或某一个组织产生共振，这种声波引起的共振现象，会直接影响人的脑电波、心率、呼吸节奏等。

繁体字中樂、藥、療三字同源，音乐、药物、治疗有着天然的联系，音乐可以影响人体的神经系统，舒畅气血，宣导经络，通畅机体，愉悦心情，与药物治疗一样对机体有着调理和治疗的能力。中医五音疗法作为一种辅助干预治疗方法，要在辨证论治的前提下，灵活选曲，对症施乐。中医五音疗法具体概括为六条原则：一是因证选曲。辨别阴阳补泻，属阴虚者选择“阴曲”柔润养阴，属阳虚者选择“阳曲”温补阳气。二是因病选曲。讲求“同病异治”“异病同治”，根据病情严重程度随证加减。三是因人选曲。应尊重患者对音乐欣赏的主观要求，根据个体体质类型、性格特点、文化教育背景、音乐娱乐偏好等诸多因素，选择适宜的音乐形式。四是因时选曲。“天人相应”，人与自然是一个统一的整体，人体生理心理受自然更替节律的影响，依据自然变化规律对机体各方面的影响施乐，有助于增强疗效，更好地发挥音乐治疗的作用。五是因情选曲。乐曲旋律的高低、强弱、长短、节拍等影响着机体的七情心脉鼓动、气机升降转枢、经络气血输布流注，从而起到调控情绪的作用。六是协同治疗。五音疗法常配合其他干预治疗方法，可与针灸、按摩、穴位、物理等疗法相结合，更能调畅气机、宣导情志。

【养心功效】

高血压患病类型以肝肾阴虚型为主，常引起患者失眠多梦、头晕耳鸣、头目失养、心神疲惫。临床医学研究证实，焦虑、抑郁或愤怒可增加高血压患者的发病概率，同时也会增加心血管事件的复发率，该病可导致患者情绪失调、肝气郁结。《黄帝内经》云：“心主神明”“心藏神，而神不守，体之不康，人心之神，惟心所使。”认为心、神是心理活动与情志变化的主宰者。又云：“五脏相音，可以意识。”是指五音对应体内的五脏，能够影响人的精神意识活动。五音疗法主要作用于“心神”，凡是情绪异常而引起的心理失去平衡都可以通过音乐治疗。在正常生理状况下，情绪变化（即怒、喜、思、悲、惊、恐、忧七种）是由“心神”控制着，七情异于常，内发五脏，外显形体，故生疾病。而五音疗法能够平衡脏腑、康复形体，改善高血压患者的抑郁、焦虑和恐惧等不良情绪，提高睡眠质量，舒缓情绪，这就是“身病治心”。五音疗法具有平衡机体阴阳、调理脏腑气血、维护人体健康的作用，可调理情志，改善睡眠，从而达到控制高血压的目的。

音乐疗法治疗高血压的机制可能是音乐治疗促使副交感神经兴奋，降低交感神经兴奋度，促使血管壁放松，进而使得下降血压。同时能够降低肾素-血管紧张素Ⅱ，使得内分泌系统恢复正常从而血压降低。音乐通过耳和听觉神经传入大脑，通过其特有的频率、振幅、节奏引起人体的共鸣，激发人体的潜能。通过振幅可以影响到脑干网状结构以及大脑边缘系统。大脑皮质功能状态通过音乐刺激调节，通过大脑整合信息，从而使得患者的肌肉得到放松，并且使其血管壁的紧张度下降，促使血压下降。另外，整个神经系统的活力以及细胞兴奋性能够被悦耳的音乐提高，从而调节人的生理活动，消除个体的紧张感，使其烦躁的情绪得以减轻，最终导致血压下降，心脏的供血功能得到改善，促使其症状得以改善或者消除。

【应用举隅】

（1）肝阳上亢证：以血压升高兼见眩晕，伴头目胀痛、面红目赤、烦躁易怒、舌红苔黄、脉弦数。音乐处方推荐：《渔舟唱晚》《平湖秋月》《汉宫秋月》。上述商调式乐曲鲜明肃劲、振奋人心，曲调雄壮或悲壮内敛，可以平复急躁，修养身心。肝阳上亢者，肝木旺盛，故性格烦躁易怒，而金克木，五音中商调与商调式乐曲对应五行属金，可以调节肺气之宣肃，清泄上亢之肝阳，促进全身气机内敛，具有养肺阴、泄肝阳、益肾气的功效。

（2）肝肾阴虚证：以血压升高兼见眩晕，伴头痛耳鸣、腰膝酸软、舌红少苔、脉细数。音乐处方推荐：《梅花三弄》《二泉映月》《牧歌》。上述羽调式乐曲清新纯朴、凄切哀怨，曲调悠扬宁静，如行云流水，可补肝肾。肝肾阴虚者，故头痛耳鸣、腰膝酸软，五音中羽调与羽调式乐曲对应五行属水，可以补肝肾、调阴阳。

（3）阴阳两虚证：以血压升高兼见头晕目眩，伴神疲懒言、心悸失眠、畏寒肢冷、小便清长、舌淡苔薄、脉沉细。音乐处方推荐：《百鸟朝凤》《春江花月夜》《阳关三叠》《平沙落雁》。上述徵调式乐曲欢快明亮，其韵律就像夏天的气息，五行属火，可促进心脉节律、调畅气机。阴血虚则脑失所养，发生眩晕；阳气虚则神疲懒言；血不养心则心悸失眠；故气血两虚可用徵调式音乐补之，推动心脉的节律，调畅体内气机流通，加快血液循环，促进有氧代谢，具有滋阴助阳，调和气血的作用。

（4）痰浊中阻证：以血压升高兼见头晕头胀、头重如裹、胸闷痰多、纳少神疲、苔腻、脉滑。音乐处方推荐：《花好月圆》《喜洋洋》《雨打芭蕉》。上述宫调式乐曲庄严中和、宽宏淳厚，具有“土”的特性，可助脾健运、安宁心神。脾失健运，影响水谷运化，聚湿生痰，故头重如裹、胸闷痰多、纳少神疲，聆听宫音，润泽脾土，可以强化脾胃运化功能，均有调养心脾、宁心安神的作用。

（五）起居要旨

◎ 控制体重

超重和肥胖显著增加全球人群全因死亡的风险，同时也是高血压患病的重要危险因素。近年来，我国人群中超重和肥胖的比例明显增加，35~64岁中年人的超重率为38.8%，肥胖率为20.2%，其中女性高于男性，城市人群高于农村，北方居民高于南方。中国成年人超重和肥胖与高血压发病关系的随访研究结果发现，随着体质指数（BMI）的增加，超重组和肥胖组的高血压发病风险是体重正常组的1.16~1.28倍。超重和肥胖与高血压患病率关联最显著。内脏型肥胖与高血压的关系较为密切，随着内脏脂肪指数的增加，高血压患病风险增加。此外，内脏型肥胖与代谢综合征密切相关，可导致糖、脂代谢异常。

推荐将体重维持在健康范围内（BMI：18.5~23.9，男性腰围＜90cm，女性腰围＜85cm）。建议所有超重和肥胖患者减重。控制体重，包括控制能量摄入、增加体力活动和行为干预。在膳食平衡基础上减少每日总热量摄入，控制高热量食物（高脂肪食物、含糖饮料和酒类等）的摄入，适当控制碳水化合物的摄入；提倡进行规律地中等强度的有氧运动、减少久坐时间。此外，行为疗法，如建立节食意识、制定用餐计划、记录摄入食物种类和重量、计算热量等，对减轻体重有一定帮助。对于综合生活方式干预减重效果不理想者，推荐使用药物治疗或手术治疗。对特殊人群，如哺乳期妇女和老年人，应视具体情况采用个体化减重措施。减重计划应长期坚持，速度因人而异，不可急于求成。建议将目标定为一年内体重减少初始体重的5%~10%。

◎ 不吸烟

吸烟是一种不健康行为，是心血管病和癌症的主要危险因素之一。被动吸烟显著增加心血管疾病风险。戒烟虽不能降低血压，但戒烟可降低心血管疾病风险。戒烟的益处十分肯定。因此，医师应强烈建议并督促高血压患者戒烟。询问每位患者每日吸烟数量及吸烟习惯等，并应用清晰、强烈、个性化方式建议其戒烟；评估吸烟者的戒烟意愿后，帮助吸烟者在1~2周的准备期后采用“突然停止法”开始戒烟；指导患者应用戒烟药物对抗戒断症状，如尼古丁贴片、尼古丁咀嚼胶（非处方药）、盐酸安非他酮缓释片和伐尼克兰；对戒烟成功者进行随访和监督，避免复吸。

◎ 增加运动

运动可以改善血压水平。有氧运动平均降低SBP3.84mmHg，DBP2.58mmHg。队列研究发现，高血压患者定期锻炼可降低心血管死亡和全因死亡风险。因此，建议非高血压人群（为降低高血压发生风险）或高血压患者（为降低血压），除日常生活的活动外，每周4~7天，每天累计30~60min的中等强度运动（如步行、慢跑、骑自行车、游泳等）。运动形式可采取有氧、阻抗和伸展等。以有氧运动为主，无氧运动作为补充。运动强度须因人而异，常用运动时最大心率来评估运动强度，中等强度运动为能达到最大心率[最大心率（次/分钟）=220-年龄]的60%~70%的运动。高危患者运动前需进行评估。

◎ 减轻精神压力，保持心理平衡

长期精神紧张是高血压患病的危险因素，精神紧张可激活交感神经从而使血压升高。一项包括13个横断面研究和8个前瞻性研究的荟萃分析，定义精神紧张包括焦虑、担忧、心理压力紧张、愤怒、恐慌或恐惧等，结果显示有精神紧张者发生高血压的风险是正常人群的1.18倍和1.55倍。

精神紧张可激活交感神经从而使血压升高。精神压力增加的主要原因包括过度的工作和生活压力以及病态心理，包括抑郁症、焦虑症、A型性格、社会孤立和缺乏社会支持等。医生应该对高血压患者进行压力管理，指导患者进行个体化认知行为干预。必要情况下采取心理治疗联合药物治疗缓解焦虑和精神压力，主要适用于焦虑障碍的药物包括苯二氮䓬类（阿普唑仑、劳拉西泮）和选择性5-羟色胺1A受体激动剂（丁螺环酮、坦度螺酮）。也可建议患者到专业医疗机构就诊，避免由于精神压力导致的血压波动。

中医认为：“怒则气上”“气上”就会导致血压升高，甚至脑出血等病，过度的七情（喜、怒、忧、思、悲、恐、惊），最终会导致血压增高。其中以“生气”危害最大。急躁、紧张、易怒等都是诱发高血压，甚至中风不语的主要因素。“静则神藏，躁则消亡”。清静安宁的心理状态是医治高血压的“心药”，因此高血压患者要注意：

（1）思想清静：保持思想安静、无杂念，保持心灵纯粹而不杂，从而使气血畅调，促进人体精、气、神的充盛内守，保持人体形神合一的状态。保持情绪稳定，遇事冷静处理，消除过分的欲望，遇事谦让，悲怒不生，自然精神愉快。

（2）少私寡欲：减少私心杂念，降低对名利、物质的要求，精神才能内守于内，精神才能安定下来。要减少思虑，松弛紧张的情绪，减少噪声的干扰，保持精神舒畅。

（3）精神乐观：保持精神乐观，可使精神调达，气血和畅，生机旺盛，从而有益于身心健康。不暴怒，大怒伤肝则会造成肝气上逆，失于条达，以致血压上升。同时亦应避免忧郁、恐惧等不良情绪。人逢喜事精神爽，喜悦能使人心旷神怡，消除精神疲劳，调节脏腑功能，从而减慢心率，降低血压。

（4）意志坚强：意志坚强可以减少外界不良刺激的影响，保持气血的流畅，抗病能力增强。

◎ **居处环境应安静，避免喧哗吵乱**

噪声除了干扰人的休息外，对人的其他功能亦有影响。其中，对血压带来的不利影响就不可忽视。从生理学观点来看，凡是干扰人们休息、学习和工作的声音，即不需要的声音，统称为噪声。当噪声对人及周围环境造成不良影响时，就形成噪声污染。噪声除了对高血压有影响外，还有其他的影响。研究表明，当噪声为90dB时，人们视网膜中视杆细胞区别光亮度的敏感性开始下降，识别弱光的反应时间延长；达到95dB时，瞳孔会扩大；达到115dB时，眼睛对光亮度的适应性会降低。此外，长期接触噪声的人，最易发生眼疲劳、眼痛、视物不清和流泪等现象。

有数据表示，居住在大城市、火车站或闹市区的居民，高血压的患病率高于安静的农村。国内有学者曾对100名长期接触高噪声（180dB以上）的工人进行跟踪调查，结果显示：这100名工人的高血压发病率为23%，比对照组高出将近一倍。并随着对噪声接触时间的延长和强度的增高，高血压的患病率也逐渐升高，接触噪声5年者，高血压的患病率为5.88%；而接触30年者，患病率上升到50%。接触噪声强度为80~90dB人群的高血压患病率为13.63%，当强度增至101~108dB时，患病率提高到55.56%。另一则报道是，同样是工作20~30年的船员在高噪声（可达118dB）环境下工作与在低噪声（55~65dB）环境下相比，前者高血压的患病率达10.91%~17.98%，而后者仅为5.78%~8.49%。这说明长时间的噪声影响与高血压患病率明显相关。

在100dB噪声影响10min后，人体肾上腺激素分泌增加，交感神经被激活。

此结论已经在动物和人体实验得到证实。几个大规模研究显示长期噪声的暴露与高血压呈正相关的关系。暴露噪声70~90dB五年，其得高血压的危险性高达2.47倍。

噪声导致血压上升的原因，现在主要认为人体在噪声影响下，机体产生了保护性的反应。交感神经兴奋，去甲肾上腺素分泌增多，心率加快，心排出量增加，使血压升高。声波越强，这种反应越明显，此属于即时效应。另一种属远期效应或慢性效应，表现为脉搏和血压波动，外周血管阻力增加，血压上升。

由于噪声的强弱会影响血压升高，长期在高噪声环境生活与工作，对人体健康的危害很大，世界卫生组织已将噪声列为原发性高血压的危险因素之一。建议无论你是否是高血压患者，都不适宜在高噪声的环境下工作和生活，如果需要在高噪声环境工作也一定要注意采取防噪措施；对于生活的环境要尽量不要选择闹市区或车站附近，以避免噪声的恶性刺激引起血压的波动。一般来讲，按普通人的听觉20~40dB视为安静，40~60dB视为正常，60dB以上的声音会对人体健康有影响。

◎ 三个半分钟

专家提出了高血压患者自我保健的“三个半分钟”。“三个半分钟”是指高血压患者夜间醒来欲上卫生间之前，或早晨醒来起床之前，应继续平卧半分钟后再起身；起身后不要立即下床应继续在床上坐半分钟；然后坐在床沿上双腿下垂半分钟，最后才可以下地活动。临床研究发现，高血压患者突发的脑血栓、脑出血等疾病常发生在夜间。通过对高血压患者进行的24h动态心电图监测显示，许多高血压患者的心脏跳动在白天都是很平稳的，唯独在夜间易发生大的波动，而这些大的波动多是由于患者起夜上厕所时体位突然发生变化造成的。特别是老年人神经调节的速度慢，其体位的突然变化更容易造成其昏厥。“三个半分钟”可以有效地缓冲因体位突然变化给患者带来的血压波动，且简单易行，坚持做到“三个半分钟”至少可以使50%的高血压患者免于猝死。

参考文献

[1] 卢永昕.高血压：从左室肥厚到心力衰竭[J].中华高血压杂志，2007（3）：189-191.

[2] 沈潞华.高血压与糖代谢紊乱[J].中国全科医学，2006（16）：1383-1384.

[3] 靳利利，李典鸿，黄培红.王清海教授对高血压中医概念的认识[A].中华中医药学会心病分会、北京中医药学会心血管病专业委员会.2011年中华中医药学会心病分会学术年会暨北京中医药学会心血管病专业委员会年会论文集[C].中华中医药学会心病分会、北京中医药学会心血管病专业委员会、北京中医药学会，2011：2.

[4] 季丹丹.基于中医古代文献对高血压病相关病证的研究[D].江苏：南京中医药大学，2013.

[5] 朱燕波，王琦，邓棋卫，等.中医体质类型与高血压的相关性研究[J].中西医结合学报，

2010，8（01）：40-45.
[6] 王焕华.中华食物养生大全[M].广州：广东科技出版社，2013.
[7] 徐萧洪，王舒.针灸治疗原发性高血压的研究进展[J].天津中医药大学学报，2019，38（06）：620-624.
[8] 姚苗苗，李永峰，金如玉，等.针刺论治原发性高血压病临床研究进展[J].陕西中医，2020，41（05）：693-696.
[9] 范翠红，张仪美，贾红玲.针刺降压作用机制研究进展[J].辽宁中医药大学学报，2020，22（12）：172-176.
[10] 尚德师.针刺单穴治疗高血压病的研究现状[J].中医文献杂志2019（5）：60-64.
[11] 吴焕林，李晓庆，王侠.针刺太冲穴对65例肝阳上亢型高血压病患者的即时降压效应[J].中医杂志，2008（07）：622-624.
[12] 尤阳，高霞.针刺风池穴对高血压病的临床疗效观察及对TNF-α的调节作用[J].世界中医药，2017，12（12）：3121-3123+3127.
[13] 赵琦.活血散风针刺法治疗高血压病研究进展[J].河南中医，2020，40（02）：308-312.
[14] 陈根源.原络配穴针刺法辅助治疗肝阳上亢型原发性高血压的效果观察[J].广西中医药大学学报，2019，22（01）：20-22.
[15] 李明珠.通元针法治疗阴虚阳亢型中低危轻度高血压的疗效观察[D].广州：广州中医药大学，2019.
[16] 谢感共，郑政，卢献群，等.灵龟八法治疗原发性高血压病即时效应观察[J].针灸临床杂志，2004（07）：39-42+3.
[17] 杨帆，王频，昂文平，等.择时针刺对高血压患者血压及血流动力学即时效应的影响[J].上海针灸杂志，2002（02）：8-9.
[18] 何琪华.电针曲池穴治疗原发性高血压临床研究亚太传统医药[J].2018，14（5）：166-167.
[19] 张鑫，李敏，彭晓燕，等.孙氏腹针治疗阴虚阳亢型高血压临床观察[J].针灸临床杂志，2017，33（02）：28-31.
[20] 张小旭，孔祥英.原发性高血压的中医外治法研究进展[J].世界最新医学信息文摘，2019，19（35）：121-122.
[21] 勾祥辉，李秋菊.大型梅花针叩击肾区治疗高血压病61例[J].辽宁中医杂志，1993（09）：38.
[22] 孙满娟，周振熙，谭淑芬，等.梅花针叩刺治疗高血压病36例疗效分析[J].针灸临床杂志，1993（Z1）：48-49.
[23] 孙建中.针刀治疗原发性高血压病的随机对照研究[J].中医临床研究，2019，11（20）：31-33.
[24] 侯宁，黄瑶，陈若宏，等.艾灸治疗原发性高血压病临床疗效的Meta分析[J].时珍国医国药，

2019，30（10）：2519-2524.
[25] 徐艳艳，林加锋.艾灸仪和传统艾灸治疗原发性高血压34例疗效观察[J].浙江中医杂志，2019，54（05）：345.
[26] 陈文强，郭栋.艾灸治疗原发性高血压研究概述[J].世界最新医学信息文摘，2019，19（99）：71-72.
[27] 李勤.艾灸足三里穴治疗老年高血压患者的观察和护理[J].中国医药指南，2012，10（27）：661-662.
[28] 王巍.艾灸涌泉穴治疗高血压病的临床观察[J].中国民间疗法，2018，26（03）：17-18.
[29] 陈璇，商庆新，韩云，等.三才灸法防治正常高值血压的思路探讨[J].针灸临床杂志，2019，35（04）：69-70.
[30] 姜海霞，王英灿，李檬.隔药粉灸对血瘀体质高血压的疗效探究[J].世界最新医学信息文摘，2018，18（24）：9-10.
[31] 郭亚茹，罗丹，张清慧，等.隔药糊悬灸干预痰湿壅盛型原发性高血压效果观察[J].护理研究，2020，34（03）：546-548.
[32] 王宁，张昆，郑君.隔芪香散灸脐法治疗高血压肝阳上亢证30例[J].四川中医，2007（04）：60-61.
[33] 肖莹莹，吴少霞，罗娜，等.雷火灸联合常规疗法治疗老年阳虚型高血压病临床研究[J].新中医，2020，52（15）：125-128.
[34] 金泽，李斌.麦粒灸治疗阴虚阳亢型原发性高血压疗效观察[J].上海针灸杂志，2014，33（09）：803-804.
[35] 赵帅，苏懿，万鸣，等.热敏灸治疗原发性高血压病患者34例疗效观察[J].新中医，2011，43（08）：131-133.
[36] 董欣.观察用艾灸仪治疗原发性高血压的临床疗效[J].中国医疗器械信息，2018，24（06）：73-74.
[37] 陈瑾，陈跃芬，周玮.耳穴磁珠贴压治疗早期原发性高血压效果观察[J].中国乡村医药，2016，23（14）：47-48.
[38] 刘福信.耳针治疗高血压病103例疗效观察[J].陕西中医，1985（01）：31-32.
[39] 孟欣，李巧玲，张月娟，等.耳穴疗法干预高血压病的临床研究进展[J].湖南中医杂志，2020，36（11）：197-200.
[40] 赵经营.耳穴按摩融合自我管理模式干预高血压病的临床研究[D].广州：广州中医药大学，2013.
[41] 平懋华，郭霞，张岭，等.耳穴降压夹治疗1级高血压[J].长春中医药大学学报，2014，30（03）：454-456.
[42] 刘必文，沈建平.耳针疗法治疗原发性高血压研究进展[J].按摩与康复医学，2020，11

（6）：5-8.
[43] 郑沛仪.穴位长时间刺激治疗原发性高血压病[J].中国中医药信息杂志，2001（10）：73-74.
[44] 王旭静，李石良.穴位埋线治疗高血压32例[J].中国民间疗法，2001（07）：20-21.
[45] 梁思力.穴位埋线治疗肝阳上亢型高血压的临床疗效观察［D］.广州：广州中医药大学，2013.
[46] 沈忠松，苏晓红.太极气功十八式对高血压病的观察[J].现代康复，2000（01）：33.
[47] 连艳玲，陈薇薇，吕奇玮，等.坐式八段锦锻炼辅助治疗阴虚阳亢型老年高血压的疗效观察[J].中西医结合心脑血管病杂志，2020，18（22）：3851-3854.
[48] 金珠日，陈小平.金氏降脂浴液散对高血压病及高脂血症的疗效观察[J].现代中西医结合杂志，2003（23）：2529.
[49] 张广清，邱定荣.邓铁涛浴足方治疗高血压病120例临床观察[J].中医杂志，2005（11）：826-828.
[50] 胡世云，冼绍祥，赵立诚，等.天麻钩藤饮浴足治疗高血压病中低危患者疗效观察[J].福建中医药，2004（03）：5-8.
[51] 傅秋彤.百会放血治疗高血压病45例临床观察[J].北京中医，2001（02）：44.
[52] 谢敏娇.肝俞穴放血治疗肝火亢盛型原发性高血压的临床研究[D].广州：广州中医药大学，2019.
[53] 刘炜丽，常少琼，时光.浅探中医五音疗法干预高血压的应用与研究[J].现代医学与健康研究电子杂志，2020，4（03）：157-160.
[54] 贾玉洲，刘潇荃，薛舒.音乐疗法降低高血压Meta分析[J].中国医学创新，2020，17（07）：120-123.
[55] 严季澜，林殷.心系病证医家临证精华·高血压病[M].北京：人民军医出版社，2008.
[56]《中国高血压防治指南》修订委员会.中国高血压防治指南2018年修订版[J].心脑血管病防治，2019，19（1）：1-44.

第十四节 动脉粥样硬化与冠心病

——人类健康的最大威胁

正常的动脉血管壁柔软、光滑、坚韧而富有弹性，血液在其中可以通畅地流动。但多种原因可以造成血液中的胆固醇等一些物质慢慢沉积在血管内壁，逐渐扩大融合成片，并向血管腔凸出，即形成了斑块。这些斑块使血管壁变厚、变脆、僵硬、毛糙，弹性降低，血管变得狭窄或被堵塞。因这些斑块质黏稠，形态好似黄色的酱粥一样，医学上就将血管的这种变化称为“动脉粥样硬化”。

动脉粥样硬化性心血管疾病（ASCVD）是因动脉粥样硬化而导致一组累及全身的疾病的总称，主要包括冠状动脉粥样硬化性心脏病（冠心病）、动脉粥样硬化源性脑卒中或短暂性脑缺血发作以及周围动脉疾病等，是心血管疾病致残致死的主要原因。

一、主要危害

在动脉血管中，专门负责给心脏供应血液的血管叫冠状动脉。它由左右两条主干组成，加上围绕着心脏的分支血管，呈网络状交织在心脏表面。因为这种分布形状像一顶皇冠，就将它形象地称为“冠状”动脉。如果是冠状动脉发生了动脉粥样硬化就叫“冠状动脉粥样硬化”。冠状动脉血管发生动脉粥样硬化病变，使冠状动脉变得狭窄，甚至发生斑块破裂，形成血栓，冠状动脉内的血液流动就会受到阻碍，甚至完全中断。同时，动脉粥样硬化的冠状动脉血管壁发生病态的收缩会使管腔变窄，也会令血流阻塞。以上这两个原因都会造成心肌得不到正常的血液供应，心肌缺血甚至坏死，心脏不能正常工作，并引起胸痛等一系列症状，这就是冠状动脉粥样硬化性心脏病，简称冠心病。根据血流受阻的情况不同，冠心病的临床表现有心绞痛、心肌梗死、心脏骤停、心律失常和心力衰竭等。心绞痛、心肌梗死是冠心病最为常见的危害。随着病情的进一步发展恶化，因为心肌缺血，还有可能会导致各种心律失常以及心脏扩大和心力衰竭。心室颤动是心律失常患者最严重的表现，也是临床上冠心病患者突然死亡的原因之一。冠心病的出现，会导致患者血管壁硬化，形成血栓，血栓脱落则很有可能会导致中风、猝死，双下肢深静脉血栓形成则可能出现肺栓塞。

2013年英国《柳叶刀》医学杂志研究数据显示，1990—2010年20年间全球冠心病死亡人数增加34.9%，中国增加120.3%，我国冠心病死亡占全球的13%；1990年全球与中国冠心病死亡率分别为131.3/10万与55.7/10万，2010年时分别为105.7/10万与70.1/10万，20年间全球冠心病死亡率下降20%，我国上升31.6%。虽然2010年时中国人群冠心病死亡率仍低于全球水平（均为年龄标化后结果），但是可以说，我国冠心病治疗形势不容乐观。

二、中医视角

【中医对动脉粥样硬化及冠心病的认识】

动脉粥样硬化属血管病变，血管对应中医理论当属“脉”的范畴，因此，很多医家把动脉粥样硬化归属为“脉痹”。脉属“奇恒之腑”，为气血之通道，附属于心，无独立的生理功能及病理变化。相关论述，普遍参考由动脉粥样硬化所引起的靶器官损害，如“眩晕”“头痛”“痴呆”“中风”“胸痹”“真心痛”等病症。

1972年在长沙马王堆汉墓出土的女尸，病理解剖检查表明有严重的冠状动脉粥样硬化病变，这说明冠心病至少在2100年前已在我国存在。冠心病心绞痛，属中医“胸痹”“心痛”等病症的范畴，而心肌梗死归属于“真心痛”的范畴，有并发症者可并入厥证、脱证等范畴。马王堆汉墓出土的《五十二病方》最早记载了“心痛”这一病名。《灵枢·五邪》篇指出：“邪在心，则病心痛。”《素问·脏气法时论》亦说：“心病者，胸中痛，胁支满，胁下痛，膺背肩胛间痛，两臂内痛。”《素问·厥论》把心痛严重并迅速死亡者称为“真心痛”，谓：“真心痛，手足青至节，心痛甚，旦发夕死，夕发旦死。”汉代张仲景在《金匮要略》中正式提出“胸痹”的名称，并进行了专门的论述。

【动脉粥样硬化的病因病机】

目前，中医对动脉粥样硬化的病因病机认识趋于统一。通过对现代文献的分析研究，总结动脉粥样硬化中医证候要素特征，分析其病机特点，其中按医家论点所得出的结论，认为动脉粥样硬化证候要素由高至低为血瘀（93.22%）、痰浊（74.58%）、气虚（54.24%）、阴虚（30.51%）、毒邪（28.81%）、热邪（23.73%）、阳虚（8.47%）、气滞（3.4%）、血虚（1.7%）。提示动脉粥样硬化多为虚实夹杂、本虚标实之病，且以邪实为主要方面，更以痰浊和血瘀为主。目前，痰瘀互结、脏腑失调的病机特点是中医界学者的共识。

其形成原因主要有饮食不节、情志失调、年老体虚等因素，以上原因并非单一致病，常常数项并存，交互为患。导致脏腑功能失常、气机升降失调，进而津液代谢输布失常、血液运行不畅，逐渐形成痰浊、血瘀之邪，导致痰瘀共同存在于机体；痰瘀互结，或因瘀致痰，或因痰致瘀，互结互生，邪实伤正，正气不足，邪实更甚，形成恶性循环；病程日久，渐成窠囊，痰瘀盘踞窠囊成有形之邪，更难消散，致病情复杂，更加缠绵难愈，或可化热，日久蕴毒，损伤脏腑，败坏形体。

（1）年老体衰，肾精亏损：人至中年后，阳气渐衰，气不化津，津从浊化，而成痰湿；心气亦虚，血运无力，涩滞成瘀，脉道不畅而致病；或命门火衰，不能温煦各脏腑，导致阳衰气滞，血行不畅，发生气虚血瘀；或肾阴亏乏，不能滋养脏腑之阴，也可导致阴虚血瘀。

（2）饮食失调，脾失健运：过食肥甘厚腻，致使脂浊内聚，化湿生痰，皮肉肥满；脾胃受累，内生痰湿，流注血脉，留滞成瘀而引起高脂血症，甚则导致动脉粥样硬化。

（3）五志所伤，情志过极：人的各种情志，在正常情况下不致病。突然、强烈或持久的情志刺激超出了人体的调节能力，造成脏腑气血功能紊乱，导致疾病的发生。正如《灵枢·百病始生论》云："若内伤于忧怒，则气上逆，气上逆，则六腑不通，温气不行，凝血蕴里而不散。"又云："手少阴气绝，则脉不通，脉不通则血不流。"强而持久的不良情绪，使人体脏腑功能紊乱，津液水湿不化，血行不畅，痰浊、血瘀内停致使本病发生发展。

（4）劳逸失度，气血失调：如《玉机微义·心痛》所言："然亦有病久气血虚损，及素劳作羸弱之人患心痛者，皆虚痛也。"劳伤气血，脏腑功能失调，气血津液运化布散失常，痰浊滋生；闲逸过度，气血运行迟缓，脉道涩滞，久而痰瘀停结而致病。

近年，以陈可冀院士为代表的专家，根据中医瘀毒致病特点与易损斑块所致急性冠脉综合征病情急、变化快的临床特点的相似，提出"瘀毒致易损斑块"的新观点，认为"毒、瘀"是不稳定斑块的重要病机，并根据这一病机，解毒活血法是干预不稳定斑块的治疗大法。

【冠心病的病因病机】

冠心病属于动脉粥样硬化性疾病，因此，其基本病因病机与动脉粥样硬化一致，但因涉及具体病变脏腑及典型的临床表现，历代医家对其均有独特见解。

《素问·举痛论》指出："经脉流行不止，环周不休。寒气入经稽迟，泣而不行。客于脉外则血少，客于脉中则气不通，故卒然而痛。"此虽非指心痛而论，但若结合同篇"心痹者，脉不通"之说，提示本证与寒凝、气滞、血瘀有关。寒凝胸中，胸阳失展，心脉瘀阻，不通则痛。

《金匮要略·胸痹心痛短气病脉证治》云："夫脉当取太过不及，阳微阴弦，即胸痹而痛，所以然者，责其极虚也。今阳虚知在上焦，所以胸痹、心痛者，以其阴弦故也。"将胸痹心痛的病因病机归纳为"阳微阴弦"，即上焦阳气不足，下焦阴寒气盛，认为乃本虚标实之证。

唐代孙思邈将胸痹分为十三种方证。观其所列，仍以阴寒邪阻、阳虚阳郁为宗旨，但在治疗上增加了养阴通经活络的"细辛散"。可见孙思邈在治疗上不但继承了仲景的渊源，并且开始注意分析该病的脏腑、气血的病理变化，不但注意了阳虚，同时亦在治疗上体现了阴虚、血虚、气阴两虚及兼有郁热的治疗，并开始使用化瘀之品。

清代名医张治聪则提出："中焦之气，蒸津液化其津微……溢于外则皮肉膏肥，余于内则膏肓。"

总的来说，中医认为冠心病病位在心、肝、肾、脾，可在心气、心阳、心血、心阴不足或肝、肾、脾失调的基础上，兼有痰浊、血瘀、气滞、寒凝等病变，总属本虚标实之病证。

【动脉粥样硬化及冠心病的治疗原则】

目前，根据动脉粥样硬化的病机特点，治法主要有补益肝肾、益气健脾、活血化瘀、疏肝理气、化痰泄浊、痰瘀同治、清热解毒等。

针对胸痹心痛的治疗，根据不同证候，张仲景在《金匮要略》中设有栝蒌薤白半夏汤、栝蒌薤白白酒汤及人参汤等9张方剂，以取温通散寒，宣痹化湿之效，体现了辨证论治的特点，至今在临床上仍有指导意义。

宋金元时代有关胸痹的治疗方法也十分丰富。如《太平圣惠方》在"治卒心痛诸方""治久心痛诸方""治胸痹诸方"等篇中，收集治疗本病的方剂甚丰，观其制方，芳香、温通、辛散之品，每与益气、养血、滋阴、温阳之品相互为用，标本兼顾。

迄明清时期，对胸痹的认识有了进一步提高。明代著名医家李时珍在《本草纲目》一书中，收录治疗"心痛"方剂达百余首。活血化瘀的治疗方法也主要是在此时期提出的，如《证治准绳·诸痛门》提出用大剂量桃仁、红花、降香、失笑散等治疗死血心痛。《时方歌括》以丹参饮治心腹诸痛。《医林改错》以血府逐瘀汤治胸痹心痛等，至今沿用不衰，为治疗胸痹开辟了广阔的途径。

三、现代研究

【形成原因】

近年来研究认为，动脉粥样硬化病变是对血管内皮损伤的一种保护性炎症——纤维增生性回应。如果损伤持续一段时间，这种回应则变得过度，最终成为疾病，即斑块形成。在斑块的形成过程中，脂质沉积是最重要的因素，也是损伤反应最早期的表现之一。伴随着脂质的沉积、ox-LDL的形成，循环中的白细胞和单核细胞被激活，并迁移到病变处，后者在ox-LDL作用下变成活化的巨噬细胞，通过它们的清道夫受体，摄取ox-LDL成为泡沫细胞，泡沫细胞的不断产生和堆积导致脂质条纹的形成。泡沫细胞死亡时，则释放出大量的胆固醇酯与血浆蛋白的沉积构成斑块下脂质核心。炎症应答继续发展，T细胞活化，则引发胶原和平滑肌细胞增生反应，最终形成纤维帽。三部分共同构成了动脉粥样硬化斑块。

【危险因素】

“国际冠心病预防专题委员会冠心病防治指南”根据PROCAM（明斯特心脏研究中心）确定了9个冠心病独立危险因素：年龄、家族史、性别、高血压患病史、吸烟史、血总胆固醇水平增高史、血低密度脂蛋白胆固醇水平升高史、血高密度脂蛋白胆固醇水平降低史、糖尿病史。

1.年龄

本病多见于40岁以上的中老年人，49岁以后进展较快，但近年来，冠心病的发病有年轻化的趋势；研究表明，男性在60岁以前，冠心病发病率随着年龄的增长而显著增加；女性从50岁开始，呈相同增高趋势。各种危险因素对中老年人的影响远大于对年轻人的影响，高血压、高血脂及糖尿病等许多危险因素的发生率均随年龄增加而增加。

2.性别

世界各国的资料表明，冠心病的患病率一般男性高于女性，住院冠心病患者中男女差别显著，男：女＝（2.5~5）：1。根据美国的统计资料，35~44岁男性白人冠心病的死亡率5.2倍于女性，65~74岁者2.4倍于女性。白人中女性冠心病死亡率随年龄增高的趋势比男性晚10年，在非白人中晚7年，这种男女差别主要发生在50岁之前。女性在50岁之前，冠状动脉粥样硬化病变比男性轻且进展缓慢，但50岁之后，冠心病的发病率明显上升，甚至赶上男性。在我国，男女比例约为2：1。但女性绝经期后，女性冠心病发病率明显上升，有资料表明，60岁以后，女性发病率大于男性。主要原因是，女性绝经前内源性雌激素起到保护作用。此外，男性如吸烟、酗酒、高胆固醇饮食等不良的生活习惯多于女性，这些都增加了男性患冠心病的风险。

3.职业

脑力劳动者大于体力劳动者，经常有紧迫感的工作较易患病。

4.饮食

常进食较高热量的饮食、较多的动物脂肪、胆固醇者易患本病。同时，食量大也易患本病。

5.血脂

由于遗传因素，或脂肪摄入过多，或脂质代谢紊乱而致血脂异常者，易患本病；现已明确，血清TC与LDL-C水平与动脉粥样硬化及冠心病发病率呈正的、连续性的等级相关，TC＞260mg/dl（6.72mmol/L）者冠心病发病率为＜200mg/dl（5.17mmol/L）者的五倍；LDL-C水平每升高1%，冠心病危险性增加2%~3%，血清HDL-C与动脉粥样硬化及冠心病的相关程度高于与脑血管疾病的相关程度；血脂异常与其他危险因素同时存在时有协同致病作用；通过干预以减轻血脂异常的程度可以明显减少动脉粥样硬化和冠心病的发生和进展；在血脂异常和其他危险因素合并存在时，控制血脂异常可以有效地减轻其他危险因素的致病风险。最近研究发现，血清TG水平升高也是冠心病的重要危险因子，美国国家胆固醇教育计划（NCEP）成人治疗组第三次报告（ATPⅢ）将LDL-C和VLDL-C之和作为高TG人群治疗的第二靶标。至于氧化型低密度脂蛋白ox-LDL、sLDL和Lp（a）等脂质成分与冠心病的关系尚待进一步明确。

6.血压

血压升高是冠心病发病的独立危险因素，高血压患者患本病是血压正常人的4倍。高血压患者，由于高压血流长期冲击血管壁，必然引起动脉血管内膜的机械性损伤，血管张力的增高，也易导致弹力纤维断裂，并且血压越高，这种损伤就越严重，血管内膜损伤和弹力纤维断裂是脂质沉积于血管壁和附壁血栓形成的前提，因此，它是动脉粥样硬化形成的基础。此外，高血压时，高级神经中枢功能紊乱，大脑皮层长期处于兴奋状态，引起交感神经兴奋，释放儿茶酚胺过多。儿茶酚胺增多可直接损伤动脉血管壁，还可引起冠状动脉痉挛，同时，心血管系统对儿茶酚胺的敏感性增加，从而加速冠状动脉粥样硬化的进程。

7.吸烟

吸烟是冠心病的主要危险因素。吸烟者与不吸烟者比较，吸烟者的发病率和死亡率高于非吸烟者2~6倍，且与每日吸烟的支数成正比。开始吸烟的年龄越早、每日吸烟量越大、吸烟年数越多者罹患冠心病的危险性越大，冠状动脉病变越严重。吸烟者冠心病发病率比不吸烟者高2~6倍，即使非吸烟者也可因被动吸烟而使患病风险增高。

8.肥胖

肥胖者易患冠心病，体重迅速增加者尤其如此。肥胖能使血压和血清TC水平升高。中国医学科学院心血管疾病研究所随访研究发现，肥胖者冠心病发病的危险性较正常人增加90%。国外研究显示，体重每增加10%，可使血压平均增加6.5mmHg（0.9kPa），血清TC水平平均增加近0.5mmol/L。据英国皇家医师协会报告，33~44岁男性相对体重增加10%，冠心病危险性增加38%；相对体重增加20%，冠心病危险性增加86%。NCEP-ATPⅢ认为，超重和肥胖是冠心病的主要潜在危险因素，明确指出它们是干预的直接靶目标。

9.糖尿病

有资料表明，糖尿病患者冠心病发病率是非糖尿病者的2倍。多数学者认为，与肥胖、高血压、高脂蛋白血症、高血糖密不可分。肥胖使胰岛素的生物学作用在某些人群中被削弱，即这些人的机体对胰岛素产生抵抗，为了保证血糖的水平正常，胰岛B细胞必须分泌较正常人高几倍，甚至几十倍的胰岛素，形成高胰岛素血症，但最终又导致了血糖升高、血甘油三酯水平升高、HDL-C降低、血浆纤维蛋白原升高，这都是动脉粥样硬化的危险因素。同时，胰岛素本身也有促进动脉粥样硬化的作用。此外，糖尿病患者并发冠心病时，冠心病的某些临床症状出现的较迟或被掩盖，更应引起临床医生的重视。

【临床表现】

根据冠状动脉病变的部位、范围、血管阻塞程度和心肌供血不足的发展速度、范围和程度的不同，冠心病可分为五种临床类型。

1.无症状性心肌缺血型

此型也称隐匿型冠心病，患者无症状，但心电图负荷或动态检查有ST段压低，T波减低、变平或倒置等心肌缺血的心电图改变；病理学检查心肌可无明显组织形态改变。

2.心绞痛型

心绞痛是由于暂时性心肌缺血引起的以胸痛为主要特征的临床综合征，是冠心病的最常见表现。通常见于冠状动脉至少有一支主要分支的管腔直径狭窄在50%以上的患者。

心绞痛以发作性胸痛为主要临床表现，疼痛的特点为：部位主要在胸骨体上段或中段之后，可波及心前区，有手掌大小范围，甚至横贯前胸，界限不是很清楚。常放射至左肩、左臂内侧达无名指和小指，或至颈、咽或下颌部。胸痛常为压迫、发闷或紧缩性，也可有烧灼感，但不尖锐，不像针刺或刀扎样痛，偶伴濒死的恐惧感。发作时，患者往往不自觉地停止原来的活动，直至症状缓解。发作常由体力劳动或情绪激动（如愤怒、焦急、过度兴奋等）所激发，饱食、寒冷、吸烟、心动过速、休克等亦可诱发。疼痛发生于劳力或激动地当时，而不是在一天劳累之后。典型的心绞痛常在相似的条件下发生。但有时同样的劳力只有在早晨而不是在下午引起心绞痛，提示与晨间痛阈较低有关。疼痛出现后常逐步加重，然后在3~5min内逐渐消失，一般在停止原来诱发症状的活动后即缓解。舌下含用硝酸甘油也能在几分钟内使之缓解。可数天或数星期发作一次，亦可一日内发作多次。

根据心绞痛发作的频率和严重程度分为稳定型心绞痛和不稳定型心绞痛（UA）。

（1）稳定型心绞痛是指心绞痛发作的程度、频度、性质及诱发因素在数周内无显著变化的患者。

（2）不稳定型心绞痛有以下临床表现：

①静息性心绞痛：心绞痛发作在休息时，并且持续时间通常在20min以上。

②初发心绞痛：1个月内新发心绞痛，可表现为自发性发作与劳力性发作并存，疼痛分级在Ⅲ级以上。

③恶化劳力型心绞痛：既往有心绞痛病史，近1个月内心绞痛恶化加重，发作次数频繁、时间延长或痛阈降低（心绞痛分级至少增加Ⅰ级，或至少达到Ⅲ级）。

④变异性心绞痛也是不稳定型心绞痛的一种，通常是自发性。其特点是一过性ST段抬高，多数自行缓解，不演变为心肌梗死，但少数可演变成心肌梗死。动脉硬化斑块导致局部内皮功能紊乱和冠状动脉痉挛是其发病原因，硝酸甘油和钙离子拮抗剂可以使其缓解。

表14-1为加拿大心血管病学会的心绞痛分级。

表14-1　加拿大心血管病学会（CCS）的心绞痛分级

级别	心绞痛临床表现
Ⅰ级	一般体力活动不引起心绞痛，例如行走和上楼，但紧张、快速或持续用力可引起心绞痛发作
Ⅱ级	日常体力活动稍受限，快步行走或上楼、登高、饭后行走或上楼、寒冷或风中行走、情绪激动可发作心绞痛，或仅在睡醒后数小时内发作，在正常情况下以一般速度平地步行200m以上或登一层以上的楼梯受限
Ⅲ级	日常体力活动明显受限。在正常情况下以一般速度平地步行100~200m或登一层楼梯时可发作心绞痛。
Ⅳ级	轻微活动或休息时即可出现心绞痛症状

注：此表引自美国心脏病学会（ACC）/美国心脏协会（AHA）/美国内科医师协会（ACP）制定的《慢性稳定性心绞痛诊疗指南》

3.心肌梗死型

急性心肌梗死（AMI）发生前1周左右常有前驱症状，如静息和轻微体力活动时发作的心绞痛，伴有明显的不适和疲惫。梗死时通常表现为疼痛在胸骨后或左胸部，可向左上臂、颌部、背部或肩部放射；有时疼痛部位不典型，可在上腹部、颈部、下颌等部位。疼痛常持续20min以上，通常呈剧烈的压榨性疼痛或紧迫、烧灼感，常伴有呼吸困难、出汗、恶心、呕吐或眩晕等。应注意非典型疼痛部位、无痛性心肌梗死和其他不典型表现，女性常表现为不典型胸痛，而老年人更多地表现为呼吸困难。要与急性肺动脉栓塞、急性主动脉夹层、急性心包炎及急性胸膜炎等引起的胸痛相鉴别。

4.缺血性心肌病型

表现为心脏增大、心力衰竭和心律失常，为长期心肌缺血导致心肌纤维化引起。临床表现与原发性扩张型心肌病类似。

5.猝死型

因原发性心脏骤停而猝然死亡，多为缺血心肌局部发生电生理紊乱，引起严重的室性心律失常所致。

【诊断标准】

1.稳定型心绞痛

根据典型的发作特点和体征，休息或含用硝酸甘油后缓解，结合年龄和存在的其他冠心病危险因素，除外其他疾病所致的心绞痛，即可建立诊断。发作时心电图检查可见以R波为主的导联中，ST段压低，T波平坦或倒置，发作过后数分钟内逐渐恢复，心电图无改变的患者可考虑做心电图负荷试验。发作不典型者，诊断要依靠观察硝酸甘油的疗效和发作时心电图的变化，如仍不能确诊，可多次复查心电图或心电图负荷试验，或做24h的动态心电图连续监测，如心电图出现阳性变化或负荷试验诱致心痛发作时亦可确诊。诊断困难者可考虑放射性核素检查和选择性冠状动脉造影。

2.不稳定型心绞痛

除上述临床表现，静息心电图是诊断不稳定型心绞痛的最重要的方法，并且可提供预后方面的信息。ST-T段动态变化是最可靠的心电图表现，不稳定型心绞痛时静息心电图可出现2个或更多的相邻导联ST段下移≥0.1mV。静息状态下症状发作时记录到一过性ST段改变，症状缓解后ST段缺血改变改善，或者发作时倒置T波呈伪性改善（假性正常化），发作后恢复原倒置状态更具有诊断价值，提示急性心肌缺血，并高度提示可能是严重冠状动脉疾病。发作时心电图显示胸前导联对称的T波深倒置并呈动态改变，多提示左前降支严重狭窄。心肌缺血发作时偶有一过性束支阻滞。变异性心绞痛ST段常呈一过性抬高。

3.心肌梗死

心肌梗死一词应该用于临床上有因心肌缺血致心肌坏死证据者。存在下列任何一项时，可以诊断心肌梗死。

（1）心脏生物标志物（最好是肌钙蛋白）增高或增高后降低，至少有1次数值超过参考值上限的99百分位（即正常上限），并有以下至少1项心肌缺血的证据：

①心肌缺血临床症状。

②心电图出现新的心肌缺血变化，即新的ST段改变或左束支传导阻滞。按心电图是否有ST段抬高，分为急性ST段抬高型心肌梗死（STEMI）和非ST段抬高型心肌梗死（NSTEMI）。

③心电图出现病理性Q波。

④影像学证据显示新的心肌活力丧失或区域性室壁运动异常。

（2）突发、未预料的心脏性死亡，涉及心脏停跳，常伴有提示心肌缺血的症状、推测为新的ST段抬高或左束支传导阻滞、冠状动脉造影或尸体检验显示新鲜血栓的证据，死亡发生在可取得血标本之前，或心脏生物标志物在血中出现之前。

（3）在基线肌钙蛋白正常、接受经皮冠状动脉介入治疗（PCI）的患者，心脏生物标志物升高超过正常上限提示围手术期心肌坏死。按习用裁定，心脏生物标志物升高超过正常上限的3倍定为PCI相关的心肌梗死，其中包括1种已经证实的支架血栓形成相关的亚型。

（4）基线肌钙蛋白值正常、行冠状动脉旁路移植术（CABG）患者，心脏生物标志物升高超过正常上限，提示围手术期心肌坏死。按习用裁定，将心脏生物标志物升高超过正常上限的5倍并发生新的病理性波或新的左束支传导阻滞，或冠状动脉造影证实新移植的或自身的冠状动脉闭塞，或有心肌活力丧失的影像学证据，定为与CABG相关的心肌梗死。

（5）有AMI的病理学发现。

【治疗方法】

1.慢性稳定型心绞痛

（1）药物治疗：药物治疗的主要目的是：预防心肌梗死和猝死，改善生存；减轻症状和缺血发作，改善生活质量。在选择治疗药物时，应首先考虑预防心肌梗死和死亡。此外，应积极处理危险因素。

①改善预后的药物：包括阿司匹林，氯吡格雷，β受体阻滞剂，他汀类，血管紧张素转换酶抑制剂（ACEI）。

②减轻症状及改善缺血的药物应与预防心肌梗死和死亡的药物联合使用，其中有一些药物，如β受体阻滞剂，同时兼有两方面的作用。目前减轻症状及改善缺血的主要药物包括三类：β受体阻滞剂、硝酸酯类药物和钙拮抗剂。

（2）非药物治疗：

①血管重建：治疗慢性稳定型心绞痛的血管重建治疗，主要包括经皮冠状动脉介入治疗（PCI）和冠状动脉旁路移植术（CABG）等。

②顽固性心绞痛的非药物治疗对于药物治疗难以奏效又不适宜血管重建术的难治性慢性稳定型心绞痛可试用以下治疗方法：外科激光血运重建术，增强型体外反搏，脊髓电刺激等。

2.不稳定型心绞痛和非ST段抬高型心肌梗死

UA／NSTEMI治疗主要有两个目的：即刻缓解缺血和预防严重不良反应后果（即死亡或心肌梗死或再梗死）。其治疗包括抗缺血治疗、抗血小板治疗与抗血栓治疗和根据危险度分层进行有创治疗。

（1）一般治疗：患者应立即卧床休息，消除情绪紧张和顾虑，保持环境安静，可以应用小剂量的镇静剂和抗焦虑药物，约半数患者通过上述处理可减轻或缓解心绞痛。

（2）抗缺血治疗：主要目的是减少心肌耗氧量或扩张冠状动脉，缓解心绞痛的发作。主要应用硝酸酯类药物、β受体阻滞剂和钙拮抗剂。

（3）抗血小板与抗凝治疗：

①抗血小板治疗：包括阿司匹林，ADP受体拮抗剂（噻氯吡啶和氯吡格雷），血小板GPⅡb／Ⅲa受体拮抗剂（阿昔单抗、替罗非班）。

②抗凝治疗：抗凝治疗常规应用于中危和高危组的不稳定型心绞痛和非ST段抬高的心肌梗死患者中。主要有普通肝素和低分子肝素。

（4）他汀类药物：目前已有较多的证据显示，早期给予他汀类药物，可以改善预后，降低终点事件，这可能和他汀类药物抗炎症及稳定斑块作用有关。

（5）冠状动脉血管重建治疗：目的是治疗反复发作的心肌缺血以防进展为心肌梗死或猝死。主要方法是PCI和CABG。

3.ST段抬高型心肌梗死

对于STEMI患者，尽早实施再灌注治疗，开通梗死相关血管，挽救濒死的心肌，防止梗死心肌扩大或缩小心肌缺血范围，保护和维持心脏功能，及时处理严重心律失常，泵衰竭和休克等并发症，降低病死率，改善远期预后。

（1）一般治疗：重点是监测和防治AMI的不良事件或并发症。

（2）再灌注治疗："时间就是心肌，时间就是生命"。对于STEMI患者，应尽早给予再灌注治疗。当患者就诊于具有PCI条件的医院时，优先推荐直接PCI。首次医疗接触到球囊扩张时间应小于90min。若患者就诊于无PCI条件的医院时，若转运PCI能在120min内完成，则选择转运PCI，若无法在120min内完成，则在当地行溶栓治疗，且溶栓治疗应在30min内开始。

（3）药物治疗：

①抗血小板治疗：冠状动脉内斑块破裂诱发局部血栓形成，是导致AMI的主要原因，在急性血栓形成中血小板活化起着十分重要的作用。抗血小板治疗已成为AMI常规治疗。包括阿司匹林、氯吡格雷、替格瑞洛等。

②抗凝治疗：凝血酶是使纤维蛋白原转变为纤维蛋白最终形成血栓的关键环节，因此，抑制凝血酶至关重要。由于低分子肝素应用方便，不需监测凝血时间，肝素诱导的血小板减少症发生率低等优点，建议可用低分子量肝素代替普通肝素。

③他汀治疗：除调脂作用外，他汀类药物还具有抗炎，改善内皮功能，抑制血小板聚集的多效性。现有资料证实，心肌梗死后尽早开始强化他汀类药物治疗可以显著改善临床预后，降低围手术期心肌梗死的发生率。因此，所有无禁忌证的AMI患者入院后24h内应尽早启动强化他汀类药物治疗（如阿托伐他汀40~80mg），且无须考虑基线水平。

④硝酸酯类药物：通过扩张周围血管降低心脏前、后负荷，扩张冠状动脉改善血流，增加侧支血管开放，提高心内膜下与心外膜的血流比率，从而实现控制血压，减轻肺水肿和缓解缺血性胸痛的作用。

⑤β受体阻滞剂：通过降低交感神经张力，减慢心率，降低体循环血压和减轻心肌收缩力，以减少心肌耗氧量和改善缺血区的氧供需失衡，缩小心肌梗死面积，减少再梗死、室颤及其他恶性心律失常。在无该药禁忌证时，应在24h内常规应用。

⑥ACEI和血管紧张素受体阻滞剂（ARB）通过影响心肌重塑，减轻心室过度扩张而减少充血性心力衰竭的发生率和病死率。对于前壁心肌梗死、心力衰竭、LVEF≤40%患者，若无使用禁忌证，应在24h内应用。如果患者不能耐受ACEI可考虑给予ARB。

四、走出误区

◎ 老年人才得动脉硬化

不少年轻人认为，冠心病和高血压是老年人才得的病，与自己无关。冠心病是心脏血管的动脉硬化，这种过程其实早就在青年、甚至在幼年时期就已经开始了。当然，由于遗传、饮食、生活习惯以及外界环境等因素的影响，不同人发病年龄也不一样，有些人甚至一生也不出现明显症状。血管只有狭窄到一定程度，或是合并急性血栓形成时才会有明显的症状。

调查资料显示，我国冠心病发患者群正日趋年轻化。随着我国人民生活水平的提高，大众的饮食结构发生了巨大改变，过去以蔬菜、淀粉为主的饮食结构逐渐被大量的脂肪和蛋白质所替代，工作和学习压力加大以及吸烟和不参加体育锻炼等不良生活方式，由此所产生的“动脉粥样硬化”患者也逐渐增多和趋于年轻化。

◎ 动脉粥样硬化不能逆转

以往的观点认为，动脉发生了粥样硬化性病变就不可能消退，尽管使用各种药物治疗，最多也只能维持现状，不发展加重罢了。因而对动脉粥样硬化抱消极态度。近年来研究表明，动脉粥样硬化是可以消退的。

有研究表明，低脂多菜饮食和适度活动，血胆固醇的含量会逐渐下降，硬化的斑块可以缩小。如此，心绞痛的发生率也可下降。因此，可以肯定地说，动脉粥样硬化斑块在“特定条件”下是可以停止发展，甚至消退或消失的。

◎ 心绞痛一定痛

许多心绞痛的人有这样的疑问，既然是心绞痛，为什么心脏不是“绞痛”的感受却诊断为心绞痛？其实心绞痛不能从字面理解，它的疼痛性质往往是压榨紧缩、压迫窒息、沉重闷胀感，有少数患者可为烧灼感、紧张感，甚至是难以说清的不适感，往往不是患者所想象的那种“绞痛”。

◎ 心绞痛能扛就扛，尽量不吃药

很多冠心病患者，平时犯心绞痛的时候，总是先忍着，尽量不吃药，以为药如果经常吃，以后可能就没效了。其实不然，一方面，心绞痛急救用药最常用的是硝酸甘油，这类药物只有长期吃且每天吃的频率又很高的时候才可能产生耐药性，每天偶尔吃一次，甚至一天吃上3、4次也不会形成耐药性，以后吃药也就不会不管用；另一方面，心绞痛发作时，冠状动脉痉挛，心肌缺血，及早地给药治疗，可以尽快缓解冠脉痉挛，改善心肌供血，减轻心肌缺血的损伤程度，甚至可以减少发生急性心肌梗死的可能性。如果发作心绞痛且含服硝酸甘油，半小时后症状仍没有缓解，要高度警惕是否发生了急性心肌梗死，应及早去医院救治，以最大程度地减少心肌坏死，说“时间就是心肌”一点也不为过。

◎ 急性心肌梗死宁可保守治疗，也不愿意手术

冠心病介入治疗至今已有30多年历史，它的出现为冠心病的药物治疗外又提供一种有效的治疗方法，除了适用于药物治疗无效或效果差的患者外，对急性心肌梗死治疗效果尤佳，血管再通机会明显优于药物治疗，急性期的死亡率由原来的30%下降至5%以内，并且明显减少了并发症的发生。然而，有些冠心病患者对新技术、新疗法了解太少，觉得手术有风险，在紧急时刻仍不愿选择最佳急诊介入手术，造成救治良机错失甚至危及生命。有资料表明，仅有30%的急性心绞痛、急性心梗等患者在发病后的6h内接受了紧急介入手术，高达70%的急性冠心病患者由于种种原因选择了药物保守治疗，效果很不理想。因此，冠心病患者要改变这种认识上的误区，怀疑急性心肌梗死时要尽早就医，在有做介入治疗条件的医院，如经济条件许可，采用急诊介入手术治疗方法无疑是一种明智的选择。

◎ 放了支架后就不能正常的工作、生活了

放入支架的目的是恢复冠心病患者的正常生活，提高生活质量，降低致残率和致死率。患者接受支架治疗的本身不会影响生活质量，反而还会因支架介入治疗改善了心肌供血，使维持我们人体正常活动的发动机——心脏的动力得到提高，生活质量得到明显改善。但是由于部分患者手术做得较晚，尤其是患过心肌梗死的患者，已经造成心脏扩大，室壁瘤形成或心功能衰竭等，虽然支架治疗有益处，能改善缺血区的供血，但对于已经形成的心肌损伤的患者效果有限，也就是说支架治疗对此类型患者只可以起到“亡羊补牢”的效果。因此，此类患者术后一方面应该保持适当的体力活动和进行力所能及的工作，一方面也应避免过度的体力活动，以心功能能够承受的强度为宜。

◎ 放了支架后就万事大吉了

很多冠心病患者下了极大的决心行冠脉支架植入或者冠脉架桥手术，并认为根本的问题似乎已经解决。但需要指出的是，无论是支架植入还是冠脉架桥手术，都只能解决已经出现的冠脉狭窄问题。随着病情的进展，以前没有出现，或者出现较轻的部位仍有可能再次出现狭窄。而且，无论是支架植入后出现再狭窄的问题，还是架桥手术后出现的桥血管狭窄、堵塞的问题，都是心血管医师不能回避的问题。所以，每一个手术后的患者都应该做好冠心病的预防工作，改变不良的生活习惯，坚持口服抗血小板药物、调脂药等进行长期的治疗。

支架植入术后3~5年的患者应常规复查冠脉造影，以判断是否出现再狭窄，并进行相应的处理。冠脉架桥术后的患者，应常规口服阿司匹林和其他治疗冠心病的药物。

◎ 多吃水果能防动脉硬化

每100g水果的含糖量为6~20g，且多为果糖。如果摄入的总热量已超过需要量时，果糖会迅速转化成饱和脂肪酸，且果糖合成脂肪的速度、效率远远高于淀粉。

◎ 不能摄入胆固醇

胆固醇虽然是形成动脉脂肪斑块的主要成分，但它还有许多重要的生理功能，是大脑、神经组织等重要脏器成长发育必不可少的物质，更是破坏肿瘤细胞和其他有毒有害物质的“功臣”，因此，不应过度限制。胆固醇大部分由体内合成，其合成量随摄入总热能的增加而增加。如胆固醇摄入量由每日300mg增加到3000mg时，机体吸收率则由30%降至8%，体内合成也下降。因此，非高血压、血脂异常、高胆固醇血症患者不必严格限制。关键在于科学调整饮食结构，多活动。豆固醇、谷固醇、食物纤维和姜可减少胆固醇的吸收，牛奶可抑制体内胆固醇的合成，大豆、洋葱、大蒜可增加胆固醇的排泄。

◎ 不吃油可防动脉硬化

油由脂肪酸和甘油组成。脂肪酸又分饱和脂肪酸、单不饱和脂肪酸、多不饱和脂肪酸。前两者可由体内多余的糖类和蛋白质合成，后者必须从食物中摄取，所以又叫必需脂肪酸。必需脂肪酸是细胞的组成成分，它能促进生长发育，防止血管脆性增加，减少血小板黏附性，防止血栓形成，在胆固醇的代谢和运输方面起关键作用，可防止放射线引起的皮肤损害，促进乳汁分泌和精子发育等。缺乏时可引起生长停滞、生殖功能障碍、脂肪肝等。必需脂肪酸的推荐量为每日10~16g。天然植物油，如葵花子油、芝麻油、豆油、花生油、菜籽油、色拉油中必需脂肪酸的含量在30%~70%。以前者为高，其饱和脂肪酸含量在5%~17%，而动物脂肪中必需脂肪酸含量与天然植物油相反，鱼类中饱和脂肪酸与多不饱和脂肪酸含量均在20%~30%。

◎ 酒能活血化瘀，多饮可防动脉硬化

每日饮40° 白酒30mL以下或葡萄酒100mL以下，的确可以活血化瘀，减少冠心病的发生。但酒是高热能饮品，每克乙醇可产生30kJ即7.1千卡（kcal）的热能，是米和面的2倍多，是鸡肉的7倍。乙醇在体内产热供能，摄入体内的其他食物就会转化成脂肪，并促进胆固醇的合成。乙醇不但增加维生素的利用和排泄，还阻止维生素的吸收。另外，酒在体内不完全氧化时可产生有致癌作用的乙醛，促进癌症的发生。有肝病者，乙醛可与肝炎病毒的致癌作用叠加，其癌症发生率是正常人的500倍。

◎ 吃瘦肉不会动脉硬化

研究显示，造成动脉粥样硬化的"罪魁祸首"并不仅仅是胆固醇一种。另外，还发现有一种叫作"同型半胱氨酸"的物质。同型半胱氨酸是蛋氨酸在人体内某些酶的催化作用下形成的。而在任何动物的横纹肌瘦肉中，这种蛋氨酸的含量都较高。在动物实验中表明，同型半胱氨酸会直接损害动物动脉的"内皮细胞"，从而形成典型的动脉粥样硬化斑。由此看来，为防止过早动脉硬化，不止不吃高脂肪、肥肉等肉食，瘦肉也不能过量。总之，各种不同来源蛋白质的摄取都应有一个限度，绝不是多多益善。也不是瘦肉一点也不能吃，应该是荤、素搭配，肉食和新鲜蔬菜交叉摄取才是科学的饮食方法。

五、中医疗法

（一）芳草寻源

◎ 丹参

【别名】

亦参、木羊乳（《吴普本草》），逐马（陶弘景），山参（《日华子本草》），紫丹参（《现代实用中药》），红根（《中国药植志》），紫党参（《南京民间药草》），山红萝卜（《浙江中药手册》），活血根、靠山红、红参（《江苏植物药材志》），烧酒壶根、野苏子根、山苏子根（《东北药用植物志》），大红袍（《河北药材》），蜜罐头、血参根、朵朵花根（《山东中药》），蜂糖罐（《陕西中药志》）。

【来源】

唇形科植物丹参的根。

【性味】

《神农本草经》："味苦，微寒，无毒。"

《吴普本草》："岐伯：咸。"

李当之《药录》："大寒。"

《本草经疏》："味苦，平，微温。"

【归经】

《本草纲目》："手少阴、厥阴血分药。"

《本草经疏》："入手足少阴、足厥阴经。"

《本草正》："心、脾、肝、肾血分之药。"

【养心功效】

药理实验证实，丹参对心血管系统有多方面的作用。丹参具有抗心肌缺血、抗缺氧、降低血液黏度、抑制血小板聚集、改善凝血功能、激活纤溶、调节血脂等作用。其多种化学成分可透皮吸收。丹参酮类、丹参素、丹酚酸类化合物、原儿茶醛、咖啡酸及迷迭香酸均具有很强的抗氧化作用，可保护心脏与血管内皮细胞。

【配方举隅】

丹参饮：丹参一两，白檀香、砂仁各一钱半。活血祛瘀，行气止痛。治心腹诸痛，属半虚半实者（《时方歌括》）。

丹参滴丸：由丹参、三七、冰片组成。活血化瘀，理气止痛。用于胸中憋闷，心绞痛。

冠心丹参胶囊：由丹参、三七、降香油组成。活血化瘀，理气止痛。用于气滞血瘀所致的胸痹，症见胸闷刺痛、心悸气短；冠心病心绞痛见上述证候者。

【使用注意】

无瘀血者慎服。

《本草经集注》："畏咸水。反藜芦。"

《本草经疏》："妊娠无故勿服。"

《本草备要》："忌醋。"

《本经逢原》："大便不实者忌之。"

◎川芎

【别名】

山鞠穷（《左传》），芎藭（《本经》），香果（《吴普本草》），胡藭（《名医别录》），马衔芎藭（陶弘景），雀脑芎、京芎（《本草图经》），贯芎（《珍珠囊》），抚芎（《丹溪心法》），台芎（《本草蒙筌》），西芎（《本草纲目》）。

【来源】

伞形科植物川芎的根茎。

【性味】

《神农本草经》："味辛，温。"

《吴普本草》："黄帝、岐伯、雷公：辛，无毒，香。扁鹊：酸，无毒。李氏：生温，熟寒。"

《唐本草》："味苦辛。"

《本草正》："味辛微甘，气温。"

【归经】

《汤液本草》："入手足厥阴经、少阳经。"

《药品化义》："入肝、脾、三焦三经。"

【养心功效】

川芎嗪能扩张冠状动脉，增加冠状动脉血流量，改善心肌的血氧供应，并降低心肌的耗氧量；川芎嗪可扩张脑血管，降低血管阻力，显著增加脑及肢体血流量，改善微循环；能降低血小板表面活性，抑制血小板凝集，预防血栓的形成；水煎剂对动物中枢神经系统有镇静作用，并有明显而持久的降压作用。

【配方举隅】

复方川芎片：由川芎，当归组成。具有活血化瘀，通脉止痛的功效。用于冠心病稳定型心绞痛属心血瘀阻证者。

舒心宁片：由丹参，川芎，赤芍，红花，当归，太子参，薤白，瓜蒌皮，远志（甘草制），降香，石菖蒲，甘草（蜜炙）组成。活血，消瘀，行气止痛。用于改善冠状动脉血循环，兼治，胆固醇过高及冠心病，心绞痛。

【使用注意】

《本草经集注》："白芷为之使。恶黄连。"

《品汇精要》："久服则走散真气。"

《本草蒙筌》："恶黄芪、山茱萸、狼毒。畏硝石、滑石、黄连。反藜芦。"

《本草经疏》："凡患者上盛下虚，虚火炎上，呕吐咳嗽，自汗、易汗、盗汗，咽干口燥，发热作渴烦躁，法并忌之。"

《本草从新》："升痰喘不宜用。"

《得配本草》："火剧中满，脾虚食少，火郁头痛皆禁用。"

◎ 赤芍药

【别名】

木芍药（崔豹《古今注》），红芍药（《圣济总录》），赤芍（《药品化义》），臭牡丹根（《青海药材》）。

【来源】

为毛茛科植物赤芍或川赤芍的干燥根。

【性味】

《神农本草经》："味苦，平。"

《吴普本草》："桐君：甘，无毒。岐伯：咸。李氏：小寒。雷公：酸。"

《名医别录》："酸，平微寒，有小毒。"

《本草衍义》："味涩苦。"

【归经】

《珍珠囊》："足太阴脾经。"

《汤液本草》："入手足太阴经。"

《本草经疏》："手足太阴引经药，入肝、脾血分。"

《药品化义》："入肝、小肠二经。"

《本草经解》："入心与小肠。"

【养心功效】

赤芍具有抗血小板聚集作用。延长凝血酶原时间、部分凝血活酶时间，抑制凝血酶凝集纤维蛋白原，激活纤溶酶原，因此，赤芍通过抑制凝血酶和激活纤溶酶原而发挥抗血栓作用。此外，赤芍还能具有降血脂及增加冠脉流量的作用。

【配方举隅】

通心络胶囊：由人参、水蛭、全蝎、赤芍、蝉蜕、土鳖虫、蜈蚣、檀香、降香、乳香（制）、酸枣仁（炒）、冰片组成。益气活血，通络止痛。用于冠心病心绞痛属心气虚乏，血瘀络阻证，症见胸部憋闷，刺痛，绞痛，固定不移，心悸自汗，气短乏力，舌质紫黯或有瘀斑，脉细涩或结代。亦用于气虚血瘀络阻型中风病，症见半身不遂或偏身麻木，口舌㖞斜，言语不利。

脑心通胶囊：由黄芪、赤芍、丹参、当归、川芎、桃仁、红花、醋乳香、醋没药、鸡血藤、牛膝、桂枝、桑枝、地龙、全蝎、水蛭组成。益气活血，化瘀通络。用于气虚血滞、脉络瘀阻所致中风中经络，半身不遂、肢体麻木、口眼㖞斜、舌强语謇及胸痹心痛、胸闷、心悸、气短；脑梗死、冠心病心绞痛属上述证候者。

【使用注意】

《本草经集注》："恶石斛、芒硝。畏消石、鳖甲、小蓟。反藜芦。"

《本草衍义》："血虚寒人，禁此一物。"

《本草经疏》："赤芍药破血，故凡一切血虚病，及泄泻，产后恶露已行，少腹痛已止，痈疽已溃，并不宜服。"

◎ 三七

【别名】

山漆、金不换（《本草纲目》），血参（《医林纂要》），参三七（《本草便读》），田三七、田漆（《伪药条辨》），田七（《岭南采药录》）。

【来源】

五加科植物三七的根。

【性味】

《本草纲目》："甘微苦，温，无毒。"

《本草汇言》："味甘微苦，性平，无毒。"

【归经】

《本草汇言》："入阳明、厥阴经。"

《本草求真》："入肝、胃，兼入心、大肠。"

《本草再新》："入肺、肾二经。"

【养心功效】

三七提取液能增加动物的冠状动脉血流量，同时心肌耗氧量有所减少。三七皂苷对离体蛙心有强心作用，对狗有降压、利尿作用。三七总皂苷可抗心律失常。抑制实验性动脉粥样硬化形成。扩张血管，增加脑血管流量。三七总苷可改善脑组织能量代谢，它是神经元钙通道阻滞剂。三七还可促进记忆，延缓衰老。三七总皂苷对机体血糖水平起到了有益的调节作用。三七总皂苷有抗血小板聚集作用，对实验性血栓形成有防治作用。同时，三七中的田七氨酸有止血作用。

【配方举隅】

三七冠心宁片：成分为三七浸膏。活血益气，宣畅心阳，疏通心脉，蠲除瘀阻。用于胸痹或心脉瘀阻所致之胸闷、心痛、气促、心悸等症。

复方血栓通胶囊：由三七、黄芪、丹参、玄参组成。活血化瘀，益气养阴。用于治疗血瘀兼气阴两虚证的视网膜静脉阻塞，症见视力下降或视觉异常，眼底瘀血征象，神疲乏力，咽干，口干等；以及用于血瘀兼气阴两虚的稳定型劳累性心绞痛，症见胸闷痛、心悸、心慌、气短乏力、心烦口干者。

【使用注意】

《本草从新》："能损新血，无瘀者勿用。"

《得配本草》："血虚吐衄，血热妄行者禁用。"

◎ 银杏叶

【别名】

飞蛾叶、鸭脚子、白果叶。

【来源】

银杏科植物银杏的干燥叶。

【性味】

《中药大辞典》："甘、苦、涩、平。"

【归经】

《中药大辞典》："心、肺经。"

【养心功效】

银杏叶可扩张冠状动脉，改善脑供血。还有清除自由基、抗脂质过氧化、抗血小板活化因子、抑制血小板聚集、降血脂等作用。

【配方举隅】

心舒宁片：由毛冬青、银杏叶、葛根、益母草、豨莶草、柿叶组成。活血化瘀。用于心脉瘀阻所致的胸痹、心痛、冠心病心绞痛、冠状动脉供血不足见上述证候者。

脉平片：由银杏叶提取物、维生素C、芦丁、首乌、当归组成。活血化瘀。用于瘀血闭阻的胸痹、心痛病，症见胸闷、胸痛、心悸、舌暗或有瘀斑等，以及冠状动脉硬化性心脏病（冠心病）、心绞痛、高脂血症见上述症状者。

舒血宁注射液：成分为银杏叶注射液。扩张血管，改善微循环。用于缺血性心脑血管疾病、冠心病、心绞痛、脑栓塞、脑血管痉挛等。

【使用注意】

有实邪者忌用。

◎ 姜黄

【别名】

宝鼎香（《本草纲目》），黄姜（《生草药性备要》）。

【来源】

姜科植物姜黄的干燥根茎。

【性味】

《唐本草》："味辛苦，大寒，无毒。"

《本草拾遗》："味辛，温，无毒。"

李杲："味苦甘辛，大寒，无毒。"

《东医宝鉴》："性热，味辛苦，无毒。"

【归经】

《本草纲目》："入心、脾。"

《雷公炮制药性解》："入心、肺二经。"

《本草经疏》："入足太阴、厥阴。"

【养心功效】

姜黄能增加胆汁形成和分泌，使粪便中排泄的胆酸和胆固醇增加。姜黄提取物、姜黄挥发油及姜黄素对高脂大鼠模型灌胃均能降低血浆总胆固醇、β脂蛋白和甘油三酯含量，并使主动脉中总胆固醇、甘油三酯含量降低。用姜黄素灌胃能对抗垂体后叶素静脉注射引起的大鼠心电图S-T段、T波变化，灌胃还能增加小鼠心肌血流量。姜黄素对血小板聚集及血液黏度有明显影响。

【配方举隅】

姜黄散：姜黄（微炒）、当归（切，焙）各一两，木香、乌药（微炒）各半两。治心痛不可忍。上四味，捣罗为散，每服二钱匕，煎茱萸醋汤调下（《圣济总录》）。

姜黄散：姜黄三分，槟榔半两，干漆（捣碎，炒令烟出）半两，石灰（炒令黄色）一两。治九种心痛，发作无时，及虫痛不可忍者。上药为细末，每服二钱，温酒调下，不拘时候（《杨氏家藏方》）。

【使用注意】

《本草经疏》云："凡病因血虚臂痛，血虚腹痛，而非瘀血凝滞、气塑上逆作胀者，切勿误用。误则愈伤血分，令病转剧。"

◎ 当归

【别名】

干归（《本经》），山蕲（《尔雅》），白蕲（《尔雅》），文无（《纲目》）。

【来源】

伞形科植物当归的根。

【性味】

《神农本草经》："味甘，温。"

《吴普本草》："神农、黄帝、桐君、扁鹊：甘，无毒。岐伯、雷公：辛、无毒。李氏：小温。"

《名医别录》："辛，大温，无毒。"

《本草述》："味苦，温，无毒。"

【归经】

《汤液本草》："入手少阴、足太阴、厥阴经。"

《雷公炮制药性解》："入心、肝、肺三经。"

【养心功效】

当归流浸膏有抗心律不齐和降压作用。当归还能抗心肌缺血缺氧。水剂能抑制血小板聚集，抗血栓形成。此外，当归还具有降血脂作用。

【配方举隅】

当归四逆汤：由当归、白芍、桂枝、细辛、炙甘草、通草、大枣组成。治疗寒凝心脉型冠心病。

【使用注意】

《本草经集注》："恶闾茹。畏菖蒲、海藻、牡蒙。"

《药对》："恶湿面，畏生姜。"

《太草经疏》："肠胃薄弱，泄泻溏薄及一切脾胃病恶食、不思食及食不消，并禁用之，即在产后胎前亦不得入。"

《本草汇言》："风寒未清，恶寒发热，表证外见者，禁用之。"

◎ 郁金

【别名】

马蒁（《唐本草》），黄郁（《石药尔雅》）。

【来源】

为姜科植物温郁金、姜黄、广西莪术或蓬莪术的干燥块根。

【性味】

《唐本草》："味辛苦，寒，无毒。"

《本经逢原》："辛苦，平，无毒。"

【归经】

《本草纲目》："入心及包络。"

《雷公炮制药性解》："入心、肺二经。"

《本草经疏》："入手少阴、足厥阴，兼通足阳明经。"

【养心功效】

现代研究表明，郁金能减轻家兔主动脉及冠状动脉内膜斑块的形成及脂质沉积。水煎剂能降低全血黏度，抑制血小板聚集，醇提物能降低血浆纤维蛋白含量。另有临床试验表明，郁金对增加冠脉血流，改善心肌缺血有积极的作用。此外，郁金还具有调整改善血脂代谢的作用。

【配方举隅】

郁金饮子：郁金250g，黄芩50g，赤芍药50g，枳壳50g（麸炒微黄，去瓤），生干地黄50g，大腹皮50g（锉）。治心悬急懊痛。上药，细锉和匀。每服一分，以水一中盏，入生姜半分，煎至六分，去滓，不计时候，稍熬服（《太平圣惠方》）。

辰砂一粒金丹：由附子（炮）、郁金、干姜组成。治厥心（痛）、小肠膀胱痛不可忍者。上各等分为细末，醋煮糊为丸，如梧桐子大，朱砂为衣。每服三十丸，男子温酒下，妇人醋汤下，食远服（《奇效良方》）。

【使用注意】

《本草经疏》："凡病属真阴虚极，阴分火炎，破血妄行，溢出上窍，而非气分拂逆，肝气不平，以致伤肝吐血者不宜用也。即用之亦无效。"

《本草汇言》："胀满，膈逆，疼痛，关乎胃虚血虚者，不宜用也。"

《得配本草》："气虚胀滞禁用。"

◎ 桂枝

【别名】

柳桂（《本草别说》）。

【来源】

樟科植物肉桂的干燥嫩枝。

【性味】

《医学启源》：“气热，味辛甘。”

《本经逢原》：“辛，甘，微温，无毒。”

【归经】

《汤液本草》：“入足太阳经。”

《雷公炮制药性解》：“入肺经。”

《药品化义》：“入肝、肾、膀胱三经。”

《本草求真》：“入肌表，兼入心、肝。”

【养心功效】

桂枝能增加冠状动脉血流量。药理研究表明，桂枝还具有利尿、强心等作用。

【配方举隅】

桂枝生姜枳实汤：桂枝、生姜各三两（150g），枳实五枚。治心中痞，诸逆，心悬痛。上三味，以水六升，煮取三升，分温三服（《金匮要略》）。

【使用注意】

《本草从新》：“阴虚之人，一切血证，不可误投。”

《得配本草》：“阴虚血乏，素有血证，外无寒邪，阳气内盛，四者禁用。”

◎ 灵芝

【别名】

三秀、茵、芝、赤芝、红芝、木灵芝、菌灵芝、万年蕈、灵芝草。

【来源】

多孔菌科真菌赤芝或紫芝的干燥子实体。

【性味】

《中华人民共和国药典》：“甘，平。”

《中药大辞典》：“性温，味淡。”

《中华本草》：“甘，平，无毒。”

【归经】

《中华人民共和国药典》：“归心、肺、肝、肾经。”

《中华本草》："肺、心、脾、肾经。"

【养心功效】

动物实验和临床试验均表明，灵芝可有效地扩张冠状动脉，增加冠脉血流量，改善心肌微循环，增强心肌氧和能量的供给，因此，对心肌缺血具有保护作用，可广泛用于冠心病、心绞痛等的治疗和预防。对高血脂病患者，灵芝可明显降低血清胆固醇、脂蛋白和甘油三酯，并能预防动脉粥样硬化斑块的形成。对于粥样硬化斑块已经形成者，则有降低动脉壁胆固醇含量、软化血管、防止进一步损伤的作用。并可改善局部微循环，阻止血小板聚集。

【配方举隅】

灵芝浸膏片：为赤芝菌经液体发酵培养产物。具有宁心安神、健脾和胃的功效。用于失眠健忘，身体虚弱，神经衰弱，慢性支气管炎，亦可用于冠心病的辅助治疗（中成药）。

益心宁神片：由人参叶总皂苷、五味子、藤合欢、灵芝组成。具有补气生津，养心安神的功效。用于心气不足、心阴亏虚所致的失眠多梦、心悸、记忆力减退；神经衰弱见上述证候者（中成药）。

【使用注意】

实证慎服。

《本草经集注》："恶恒山。畏扁青、茵陈蒿。"

◎ 檀香

【别名】

旃檀（竺法真《罗浮山疏》），白檀（陶弘景），白檀香、黄檀香（《本草图经》），真檀，裕香（《本草纲目》）。

【来源】

檀香科植物檀香树干的心材。

【性味】

《日华子本草》："热，无毒。"

《珍珠囊》："甘，苦。"

《汤液本草》："气温，味辛，无毒。"

【归经】

《汤液本草》："入手太阴，足少阴，阳明经。"

《本草通玄》："脾，肺。"

《本草再新》："入肝、脾、肺三经。"

【养心功效】

檀香常与丹参、苏合香等药物配伍，具有明显改善冠脉血流量作用。檀香可增强胃肠蠕动，促进消化液的分泌。檀香油尚有利尿作用。檀香液给离体蛙心灌流，呈负性肌力作用，对四逆汤、五加皮中毒所致心律不齐有拮抗作用。

【配方举隅】

冠心苏合丸：由苏合香、冰片、乳香（制）、檀香、土木香组成。具有理气、宽胸、止痛的功效。用于寒凝气滞、心脉不通所致的胸痹，症见胸闷、心前区疼痛、冠心病心绞痛见上述证候者（中成药）。

宽胸气雾剂：由细辛油、檀香油、高良姜油、荜茇油、冰片组成。理气止痛。用于缓解心绞痛（中成药）。

【使用注意】

《本草汇言》："如阴虚火盛，有动血致嗽者，勿用之。"

◎ 乳香

【别名】

熏陆香（《名医别录》），马尾香、乳头香（《海药本草》），塌香（《梦溪笔谈》），西香（《本草衍义》），天泽香、摩勒香、多伽罗香、浴香（《本草纲目》）。

【来源】

橄榄科植物乳香树及同属植物树皮渗出的树脂。

【性味】

《名医别录》："微温。"

《日华子本草》："味辛，热，微毒。"

李杲："味苦辛，热。"

【归经】

朱震亨："入手少阴经。"

《本草经疏》："入足太阴、手少阴，兼入足厥阴经。"

【养心功效】

乳香具有较显著的镇痛作用。

【配方举隅】

抽刀散：胡椒四十九粒，乳香一钱，为末，男用姜汤下，女用当归汤下。治急心痛（《摄生众妙方》）。

活络效灵丹：当归五钱，丹参五钱，生明乳香五钱，生明没药五钱。治气血凝滞，痃癖癥瘕，心腹疼痛，腿酸臂疼，内外疮疡，一切脏腑积聚，经络湮瘀。上药四味作汤服，若为散，一剂分作四次服，温酒送下（《医学衷中参西录》）。

【使用注意】

《本草经疏》："痈疽已溃不宜服，诸疮脓多时，未宜遽用。"

《本经逢原》：“胃弱勿用。”

◎ 红花

【别名】

红蓝花（《金匮要略》），刺红花（《四州中药志》），草红花（《陕西中药志》）。

【来源】

菊科植物红花干燥的筒状花冠。

【性味】

《开宝本草》：“辛，温，无毒。”

《汤液本草》：“辛而甘温苦。”

【归经】

《雷公炮制药性解》：“入心、肝二经。”

《本草经解》：“入足厥阴肝经，手太阴肺经。”

《本草再新》：“入肝、肾二经。”

【养心功效】

红花轻度兴奋心脏，降低冠脉阻力，增加冠脉流量和心肌营养性血流量，保护和改善心肌缺血，缩小心肌梗死范围；红花黄色素分离物能对抗心律失常；煎剂、水提液、红花黄色素等能扩张周围血管、降低血压。红花能抗凝血，抗血栓形成，降低全血黏度，降低红细胞的聚集性，维持血液黏度的正常。

【配方举隅】

红花注射液：红花经加工提取制成的注射液。活血化瘀。用于治疗闭塞性脑血管疾病，冠状动脉粥样硬化性心脏病，闭塞性血栓性脉管炎（中成药）。

【使用注意】

孕妇忌服。

◎ 淫羊藿

【别名】

刚前（《本经》），仙灵脾（《雷公炮炙论》），仙灵毗（《柳柳州集》），放杖草、弃杖草、千两金、干鸡筋、黄连祖（《日华子本草》），三枝九叶草（《本草图经》），牛角花、铜丝草、铁打杵（《贵州民间方药集》），三叉骨、肺经草、铁菱角（《湖南药物志》）。

【来源】

小檗科植物淫羊藿、箭叶淫羊藿、柔毛淫羊藿的干燥地上部分。

【性味】

《名医别录》：“无毒。”

《药性论》："味甘，平。"

《蜀本草》："温。"

《滇南本草》："性微温，味微辛。"

【归经】

《滇南本草》："入肝、肾二经。"

《本草纲目》："手、足阳明，三焦，命门。"

《本草经疏》："入手厥阴，足少阴、厥阴。"

【养心功效】

淫羊藿可增加冠脉血流量，降低血压。动物实验表明，淫羊藿煎剂有强心、降压和增加冠脉流量的作用。

【配方举隅】

羊藿三七片：由淫羊藿、三七组成。具有温阳通脉、化瘀止痛的功效。用于阳虚血瘀所致的胸痹，症见胸痛、胸闷、心悸、乏力、气短等；冠心病、心绞痛属上述证候者（中成药）。

解心痛片：由瓜蒌、香附、淫羊藿组成。宽胸理气，通脉止痛。用于治疗冠心病，胸闷，心绞痛（中成药）。

冠脉通片：由枸杞子、何首乌、淫羊藿、红花、石菖蒲、丹参、桑寄生、冰片组成。活血化瘀，芳香开窍，补益肝肾。用于肝肾不足、痰瘀阻络之胸痹，表现为心悸胸闷、胸痛头晕。冠心病心绞痛见以上证候者（中成药）。

【使用注意】

《本草经集注》："薯蓣为之使。"

《日华子本草》："紫芝为使。得酒良。"

《本草经疏》："虚阳易举，梦遗不止，便赤口干，强阳不痿并忌之。"

（二）千古良方

◎ 瓜蒌薤白白酒汤

【出处】

《金匮要略》。

【组成】

瓜蒌实一枚（24g），薤白半升（12g），白酒七升（适量）。

【养心功效】

瓜蒌薤白白酒汤主要功效为通阳散结，豁痰下气。用于胸痹，证见胸背疼痛、痰多喘闷、气短不得卧，苔白腻而滑，脉沉弦者。薤白滑利通阳，瓜蒌润下通阴，佐以白酒熟谷之气，上行药性，助其通经活络，而痹自开。胸中阳也，而反痹，则阳不用矣。阳不用则气上下不相顺接，其津液必凝滞而为痰，故喘息咳唾，胸背痛，短气等证见矣，脉紧沉迟为阳虚之验，故主以通阳。现代研究表明，本方有扩张血管，抗缺氧，保护缺血心肌，抑制血小板聚集，降低血液黏度，改善脂质代谢和调整前列腺素及环核苷酸代谢平衡等作用。

◎ 瓜蒌薤白半夏汤

【出处】

《金匮要略》。

【组成】

栝蒌实一枚（捣），薤白三两，半夏半斤，白酒一斗。

【养心功效】

瓜蒌薤白半夏汤主要功效为通阳散结，祛痰宽胸。治胸痹，痰浊较甚，心痛彻背，不能安卧者。经历代医家的不断发挥扩充，其临床应用范围已日益广泛。据临床报道，瓜蒌薤白半夏汤主要治疗心脑血管系统疾病，有冠心病心绞痛、病毒性心肌炎、慢性肺源性心脏病、心律失常、痴呆、中风后遗症、脑动脉硬化等。日本学者就瓜蒌薤白半夏汤对血小板聚集的影响进行了研究。结果表明，本方对继发性血小板聚集力和原发性聚集力都有抑制作用。在研究探索瓜蒌薤白半夏汤调节血脂及心肌保护的实验中，瓜蒌薤白半夏汤显示出了较好的调节血脂及心肌保护作用。

◎ 枳实薤白桂枝汤

【出处】

《金匮要略》。

【组成】

枳实四枚（12g），厚朴四两（12g），薤白半升（9g），桂枝一两（3g），瓜蒌一枚，捣（12g）。

【养心功效】

枳实薤白桂枝汤主要功效为通阳散结，下气祛痰。临床应用以胸中痞满，气从胁下冲逆，上攻心胸，舌苔白腻，脉沉弦或紧为辨证要点。现代药理分析证实，本方具有扩张冠状动脉，增大冠状动脉血流量，增强抗缺氧等作用。

◎ 失笑散

【出处】

《太平惠民和剂局方》。

【组成】

五灵脂酒研，淘去沙土，蒲黄炒香，各等分（各6g）。用酽醋调二钱（6g），熬成膏，入水一盏，煎七分，食前热服。

【养心功效】

失笑散主要功效为活血祛瘀，散结止痛。临床中本方是治疗血瘀作痛的常用方剂，尤以肝经血瘀者为宜。以心腹刺痛，或妇人月经不调，少腹急痛等为证治要点。本方对实验性动脉粥样硬化应激心肌电镜观察，结果发现，喂饲失笑散后，动脉粥样硬化心肌血管松弛，凝集成堆的血小板化为散在，且线粒体破坏减轻。失笑散具有明显增强小鼠对低压缺氧的耐受力，其注射液对垂体后叶素引起的大鼠急性心肌缺血有对抗作用，并有明显的镇静和一定的降压作用。

◎ 血府逐瘀汤

【出处】

《医林改错》。

【组成】

桃仁12g，红花、当归、生地黄、牛膝各9g，川芎、桔梗各4.5g，赤芍、枳壳、甘草各6g，柴胡3g。

【养心功效】

血府逐瘀汤主要功效为活血化瘀，行气止痛。本方广泛用于因胸中瘀血而引起的多种病症。临床应用以胸痛，头痛，痛有定处，舌暗红或有瘀斑，脉涩或弦紧为辨证要点。实验研究证明，本方具有改善冠脉循环和微循环，保护心肌缺血，缩小梗死面积，减轻病变程度，保护心肌结构，促进修复，增强纤溶酶活性，防治动脉硬化，增强缺氧耐力和体力，以及调节免疫功能等多方面作用。

◎ 苏合香丸

【出处】

本方原载《广济方》，收录于《外台秘要》，苏合香丸原方名是吃力伽（即白术）丸，而《苏沈良方》将其名更为苏合香丸。

【组成】

苏合香、龙脑（冰片）各一两（各30g），麝香、安息香用无灰酒一升熬，青木香、香附、白檀香、丁香、沉香、荜茇各二两（各60g），熏陆香（乳香）制一两（30g），白术、诃黎勒（诃子）煨、乌犀屑角（水牛角代）、朱砂各二两（各60g）。

【养心功效】

苏合香丸主要功效为芳香开窍，行气止痛。是治疗寒闭证的基础方，临床应用以突然晕倒、手足不温、口淡不渴、舌淡苔白、脉沉为辨治要点。用于冠心病心绞痛、高脂血症临床表现符合寒闭证者。现代研究表明，本方具有改善中枢神经系统功能，增加冠脉流量，提高耐缺氧力，减慢心率等作用。

（三）食养天年

1.守口如瓶

◎ 平衡膳食

建议食用降低心血管病风险的食物，增加食物的种类、限制能量的摄入，鼓励摄入水果、蔬菜、谷物和鱼，每日脂肪摄入占能量的30%，饱和脂肪酸仅占其中1/3。建议每天应摄入蔬菜300~500g，水果200~400g，谷类250~400g，胆固醇少于300mg/d，食用油少于25g，每日饮水量1200mL。限制盐的摄入，每天摄入盐量应<6g，每天钾盐摄入≥4.7g。

◎ 限制饮酒

饮酒与冠心病的关系，目前仍是一个尚未解决的问题，故不推荐饮酒。有报道认为，饮酒与冠心病死亡率的关系呈"U"字形，并认为轻中度饮酒可以减少冠心病的死亡。国内曾报道一组25~64岁男性，每月饮白酒0.55~1.5kg时，HDL–C含量显著高于非饮酒组，如继续加大酒量时，则HDL–C也不再升高，且随饮酒量增加使血清总胆固醇水平升高，冠心病的死亡率增加2倍。近年来有人认为，少量饮酒可抑制血小板聚集，防止血凝而起预防心肌梗死的作用。美国研究人员对340名近期发生心肌梗死的患者进行的调查表明，适量饮酒能使人体血液中HDL–C的含量增加15%，心肌梗死发病的可能性则有所减少。现代临床和实验研究证实，大量饮酒可增加心脏和肝脏的负担，大量酒精能直接损害心肌和血管内壁，造成心肌能量代谢障碍，抑制脂蛋白脂肪酶，促使肝脏合成前β脂蛋白，血中β脂蛋白（即LDL，主要含胆固醇）消失减慢，甘油三酯上升，促进动脉粥样硬化的形成。

对于有饮酒史的SCAD患者，如对酒精无禁忌，建议非妊娠期女性每天饮用酒精不超过15g（相当于50°白酒30mL），男性每天不超过25g（相当于50°白酒50mL）。

2.精挑细选

根据食物的治疗作用和性味之偏，针对心痛的不同证候，虚者补之，气虚者补气，血虚者养血，阴虚者滋阴，阳虚者温阳；实者泻之，气滞者行气，血瘀者活血，寒凝者散寒，痰阻者化痰；虚实夹杂者，则据其虚实的具体情况选择补泻的先后和主次，若与合适的食物搭配，能起到治疗或辅助治疗的作用。正如《素问·五常政大论》所言："大毒治病，十去其六，常毒治病，十去其七，小毒治病，十去其八，无毒治病，十去其九。谷肉果菜，食养尽之。"食物对疾病的治疗作用及对健康的促进作用，甚至是药物无法替代的。参考历代医药文献，用于治疗心病的常用食物及其功效如下：

（1）粮食类：

小麦：养心（《本草再新》）。

大麦：宜心……除热，久食令人多力健行（《备急千金要方》）。

粳米：主心痛……研服之，去卒心痛（《食疗本草》）。

玉蜀黍：益肺宁心（《医林纂要》）。

黑大豆：煮食之，主心痛（《食疗本草》）。

（2）蔬菜类：

蕹菜（空心菜）：补心血（《医林纂要》）。

韭菜：主归心，安五脏六腑，除胃中热（《食物本草》）；除心腹痼冷、胸中痹冷（《日华子诸家本草》）。

苦菜（苦苣、荼）：主五脏邪气……久服安心益气（《食物本草》）。

芹菜（堇菜）：久食除心下烦热（《食物本草》）。

卷心菜（甘蓝）：利五脏六腑……通经络中结气……益心力（《本草拾遗》）。

茼蒿：安心气（《备急千金要方》）；清心养胃（《随息居饮食谱》）。

葱：治……心腹痛，目眩及止心迷闷（《日华子诸家本草》）。

芫荽：通小腹气及心窍（《本草从新》）。

菱白（菰菜）：利五脏邪气……卒心痛，可盐、醋煮食之（《食疗本草》）。

芦笋：凉心经，止吐衄血，抑火除烦（《食物本草》）。

苦瓜：青则苦寒，涤热，明目，清心（《随息居饮食谱》）。

（3）水果类（包括鲜果与干果）：

桃：破血，治心痛（《日华子诸家本草》）；补心活血……生津涤热（《随息居饮食谱》）。

苹果（柰）：耐饥益心气（《备急千金要方》）。

梅：下气除热烦满，安心（《备急千金要方》）。

葡萄：滋补强壮，补血，强心利尿（《陆川本草》）。

龙眼肉：益智宁心（《日用本草》）；葆心血，润五脏（《得配本草》）。

胡桃仁：其性又能消坚开瘀，治心腹疼痛（《医学衷中参西录》）。

杏仁：主治……心下烦热……消心下急满痛（《本草纲目》）。

莲子：清心解热（《滇南本草》）。

（4）畜禽肉蛋奶类：

羊肉：安心止惊（《备急千金要方》）。

驴肉：主风狂，愁忧不乐，能安心气（《备急千金要方》）。

鸡肉：乌雌鸡……安心定志……治血邪，破心中宿血（《日华子诸家本草》）。

鸡蛋：镇心，安五脏（《日华子诸家本草》）。

鸭蛋：补心清热（《医林纂要》）。

牛奶：润皮肤，养心肺，解热毒（《日华子诸家本草》）。

羊奶：治卒心痛，可温服之（《食疗本草》）。

（5）水产品类：

青鱼：益心力，疗卒心痛（《食疗本草》）。

牡蛎：主……心痛气结（《名医别录》）；清肺补心，滋阴养血（《医林纂要》）。

蚶：补心血，散瘀血（《医林纂要》）。

乌贼：补心通脉（《医林纂要》）。

紫菜：和血养心，清烦涤热（《随息居饮食谱》）。

（6）调味品类：

白糖：润心燥热（《本草纲目》）。

红糖：和中助脾，缓肝和血，润心肺（《得配本草》）。

胡椒：调五脏……心腹冷痛（《日华子诸家本草》）。

蜂蜜（石蜜）：治心腹邪气……安五脏，诸不足，益气补中，止痛（《神农本草经》）；除心烦（《名医别录》）。

◎ 薤白

【别名】

薤根（《肘后备急方》），藠头（《陆川本草》），大头菜子（《新疆药材》），野蒜、小独蒜（《中药形性经验鉴别法》），小蒜、宅蒜（《河北药材》），薤白头（《药材学》）。

【性味】

《神农本草经》："味辛，温。"

《名医别录》："苦，温，无毒。"

《千金·食治》："味苦辛，温，滑，无毒。"

《医林纂要》："甘酸辛，温。"

【养心功效】

现代药理研究表明，薤白提取物能明显降低血清过氧化脂质，抗血小板凝集，降低动脉脂质斑块，具有预防实验性动脉粥样硬化作用；薤白提取物对动物（大鼠、小鼠）心肌缺氧、缺血及缺血再灌注心肌损伤有保护作用。

【食用禁忌】

《食疗本草》："发热患者不宜多食。"

《本草汇言》："阴虚发热病不宜食。"

《本草从新》："滑利之品，无滞勿用。"

《随新居饮食谱》："多食发热，忌与韭同。"

◎ 荠菜

【别名】

荠（《名医别录》），护生草（《本草纲目》），芊菜、鸡心菜（《医林纂要》），净肠草（《植物名实图考》），菱角菜（《广州植物志》），地米菜、鸡脚菜（《贵州民间方药集》），假水菜（《陆川本草》），地地菜、烟盒草（《四川中药志》），上已菜、荠只菜、蒲蝇花（《闽东本草》），香善菜、清明草、饭锹头草、香芹娘、香料娘、香田荠（《浙江民间常用草药》），枕头草（《上海常用中草药》），植豉菜（《广西中草药》）。

【性味】

《名医别录》："味甘，温，无毒。"

《千金·食治》："味甘涩，温，无毒。"

《日用本草》："味辛甘，凉平。"

【养心功效】

荠菜含有乙酰胆碱，谷甾醇和季胺化合物，不仅可以降低血液及肝里胆固醇和甘油三酯的含量，而且还有降血压的作用。

【食用禁忌】

荠菜可宽肠通便，故便溏者慎食。

◎ 花椰菜

【别名】

花菜、菜花或椰菜花。

【性味】

性凉，味甘。

【养心功效】

花椰菜所含类黄酮，对减少胆固醇氧化，防止血小板聚集具有积极作用。

【食用禁忌】

菜花为常用佳蔬，诸无所忌。

◎ 蜂蜜

【别名】

石蜜、石饴（《神农本草经》），食蜜（《伤寒论》），蜜（《金匮要略》），白蜜（《药性论》），白沙蜜（《本草衍义》），蜜糖（《本草蒙筌》），蜂糖（《本草纲目》）。

【性味】

《神农本草经》："味甘，平。"

《本草纲目》：“生凉，熟温。”

《本草汇言》：“味甘，气寒，无毒。”

【养心功效】

蜂蜜具有的抗氧化物质，能降低胆固醇，对抗血栓的发生，从而减少动脉阻塞的发生率。

【食用禁忌】

《本草经疏》：“石蜜，生者性寒滑，能作泄，大肠气虚，完谷不化者不宜用，呕家酒家不宜用，中满蛊胀不宜用，湿热脚气不宜用。”

《金匮要略》：“生葱不可共蜜食之，杀人。”

《本草纲目》：“生葱同蜜食作下痢。”

◎ 黄大豆

【别名】

黄豆（《日用本草》）。

【性味】

《日用本草》：“味甘，温。或云，寒。”

《本草纲目》：“生温，炒热，微毒。”

《本草汇言》：“味甘，气平，无毒。”

【养心功效】

黄豆是高血压、动脉硬化、心脏病等心血管患者的有益食品。黄豆含有大量不饱和脂肪酸，尤其以亚麻酸含量最丰富。这对于预防动脉硬化有很大作用，大豆中还含有约1.5%的磷脂，有助于降血脂。

【食用禁忌】

《本草纲目》：“多食塞气、生痰、动嗽，令人身重，发面黄疮疥。”

◎ 落花生

【别名】

花生（《酉阳杂俎》），落花参（《滇南本草》），番豆、土露子（《物理小识》），长生果（《本经逢原》），落地松、地豆（《滇海虞衡志》），落地生（《刘启堂经验秘方》），土豆（《本草纲目拾遗》），及地果（《南城县志》），南京豆（《植物学大辞典》），番果（《现代实用中药》）。

【性味】

《本经逢原》：“甘，温，无毒。”

《食物宜忌》：“性平，味甘。”

【养心功效】

花生中含有大量的亚油酸，亚油酸为不饱和脂肪酸，可使人体内胆固醇分解为胆汁酸排出体外。所含维生素C也有降低胆固醇的作用。花生中的白藜芦醇，还能降低血小板聚集，抑制纤维蛋白的溶解，增加血小板的含量，改善血小板的质量，改善凝血因子的缺陷。

【食用禁忌】

体寒湿滞及肠滑便泄者不宜服。

◎ 木耳

【别名】

树鸡（《韩昌黎集》），黑木耳（《太平圣惠方》），木檽（《证类本草》），木枞、木蛾（《本草纲目》），云耳（《药性切用》），耳子（《四川中药志》）。

【性味】

《药性论》："平。"

孟诜："寒，无毒。"

《饮膳正要》："苦，寒，有毒。"

《本草纲目》："甘，平，有小毒。"

《本草求原》："甘，温，小毒。"

【养心功效】

木耳可抗凝血、抗血小板聚集、抗血栓形成、增强免疫功能、降血脂、降血压、降血糖、抗动脉硬化、延缓衰老。

【食用禁忌】

《药性切用》："大便不实者忌。"

（四）中医疗法

◎ 针刺疗法

【养心功效】

针刺治疗心痛在《黄帝内经》中即有记载，但论治叙述较为简单，有的明确指出治疗所取的腧穴，有的仅提示应治疗某经。取穴多在腕踝部位，如大陵、鱼际、太渊、太白、京骨、昆仑等。经后世不断发挥，现在临床上应用针刺治疗冠心病，取得了良好的疗效。针刺不仅能缓解冠心病患者的一般临床症状，而且能使缺血心电图显示好转，心功能改善。针刺还具有一定的降脂、降血压和促进劳动力恢复等全身的治疗作用。针刺对冠心病所致各种心律失常也有一定的效果，甚至还有关于治疗急性心肌梗死的报道。

【应用举隅】

1.毫针疗法

（1）针刺手少阴心经或手太阳小肠经：《素问·刺热》篇曰："心热病

者，先不乐，数日乃热。热争则卒心痛……刺手少阴、太阳。”病在于心，故刺取其经脉，手太阳小肠经与手少阴心经相表里，心热可移于小肠，故治彼即等于治此也。

（2）针刺手厥阴心包经的输穴：《灵枢·五邪》曰：“邪在心，则病心痛喜悲，时眩仆，视有余不足，而调之其输也。”《灵枢·邪客》中谈到：“心者，五脏六腑之大主也，精神之所舍也，其脏坚固，邪弗能容也。容之则心伤，心伤则精神去，神去则死矣。故诸邪之在于心者，皆在于心之包络。”故所谓“邪在心”者，实在心之包络，当取手厥阴心包经之腧穴大陵补虚泻实。大陵同时也是心包经的原穴，其主治心痛、惊悸、胃痛等。

（3）针刺手少阳三焦经的井穴：《灵枢·热病》曰：“喉痹舌卷，口中干，烦心心痛，臂内廉痛，不可及头，取手小指次指爪甲下，去端如韭叶。”此为邪热犯心之心痛，《灵枢·顺气一日分为四时》曰：“病在藏者，取之井。”关冲为手少阳三焦经的井穴，其主治昏厥、热病、咽喉肿痛等，故取之以治疗热证心痛。

（4）针刺督脉的筋缩穴：《灵枢·杂病》曰：“心痛，当九节刺下，不已，刺按之，立已。不已，上下求之，得之立已。”“九节”指第9椎下督脉的筋缩穴，刺之治心痛，若刺后痛不能止，则按压之，若按压后仍旧疼痛，当在筋缩穴之上下依法施治。

（5）孙思邈经验：唐代孙思邈在针灸治疗心痛方面积累了丰富的经验，《备急千金要方》中有大量针刺治疗心痛的记载，特别是《备急千金要方·针灸下·心腹第二》中载有治疗心病的腧穴及其主治，如云：“临泣主胸痹心痛，不得反侧……通里主卒痛烦心，心中懊憹，数欠频伸，心下悸悲恐……肾俞、复溜、大陵、云门主心痛如悬”这对于据症选穴十分有利，而且启迪了后世辨证用穴的思路。

2.温针疗法

温针，又称温针灸、针柄灸。指针刺后以艾绒裹于针尾，点燃加温，《针灸大成》介绍温针的方法有针上套上药饼再加艾灸。温针灸疗法在针刺的同时，借助了艾灸的力量，将燃烧获得的温热刺激通过针刺传送到患者的相应穴位处，是针刺与艾灸相结合的一种方法。

吴长岩等选取心俞、膻中、内关、厥阴俞为主穴，根据不同的证型配穴治疗，如痰浊壅塞取丰隆、阴陵泉；心肾阴虚取肾俞、巨阙、关元和太溪。具体操作：首先对俯卧位下的患者常规消毒，针刺取穴，施以适当手法得气后，在心俞、厥阴俞上施以温针灸，共施3壮，留针30min。剪取艾段（2cm左右），插在针柄上，点燃施灸。然后患者变换体位，取仰卧位。针刺后在膻中和内关两穴上取艾条（1cm左右）施灸。

3.电针疗法

（1）章玲玲应用复方丹参滴丸联合电针治疗稳定型心绞痛。采用复方丹参滴丸联合针刺内关穴治疗，连续治疗4周。发现此方法不仅可以有效降低LF/HF、升高HF，而且还可以有效降低ET、升高NO。

（2）赵晓惠等取患者双侧内关、列缺、云门穴，采用华佗牌SDZ-Ⅱ型电子针疗仪给予疏密波，即疏波取5~6Hz、密波取25~30Hz，强度2.34~6.24mA。疗程14天。发现电针疗法可有效缓解老年冠心病患者的心绞痛症状，进而改善焦虑及抑郁状态。

4.水针疗法

（1）郭爱娣等用黄芪注射液穴位注射治疗心绞痛。在口服麝香保心丸基础上取足三里穴直刺，推黄芪注射液，治疗后胸闷、胸痛、心慌和气急等症状和体征都有明显改善。

（2）温屯清等用柴郁胸痹汤加减联合穴位注射治疗气郁血瘀型冠心病心绞痛。治疗后患者的心绞痛发作次数、心绞痛持续时间，中医证候评分都明显降低。

5.揿针疗法

金圣博采用揿针“督痛穴”治疗气滞血瘀型心绞痛。在常规口服西药治疗（单硝酸异山梨酯片20mg，2次/天，口服）基础上予揿针（规格1.2mm×0.2mm）“督痛穴”治疗。督痛穴取法：患者取坐位，在挺胸吸气屏住呼吸同时，医者迅速在督脉上第5胸椎棘突附近自上而下寻找并触及最痛点，嘱患者早、中、晚分3次按揉施术局部揿针，5min/次，力度适中。10天为1个疗程。

◎ 艾灸疗法

【养心功效】

艾灸在治疗冠心病当中具有一定的效果，艾灸属于升阳，属于热疗的一种方式。艾叶同时具有疏经通络、活血化瘀的功效，因此，艾灸也是预防和缓解心绞痛、冠心病的一种有效方法。人体正常的生命活动有赖于气血的作用，气血不足、运行不畅容易生病。气血有着遇温则行、遇寒则凝的特点，艾叶具有温经通脉、散寒驱邪的功效，因此，使用艾灸可以对人体的经络穴位产生温热刺激，使气血运行，从而预防和缓解冠心病，尤其是对慢性心绞痛的患者。艾灸治疗冠心病主要的穴位有膻中、内关、心俞、大陵、至阳穴等。

【应用举隅】

（1）《肘后方·治卒心痛方》中有两条用灸法治疗心痛的记载：“又方：灸手中央长指端三壮。又方：横度患者口折之，以度心厌下，灸度头三壮。”

（2）唐代孙思邈尤其擅长灸法，在《备急千金要方·心脏》中共载有12条灸法治疗心痛的条文，如“心闷痛上气，牵引小肠，灸巨阙二七壮”。“心痛暴绞急绝欲死，灸神府百壮，在鸠尾正心，有忌”。“心痛，灸臂腕横纹三七壮，又灸两虎口白肉际七壮”。“胸痹心痛，灸膻中百壮，穴在鸠尾上一寸，忌针”等，多取任脉位于胸部诸穴及手少阴心经、手厥阴心包经之腧穴。

（3）清代廖润鸿的《针灸集成》灸法之例如：“积年胸痛，足大趾爪甲之本根，爪甲之半当中，灸七壮，男左女右。太冲三壮，独阴五壮，章门七壮，立愈。若或不愈更灸。”“胸痛如刺手卒青，间使、内关、下三里、支沟、太溪、少冲、膈俞七壮。”

◎ 刺血疗法

【养心功效】

冠心病是冠状动脉硬化引起的心脏器质性病变，中医属于“胸痹”“心悸”“心痛”范畴，其中阳气偏虚、寒凝瘀血的不少见。表现为心胸冷痛憋闷、心悸气短、失眠早醒，四肢冰凉等症。中医认为，此乃胸阳被遏、寒凝血瘀，应驱寒行瘀，才能振奋心阳。刺血疗法具有泻热祛邪、通络止痛、祛瘀消肿、调和气血及镇静等功效，最能直接祛寒行瘀，再加艾灸温养，便可标本兼治。

【应用举隅】

（1）《素问·脏气法时论》曰：“心病者，胸中痛，胁支满，胁下痛，膺背肩甲间痛，两臂内痛……取其经，少阴太阳，舌下血者。其变病，刺郄中血者。”心脏有病，治疗时取手少阴心经和手太阳小肠经的经穴，并刺舌下之脉以出血。如病情有变化，与初起不同，则刺足太阳膀胱经的委中穴出血。

（2）《素问·缪刺论》曰：“邪客于足少阴之络，令人卒心痛暴胀，胸胁支满，无积者，刺然骨之前出血。”治疗邪犯足少阴肾经导致的卒心痛，用刺然谷穴出血的方法。

（3）《针灸甲乙经》记载了刺血疗法治疗心痛的例子，如：“心痛卒咳逆，曲泽主之，出血则已。”“心疝暴痛，取足太阴、厥阴，尽刺之血络。”

（4）清代廖润鸿在《针灸集成》一书中亦记载了刺血法治疗心痛，“卒心胸痛汗出，间使、神门、列缺、大敦，刺出血”。

◎ 贴敷疗法

【养心功效】

穴位贴敷疗法是传统针灸疗法和药物疗法的有机结合，其实质是一种融经络、穴位、药物为一体的复合性治疗方法，而不仅仅是单纯某一因素在起作用。敷贴疗法与现代医学的透皮给药系统属于同一范畴，它可以随时间的推移释放一定量的药物，从而保持稳定的血液浓度，发挥并保持药物的最大治疗作用，并可避免药物对胃肠道及肝脏的影响，此外，还可减少给药次数，减轻副作用。中药穴位敷贴是集中药的药理作用和针灸的穴位刺激为一体的治疗方法，是治疗冠心病的一种新的给药途径。大量临床观察表明，该疗法能有效地减轻冠心病心绞痛患者的临床症状，在改善患者的心电图及血液流变学方面也有一定的疗效。

【应用举隅】

（1）《千金方》心痛外治方："一方，用大蒜捣烂，涂足心，即愈。"

（2）心绞痛贴膏。笔者以益气活血之中药复方制成"心绞痛贴膏"（专利号ZL201110374811.4），进行穴位贴敷。主要功效为益气活血，化瘀止痛。通过临床观察发现，在常规药物治疗基础上，采用穴位贴敷止痛法，可减少患者心绞痛的发作次数，在心绞痛发作期可缩短心绞痛持续时间，减轻疼痛程度，起到良好的止痛效果。心绞痛贴膏能明显地消除患者的疼痛，并可广泛应用于各型心绞痛患者。

（3）冠心止痛膏（中成药）。烘软，摊贴膻中、心俞、虚里穴。每次贴12~24h，1日1次，15~30日为1个疗程，连敷2~3个疗程。

（4）五香通络膏。王劲红等采用五香通络膏中药穴位贴敷治疗冠心病心绞痛。在西药常规治疗（口服单硝酸异山梨酯、酒石酸美托洛尔、阿司匹林、阿托伐他汀）基础上加用五香通络膏中药穴位贴敷疗法，疗程4周。膏药制备：将檀香、降香、乳香、荜茇、延胡索、细辛、白芷、冰片药物按照比例为3：3：3：3：3：2：2：1粉碎为末使用时加麻油调制成膏。穴位选取：膻中、内关（双侧）、郄门（双侧）、阴郄（双侧）、期门（双侧）。每次取上方膏药3g置于穴位贴中，贴于穴位（两侧交替贴敷），每日4~6h（疗程4周）。

◎ 热熨法

热熨法是采用药物和适当的辅料经过加热处理后，敷于患部或腧穴的一种治疗方法。本法是中医独特、有效的外治法之一。它可借助温热之力，将药性由表达里，通过皮毛腠理，循经运行，内达脏腑，疏通经络，温中散寒，畅通气机，镇痛消肿，调整脏腑阴阳，从而达到治病的目的。

【养心功效】

本法借助于热力，通过皮肤作用于机体，以达祛邪扶正、调和经脉、流畅气血之目的。

【应用举隅】

（1）晋代葛洪在《肘后方》中记载道："又方：取灶下热灰，筛去炭分，以布囊贮，令灼灼尔。便更番以熨痛上，冷，更熬热。又方：蒸大豆，若煮之，以囊贮。更番熨痛处，冷复易之。"这是运用热熨法治疗心痛的较早记载。

（2）孙思邈在《备急千金要方·心脏》中采用散剂热熨治疗心痛。如熨背散"治胸背疼痛而闷"，组成：乌头、细辛、附子、羌活、蜀椒、桂心各五两，川芎一两六铢，将药物捣筛为散，“微火炙令暖，以熨背上”。正如张璐所云：“乌、附、蜀椒内服则温经络外则通腠理，佐以辛、桂、芎藭开导血气，羌活专行脊脉，以予邪之出路，变乌头丸为熨法也。”

◎ 耳穴疗法

【养心功效】

耳郭上分布丰富的神经血管淋巴，相互交织，通过神经体液机制对机体内部产生影响，耳穴压籽通过经络传导，调节人体经络脏腑的气血功能，能够有效预防和减少心绞痛的发作，是有效的抗心绞痛的中医治疗方法。常以心、肾、胸、交感、神门、皮质下为主穴，其中交感、胸、皮质下，被称为“胸三角”，对于缓解胸闷、憋气、胸痛等症状具有良好的作用。

【应用举隅】

（1）杨月等用耳穴压籽治疗不稳定型心绞痛。主穴取耳穴中的神门、交感、皮质、小肠、心，配穴取耳穴中的肝、内分泌、胸、肾上腺，用镊子将粘有王不留行子的小方块胶布贴附于耳穴上，按压3次，每次60s，每次贴单耳，两耳交替3天更换1次胶布，持续2周。

（2）程宝安采用耳穴压籽法治疗冠状动脉粥样硬化性心脏病心绞痛。取心、神门、交感、肾、小肠为主穴，配穴为肝、脾、肺、内分泌、皮质下，每个穴位用人体信息诊断仪的探针刺激15~30s后，将油菜籽用小块胶布固定在穴位上，每日按压5~10次，达到穴位麻痛为度，每周贴压2日，两耳交替。

◎ 穴位埋线疗法

【养心功效】

穴位埋线法可持久对穴位产生刺激，以达疏通经气的作用，对缓解冠状动脉粥样硬化性心脏病心绞痛症状，改善心肌缺血具有良好的效果。

【应用举隅】

（1）柏树祥等运用穴位埋线治疗冠心病。取穴：膻中、肺俞、厥阴俞、心俞、内关。伴原发性高血压患者配血压点、肝俞。上述诸穴除膻中外均取双侧穴位。一般1个月埋线1次，病情重者20天埋线1次，5次为1个疗程，治疗1~4个疗程。

（2）刘卫平等以内关、神门、心俞、太冲、足三里穴位埋线治疗冠心病稳定型心绞痛，每周1次，3周为1个疗程，连用2个疗程。

◎ 推拿疗法

【养心功效】

中医认为，推拿具有疏通经络、滑利关节、调整脏腑气血的功能，可以增强人体的抗病能力。推拿的作用途径主要是在人体体表的经络穴位上施用手法，通过经络内联外络、气血循行流注而产生局部及全身的作用。

实践证明，推拿对改善冠状动脉粥样硬化性心脏病患者的症状有一定的作用。推拿时局部皮肤往往发红，测量皮肤温度则明显增高，这是血管扩张、局部充血和血液循环改善的结果。血管扩张，可减少血流阻力，缓解小动脉痉挛，降低血压，减轻心脏负担，增强心搏力量，减慢心率，呼吸加深。推拿通过对胸廓按压及穴位刺激能改善心肌供氧，调节心脏节律，加强心脏功能，减轻心脏负荷，氧耗减少、冠状动脉灌注量增加，从而改善心肌缺血、缺氧状态，缓解心绞痛。通过阻断（按压）与放开交替作用于动脉，改善动脉与周围组织间的关系，能改变动脉血液的流体状态，从而有防止血栓形成、防止血管硬化等作用。推拿通过对骨骼、内脏和经穴等作用影响血液的生成、分布、流体状态和血细胞的凋亡。推拿手法虽然作用于体外，但手法的压力能传递到血管壁，使血管壁有节律地压瘪、复原，驱动微循环内的血液从小动脉流向小静脉。由于血液中物质的交换是在微循环过程中完成的，故推拿能促进微循环血液流通。推拿对瘀血症患者的血液流变学有一定的影响，无论是在高切速下还是低切速下，全血比的黏稠度亦有一定程度的下降、红细胞的变形能力增强、血液流速明显提高。血液成分的改变对血液流变亦会产生一定的影响，能改善血液的浓、稠、黏、凝、聚状态，具有“活血化瘀、祛瘀生新”的作用。推拿能促进微循环的建立，可促使部分血管内皮细胞的蛋白质分解，产生组织胺和类组织胺物质，使毛细血管扩张与开放，渗透性增强，血流量明显增加，局部组织的供血和营养改善。推拿能调节大脑皮质的兴奋和抑制过程，并可改变血液动力过程和提高机体的免疫功能。推拿能促进代谢，加速胆固醇和甘油三酯的分解，降低血液黏稠度，这些作用均有助于冠状动脉粥样硬化性心脏病的预防和治疗。

人体经络内联脏腑，外络肢节。冠状动脉粥样硬化性心脏病患者在手少阴心经、手厥阴心包经的循经穴位，如前胸部的膻中穴，背部的心俞穴，或较为敏感的压痛点，按摩这些穴位，能起到疏通气血，强心止痛的效果。特别是重按内关穴对于缓解冠状动脉粥样硬化性心脏病、心绞痛、心律失常、心肌梗死的危急状态，及时救治患者有重要意义。

【应用举隅】

（1）葛洪在《肘后备急方·治卒心痛方第八》中记载：“闭气忍之数十度，并以手大指，按心下宛宛中，取愈。”

（2）《肘后备急方·治卒腹痛方第九》中记载：“令卧枕高一尺许，拄膝使腹皮踧气入胸，令人抓其脐上三寸便愈，能干咽吞气数十遍者弥佳，此方亦治心痛。”抓法是将五指分开满把捏拿治疗部位，然后缓缓提起，也称五指拿法，有祛风散寒、舒筋通络、开窍止痛、缓解痉挛的作用。这可能是用按法和抓法治疗心痛的最早记载。

（3）心绞痛发作时，若身边没有药物可用，又不能就地及时地采取其他简便有效治法，可用双拇指按压患者的双侧内关穴。其压力程度视患者忍受程度而施。

（4）有人发现，许多冠状动脉粥样硬化性心脏病患者的左侧灵道穴（灵道为手少阴心经的经穴，位于小指内侧腕关节上1寸处）有明显的压痛。可用拇指先轻揉灵道穴1min，然后重压按摩2min，最后轻揉1min，每天上下午各揉1次，10天为1个疗程，间歇2~3天，可进行下1个疗程。

（5）选穴膻中或背部两侧膀胱经之肺俞、心俞、厥阴俞等穴，用拇指做按揉法、腕推法、一指禅点按法，每次15min，每天1次，15次为1个疗程。

（6）指压至阳穴，对预防和治疗心绞痛有很好的效果。方法是在肩胛骨下缘处，离脊柱约五指处，每日用拇指按压2~3min。也可在心绞痛发生时，立即用拇指进行按压，可缓解疼痛。

◎ 导引疗法

导引，亦作“道引”。导气令和，引体令柔的意思。指呼吸俯仰，屈伸手足，使血气流通，促进健康。常与服气、存思、咽津、自我按摩等相配合进行。可见，导引是我国古代的呼吸运动（导）与肢体运动（引）相结合的一种养生术，也是气功中的动功之一。导引术起源很早。唐朝司马承祯《服气精义论导引论》云：“夫肢体关节本资于动用，经脉荣卫实理于宣通，今既闲居，乃无运役事，须导引以致和畅，户枢不蠹，其义信然。”实践证明，它们对提高人民的体质，促进身体健康，有不可忽视的作用。

【养心功效】

气功治疗冠状动脉粥样硬化性心脏病有一定疗效，在古代医学文献中亦有类似该病的治法记载。如《养性书》中就说：“吐纳法，心病用呵，呵为泻，吸为补。须正身端坐，先调气和匀，以鼻徽长引气，然后细细呵之，令身不得闻。大略以三十六遍为则，能去心部一切烦热。病愈则止，过则损。”近年来气功治疗本病的报道日渐增多。现代实验运用肢体容积描记观察练功入静曲线的变化，表现为心血管扩张；用同位素P32测定，发现毛细血管通透性增加，这些血管变化与练功后手足温暖、手背手掌皮肤红润相吻合；加之入静后，全身代谢率降低、心脏负担减轻、血循环和心功能改善，使心率减慢，证实了气功通过意识主导作用，促使大脑皮层功能活动趋于抑制，使交感神经中枢、呼吸中枢、气体代谢率反应性降低，身体耗能减弱，贮能作用相对增强，有助于心功能调整和损耗恢复。

【应用举隅】

（1）陶弘景在《养性延命录》中云：“纳气有一，吐气有六。纳气一者，谓吸也。吐气有六者，谓吹、呼、唏、呵、嘘、呬，皆出气也……心脏病者，体有冷热，呼吸二气出之。”这是最早关于心病用导引之术治疗的记载。

（2）明代高濂在《遵生八笺·四时调摄笺》中提出用调息之法调养心脏，他在《修养心脏法》中云：“当以四月五月弦朔清旦面南端坐，叩齿九通，漱玉泉三次，静思注想，吸离宫赤炁入口，三吞之，闭炁三十息，以补炁之损。”

（3）《六气治心法》中云：“治心脏用呵，以鼻渐长引炁，以口呵之，皆调炁如上，勿令自耳闻之。若心有病，大呵三遍，呵时以手交叉，乘起顶上为之，去心家劳热，一切烦闷。疾愈即止，过度即损，亦须以呵字吸旺炁以补之。”

（4）《心脏导引法》中记载了导引法治疗心病：“可正坐，两手作拳，用力左右互筑，各五六度。又以一手向上拓空，如擎石米之重，左右更手行之。又以两手交叉，以脚踏手中各五六度，闭气为之。去心胸风邪诸疾。行之良久，闭目三咽津，叩齿三通而止。”

（5）《杂病源流犀烛》卷六云：“导引《保生秘要》曰：于足三里掐之九九，擦也九九，运行后功，痛气降而愈。运功《保生秘要》曰：行归元逐痛处，流行胃火，自然发散。”沈氏认为，此导引、运功二法，不但治心痛，兼治胃口痛。

（6）清代曹若水所辑的《万育仙书》中亦载有心痛导引法。如“治一切心疼：丁字立定，以右手扬起视左，如左手扬起视右，运气九口。其转首曰顾，并同”“治前后心疼：以身八字立定，低头至胸前，将手又定腹上，运气一十九口”。

（7）松静功。该功法通过患者的意识主导，思想放松，促使入静养心，能量消耗趋于减少，并促使紊乱心血管机能得以调整。方法是端坐于椅上，头微前俯，松肩垂肘，十指舒展，两手掌心向下，分别放于两膝；两脚平分，与肩同宽，两胯屈曲呈直角；两目留一线之缝，宁神调息，入静，用普通呼吸调息3min。而后配合呼气从头部缓缓放松到中丹田，同时沿着脊柱放松至命门穴，再从肩胛部放松到肘；吸气后，配合呼气，从中丹田与命门穴，放松到腰骶；上肢从两肘放松到两手；再吸气后，配合呼气从腰骶经大腿放松至涌泉穴，并随放松入静，引气下行，意想温暖的淋浴，缓慢冲洗了病邪，全身无病，一身轻松之感；并随身体的放松，呼气时默念“静”，从而诱导精神和心脏的放松，当放松至两脚涌泉穴，意想心脏病不适之症，即将从脚心消失，心脏跳动如钟一样稳定。收功时意想身体全部气息缓缓地向中丹田集聚，用左手按在脐部，右手掌心贴在左手背，两手同时自脐中心作顺时针方向，由内向外，由小圈到大圈缓缓推转30圈，按于心窝部，再反方向推转，止于脐中，然后双手搓热，睁开眼睛，散步收功。

（8）拍打放松功。该功法是放松功中的一种。不仅适用于初学气功者放松入静，特别对思想杂念比较多，一时难以松静者，更为适宜。若与气功按摩互相结合，效果更好。方法是两脚平行站立，与肩同宽，集中思想，排除杂念，入静，用普通呼吸调息3min。按照人体有十个最易紧张、不易放松部位，依次拍打，先拍打前头颧下两眉间印堂，放松后，自上而下依次拍打后颈部，上下嘴唇、下颌两侧、两肩、两肘、十指、胸背、腰骶、脚趾。拍打重点是两眉间印堂穴，此和脑下垂体密切相关；后项部和下丘脑、延髓、脊髓直接相关；两肩一松，则头部以下身体各部就放松。并配合鼻吸气，吸气时默念“静”字，呼气时意守涌泉穴。然后两手缓缓抬起，食、中、无名指微屈，以中指为主，余二指为辅，叩击头部的角孙、听宫、太阳、攒竹等穴，再移至头顶部，叩玉枕、风池。最后双手搓热，浴面，缓缓睁眼，舌离上颚，散步收功。

◎ 浴足疗法

【养心功效】

足是人体重要的组成部分，由许多骨头、关节、肌肉、韧带组成，分布有丰富的血管和神经。足不仅具有平衡、承重和行走的功能，而且与整个身体的健康有密切的关系，是健康长寿的标志。因此，足部药浴不仅可以保护足部的健康，而且可以改善微循环，调整脏腑的功能。温水浴足，并反复按摩双足能治疗有关脏腑经络的病症，配合具有温经、活血或清热除湿作用的中药浸浴，更可提高治疗效果。冠状动脉粥样硬化性心脏病主病在心胸，与脾肾亦有密切关系。洗足药浴按摩足部，可活血温经，改善血液循环，同时具有健脾温肾的作用，因此对冠状动脉粥样硬化性心脏病有一定的疗效。洗足有助于安然入寐，而良好的睡眠是阴阳调和，血压稳定的重要条件。洗足还可以缓解疲劳，提高抵抗力。

【应用举隅】

1.薤白丹参方

薤白60g，丹参30g，川芎15g。将以上3种中药同入锅中，加水适量，煎煮30min，去渣取汁，与3000mL开水同入泡足桶中。温通心阳，活血化瘀。适用于心阳不足型冠状动脉粥样硬化性心脏病等。先熏蒸后泡足，每次30min，每晚1次。10天为1个疗程。

2.万年青益母草方

万年青60g，益母草100g，川芎20g。将以上3种中药同入锅中，加水适量，煎煮30min，去渣取汁，与3000mL开水同入泡足桶中。强心活血，清热化瘀。用于心脉瘀阻型冠状动脉粥样硬化性心脏病等。先熏蒸后泡足，每次30min，每晚1次。10天为1个疗程。

3.橘皮杏仁方

鲜橘皮100g（干品50g），杏仁30g，茜草根20g。将以上3种中药同入锅中，加水适量，煎煮30min，去渣取汁，与3000mL开水同入泡足桶中。化痰泄浊，活血安神。适用于痰瘀中阻型冠状动脉粥样硬化性心脏病等。先熏蒸后泡足，每次30min，每晚1次。10天为1个疗程。

◎ 中药离子导入疗法

直流电药物离子导入是一种通过直流电把药物离子导入人体内进行治疗的方法。药物离子导入疗法具有药物与电流的双重作用，药物作用为主，电流刺激作用为辅，独特之处在于导入药物在局部可以形成“离子堆”，其在组织内停留的时间长，所以其药物作用持续时间延长，能够更充分地发挥药物的治疗作用。

王春红等采用自行研制的中药外用剂（当归、丹参、红花、桃仁、钩藤、络石藤、羌活等7种药材浸在白酒中，浸泡1个月开始使用），中药离子导入配合口服西药治疗冠状动脉粥样硬化性心脏病稳定型心绞痛患者85例，结果发现治疗组心绞痛症状及心电图改善的总有效率为91.76%及89.41%。

◎ 穴位磁疗法

中医穴位磁疗本身是穴位敷贴中较为常见的一种方案，与穴位药品敷贴相比，穴位磁疗在操作便捷、能够有效控制过敏症状发生、安全性高、经济性强等方面都表现出一定优势。然而，当前穴位磁疗对改善冠状动脉粥样硬化性心脏病心绞痛临床指标的有效性方面的研究及报道相对较少。

高小华采用穴位磁疗治疗冠心病心绞痛。以两侧的内关穴、膻中穴以及心俞穴为主穴，并在该穴位上粘贴磁片，磁片的直径是2.5cm，厚度是0.4cm。粘贴完成后，定期予以更换，更换频率是每3天1次，治疗总时长是1个月。

◎ 点眼疗法

点眼法是用药物制成水、散等剂型，将其点入眼角，以治疗疾病的一种方法，也是眼科常用的外治法。

【养心功效】

唐以后，点眼法不断发展，不仅作为治疗外障眼病的方法而常用，而且逐渐扩展到用于治疗眼科以外的某些疾病。其中对于心病的治疗，可见文献记载，但临床应用，还需更多经验证实。

【应用举隅】

（1）程鹏程《急救广生集·心腹疼痛》记载了心痛点眼法：“透明雄黄、火硝各等分，加麝香少许，共为末，新汲水调，点眼内眦睛明穴，男左女右，扶行数步立愈。但痛止，切不可即饮食，食必复痛。”

（2）《外治寿世方》中载有：“心痛危急症奇效方。”即以王瓜霜点眼：

"王瓜一条，剖对开，去肉去子，填入明矾末合住，用线缚悬挂阴干，待瓜皮上起白霜，刮下研细，藏磁器封固。凡遇急症心痛危极欲死者，但口有微气，将瓜霜点眼四角，立愈。"

◎ 滴鼻疗法

鼻为气体出入之门户，为肺系之所属，肺朝百脉，药入鼻腔内，经肺系通经贯络，透彻周身，再加之呼吸道黏膜吸收迅速，药液有效成分易进入血中以发挥治疗作用，其速效是内服药所不及。

王家仁等选择了73例确诊冠状动脉粥样硬化性心脏病，且心绞痛发作时间＞3min者，当患者心绞痛发作时，立即予心绞痛滴鼻剂（由苏合香、冰片、川芎、山茱萸组成）滴入鼻孔近外端，每次2~3滴。结果：经心绞痛滴鼻剂治疗后心绞痛总有效率为91.79%。

（五）起居要旨

40年前，美国冠状动脉粥样硬化性心脏病的发病率和死亡率一度上升很快，自20世纪60年代以后，冠状动脉粥样硬化性心脏病的发病率和死亡率则有大幅度下降，直至现在。究其原因，主要归功于生活方式的改善，即减少胆固醇的摄入和控制吸烟等，从而降低了发生冠状动脉粥样硬化性心脏病的危险因素。但在我国，随着社会的发展，人民生活水平的提高，由于膳食结构的不合理、吸烟等易患因素的影响，则冠状动脉粥样硬化性心脏病的发病率和死亡率呈逐年上升的趋势。因此，良好的生活习惯，对预防冠状动脉粥样硬化性心脏病的发生具有重要意义。

◎ 避风寒

动脉粥样硬化属中医"脉痹"的范畴，而风寒湿为脉痹形成的关键因素。在《素问·痹论》中曰："风寒湿三气杂至，合而为痹……以夏遇此者为脉痹。"又曰："痹……在于脉则血凝而不流。"宋代《圣济总录》曰："血性得温则宣流，得寒则凝涩，凝涩不行，则皮毛萎悴，肌肉痹。"王清任《医林改错》曰："因不胜风寒湿热，邪入于血管，使血凝而为痹。"关于冠状动脉粥样硬化性心脏病，古代记载胸膺部闷窒疼痛之证。由上焦阳虚，阴寒之邪上乘，胸阳痹塞所致。由此可见，冠状动脉粥样硬化性心脏病的发生与寒冷有着密切关系。寒冷使人体交感神经兴奋，促使血压增高，心率持续加快，从而增加心肌耗氧量，导致胸闷、心绞痛的发生。

胸前保暖最重要。人体的几个部位中，头、背、足历来是保暖的重点。而对于冠状动脉粥样硬化性心脏病患者来说，胸部心前区保暖尤其重要，因为心前区对气温寒冷变化十分敏感，容易反射性引起周身血管痉挛收缩，血液黏滞性增高，诱发心绞痛。除了胸背部保暖，双脚保暖也十分重要，冠状动脉粥样硬化性心脏病患者朋友冬天一定要穿保暖防滑的厚棉鞋，睡前热水泡脚，促进血液循环。还应避免疾走、奔跑，以免寒风迎面吹袭。

◎ 情绪管理

性格和心理情绪对冠状动脉粥样硬化性心脏病的影响非常大。即使不存在其他危险因素，单是性格和心理情绪存在问题就会使得冠状动脉粥样硬化性心脏病的危险增加。劳逸结合，开朗乐观，对防治冠状动脉粥样硬化性心脏病也很重要。现代研究指出，如精神紧张、A型和D型性格、抑郁等不良情绪等均会使冠状动脉粥样硬化性心脏病的危险增加。因为人在生活和工作中遇到精神刺激因素而处于紧张状态时，大脑皮层容易发生紊乱，自主神经功能失调，使得心率加快，心肌耗氧量增加；同时，促使血小板聚集，增大血液黏滞性和凝固性；也可导致脂质代谢紊乱，使血脂增高；或自主神经功能紊乱，导致冠状动脉痉挛等。因过劳（特别是脑力劳动）和情绪波动，会使神经系统中主要是交感神经高度兴奋，血内儿茶酚胺的含量升高。儿茶酚胺作用于血管可以引起血管收缩，血压上升，增加心肌耗氧量，会诱发心绞痛和心肌梗死。

冠状动脉粥样硬化性心脏病中老年人好发，中医经典文献中对于老年人情志预防的内容也多有言及。如《寿亲养老新书》中提及“若天癸数穷，则精血耗竭，神气浮弱，返同小儿，全假将护，以助衰晚。若遇水火、兵寇、非横、惊怖之事，必先服侍老人于安稳处避之，不可喧忙惊动。尊年之人，一遭大惊，便至冒昧，因生余疾。凡丧葬凶祸，不可令吊；疾病危困，不可令惊；悲哀忧愁，不可令人预报”。又有《老老恒言》中所说：“世情世态，阅历久，看应烂熟，心力衰竭而改，老更奚求？谚曰：求人不如求己。呼牛呼马，亦可由人，毋少介意，少介意便生忿，忿便伤肝，于人何损？徒损乎己耳。少年热闹之场，非其类则弗亲。苟不见几知退，取憎而已。至于二三老友，相对闲谈，偶闻世事，不必论是非，不必较长短，慎尔出话，亦所以定心气。”可见，乐观的生活态度不仅对于防止心血管疾病，乃至对于健康生活是多么重要。

因此，人们在生活和工作中，应当保持乐观的态度，使精神放松，情绪稳定，遇事不要急躁，以减少冠状动脉粥样硬化性心脏病的发生。对冠状动脉粥样硬化性心脏病患者进行心理疏导和调节，使患者获得心理平衡是非常重要的。必要时，可在医生的指导下服用抗焦虑、抗抑郁的药物进行治疗。

◎ 睡眠管理

科学睡眠对每个人来说都很重要，对于冠状动脉粥样硬化性心脏病患者来说，良好的睡眠尤为重要。如睡前过度兴奋，饮酒又饱餐，都会导致睡眠质量障碍，最终引起严重的并发症。凌晨4—7点，通常称为危险“凌晨4时”，是最易发生心肌缺血缺氧，突发心绞痛和心肌梗死而死亡的时候。所以在睡眠方面也要注意保健。对于冠状动脉粥样硬化性心脏病患者来说，科学睡眠有助于预防心绞痛、心肌梗死的发生。

（1）注意睡前保障：对于冠状动脉粥样硬化性心脏病来说，良好的睡眠质量是非常重要的，可以减轻冠状动脉粥样硬化性心脏病的发病率。睡觉前，要学会放松心情，不要情绪激动，可以多想一些美好的事物，或者听一些柔和的音乐；晚餐以清淡为主，多吃易消化的食物，7分饱即可，不宜暴饮暴食，睡觉前2个小时内尽量不要吃任何东西；晚上上床睡觉前喝一杯水，进水量太少的话，会导致夜间血液黏稠度增加；夏天睡觉前，可以冲个凉或用温水洗脚，有助于促进血液循环，缓解疲劳，从而以更舒适的状态入睡；尽量在安静和无光的环境下睡眠。

（2）注意睡眠体位：对冠状动脉粥样硬化性心脏病患者而言，宜采取头高脚低且右侧卧的方式来睡觉。一方面，这样可以缓解全身肌肉，让身心放松，保持呼吸道通畅，也不会压迫到心脏，能够给身体提供充足的营养。另一方面，这样做可以减少回心血量，能够大大地减轻心脏的负担。但如果冠状动脉粥样硬化性心脏病患者的病情已经相当严重了，就应该采取半卧位的方式来睡觉，可以减轻呼吸困难等症状。

（3）注意早晨起床：对于冠状动脉粥样硬化性心脏病患者而言，早起是最应该重视的时刻。这是因为早上是心肌梗死和心绞痛的高发时间，最危险的就是早晨醒来的那一会儿。冠状动脉粥样硬化性心脏病患者早上醒来后，不要着急马上爬起来，建议先在床上闭目养神地躺10min，可以打打哈欠，伸个懒腰，做下深呼吸，按摩下头部等，这样做下来能很好地放松全身的肌肉。然后，慢慢地再坐起来，缓慢下床，穿衣服，可以有效防止冠状动脉粥样硬化性心脏病突发。起床后，及时喝一杯温开水，可以很好地稀释因睡觉时失水而变稠的血液，加速血液循环，减少冠状动脉粥样硬化性心脏病发生率。

（4）注意适度午睡：无论是不是冠状动脉粥样硬化性心脏病患者，坚持午睡都是一个好习惯。午睡不仅能使工作一上午的大脑得到充分休息，而且还能提高下午的工作效率，对于冠状动脉粥样硬化性心脏病患者而言，更能有效降低心绞痛发病率。实验证明，每天午睡30min可使冠状动脉粥样硬化性心脏病患者的心绞痛发病率降低30%。冠状动脉粥样硬化性心脏病患者午休时间最好在30~60min之间，时间太短不能有效地缓解疲劳，而时间太长则容易使人进入深度睡眠，此时被叫醒，可使血压升高、心跳加快。所以建议冠状动脉粥样硬化性心脏病患者要经常进行午睡，但午睡还要注意姿势，有些冠状动脉粥样硬化性心脏病老年人习惯坐着打盹，其实这种午睡方式是极其错误的，很容易压迫到胸部，从而影响正常呼吸，会导致心脏负荷加重，而且会引起脑部缺血。冠状动脉粥样硬化性心脏病患者应该尽量躺在床上午睡，午睡醒来之后也不要立马起床，平躺10min之后再缓慢起床，喝杯热水。

◎ 血脂管理

脂代谢紊乱是冠状动脉粥样硬化性心脏病的重要危险因素。冠状动脉粥样硬化性心脏病患者应积极纠正脂代谢紊乱，流行病学资料提示，LDL-C每增加1%，冠状动脉事件的危险性增加2%~3%。调脂治疗的首要目标是LDL-C，冠状动脉粥样硬化性心脏病患者应接受积极地降低LDL-C的治疗。TG与冠状动脉粥样硬化性心脏病危险的相关性多于其他因素（包括糖尿病，肥胖，原发性高血压，高低密度脂蛋白血症和低高密度脂蛋白血症）有关。目前尚不清楚针对高TG的治疗是否能够降低初发或复发冠状动脉粥样硬化性心脏病事件的风险。

饮食治疗和改善生活方式是血脂异常治疗的基础措施。无论是否选择药物调脂治疗，都必须坚持控制饮食和改善生活方式。强烈推荐SCAD患者坚持日常体育锻炼和控制体重。建议低脂饮食。药物治疗推荐以他汀类药物为主。

◎ 血压管理

一项ASCC研究表明，20.1%医院就诊的原发性高血压患者合并有冠状动脉粥样硬化性心脏病。而流行病学研究也证实，原发性高血压是冠状动脉、脑动脉及外周动脉粥样病变的主要危险因子。原发性高血压所致的冠状动脉粥样硬化性心脏病是血压正常者的2~4倍，其主要原因是，原发性高血压通过影响内皮及平滑肌细胞内膜通透性而使动脉壁发生改变，表现为内皮细胞功能发生障碍，不能阻止血小板与单核细胞黏附在血管壁上，内膜表面不平滑。于是越来越多的血小板与单核细胞聚积在内膜上，这些黏附的血小板与单核细胞会释放生长因子，与其他的生长因子一起，会加速平滑肌细胞从中层游离至内膜，通过沉积与增生使内膜变厚，结缔组织增生，于是管壁增厚，管腔狭窄。当冠状动脉完全阻塞时，局部心肌会发生坏死，就发生了心肌梗死。既然原发性高血压是冠状动脉粥样硬化性心脏病的主要危险因素，那么，降压治疗就可预防冠状动脉粥样硬化性心脏病的发生和发展，降压又护心。

原发性高血压是一种“生活方式病”，认真改变不良生活方式，限盐、限酒、控制体重，有利于预防和控制原发性高血压。如果SCAD患者血压≥140/90mmHg（1mmHg=0.133kPa），在生活方式调整的同时，考虑使用降压药物。对于糖尿病及慢性肾病患者，应控制在130/80mmHg以下。由于冠脉血流灌注主要处于心脏舒张期，因此，适当的舒张压决定有效的心肌供血。合并冠状动脉粥样硬化性心脏病的原发性高血压患者接受降压治疗后，随着血压降低，心血管事件也随之减少，但当舒张压降低至＜70~80mmHg时，心肌梗死及全因死亡的危险均显著增加。因此，对原发性高血压患者的积极降压治疗无疑能改善预后，但并非血压降得越低越好，至少对合并冠状动脉粥样硬化性心脏病的患者舒张压不宜低于80mmHg。

◎ 血糖管理

荟萃分析显示对于糖化血红蛋白（HbA1c）在5%以上者每增加1%，心血管事件和死亡率相应增加20%。基于患者心血管危险因素的不同，HbA1c的控制目标应该有个体差异。

糖尿病患者的控制目标为：空腹血糖＜6mmol/L（108mg/dl），HbA1c≤6.5%，在没有低血糖发生的情况下，HBA1c的目标要尽可能地接近6%。对于糖尿病病程较短，预期寿命较长的SCAD患者，HbA1c目标值≤7%是合理的。对年龄较大、糖尿病病程较长、存在低血糖高危因素患者，HbA1c目标应控制在＜7.5%或＜8.0%，对慢性疾病终末期患者，如纽约心脏协会（NYHA）心功能Ⅲ~Ⅳ级、终末期肾脏病、恶性肿瘤伴有转移、中重度认知功能障碍等，HbA1c控制目标可适当放宽至＜8.5%。糖尿病合并冠状动脉粥样硬化性心脏病慢性稳定型心绞痛患者应立即开始纠正生活习惯及使用降糖药物治疗。

◎ 体重管理

近年来，人民生活水平明显改善，高脂肪、高热量的膳食结构基本占据了饮食的主导地位，加上活动量减少，导致摄入的能量大于机体消耗的能量，剩余部分便以脂肪形式储存于体内，从而形成了胖人越来越多的局面。流行病学的资料表明，肥胖有增加冠状动脉粥样硬化性心脏病发病的趋势。这是因为，肥胖者摄取过多的热量，在体重增加的同时，心脏负荷和血压均升高，从而增加心肌耗氧量；高热量的饮食习惯，使胆固醇、甘油三酯和血压升高，促进了冠状动脉粥样硬化的形成和加重；肥胖者体力活动减少，妨碍了冠状动脉粥样硬化侧支循环的形成；肥胖者常使胰岛素的生物学作用在某些人群中被削弱，即这些人的机体对胰岛素产生抵抗，为了维持较正常的血糖水平，便形成高胰岛素血症，最终导致机体血糖升高、血浆纤维蛋白原升高、HDL降低，胰岛在长期的高负荷压力下，分泌胰岛素的功能逐渐减弱以至衰竭，形成了糖尿病。糖尿病、高脂血症、高纤维蛋白原血症无一不是致动脉粥样硬化的危险因素，于是冠状动脉粥样硬化性心脏病便接踵而至。

按照中国肥胖防治指南定义，肥胖指身体质量指数（BMI）≥28kg/m²；腹形肥胖指：男性腰围≥90cm，女性≥80cm。肥胖多伴随其他促发冠状动脉粥样硬化性心脏病的危险因素，减轻体重有利于控制其他多种危险因素，减重5%~10%可以降低血压、胆固醇、降低阻塞性睡眠呼吸暂停综合征的严重程度，改善糖耐量。缓慢持续地减重是最理想的减肥方法（0.5~1kg/周），1kg脂肪储存了7700卡

（1cal=4.18J）热量，如果每天摄入减少500cal，就可以达到每周减少0.5kg的目的。建议SCAD患者通过有计划地锻炼、限制热量摄取和日常运动来控制体重，目标体重指数18.5~24.9kg/m^2。减重治疗的起始目标为体重较基线下降5%~10%。如成功，可尝试进一步减重。

◎ 戒烟

烟草燃烧时释放的烟雾中含有3800多种已知的化学物质，其中包括一氧化碳、尼古丁等生物碱、胺类、腈类、醇类、酚类、烷类、醛类、重金属元素等，它们有多种生物学作用，对人体造成多种危害。与冠状动脉粥样硬化性心脏病有关的化学物质有10余种，能激发和加重冠状动脉粥样硬化性心脏病发病的主要成分是尼古丁和一氧化碳（CO）。尼古丁作用于交感神经系统，使心跳加快，血压升高；刺激肾上腺，促使其释放更多的儿茶酚胺，从而增加心肌的应激性和心率，引起血管收缩和血压升高；同时促进血小板的黏附和纤维蛋白含量增加，有利于血栓形成，从而堵塞小动脉。尼古丁还可使血中胆固醇水平升高，HDL水平下降。CO是一种无色无味的气体，它与血红蛋白的亲和力比氧气高250倍，当人们吸入较多的CO时，它与血红蛋白结合形成大量的碳合血红蛋白，而氧合血红蛋白大大减少，从而导致动脉壁缺氧，使动脉壁水肿，促进脂质渗入和沉着，促发动脉粥样硬化。特别值得注意的是，吸烟能诱发冠状动脉痉挛，使冠状动脉中的血流减慢，血流量减少，血液的黏稠度增加，导致心肌缺氧，甚至引起心肌梗死。临床研究显示，吸烟使心血管疾病病死率增加50%，心血管死亡的风险与吸烟量直接相关。吸烟还与血栓形成、斑块不稳定及心律失常相关。

SCAD患者应戒烟，避免被动吸烟，必要时可借助药物戒断。戒烟对心脏病患者的好处毋庸置疑，观察性研究明确显示，戒烟1~2年可使因吸烟所增加的冠状动脉粥样硬化性心脏病危险下降50%，戒烟的获益在最初数月即可出现，戒烟5~15年后危险可接近于不吸烟者。

◎ 体育锻炼

运动的益处远远大于危险。在有监护的心脏康复运动中，出现严重心血管事件的发生率非常低，发生致死性心血管事件的概率更低。如果逐渐增加运动量，心血管事件的危险会更低。多数稳定型冠状动脉粥样硬化性心脏病患者在进行中等量的运动时不需要医护人员监护。资料显示，运动锻炼能减轻患者症状，改善运动耐量，提高生活质量，减轻核素显像的缺血程度及动态心电图上的ST段压低。运动还可以通过降低血压、降低运动时抵抗、减轻体重、改善血脂代谢等途径降低心血管病危险。

运动应尽可能与多种危险因素的干预结合起来，成为冠状动脉粥样硬化性心脏病患者综合治疗的一部分。建议所有SCAD患者在日常锻炼强度（如工作间歇的步行，家务劳动）的基础上，每周至少5天进行30~60min中等强度的有氧锻炼，如健步走，以增强心肺功能。对所有患者，建议根据体育锻炼史和/或运动试验情况进行风险评估来指导治疗和改善预后。

参考文献

[1] 王椿野，赵振武，李新龙，等.基于现代文献的动脉粥样硬化中医病机研究[J].环球中医药，2013，6（2）：92-95.

[2] 唐元升.冠状动脉粥样硬化性心脏病危险因素[M].北京：人民卫生出版社，2007.

[3] 中华医学会心血管病学分会，中华心血管病杂志编辑委员会.不稳定型心绞痛和非段抬高心肌梗死诊断与治疗指南[J].中华心血管病杂志，2007，35（4）：295-304.

[4] 中华医学会心血管病学分会，中华心血管病杂志编辑委员会.急性ST段抬高型心肌梗死诊断和治疗指南（2019）[J].中华心血管病杂志，2019，47（10）：766-783.

[5] 杨志霞.丹参对心血管疾病药理作用的文献研究[J].世界中西医结合杂志，2012，7（2）：93-114.

[6] 张彩萍.郁金治疗心血管疾病[J].陕西中医，1997（12）：552.

[7] 郭淑睿，曹永荣，高光英.郁金对实验性高脂血症动物血脂含量的影响[J].中医药研究，1998（03）：34-35.

[8] 荀丽英、李航、高兆慧，等.瓜蒌薤白半夏汤调节血脂及心肌保护作用的实验研究[J].山东中医药大学学报，2014，38（06）：593-595.

[9] 邓中甲.方剂学[M].上海：上海科学技术出版社，2008：6.

[10] 严季澜，李柳骥.心系病证医家临证精华·冠状动脉粥样硬化性心脏病心绞痛[M].北京：人民军医出版社，2008.

[11] 张燕丽，刘鹏，付起凤，等.针灸对冠状动脉粥样硬化性心脏病心绞痛的临床治疗研究进展[J].针灸临床杂志，2019，35（4）：80-81.

[12] 王智业，张瑞芬.中医外治法治疗冠状动脉粥样硬化性心脏病研究进展[J].光明中医，2020，35（16）：2603-2605.

[13] 金圣博.揿针“督痛穴”治疗气滞血瘀型心绞痛[J].长春中医药大学学报，2019，35（1）：64-66.

[14] 王劲红，孙刚，王丽丽，等. 五香通络膏穴位贴敷治疗冠状动脉粥样硬化性心脏病心绞痛临床观察［J］. 山西中医，2015，31（7）：45-47.

[15] 柏树祥，马永华.穴位埋线治疗冠状动脉粥样硬化性心脏病[J].针灸临床杂志，2002，18（6）：49-50.

[16] 刘卫平，林展增，吴建琼.穴位埋线治疗对冠状动脉粥样硬化性心脏病稳定型心绞痛的疗效观察[J].湖南中医学院学报，2002，22（4）：60-61+69.

[17] 高小华．穴位磁疗对改善冠状动脉粥样硬化性心脏病心绞痛临床指标的有效性观察［J］．深圳中西医结合杂志，2015，25（13）：24-26.

[18] 王家仁，齐红雁.心绞痛滴鼻剂治疗胸痹心痛临床体会[J].中国中医急症，2007，19（6）：732-733.

第十五节　心律失常

——一颗澎湃的心

心脏正常激动起源于窦房结，沿着传导系统下传，在一定时间范围内依次抵达心房和心室，使心脏收缩和舒张。如果窦房结激动异常或激动产生于窦房结以外，激动的传导缓慢、阻滞或经异常通道传导，就会出现心律失常。因此，心律失常是由于心脏活动的起源和（或）传导障碍导致心脏搏动的频率和（或）节律异常。心律失常的种类繁多，轻重不一，以心动过缓或过速伴或不伴心动不规律为主要特点。轻者对健康无害，重者产生血流动力学影响，出现症状，甚或危及生命，引起突然死亡。它可单独发病，亦可与其他心血管病伴发。

心律失常在心脏病及其并发症中的发病率很高，仅排在冠状动脉粥样硬化性心脏病、原发性高血压之后，位居第三。并不是患有心脏病的人才会出现心律失常，也有1%~2%甚至3%~4%的正常人会出现症状。根据《中国心血管病报告2014》统计，对全国22家省级医院心内科住院病例进行回顾性分析得到结果，心律失常患者占比为26.8%，与往年相比基本相持平。其中心房颤动所占比例最高，其次依次为阵发性室上性心动过速、病态窦房结综合征和室性期前收缩等。据2016年国家心血管病中心发布的报告显示：每年我国心脏性猝死发患者数超过54万，相当于每分钟约有1人发生心脏性猝死。统计表明，在发达国家约有720万心脏病患者患有心律失常，美国患者群约占30%；每年原发性房颤住院者约为21.5万，继发性房颤住院者已超过140万人次。

一、主要危害

心律失常可以发生在任何年龄段。据统计，中国每年约60万人死于心源性猝死。其中90%以上由室性心动过速、心室颤动及心房颤动等恶性心律失常所致。而美国每年约39万人死于恶性心律失常。心律失常能够导致血液循环失常，心房和心室收缩程序改变，心排血量下降30%左右，引起胸闷、心悸、无力等症状。心率的过快过慢以及各种早搏造成的心跳不规律都会使冠状动脉的血流减少，加重冠状动脉粥样硬化性心脏病。如果是心肌梗死患者出现了严重的室性早搏，还会有生命危险。房颤是常见的一种心律失常，会引起血栓栓塞性疾病，增加临床的死亡率，亦可使中风危险性升高4~5倍。严重的心律失常可导致猝死，冠状动脉粥样硬化性心脏病的猝死率最高，占总猝死患者的70%~90%，其中以室性心动过速、室颤及传导阻滞引起猝死的发生率最高，严重威胁人类的健康。

二、中医视角

【中医对心律失常的认识】

我国中医药学的古典著作中，类似心律失常证候的描述有很多，散见于“心悸”“怔忡”“眩晕”“昏厥”“虚劳”以及有关脉律失常（数、疾、迟、缓、促、涩、结、代以及各种怪脉）等篇中。

《素问·至真要大论》中的“心澹澹大动”和《灵枢·本神》讲的“心怵惕”，与惊悸、怔忡的临床表现相吻合。东汉张仲景的《金匮要略》中“寸口脉动而弱，动即为惊，弱则为悸”和《伤寒论》中“太阳病，小便利者，以饮水多，必心下悸”的描述是对“心悸”病名的最早记载。宋代的严用和提出了“怔忡”的病名，其在《济生方·惊悸怔忡健忘门》中认为“夫怔忡者，此心血不足也”。吴昆《医方考》将由惊所致之怔忡命名为“惊气怔忡”。

《濒湖脉学》《脉经》《世医得效方》中关于脉象的描述，总结出心律失常相关的脉象如下：

数脉：“一息六至（《脉经》）。脉流薄疾（《素问》）。数为阴不胜阳，故脉来太过焉。浮、沉、迟、数，脉之纲领。《素问》《脉经》皆为正脉。”相当于窦性心动过速。

迟脉：“一息三至，去来极慢（《脉经》）。迟为阳不胜阴，故脉来不及。《脉谈》言，重手乃得，是有沉无浮。一息三至，甚为易见。而曰隐隐、曰状且难，是涩脉矣，其谬可知。”对应窦性心动过缓，可伴有Ⅰ度房室传导阻滞。

促脉：“来去数，时一止复来（《脉经》）。如蹶之趣，徐疾不常（黎氏）。《脉经》但言数而止为促，《脉诀》乃云：并居寸口，不言时止者，谬矣。数止为促，缓止为结，何独寸口哉！”房颤、心率较快的期前收缩或差异性传导多有此脉。

结脉：“往来缓，时一止复来（《脉经》）。《脉诀》言：或来或去，聚而却还。与结无关。仲景有累累如循长竿曰阴结，蔼蔼如车盖曰阳结。《脉经》又有如麻子动摇，旋引旋收，聚散不常者曰结，主死。此三脉，名同实异也。”主要表现为各种期前收缩、心房纤颤、传导阻滞等。

代脉：“动而中止，不能自还，因而复动（张仲景）。脉至还入尺，良久方来（吴氏）。脉一息五至，肺、心、脾、肝、肾五脏之气，皆足五十动而一息，合大衍之数，谓之平脉。反此则止乃见焉，肾气不能至，则四十动一止；肝气不能至，则三十动一止。盖一脏之气衰，而他脏之气代至也。《黄帝内经》曰：代则气衰。滑伯仁曰：若无病羸瘦，脉代者，危脉也。”见于各种期前收缩形成的二联律、三联律等。

涩脉："细而迟，往来难，短且散，或一止复来（《脉经》）。参伍不调（《素问》）。如轻刀刮竹（《脉诀》）。如雨沾沙（《通真子》）。如病蚕食叶。涩为阳气有余，气盛则血少，故脉来蹇滞，而肺宜之。《脉诀》言：指下寻之似有，举之全无。与《脉经》所云，绝不相干。"常见的有频发性房室性期前收缩、房颤等。

动脉："动乃数脉，见于关上下，无头尾，如豆大，厥厥动摇。仲景曰：阴阳相搏名曰动，阳动则汗出，阴动则发热，形冷恶寒，此三焦伤也。成无己曰：阴阳相搏，则虚者动，故阳虚则阳动，阴虚则阴动。庞安常曰：关前三分为阳，后三分为阴，关位半阴半阳，故动随虚见。《脉诀》言：寻之似有，举之还无，不离其处，不往不来，三关沉沉。含糊谬妄，殊非动脉。詹氏言其形鼓动如钩、如毛者，尤谬。"常见于房颤、室颤等严重心律失常。

雀啄脉："雀啄之脉，指下来三去一，如雀啄食之状。"主要表现为快速型心房颤动。

虾游脉："状如虾游水面，杳然不见，须臾又来，隐隐然不动，根据前又去，醒者七日死，沉困者三日不治。"以窦缓、窦性停搏、结性逸搏等多见。

屋漏脉："如水下滴溅地貌。"常见于严重窦性心动过缓、病窦综合征、完全性Ⅲ度传导阻滞等。

釜沸脉："如汤涌沸（脉数率快，浮而无力，古人形容状如沸水样）。"以室上性心动过速、频发阵发性室上速多见。

此外，临床常见的滑脉、洪脉、疾脉、缓脉等均可以列入心律失常的范畴。

【心律失常的病因病机】

《素问·痹论》中对于心悸发病原因有了初步的介绍。提出了宗气外泄、受到惊吓或是外邪侵袭等病因，可以导致心悸的发生。东汉张仲景的《伤寒论》与《金匮要略》认为惊悸是由惊扰、水饮、虚劳及汗后受邪等因素引发的。唐代孙思邈的《备急千金要方·心藏脉论》又提出因虚致悸的认识。以清代叶天士的观点为代表，近代医学对惊悸的认识更臻完善，叶天士认为病因主要有内伤七情、操持劳损、痰饮或水湿上阻，清阳失旷；或本脏阳气自虚，痰浊乘侮，水湿内盛，上凌于心；或宿哮痰火，暑热时邪，传入心神。

本病属本虚标实、虚实兼夹之证，虚者为脏腑气血阴阳之虚，实者为痰湿、血瘀、水饮。虚实兼夹，心脉气血失其冲和之性而发本病。常由于外感六淫、内伤七情、久病体虚、饮食劳伤致脏腑功能失调、气血亏损、痰湿阻滞、水饮内停而发。素体亏虚，风、寒、暑、湿、燥、火六淫之邪或疠气的侵袭，由表入里，由气入营，传至心包及心而发病；长期精神刺激、过度的忧思、喜悦或暴怒，直接或间接损伤心之气血阴阳而发病；或饮食失节、过食肥甘、酒食无度、劳伤脾肾，化湿生痰，阻抑心窍之气机而发病。

【心律失常的治疗原则】

早在《黄帝内经》当中就提到了关于心悸的针灸治法，但是还没有涉及方药。如《灵枢·经脉》曰："闻木声则惕然而惊，心欲动，独闭户塞牖而处。"即是关于心悸病的描述，后提出"为此诸病，盛则泻之，虚则补之，热则疾之，寒则留之，陷下则灸之，不盛不虚，以经取之"。这段描述是对心悸病临床治疗的比较早期的介绍，也是祖国医学对于心悸病治疗的最初认识，为后世医家治疗惊悸怔忡奠定了坚实的基础。

经过了经年累月的经验积累与总结，后世历代医家对心悸病的治疗不断进行补充，同时又保留了各自的理论特点。东汉末年张仲景所著《伤寒杂病论》中，对心悸病的治疗已经有了深入地认识，如"太阳病，发汗，汗出不解，其人仍发热，心下悸，头眩，身瞤动，振振欲僻地者，真武汤主之"，提出了对肾阳亏虚型心悸病的治疗应当予以真武汤；又如"心中悸而烦者……小建中汤主之"中之心悸病的治疗，辨证当属心阳本虚，复感外邪，造成气血不充，心无所主。《伤寒杂病论》中所提出的关于心悸的治疗，主要在于正虚邪恋及水饮凌心两个方面。医家常用桂枝甘草汤提振心阳，以期能够转复心阳不振型心悸；而心血亏虚型的心悸，则使用炙甘草汤，以通阳复脉；正气不盛导致的心悸，宜用小建中汤，温中补虚；阳虚水泛之心悸，常用方剂为真武汤，可补肾温阳，温化水湿；中阳不振且有水饮内停之心悸，茯苓甘草汤可有温中化湿之功用；肝郁气滞者方选四逆散，意在取其疏肝理气之效。

后《诸病源候论》《太平圣惠方》中提出关于心悸病"风病"学说，并且加入了祛风定惊的治疗思想；《三因极一病证方论》中提出了用温胆汤治疗痰热扰心型心悸；《儒门事亲》中提到了因惊扰过度也可以导致心悸病的发生，并出现安神定志之法；《丹溪心法》对心悸的病因病机加以总结，提出了火邪致病的看法，提出了用朱砂安神丸治疗阴虚火旺型心悸的思路。

现代医家刘渡舟将心悸的论治归纳为二：一是心虚失养心悸，二是心被邪扰作悸。黄文东认为脉络瘀阻是导致心动悸脉结或代的关键，心悸的发生一般由心气虚弱、阴血亏虚、痰浊扰心、瘀血阻滞等因素所致，有虚有实。华明珍认为心律失常系本虚标实之疾，本虚以肾虚为主，标实主要为瘀血，治重补肾活血。彭履祥认为心律失常究其成因，不外本脏自病及心，他病及心两类，本脏自病者，或责于实，求诸于痰结、瘀阻、火扰、水凌诸因；或归于虚，缘由气血阴阳之不足，他病累及所致心悸者，从心、肝、脾、肺、肾五脏论治。朱良春提出治疗心悸首先必须辨识其属于阳虚、阴虚，抑或阴阳两虚，辨证论治方可奏效。严德馨老中医在治疗冠状动脉粥样硬化性心脏病心悸时，善用附子取得明显疗效。

心悸病的治疗，总以《伤寒杂病论》为纲，经过岁月的洗礼，在历代医家的修正与补充中正不断完善。

三、现代研究

【形成原因】

1.某些生理情况

健康人的一生均可发生心律失常，较常见的有窦性心动过速、窦性心动过缓和期前收缩等。此类心律失常一般不会导致明显的血流动力学改变，也不会对人体产生危害。此外，不良情绪也是引起心律失常的原因。像是大喜大悲、忧思过度，以及惊恐、愤怒等，都会通过大脑中枢神经系统，使心脏神经功能及内分泌激素释放失衡。研究显示，生气所引发的心律失常的心电图比一般心律失常更加混乱，也更加不稳定。

2.器质性心脏病

各种器质性心脏病是引发心律失常的最常见病因。其中缺血性心脏病、充血性心力衰竭和心源性休克等较易引发严重的心律失常，如室性心动过速等，此时常可导致严重的血流动力学障碍，甚至死亡。近年来，遗传性心律失常（又称原发性心电疾病、原发性心脏离子通道病）的研究也取得较大进展，如长QT综合征、Brugada综合征、家族性心房颤动等。

3.非心源性疾病

除了循环系统疾病以外，几乎所有内科其他系统的严重疾患，甚至外科、妇产科、儿科和耳鼻咽喉科的某些疾患，均可引发心律失常。其原因为致病微生物及其毒素对心肌细胞的损害、心肌抑制因子等有害物质对心脏功能的损害、免疫复合物在心肌的沉积及损伤作用、心肌细胞的缺血缺氧和心脏自主神经功能异常等，均可导致心肌细胞的电生理异常。例如慢性阻塞性肺疾病、急性胰腺炎、急性脑血管病、妊娠原发性高血压病综合征等均可引发心律失常。

4.电解质紊乱和酸碱平衡失调

各种原因引起的低钾血症、高钾血症等电解质紊乱和酸碱平衡失调均可导致心律失常。

5.物理和化学因素

中暑、电击伤（包括雷电）等物理因素、某些工业性毒物（如有机溶剂）、农药（如有机磷农药）、动物毒素（如蛇毒）和有毒植物（如乌头）均可引起心律失常，严重者可导致患者死亡。

6.医源性因素

如某些杀虫药（如酒石酸锑钾等）、抗肿瘤药（如阿霉素等）、强心药（如洋地黄等）、作用于心血管受体药物（如肾上腺素、阿托品等）等均可引起心律失常。特别是抗心律失常药物的致心律失常作用，近年来受到人们的关注。此外，在施行介入性心血管病诊疗操作和急性心肌梗死溶栓疗法等时亦可促发心律失常。

【分类】

心律失常的分类方法尚未完全统一，常用的有按心律失常的发生机制、速率或心电图诊断分类，仅介绍前一种分类方法。

1.心脏冲动形成异常

（1）窦性心律失常：a.窦性心动过速。b.窦性心动过缓。c.窦性心律不齐。d.窦性停搏。e.病态窦房结综合征等。

（2）房性心律失常：a.房性期前收缩。b.房性心动过速。c.心房扑动。d.心房颤动。e.房性逸搏和逸搏心律等。

（3）房室交界区性心律失常：a.房室交界性期前收缩。b.房室交界性心动过速（阵发性、非阵发性）。c.预激综合征和房室折返性心动过速。d.房室交界性逸搏和逸搏心律等。

（4）室性心律失常：a.室性期前收缩。b.室性心动过速。c.心室扑动。d.心室颤动。e.室性逸搏和逸搏心律等。

2.心脏冲动传导异常

（1）窦房传导阻滞。

（2）房内传导阻滞（不完全性、完全性）。

（3）房室传导阻滞（一度、二度、三度）。

（4）室内传导阻滞：a.束支传导阻滞（右束支、左束支）。b.分支传导阻滞（左前分支、左后分支、左间隔分支）。c.束支传导阻滞伴分支传导阻滞等。

3.心脏冲动形成异常伴传导异常

（1）并行心律：a.房性并行心律。b.房室交界性并行心律。c.室性并行心律。d.并行心律性心动过速等。

（2）异位心律伴外出阻滞。

【临床表现】

少部分人发生心律失常时，没有无明显症状，只有在心电图上能看出来。大部分人心律失常的症状表现为心慌、心悸、胸闷、乏力、头晕、目眩，严重者可出现胸痛、呼吸困难、肢冷汗出等表现。此外，还有少部分人可能发生严重的心律失常，此时会出现心前区剧烈疼痛、抽搐、晕厥或者猝死。

【诊断标准】

心律失常的确诊大多要靠心电图，部分患者可根据病史和体征做出初步诊断。详细追问发作时心率、节律（规则与否、漏搏感等），发作起止与持续时间，发作时有无低血压、昏厥或近乎昏厥、抽搐、心绞痛或心力衰竭等表现，以及既往发作的诱因、频率和治疗经过，有助于判断心律失常的性质。

发作时的体检应着重于判断心律失常的性质及心律失常对血流动力状态的影响。听诊心音了解心室搏动的快慢和规则与否，结合颈静脉搏动所反映的心房活动情况，有助于做出心律失常的初步鉴别诊断。

发作间歇期体检应着重于搜寻有无原发性高血压、冠状动脉粥样硬化性心脏病、瓣膜病、心肌病、心肌炎等器质性心脏病的证据。常规心电图、超声心动图、心电图运动负荷试验、放射性核素显影、心血管造影等无创和有创性检查有助于确诊或排除器质性心脏病。

体表心电图是诊断心律失常最便捷的方法，心律失常发作时的心电图记录是确诊心律失常性质的重要依据。动态心电图也称Holter监测，通过24h连续记录心电图，可能记录到心律失常的发作、自主神经对心律失常的影响等，可弥补体表心电图只能做短暂记录的不足。

【治疗方法】

心律失常的治疗应包括发作时治疗与预防发作。心律失常的治疗是一个相对复杂的过程。除病因治疗外，尚可分为药物治疗和非药物治疗两方面。

1.病因治疗

去除诱因，消除各种能引起心律失常的因素。病因治疗是根治心律失常的主要方法。

2.立即采取有力措施终止心律失常引起的严重的血流动力学障碍

某些严重或致命性心律失常（如极快室率的心房颤动、持续性室性心动过速、尖端扭转型室性心动过速、心室扑动、心室颤动、全心停搏等）常可引起低血压、休克、急性肺水肿、晕厥等症状，甚至发生阿-斯综合征、猝死样发作，此时应毫不犹豫地选用电复律、心脏起搏和（或）静注抗心律失常药物等，使患者迅速度过危险期。

3.选择抗心律失常治疗方法应个体化

临床上经常遇到相同的疾病可引起不同的心律失常，而同一种心律失常又可见于不同的疾病或诱因。首先，应判定患者的心律失常性质属良性（功能性）、潜在恶性（有害）还是恶性（严重）。然后按轻重缓急决定治疗方案。

一般认为，良性心律失常见于无器质性心内外疾患者，常由自主神经功能失衡等所致。可表现为窦性心动过速、窦性心动过缓、窦性心律不齐、单源性期前收缩、一度或二度Ⅰ型房室传导阻滞、右束支传导阻滞等，多不需要应用抗心律失常药物治疗；潜在恶性心律失常多见于器质性心脏病患者，但无活动性心肌炎症、缺血、损伤和明显的血流动力学障碍，应以病因治疗为主，适当辅以抗心律失常药物；恶性心律失常多见于有活动性心肌炎症、缺血、损伤的器质性心脏病患者，常有血流动力学障碍，并有左室射血分数（LVEF）降低（<40%）、T波电交替、心室晚电位（VLP）和（或）心率变异性（HRV）异常等，常表现为严重或致命性心律失常，应立即选用强有力的抗心律失常治疗措施和病因治疗。

（1）药物治疗：

A.抗快速性心律失常药物

①膜稳定剂，根据对钠通道的阻滞作用，分成三个亚类，Ⅰa、Ⅰb和Ⅰc类药物。

Ⅰa类：适度阻滞钠通道，药物包括奎尼丁、普鲁卡因胺、丙吡胺等。

Ⅰb类：轻度阻滞钠通道，药物包括利多卡因、苯妥英钠、美西律等。

Ⅰc类：明显阻滞钠通道，药物包括普罗帕酮、恩卡尼、氟卡尼等。

②β受体阻滞剂，包括普萘洛尔、美托洛尔等药物。

③延长动作电位的药物，比如胺碘酮、索他洛尔。

④非二氢吡啶类的钙拮抗剂，包括维拉帕米、地尔硫䓬等。

B.抗缓慢性心律失常药物

①β肾上腺素能受体兴奋剂：包括异丙肾上腺素、沙丁胺醇、麻黄碱、肾上腺素等。

②M—胆碱受体阻断剂：包括阿托品、普鲁苯辛、颠茄、山莨菪碱（654-2）、克朗宁等。

③非特异性兴奋、传导促进剂：包括糖皮质激素、烟酰胺、乳酸钠、氨茶碱、硝苯地平、甲状腺素和某些中药等。

（2）非药物治疗

A.电学治疗

①电复律：直流电复律和电除颤分别用于终止异位性快速心律失常发作和心室颤动。

②电刺激法：是一种经食管或心腔内快速刺激而终止心律失常的方法。

③起搏治疗：多用于治疗缓慢性心律失常。

④导管射频消融术：用于治疗快速性心律失常。

B.机械治疗：如刺激迷走神经、压迫眼球、刺激咽部等。

C.手术治疗：包括旁路或慢通道切断、长QT时的交感神经节切断等。

四、走出误区

◎ 对“心慌”置之不理

所谓“心慌”也就是通常所说的“心悸”，是指人们主观感觉上感觉心脏跳动明显或者心跳节律不规律而表现出来的内心发慌。提及心慌，相信很多人都不会陌生，因为每个人都曾经有过心慌的经历，受到过度的惊吓会心慌、剧烈的运动后会心慌、情绪过于激动会心慌。因此，很多人对心慌都不太当回事，认为不是大问题，发作的时候几分钟或者几秒钟就过去了，就是难受一小会儿，对自己没有什么大影响，不需要去医院看。但是，很多时候，不少人心慌也可能是病理性因素引发的心慌，对于病理性心慌如果不重视，处置不得当，则可能引发严重的不良后果，危及患者的生命。如高热会引发心慌、甲状腺功能亢进会引发心慌、原发性高血压会引发心慌、冠状动脉粥样硬化性心脏病会引发心慌、其他心脏病会引发心慌、心肌炎会引发心慌、低血糖会引发心慌、重度贫血会引发心慌、结核病会引发心慌等。年龄越大心律失常机会越多，一旦出现心慌症状，首先要尽早查明心慌的原因，查清心慌的原因是什么，有针对性地进行科学处置，切不可漠然视之。对于因器质性心脏病引发的心慌，如果出现了恶性的室性心律失常，往往会导致患者出现心源性猝死。因此，一旦发现自己心脏结构异常、心功能不好、心脏扩大、心跳过速、过缓及其他心脏不适症状，特别是对于曾经有过心肌梗死病史的患者而言，一旦出现心慌症状，一定要尽早到医院检查和治疗，防止各种不测的发生。

◎ 杞人忧天

“心慌”是心血管疾病患者最常见的症状之一。而大多数心慌者，往往是因为心功能不全、心律失常，在大多数情况下，心慌往往是与心脏病“结伴而行”。也正因为此，人体一旦出现心慌的症状，有些人便会不自觉地想到“心脏病”，整日提心吊胆。心律失常往往表现为突发的规律或不规律的心慌、眩晕、憋闷、气短、眼前发黑和意识丧失。部分人也可无任何不适症状，仅在心电图检查时被发现。上述症状往往与其他心脏病的症状相似，从而让我们觉得自己患上了心脏病。实际上，心脏病会导致心律失常，但心律失常并不都是由心脏病所引起的。除了心脏原因以外，精神紧张、情绪激动、过度疲劳、大量饮浓茶或浓咖啡、过量饮酒、吸烟等也可导致心律失常的发生。

因此，如果明确患有心律失常，一定要高度重视，要努力查明心慌的原因，弄清楚心慌是怎么回事。要注意观察伴随心慌的其他一切症状，注意心慌的发生时间，如果是因为过度劳累、过量饮酒等外因引发的偶尔一次的心慌，我们可以在生活中加以节制，如果不再发作，可无须到医院检查。如果是经常性发作的心慌，我们就要高度重视了，这往往是心脏病或者心肌炎、贫血、甲状腺功能亢进等疾病的信号，我们必须要进行有针对性的有效治疗。

◎ 心跳快是正常的

对于身体健康的平常人而言，心跳速度虽然不是固定的，有的快、有的慢，不同的人心跳速度都有所不同，男性与女性的心跳速度不同、年轻人与老年人的心跳速度不同，但是一般来说心跳的节律是相对稳定的，而且是有规律的，大多数身体健康的成年人的心跳频率为每分钟60~100次，如果我们人体的心跳的频率出现了明显改变时，往往最明显的感觉便是心慌。而“心慌”是心血管疾病患者最常见的症状之一。

◎ 过度治疗

有人一发现自己有心律失常就特别恐惧，会病急乱投医，导致不科学用药和过度治疗。而有些药物是会导致心律失常的，过于紧张、过度治疗也会加重病情。心律失常是否需要治疗，还得看自觉症状的轻重，以及基础心脏病的有无和轻重程度。

有的人每次早搏都有不适感，出现心前区上冲、下沉或扭动的感觉，有的人心率稍慢就感到头晕，有的人心率稍快就觉得心慌。对于这些人，用一点药使症状减轻当然有好处。但是，不少抗心律失常药物都有一定程度的副作用，所以在决定是否用药、用什么药、用多大剂量时，应该全面地权衡利弊，从得失两方面考虑。首先应考虑在药物以外想办法调整，比如尽量保持规律生活，避免劳累和情绪波动、戒烟、戒酒等。对于过缓性心律失常（即每分钟心率低于40次），如窦房结病变或各种传导阻滞，如果是属于新出现的或时有时无的，说明有好转的可能，应抓紧时间治疗。如已成定局，心率又特别缓慢，有长时间的间歇，引起明显头晕或昏厥等症状，则宜安装心脏起搏器以保平安。心率每分钟在50次以上，无明显症状的，可再观察一段时间，暂时不做治疗。有的人有器质性心脏病，例如心力衰竭，出现频发室早、室速有导致室颤和猝死的危险，需要提高警惕及时治疗。此外，对跳得快的心律失常如阵发性室上性心动过速，跳得乱的心律失常如心房颤动都可以通过射频消融治疗得到根治，获得一劳永逸的效果。所以，心律失常者是否需要治疗，应由专科医生进行全面分析，患者切忌自作主张，随便买药服用。

五、中医疗法

（一）芳草寻源

通过现代的科学技术手段，许多中药治疗各种心律失常的作用机制不断被探明证实。如苦参味苦性寒，有清热燥湿、杀虫利尿之功，既往并无主治心悸、怔忡的记载，但现代实验研究证实该药具有奎尼丁样效能，对各型快速性心律失常均有较好疗效；有研究表明，甘草总黄酮具有抗心律失常作用，但是相关研究较少；陈彩霞等研究证明，人参具有包括调控钙通道、钾通道等多靶点的对抗心律失常作用；大量研究表明，延胡索中药成分对房性早搏、交界性早搏、室性早搏、快速房颤等心律失常具有良好的调节作用，并且有减慢心率及降低血压等作用；唐其柱等研究发现，甘松及其有效成分可通过阻滞多种离子通道对抗心律失常。

中医药对快速性心律失常引起的心悸多采用益气、养阴、清心、降火、活血、祛痰、定惊、安神等法；在辨证论治基础上加用常山、万年青、汉防己、佛手、淫羊藿、葛根、苦参等有明显减慢心率作用的单味中药可起到较好的疗效。对缓慢性心律失常引起的心悸多采用温阳益气活血之法，对严重的缓慢性心律失常特别是需要安装起搏器的患者，中医治疗可延后安装起搏器的时间、减少安装起搏器的并发症、提高生活质量；在辨证论治基础上应用有加快心率作用的人参、附子、麻黄、桂枝、细辛、川椒、吴茱萸、丁香等可以提高对此类心悸的疗效。结合辨证在补虚时可以酌情配伍养心安神药，如酸枣仁、柏子仁、五味子、远志、茯神等，祛邪时酌情配伍镇心安神药，如龙骨、牡蛎、磁石、珍珠母、琥珀、朱砂等以改善症状、提高疗效。

◎ 苦参

【别名】

苦骨（《本草纲目》），川参（《贵州民间方药集》），凤凰爪（《广西中兽医药用植物》），牛参（《湖南药物志》）。

【来源】

豆种植物苦参的根。

【性味】

《神农本草经》："味苦，寒。"

《名医别录》："无毒。"

《本草从新》："大苦，大寒。"

【归经】

张元素："少阴肾经。"

《雷公炮制药性解》："入胃、大肠、肝、肾四经。"

《本草新编》："入心、肺，肾、大肠经。"

【养心功效】

苦参在实验室及临床上均有一定的抗心律不齐作用，作用性质类似奎尼丁。初步认为，氧化苦参碱（OMT）为苦参总碱的主要作用成分。多项实验研究证明，OMT能对抗乌头碱、氯化钡、氯化钙和结扎冠状动脉诱发的心律失常，说明其抗心律失常的机制是多方面的。OMT具有负性自律性、负性频率、负性传导，延长心肌有效不应期（ERP）以提高心肌舒张期兴奋值（DET），抑制钠、钙离子通道的作用。此外，苦参在动物身上有平喘作用，并有报告其利尿作用者。

【配方举隅】

心律宁片：为苦参中提取的总生物碱片。用于各种原因引起的心律失常。对室性早搏疗效尤为显著。

【使用注意】

《本草经集注》："玄参为之使。恶贝母、漏芦、菟丝子。反藜芦。"

《医学入门》："胃弱者慎用。"

《本草经疏》："久服能损肾气，肝、肾虚而无大热者勿服。"

◎甘草

【别名】

美草、蜜甘（《本经》），蜜草、蕗草（《名医别录》），国老（陶弘景），灵通（《记事珠》），粉草（《群芳谱》），甜草（《中国药用植物志》），甜根子（《中药志》），棒草（《黑龙江中药》）。

【来源】

豆科植物甘草的根及根状茎。

【性味】

《神农本草经》："味甘，平。"

《名医别录》："无毒。"

《本草衍义》："微凉。"

《珍珠囊》："生甘，平；炙甘，温。"

【归经】

《汤液本草》："入足厥阴、太阴、少阴经。"

《雷公炮制药性解》："入心、脾二经。"

《本草通玄》："入脾、胃。"

《本草经解》："入手太阴肺经、足太阴脾经。"

【养心功效】

炙甘草抗心律失常的作用机制可能是多个环节作用的结果。炙甘草对Ca^{2+}受体及钙通道具有抑制作用，能影响细胞膜的离子分布；炙甘草具有降低心肌细胞中CAMP的含量和抑制Ca^{2+}作用，而CAMP能激活无活性的蛋白激酶，影响其他蛋白的磷酸化，分解糖原，提供能量，加速ATP合成，改变对Ca^{2+}的亲和力，影响Ca^{2+}转运，使心肌收缩力加强，心率加快。炙甘草对受损心肌细胞的保护作用表现为炙甘草能减少心肌细胞释放乳酸脱氢酶（LDH）。炙甘草有较明显的量效关系。在细胞学实验中随剂量加大，心肌细胞搏动频率减慢，幅度降低，在有效剂量3倍以上时出现较多搏动点突然或逐渐停搏。所以在临床上长期、较大剂量使用炙甘草时，既要注意会引起原发性高血压、水肿、低血钾等不良反应，同时还要考虑对心脏的正常搏动会产生抑制作用。此外，甘草还具有降脂和抗动脉粥样硬化作用。甘草甜素对兔实验性高胆固醇症及胆固醇升高的原发性高血压患者均有一定的降低血中胆固醇的作用。

【配方举隅】

炙甘草汤：一名复脉汤。甘草（炙）四两，生姜（切）三两，人参二两，生地黄一斤，桂枝（去皮）三两，阿胶二两，麦门冬（去心）半斤，麻仁半升，大枣（擘）三十枚。治伤寒脉结代，心动悸。上九味，以清酒七升，水八升，先煮八味，取三升，去滓，内胶烊消尽，温服一升，日三服（《伤寒论》）。

炙甘草合剂：由甘草（蜜炙）、生姜、人参、地黄、桂枝、阿胶、麦门冬、黑芝麻、大枣组成。益气滋阴，通阴复脉。用于气虚血少，心动悸，脉结代。

【使用注意】

《本草经集注》："术，干漆、苦参为之使。恶远志。反大戟、芫花、甘遂、海藻四物。"

《医学入门》："痢疾初作，不可用。"

◎ 黄连

【别名】

王连（《神农本草经》），灾连（《药性论》）。

【来源】

毛茛科植物黄连、三角叶黄连、峨嵋野连或云南黄连的根茎。

【性味】

《神农本草经》："味苦，寒。"

《吴普本草》："神农、岐伯、雷公：苦，无毒；李氏：小寒。"

【归经】

《汤液本草》："入手少阴经。"

《本草经疏》："入手少阴、阳明，足少阳、厥阴、阳明、太阴。"

《本草经解》："入足少阴肾经、手少阴心经。"

【养心功效】

研究表明，黄连具有抑制血小板聚集，降低血糖和抗心律失常作用，对心肌缺血有保护作用。黄连素适用于几乎各种心脏病所致的室性心律失常、室上性心律失常、期前收缩、心房颤动、房性心动过速、顽固性心动过速、阵发性心房扑动伴房室和窦房结传导阻滞等，其抗心律失常的主要作用机制是：延长心肌动作电位时程及有效不应期，增加有效不应期，亦发现其可阻滞钙内流。

【配方举隅】

黄连安神丸：朱砂四钱，黄连五钱，生甘草二钱半。治心烦懊侬反复，心乱，怔忡，上热，胸中气乱，心下痞闷，食入反出。为细末，汤浸蒸饼，丸如黍米大。每服一十丸，食后时时津唾咽下（《仁斋直指方》）。

黄连阿胶汤：黄连四两，黄芩二两，芍药二两，鸡子黄二枚，阿胶三两（一云三挺）。治少阴病，得之二三日以上，心中烦，不得卧。上五味，以水六升，先煮三物，取二升，去滓，纳胶烊尽，小冷，纳鸡子黄，搅令相得。温服七合，日三服（《伤寒论》）。

交泰丸：生川连五钱，肉桂心五分。治心肾不交，怔忡无寐。研细，白蜜丸。空心淡盐汤下（《四科简效方》）。

大黄黄连泻心汤：大黄二两，黄连一两。治心下痞，按之濡，其脉关上浮者。上二味，以麻沸汤二升渍之，须臾绞去滓。分温再服（《伤寒论》）。

小陷胸汤：黄连一两，半夏半升（洗），栝楼实大者一枚。治小结胸病，正在心下，按之则痛，脉浮滑者。上三味，以水六升，先煮栝楼，取三升，去滓，内诸药，煮取二升，去滓。分温三服（《伤寒论》）。

【使用注意】

《本草经集注》：“黄芩、龙骨、理石为之使。恶菊花、芫花、玄参、白鲜皮。畏款冬。胜乌头。”

《药性论》：“恶白僵蚕。忌猪肉。”

《蜀本草》：“畏牛膝。”

朱震亨：“肠胃有寒及伤寒下早，阴虚下血，及损脾而血不归元者，皆不可用。”

《本草经疏》：“凡患者血少气虚，脾胃薄弱，血不足，以致惊悸不眠，而兼烦热躁渴，及产后不眠，血虚发热，泄泻腹痛；小儿痘疮阳虚作泄，行浆后泄泻；老人脾胃虚寒作泻；阴虚人天明溏泄，病名肾泄；真阴不足，内热烦躁诸证，法咸忌之，犯之使人危殆。”

◎ 延胡索

【别名】

延胡（《雷公炮炙论》），玄胡索（《济生方》），元胡索（《药品化义》）。

【来源】

罂粟科植物延胡索的干燥块茎。

【性味】

《海药本草》："味苦甘，无毒。"

《开宝本草》："味辛，温，无毒。"

【归经】

《汤液本草》："入手足太阴经。"

《本草蒙筌》："入太阴脾、肺，一云又走肝经。"

《雷公炮制药性解》："入心、肺、脾、胃四经。"

【养心功效】

延胡索醇提物能扩张冠脉，降低冠脉阻力，增加冠脉流量，提高耐缺氧能力。延胡索总碱能对抗心律失常，抗心肌缺血，扩张外周血管，降低血压、减慢心率。延胡索乙素有显著的镇痛、催眠、镇静与安定作用。甲素和丑素的镇痛作用也较为明显，并有一定的催眠、镇静与安定作用。

【配方举隅】

金铃子散：金铃子、玄胡索各一两。主治肝郁有热，心腹胁肋诸痛，时发时目，口苦，舌红苔黄，脉弦数（《素问病机气宜保命集》）。

手拈散：元胡（醋炒）、灵脂（醋炒）、香附（酒炒）、没药（箬上炙干）各等分。活血化瘀，理气止痛。治血积心痛（《医学心悟》）。

【使用注意】

《本草品汇精要》："妊娠不可服。"

《本草经疏》："经事先期及一切血热为病，法所应禁。"

《本草正》："产后血虚或经血枯少不利，气虚作痛者，皆大非所宜。"

◎ 甘松

【别名】

香松（《中药志》）。

【来源】

败酱科植物甘松香或宽叶甘松的根茎及根。

【性味】

《开宝本草》："甘，温，无毒。"

《汤液本草》："气平。"

《本草从新》："辛甘，温。"

【归经】

《本草汇言》："入足太阴、阳明经。"

《本草再新》："入心、脾二经。"

【养心功效】

甘松有镇静、安定作用；所含缬草酮有抗心律失常作用；匙叶甘松能使支气管扩张，甘松提取物对离体平滑肌（大肠、小肠、子宫、支气管）有拮抗组胺、5-羟色胺、乙酰胆碱的作用；有降血压、抗心肌缺血、抗溃疡作用。

【配方举隅】

参松养心胶囊：由人参、麦门冬、山茱萸、丹参、酸枣仁（炒）、桑寄生、赤芍、土鳖虫、甘松、黄连、南五味子、龙骨组成。益气养阴，活血通络，清心安神。用于治疗冠状动脉粥样硬化性心脏病室性早搏属气阴两虚，心络瘀阻证，症见心悸不安，气短乏力，动则加剧，胸部闷痛，失眠多梦，盗汗，神倦懒言。

【使用注意】

《本草拾遗》："得白芷、附子良。"

《本草从新》："辛香伐气，挟虚者忌之。"

（二）千古良方

◎ 生脉散

【出处】

《内外伤辨惑论》。

【组成】

人参五分（10g），麦门冬五分（15g），五味子七粒（6g）。

【养心功效】

生脉散具有益气生津、敛阴止汗之功效。主治温热、暑热、耗气伤阴证；久咳伤肺，气阴两虚证。从各味单药分析该方剂对心脏、血管、血流变学的影响，对中枢神经系统及内分泌功能的影响都是比较积极的；具有抗氧化、抗应激，提高和促进免疫功能作用。临床研究表明，该方对冠状动脉粥样硬化性心脏病、心肌梗死及多种休克有一定治疗作用。

◎ 炙甘草汤

【出处】

《伤寒论》。

【组成】

炙甘草四两（12g），生姜三两（9g），人参二两（6g），生地黄一斤（50g），去皮桂枝三两（9g），阿胶二两（6g），去心麦门冬半升（10g），麻仁半升（10g），擘大枣三十枚（10枚）。

【养心功效】

炙甘草汤具有益气滋阴，通阳复脉之功效。主治因气虚血弱所致的心脉失养证，本方为阴阳气血并补之剂。《伤寒溯源集》卷二云：此方以炙甘草为君，故名炙甘草汤。又能使断脉复续，故又名复脉汤。甘草生能泻心下之痞，熟能补中气之虚，故以为君。生姜以宣通其郁滞，桂枝以畅达其卫阳，入大枣而为去芍药之桂枝汤，可解邪气之留结。麦门冬生津润燥，麻仁油滑润泽，生地黄养血滋阴，通血脉而益肾气。阿胶补血走阴，乃济水之伏流所成。济为十二经水中之阴水，犹人身之血脉也，故用之以导血脉。诸药合用，滋而不腻，温而不燥，使气血充足，阴阳调和，则心动悸、脉结代，皆得其平。现代常用于治疗功能性心律不齐、期外收缩、冠状动脉粥样硬化性心脏病、风湿性心脏病、病毒性心肌炎、甲状腺功能亢进等而致心悸气短、脉结代等属阴血不足，阳气虚弱证者。

◎ 天王补心丹

【出处】

《校注妇人良方》。

【组成】

生地黄（酒洗）四两，当归身（酒洗）、天门冬、麦门冬、炒柏子仁、炒酸枣仁各一两，人参、玄参、丹参（微炒）、茯苓、炒远志、炒五味子、炒桔梗、朱砂（为衣）各五钱。

【养心功效】

天王补心丹具有滋阴养血、补心安神之功效。主治阴虚血少、神志不安证。本方为治疗阴虚血少，心神不安的代表方剂。现代常用于治疗神经衰弱、精神分裂症、心脏病、甲状腺功能亢进等属阴虚血少，神志不安者。该方剂所有药味对心脏、血管、血液流变学均有积极作用，其保护心肌、加强心肌收缩力、抗心律失常、降低血压、改善微循环、降低血液黏滞度、抗凝和抗血栓作用非常强大，因而对多种心脏病有治疗作用。

◎ 安神定志丸

【出处】

《医学心悟》。

【组成】

茯苓、茯神、人参、远志各一两，石菖蒲、龙齿各五钱。

【养心功效】

安神定志丸主要功效为益气化痰，安神定志。主治心气虚弱，痰扰心神证。症见失眠多梦，心烦不宁，心悸，怔忡（患者自觉心中悸动、惊惕不安，甚则不能自主），健忘头沉，易惊，神疲乏力，面色不荣，舌质淡，苔薄腻或厚，脉虚弱或沉滑者。五脏具有藏神的功能。气血不足，五脏失养，神不守舍，或热邪、痰浊、水饮扰乱心神，都会有神志不安的表现。安神定志法通过补益气血，祛邪的方法能恢复五脏藏神的功能，使神志安定。安神定志丸具有养心安神定志和重镇安神定志双重功效。现代研究表明，本方具有降低神经兴奋性、调节中枢神经递质、调节内分泌、增强机体免疫力、调控神经-内分泌-免疫网络功能等作用。

◎ 养心汤

【出处】

《仁斋直指方》。

【组成】

黄芪（炙）、白茯苓、茯神、半夏曲、当归、川芎各15g，远志（取肉，姜汁淹，焙），辣桂、柏子仁、酸枣仁（浸，去皮，隔纸炒香）、北五味子、人参各7.5g，甘草（炙）12g。

【养心功效】

养心汤主要功效为益气养血，补心宁神。主治心虚血少，神气不宁，怔忡惊悸。心主血而藏神。心经气血不足，无以养神，则神不安，故见惊悸不寐。治当益气养血，补心宁神。养心汤为手少阴药也。人参、黄芪以补心气，川芎、当归以养心血，二茯（茯苓、茯神）、远志、柏子仁、酸枣仁以泄心热而宁心神，五味子收神气之散越，半夏去扰心之痰涎，甘草补土以培心子，赤桂引药以入心经，润以滋之，温以补之，酸以敛之，香以舒之，则心得其养矣。实验研究表明，本方有抗冠状动脉粥样硬化性心脏病、心绞痛、心律失常、病毒性心肌炎，改善心肌缺血等作用。

◎ 补阳还五汤

【出处】

《医林改错》。

【组成】

黄芪四两生（120g），归尾二钱（6g），赤芍一钱半（6g），地龙一钱去土（3g），川芎一钱（3g），桃仁一钱（3g），红花一钱（3g）。

【养心功效】

补阳还五汤具有补气活血、祛瘀通络的功效。由补气药与活血祛瘀药相配伍。病机以气虚为本，血瘀为标，故方中重用生黄芪为君药，大补脾胃中气，使气旺血行，祛瘀而不伤正。当归尾长于活血，兼能养血，化瘀而不伤血，为臣药。佐以川芎、赤芍、桃仁、红花，活血祛瘀，疏通经络；地龙性善走窜，长于通络，与生黄芪配合，增强补气通络之力，使药力能周行全身。本方的药物配伍特点是大量补气药与少量活血药相配，使气旺则血行，活血而不伤正，共奏补气活血通络之功。现代研究发现，本方剂对心血管及血液流变学影响极大，所有药物均有一致的增强心肌收缩力、扩张冠状动脉、改善冠脉血流、降低心肌耗氧量、拮抗心肌缺血再灌注损伤作用，同时也具有抗凝血、抗血栓、溶血栓、抗动脉硬化、降低血压、改善微循环的作用，这些作用不仅有利于脑血管意外的治疗，对于心血管意外、冠状动脉粥样硬化性心脏病、心绞痛等动脉硬化性心脏病也有一定治疗作用。

（三）食养天年

心律失常患者安排好日常的饮食，对疾病的康复起重要作用。心律失常常由冠心病、风心病、心肌病等多种原因引起。在饮食中应避免促使原发性高血压、动脉硬化等病情发展及加重的食品，同时还应限制热量供给，降低肥胖者的体重，减轻心脏负担。

1.守口如瓶

◎ 少食多餐，避免过饱

俗话说“宁可三分饥”。但在日常生活中往往很多人不注意节制饮食，时常有人因在酒宴上突然“心慌”“心痛”而致心脏病发作。

人体是一个有机整体，各组织器官系统之间是密切相关、相互调节的，饱餐、暴饮除了引起消化系统疾病外，同时也可引起循环系统、血液系统、神经系统及内分泌系统等系统的一系列病理变化。当胃内充满食物时，为了充分消化和吸收营养物质，血液大量地向胃肠道分流，使其他组织的血液供应相对减少。在心脏方面则表现为心排血量增加而加重心脏负荷，另一方面因为过饱使胃膨胀，横隔上移，心脏受到挤压，使心脏冠状动脉收缩，心脏血供减少，使心肌缺血、缺氧，从而加重心肌的负担。再者，有因饱餐后迷走神经兴奋而致窦房结节律性减低，均可导致心律失常的发生，甚至可以引起心跳停止等危险病变的发生。

祖国医学认为饮食不节或嗜食膏粱厚味，均可生痰蕴热化火，损伤脾胃，滋生痰浊，致痰火扰心或痰阻血脉，心血运行受阻，引起心悸、怔忡、胸痹等发生。

◎ 毋恣茶酒

酒在我国最早的文字——甲骨文里就有记载，我国古代用酒来活血通脉、补益身体、治疗疾病。中医书中有各种各样的酒剂，仅《本草纲目》中就记载着近70种药酒。有研究认为，少量喝酒，对心脏具有保护作用，可使小动脉管腔暂时扩张，有一定降压效果。还可以延缓胆固醇等脂类物质在血管壁沉积，起到预防血管粥样硬化、减少冠状动脉粥样硬化性心脏病发作的作用。这里说的是少量饮酒，喝酒量以每天不超过30g为宜。

但在我们日常生活中，有人“以酒当饭”“煮酒论英雄”，大量无节制地饮酒，甚至养成了酗酒恶习。如这样大量饮酒就会增加心脏和肝脏负担。大量酒精能直接损害心肌，造成心肌能量代谢障碍，使心肌功能减弱，或增加冠状动脉阻力，从而使冠状动脉血流减少而出现心律失常。另外，饮酒过量可使大脑皮层的兴奋与抑制失去平衡，当神经系统对心脏的调节发生障碍时，便可出现心律失常。

中医认为，少量饮酒能抗寒助神，壮气活血。但“酒大热有毒”“饮酒过多，酒毒渍于肠胃，流溢经络，使血脉充满，令人烦毒惛乱”。当酒入胃时，则脉络满而经脉虚。伤酒后轻则有身热、头痛、眩晕、呕吐、腹满恶心。重则出现神昏烦乱，手足厥冷，不省人事，而成“酒厥”。所以有“毋恣茶酒”之古训。

饮茶是我国人民的一大习惯，中国有“茶的故乡”之美誉。“清茶一杯，元气百倍”。自古以来，人们就认识到饮茶对身体有益。祖国医学对茶的评价也很高。《神农本草经》认为“茶味苦，饮之使人益思，少卧，轻身，明目”。

茶叶含有芳香油、咖啡因、鞣酸、茶碱及维生素。芳香油能使大脑和心血管神经系统的神经兴奋，因此喝茶能提神解乏。咖啡因除可兴奋大脑外，还可促进身体的新陈代谢。茶碱、维生素均有预防血管硬化作用。但饮茶宜清淡，忌饮浓茶。因为茶中的芳香油、咖啡因能兴奋大脑和心血管神经，能增加心室收缩，引起心跳加快，诱发心律失常。因此，过量饮浓茶可引起心律失常的发生，甚至使有心脏病的患者发生危险。

除酒和茶之外，还应注意咖啡或其他兴奋性饮料。

◎ 清淡饮食，少吃辛辣刺激食物

辛辣、刺激的食物包括辣椒、洋葱、大蒜、生姜、胡椒、花椒等各种食品和调味料。心律失常主要是由于心肌细胞自律性异常和心肌细胞缺血缺氧而导致的。过量食用辛辣食品会刺激心血管系统，导致短暂性血压下降及心跳减慢，从而改变心肌细胞自律性和心肌血液供应，最终引发心律失常，对已有心律失常的人更不利。另外，很多辛辣食物，如花椒、胡椒和辣椒等都是热性食品，容易造成便秘，便秘患者在屏息排便时可能会增大心脏的负荷，影响心肌血液供应而引发严重的心律失常。所以，心脏病患者平时应以清淡饮食为主，尽量减少辛辣饮食对心脏的刺激，服用能够调节心肌细胞自律性和改善心肌血液供应的药物。

◎ 注意电解质平衡

由于电解质紊乱可引起心律失常，所以保证食物中钾、镁、钙的摄入以维持体内电解质平衡，有利于预防心律失常的发生。应针对其具体情况给予不同的饮食：低血钾时，给予含钾高的食物，如鲜橘汁、水果、蔬菜、鱼类、肉类等；高钾时，应限制含钾的食物；还可适当增加镁的摄入，如应食谷类、绿叶蔬菜和硬壳果类，如花生等。

◎ 慎食胀气的食物

有一些食物吃了会使人出现胃胀气的现象，从而会使心脏受到影响，使心律失常的症状加重。因此，尽量少食用会让人胀气的食物。一些不容易消化的食物会引起胀气，如油腻的油炸类食品。容易引起胀气的食物还有豆制品、豆类等，如豆腐、豆子、豆腐脑、豆浆等，还有高淀粉类食物，如红薯、南瓜、板栗、芋头等。

2.精挑细选

《灵枢·五味》篇曰："心病者宜食麦、羊肉、杏、薤。"心律失常患者可适当多食益气养血、益心气、养心阴食品。

◎ 莲子

【别名】

藕实，水芝丹（《神农本草经》），莲实（《尔雅》郭璞注），泽芝（《本草纲目》），莲蓬子（《山西中药志》）。

【性味】

《神农本草经》："味甘，平。"

《本草蒙筌》："味甘涩，气平寒，无毒。"

《本草再新》："味甘，性微凉，无毒。"

《随息居饮食谱》："鲜者甘平，干者甘温。"

【养心功效】

莲子心味道极苦，莲子心所含生物碱却有显著的强心及较强的抗心律失常作用；莲子心还有很好的祛心火的功效，可以治疗口舌生疮，并有助于睡眠；莲子所含非结晶形生物碱N-9有降血压作用；N-去甲基荷叶碱有利尿作用；莲子能使血糖降低，还具有一定收敛镇静作用。

【食用禁忌】

《本草拾遗》："生则胀人腹，中薏令人吐，食当去之。"

《本草纲目》："得茯苓、山药、白术、枸杞子良。"

《本草备要》："大便燥者勿服。"

《随息居饮食谱》："凡外感前后，疟、疸、疳、痔，气郁痞胀，溺赤便秘，食不运化，及新产后皆忌之。"

◎ 龙眼肉

【别名】

益智（《神农本草经》），蜜脾（《本草纲目》），龙眼干（《泉州本草》），桂圆肉，亚荔枝。

【性味】

《神农本草经》："味甘，平。"

《名医别录》："无毒。"

《唐本草》："味甘酸。"

《本草汇言》："味甘，气温。"

【养心功效】

龙眼肉补益心脾，养血安神，含有多种营养物质，具有治疗失眠、健忘、惊悸等功效。

【食用禁忌】

《本草汇言》："甘温而润，恐有滞气，如胃热有痰有火者；肺受风热，咳嗽有痰有血者，又非所宜。"

《药品化义》："甘甜助火，亦能作痛，若心肺火盛，中满呕吐及气膈郁结者，皆宜忌用。"

◎ 猪心

【别名】

无。

【性味】

《千金·食治》："平，无毒。"

《本草纲目》："甘咸，平，无毒。"

【养心功效】

自古即有以脏补脏（以心补心）的说法，猪心能补心，治疗心悸、失眠、怔忡。从猪心房可提取心钠素（心房肽，ANP），ANP有选择性舒张血管和降低血压的作用。ANP尚有抗心律失常作用，能对抗低K^+、高Ca^{2+}和毒毛花苷C所致心律失常，也能预防和对抗氯仿、氯化钡诱发的心律失常。ANP还有强大利钠、利尿作用。从猪心可提取辅酶Q10（CoQ10）。CoQ10能改善心脏的物质代谢和能量代谢，增加心排血量，对心肌有保护作用。CoQ10尚有抗心律失常，抗冠状动脉粥样硬化性心脏病和抗原发性高血压等作用。

【食用禁忌】

《本草图经》："不与吴茱萸合食。"

高胆固醇血症者忌食。

◎ 杏

【别名】

杏实（《名医别录》），杏果，甜梅，叭达杏，杏子。

【性味】

《千金·食治》："味极酸。"

崔禹锡《食经》："味酸，大热。"

《日华子本草》："热，有毒。"

《本草图经》："杏之类梅者味酢，类桃者味甘。"

【养心功效】

古人用杏治心悸，也可能取其酸敛心气作用。现代研究表明，未熟果实中含类黄酮较多，类黄酮有预防心脏病的作用；杏仁还含有丰富的维生素C和多酚类成分，这种成分不但能够降低人体内胆固醇的含量，还能显著降低心脏病和很多慢性病的发病危险。

【食用禁忌】

扁鹊："多食动宿疾，令人目盲，须眉落。"（引自《本草纲目》）

崔禹锡《食经》："不可多食，生痈疖，伤筋骨。"

《本草衍义》："小儿尤不可食，多致疮痈及上膈热。"

《宝庆本草折衷》："多食伤神，令人目盲。"

《日用本草》："食之无益，伤筋骨，昏精神，生痰热，小儿、产妇忌食。"

谚云："桃饱杏伤人，良有意也。"

◎ 羊肉

【别名】

羖肉，羝肉，羯肉。

【性味】

《名医别录》："味甘，大热，无毒。"

《千金·食治》："头肉：平。"

孟诜："温。"

《本草纲目》："头肉：甘，平，无毒。"

【养心功效】

中医学认为，羊肉是助元阳、补精血、疗肺虚、益劳损、暖中胃之佳品，是一种优良的温补强壮剂。羊肉为性温味甘、血肉有情之品，有养血补心、治疗心悸的作用。

【食用禁忌】

《金匮要略》："有宿热者不可食之。"

《本草经集注》："有半夏、菖蒲勿食羊肉。"

《千金·食治》："暴下后不可食羊肉、髓及骨汁，成烦热难解，还动利。"

《医学入门》："素有痰火者，食之骨蒸。"

《本草纲目》："羊肉同醋食伤人心"。

（四）非药物疗法

◎ 针刺疗法

【养心功效】

"心律失常"属于中医学心悸病范畴，我国古医籍中对此病的治疗已有许多记载，《灵枢·经脉》曰："心手少阴之脉，起于心中……为此诸病，盛则泻之，虚则补之，热则疾之，寒则留之，陷下则灸之，不盛不虚，以经取之。"《针灸大全》云："心中虚弱，神思不安，取内关、百会、神门；心脏诸虚，怔忡惊悸，取内关、阴郄、心俞、通里。"《神应经》云："心烦怔忡，鱼际。"《针灸甲乙经》云："心中澹澹而善惊恐，心悲，内关主之。""惊不得眠，善断水气上下五脏游气也，三阴交主之。"《备急千金要方》载："少冲主太息烦满，少气悲惊。"说明了针灸可通过人体的经络系统调整机体脏腑气血功能，从而达到治疗的目的。

针刺用于各种原因引起的心律失常，主要为心源性，也有甲状腺功能亢进引起的心动过速和颈源性心律失常；有成人心律失常，也有儿童心律失常。针刺治疗各种心律失常的报道频次以各种心动过速和期前收缩为多，其次是心房颤动，而治疗心动过缓较少，报道治疗传导阻滞以及病态窦房结综合征的更少。针灸治疗心律失常的疗效，与心律失常的类型、病程及患者的病情有关。功能性心律失常疗效好；年龄小、病程短患者疗效好；针刺治疗心律失常对冲动起源心律失常者的疗效优于冲动传导障碍者；对房性及室性期前收缩疗效满意；对心房颤动、各种冲动传导障碍者针刺疗效差；针刺治疗冠心病引起的心律失常疗效优于风心病引起的心律失常；针灸治疗心律失常的远期疗效较好。

在针灸治疗心律失常的机制研究方面，多数学者认为与高级中枢整合作用下的自主神经有密切关系。有学者认为针刺对心律的调整作用是一种由穴位针刺所引起，通过自主神经系统而进行的体表-内脏性反射活动。很可能穴位针刺既可以通过脊髓侧角交感神经链到达内脏器官引起心脏的节律失常，又可以在脊髓等处抑制内脏器官包括心脏的病理性传入冲动，从而纠正某些心律失常。针刺改善心功能，增加冠状动脉血流量以及激活垂体-肾上腺皮质系统的体液因子，亦可能在一定程度上协同对抗心律失常。

针刺治疗心律失常取穴多数为辨证选穴，有的为辨病选穴。选穴原则以俞募配穴加内关、足三里、三阴交为主。其主穴为心俞、厥阴俞、内关、三阴交、足三里、神堂、神门、间使、膻中等，尤其认为内关穴具有降低心率、提高心率或恢复节律的作用，许多人单用内关治疗心律失常疗效也很好。

不同心律失常及证型，可应用不同的手法及刺激强度。多数人认为虚证时宜弱刺激或用补法，实证时强刺激或用泻法；心率快时用强刺激或泻法，心率慢时用弱刺激或补法。

针刺多为每日或隔日针刺1次；留针20~60min，大多数为20~30min；7~15次为1个疗程，一般多取10次为1个疗程，疗程间隔3~7天。

【应用举隅】

1.毫针疗法

在针灸治疗心律失常的各种方法中，毫针治疗最为常用。从各种临床报道来看，主要分辨证取穴治疗和固定穴位治疗两大类。

（1）辨证取穴治疗：

①心气虚弱证：取内关、神门、夹脊4~5（或心俞、厥阴俞）为主穴，每次取2穴，交替使用，配膻中、列缺、足三里、素髎。配穴每次取1~2穴，手法以捻转结合提插补法为主，或用平补平泻。一般留针5~20min，中间行针2~4次，心动过缓者，补法宜弱刺激，留针5~15min，不宜过久。

②心阳不振证：取穴以手少阴心经、手厥阴心包经经穴及背俞穴为主。如心俞、关元俞、少冲、膻中、大陵。手法多可捻转，用补法，亦可配合温和灸或温针灸。可灸关元、少冲10~20min。各穴得气后留针20min。

③心血不足证：取穴以手少阴心经、足太阴脾经腧穴及背俞穴为主。心俞、脾俞、膈俞、血海、神门。心俞、脾俞，膈俞不宜提插，可捻转，用补法，也可灸10~20min。血海提插捻转，用补法，神门施平补平泻手法。各穴得气后可留针20min。

④心阴亏虚证：取穴以足少阴肾经、手少阴心经、手厥阴心包经腧穴及背俞穴为主。如太溪、通里、内关、肾俞、三阴交。肾俞、太溪、三阴交用补法。通里、内关用泻法。各穴得气后留针20min。

⑤气阴两虚证：取心俞、内关、足三里、三阴交。心俞向椎体方向斜刺1.5寸，施捻转补法，针感向前胸放散，施手法1min。内关直刺，进针0.8~1寸，足三里直刺，进针1~1.5寸，三阴交直刺，进针1~1.5寸，均施捻转补法1min。

⑥心虚胆怯证：取穴以手少阴心经、足阳明胃经腧穴及背俞穴为主，如心俞、足三里、灵道、神门。心俞俯卧取穴，向内斜刺0.3~0.5寸，不提插，可捻转，用补法，可灸5~10min。足三里直刺1~1.5寸，提插捻转，用补法。灵道、神门伸肘仰掌取穴，灵道直刺0.5~0.8寸，神门直刺0.3~0.5寸，平补平泻手法。各穴得气后留针20min。

⑦心肾阳虚证：取心俞、肾俞、关元、气海、足三里，灸涌泉、极泉。在急性发作时令患者平卧位放松针刺，针后5min行针1次，一般行针2次，平时治疗取坐位，一般双侧取穴，以左为主，穴位常规消毒后针刺，一般留针20~30min。

⑧心血瘀阻证：取穴以手少阴心经、手厥阴心包经腧穴及背俞穴为主。如阴郄、心俞、巨阙、膈俞、间使等。巨阙捻转，用泻法。心俞、膈俞俯卧取穴，向内斜刺0.3~0.5寸，不宜提插，可捻转，前者用补法，后者用泻法。

⑨水饮凌心证：以手少阴心经腧穴及背俞穴为主。如少海、神门、脾俞、三

焦俞、肾俞。少海直刺0.5~1寸，提插捻转，用泻法。神门直刺0.3~0.5寸，可捻转，用泻法。脾俞、肾俞、三焦俞均俯卧取穴，向内斜刺0.3~0.5寸，以捻转手法为主，用补法。各穴得气后可留针20min。

（2）固定穴位治疗：

①内关穴：嘱患者平卧，全身放松，选准内关穴，常规消毒后选用30号1.5~2.5寸毫针，直刺单侧或双侧内关穴，行捻转补法，留针5~10min；如自觉症状未见明显缓解，留针期间行针1~2次即可。

②迎香穴：取双侧迎香穴，向外下沿鼻唇沟斜刺1.5寸，提插捻转数次，以后每隔2min提插捻转数次，针刺20min。迎香穴位于鼻唇沟内，与鼻腔的神经、血管有密切联系。针刺迎香穴可能有直接或间接调节处在过度兴奋或抑制的病理功能状态的心脏迷走神经的作用。

③下都穴：嘱患者自然握拳，手背四五指缝尖上方约0.5cm处，避开可见浅静脉，用毫针顺掌骨间刺入0.5~1寸，左右捻转十余次，以得气为度，一般先刺左侧即效，1.5min后效差者加刺对侧。留针20~60min，中间每15min行针1次。出针后压迫针眼片刻。

④鱼腰穴：取双侧鱼腰穴（眉毛中心），以1.5寸毫针平刺入皮下0.5寸，得气后留针3min，中间行针1次，中度刺激，均可在5~20min内得到控制。

⑤第2掌骨侧：该针法是生物全息律在第2掌骨侧的具体运用，认为在第2掌骨侧存在着一个新的有序穴位群：第2掌骨节肢的近心端是足穴，远心端是头穴。头穴与足穴连线的中点为胃穴，胃穴与头穴连线的中点为肺心穴，肺心穴与头穴连线分为3等分，从头穴端算起的中间两个分点依次是颈穴、上肢穴。肺心穴与胃穴连线的中点为肝穴。胃穴与足穴的连线分为6等分，从胃穴算起的五个分点依次是十二指肠穴、肾穴、腰穴、下腹穴、腿穴。整体上的部位可以更详细地划分，并且从严格的意义上说，整体可以划分为无数的部位，因而在第2掌骨侧对应着这些无数部位的穴位也是无数的。

治疗时令患者将手自然放松，在其第2掌骨侧浅凹长槽的穴位群探测心穴敏感点和相关的穴位，然后以75%乙醇消毒皮肤，垂直于患者拇指、食指所在的平面，以26号1寸针刺入，深度为2cm，针入穴位后有较强的胀、麻、痛、酸感，留针30min，其间每隔5~10min略为转动或提插针体，以保持较强的针感。取针后，嘱患者及其家属回家后用拇指尖以穴位为圆心做小圆周按摩，巩固针刺的效果。按摩穴位以每一小圆周为一下，频率为每分钟150下左右，每次按摩3min，每天早、中、晚各按摩1次，7天为1个疗程。

⑥内关、间使、神门、夹脊：取内关、间使、神门、夹脊（4~5）。针内关，斜刺间使，使针感向腋部传导，神门、夹脊穴均用导气法。留针时间从有得

气感、心率开始减慢为宜。

⑦内关、列缺、膻中、足三里：取内关、列缺、膻中、足三里。患者取仰卧位，用30~34号粗细的1~1.5寸长不锈钢毫针，常规消毒后，以捻转补法或平补平泻法为主，结合提插或按压法。入皮快缓慢进针，要求徐徐“得气”，有弱或中等感应为主。“得气”后持续运针“守气”半分钟，然后再留针5~15min。出针前运针15~30s，再徐徐起针，用消毒干棉球按压针孔片刻。

⑧内关、神门、夹脊胸4~5（或心俞、厥阴俞）：取内关、神门、夹脊胸4~5（或心俞、厥阴俞），每次选用1~2穴。患者取卧位，用30~34号1寸半不锈钢毫针，以捻转结合提插的平补平泻手法为主，得气后有中等感应，留针10~20min。脉促、胸痛明显者，须间歇运针，泻法。每日或隔日针治1次，8~10次为1个疗程。

2.耳针疗法

耳与经络、脏腑尤其是与心、肾的关系非常密切，《素问·金匮真言论》曰：“心在窍为耳。”《证治准绳》云：“心在窍为舌，以舌非孔窍，故寄窍于耳，则肾为耳窍之主，心为耳窍之色。”故临床上可选取耳穴治疗心悸。

（1）阵发性室上性心动过速：选穴：心、神门、交感点。方法：用探针探取穴位后，将所选穴位（均双侧）皮肤常规消毒，以5分毫针刺入穴内，进针深度以穿透耳壳软骨为度，留针30min，10min行针1次，中等刺激，每日1次，7次为1个疗程。未愈者，休息10天进行第2疗程治疗。

（2）期前收缩、阵发性室上性心动过速：取穴：心、交感、神门、枕。因器质性疾病而致心律失常者，加小肠、耳迷根；合并神经衰弱者，加肾、皮质下；合并内分泌紊乱者，加内分泌、皮质下；合并原发性高血压者，加耳背沟。方法：采用耳毫针法或耳穴贴压法。发作期先用耳毫针法，在穴区内找到敏感点进针，每日1次，每次一侧耳穴，两耳交替。症状缓解后可用耳穴贴压法。在穴区内找到敏感点贴压王不留行子。每2~3日1次，两耳交替，10次为1个疗程。

3.腕踝针疗法

腕踝针是把病证表现的部位归纳在身体两侧的6个纵区，在两侧的腕部和踝部各定6个进针点，以横隔为界，按区选点，针沿皮下平刺，要求不产生酸、麻、胀、重、痛感觉。

选用28号2~6寸毫针。患者取坐位。进针点：内关、神门。在进针点先用乙醇棉球消毒，针尖迅速刺入皮肤后，使针体与皮肤面成30°，针体在皮下的位置尽可能紧贴在真皮下，不能过深，进针求快，推针要慢，不必捻转，注意表浅，要松弛。进针时如遇有阻力或有酸、麻、胀、痛等感觉，这是进针过深，应将针尖退至皮下再沿表浅层刺入，进针2~6寸，留针20~30min。操作手法要轻，进针要浅，沿着真皮下走行，不发生针感是取得好效果的关键；轻刺激为补法，重刺激为泻法。

本疗法所选针刺部位，相当于内关、神门穴上，该穴属于手厥阴心包经及手少阴心经，可主治心胸疾病，如心绞痛、心悸等。腕踝针有别于一般针刺方法，采取皮下平刺，其机制可能是表浅神经感应性较强，是一种温和的良性刺激。通过经络，使经气发挥其效应，疏通经脉，调和气血，改善心肌供血，消除心肌异位兴奋灶，从而控制心律失常的发生。

4.眼针疗法

《银海精微》曰："大抵目为五脏之精华，一身之要系。"《黄帝内经》曰："诸脉者皆属于目。"故眼区穴可治疗人体五脏六腑之疾病。心区穴为治疗心脏疾患之要穴。现代研究发现，其机制主要通过调节自主神经系统，另外可使血液中内啡肽、去甲肾上腺素等的解聚加速，从而达到调节心律的目的。眼针对心律失常的调节是双向的，过速者减缓心率，过缓者加快心率。可促使冲动起源异常引起的心律失常不同程度地趋向正常化，而对冲动传导障碍性者疗效较差。心律不齐之证多是急症，拖延时久还会有生命危险。当病势危急之际，药物恐难济急，眼针力可速达，往往止于顷刻，效若桴鼓，且简便易行，经济快捷，不失为救治心律失常之症的良策。

唐双胜以眼针治疗有心悸、胸闷症状及心电图检查为心律失常患者。取双侧心区，选用0.35mm×25mm毫针，患者平卧，闭眼，医者左手指压住眼球，右手持针刺入穴区，深度以达到骨膜为度。得气时患者有触电样或酥酥样上下窜动，或有酸、麻、胀、冷、热等感觉。不得气者可将针稍提出一点重新调整后轻轻刺入，得气后留针15min。

5.穴位注射疗法

（1）频发室性期前收缩，阵发性室性心动过速：心俞、内关穴。患者坐位略前伏，穴位常规消毒，用4号或5号皮试针头抽取1%利多卡因40mg，向下直刺，略捻转，待局部得气后抽无回血时将药缓慢注入，每穴各1mL，出针后轻揉片刻。隔日1次，3次为1个疗程；2个疗程间休息3天。

（2）围绝经期心悸气短：足三里穴。患者仰卧伸下肢或正坐屈膝，用5mL无菌注射器抽取维生素B_1注射液100mg，维生素B_{12}注射液1000μg，用7号针头，常规消毒双侧足三里，准确刺入1~1.5寸，待患者感到酸、胀、麻后，抽无回血，固定针柄，缓缓注入，注射至一半，再行注射另一侧，15天为1个疗程。

6.激光针疗法

取心俞、内关、通里，用氦-氖激光交替照射上述穴位，每日15min，10次为1个疗程。多用于缓慢性心律失常。

◎ 艾灸疗法

【养心功效】

艾灸的作用机制和针疗有相近之处，并且与针疗有相辅相成的治疗作用。一般情况下，心律失常是可以艾灸的，亦采取辨证施灸的方法。用艾灸疗法治疗各种心悸不仅有减轻或控制心悸发作的效果，而且对引起心悸的原发病也有一定治疗作用。

【应用举隅】

（1）气血不足证：

治则：益气补血，安神定悸。

取穴：心俞、脾俞、膈俞、膻中、气海、关元、间使、内关、足三里。

艾炷灸：每次选2~4穴，各灸5~7壮，每日1次，10次为1个疗程。

艾条温和灸：每次选3~5穴，各灸15~20min，每日1次，10次为1个疗程。

（2）心阴亏虚证：

治则：滋阴养心，安神定悸。

取穴：心俞、巨阙、阴郄、郄门、神门、三阴交、太溪。

艾炷灸：每次选3~4穴，各灸3壮，用补法，每日1次，10次为1个疗程，疗程间休息3日。

艾条温和灸：每次选3~5穴，各灸10~15min，7次为1个疗程，疗程间休息3日。

（3）脾肾阳虚证：

治则：温脾肾，利水宁心。

取穴：脾俞、肾俞、命门、关元、内关、足三里。

艾条雀啄灸：每次选3~5穴，各灸10~15min，每日1次，10次为1个疗程。

（4）痰浊痹阻证：

治则：理气化痰，宁心安神。

取穴：肺俞、脾俞、内关、足三里、丰隆、太白。

艾炷灸：每次选2~4穴，用泻法，各灸3~5壮，每日1次，10次为1个疗程。

艾条灸：每次选3~5穴，各灸10~15min，每日1次，10次为1个疗程。

（5）血脉瘀阻证：

治则：活血通络，祛瘀定悸。

取穴：心俞、膈俞、气海、曲泽、少海、血海。

艾炷灸：每次选2~4穴，各灸4~7壮，每日1次，7次为1个疗程。

艾条温和灸：每次选3~5穴，各灸15~20min，每日1次，10次为1个疗程。

◎ 穴位贴敷

【养心功效】

穴位贴敷作用于人体主要表现是一种综合作用，既有药物对穴位的刺激作用，又有药物本身的作用，而且在一般情况下往往是几种治疗因素之间相互影响、相互作用和相互补充，共同发挥的整体叠加治疗作用。首先是药物的温热刺激对局部气血的调整，而温热刺激配合药物外敷必然增加了药物的功效，多具辛味的中药在温热环境中特别易于吸收，由此增强了药物的作用。药物外敷于穴位上则刺激了穴位本身，激发了经气，调动了经脉的功能，使之更好地发挥行气血、营阴阳的整体作用。

【应用举隅】

徐连登等采用吴茱萸穴位贴敷治疗缓慢性心律失常。醋调吴茱萸粉末贴敷内关、心俞，每日1次，疗程4周。

◎ 穴位埋线

【养心功效】

穴位埋线对神经体液系统的功能有一定的调节作用，可以通过皮层-下丘脑-垂体这一途径，影响垂体分泌各种激素或促激素，作用于靶器官；或通过自主神经传出而影响某些内分泌腺体，从而对机体组织器官进行反射性调节。

穴位埋线治疗心律失常主穴：星状神经节、内关、足三里、郄门、太渊、厥阴俞透心俞、膈俞、膻中。配穴：心脾两虚加脾俞、心俞或神门；心气阴两虚加三阴交或厥阴俞；心肺气虚加肺俞、列缺；气虚血弱加关元。心率快，选神门透灵道、少海、太冲、太溪、三阴交；心率慢，神藏、胸1~7夹脊、关元透气海、脾俞、肾俞、后溪。操作：一般采用PGA或PGLA线体对折旋转埋线法，或者胶原蛋白线注线法，每2周1次，3次为1个疗程。

【应用举隅】

（1）内关穴埋线：内关穴位埋线可能通过激活皮层-下丘脑-垂体这一途径，影响垂体分泌各种激素或促激素，然后作用于靶器官，或通过自主神经传出而影响某些内分泌腺，从而对心脏进行反馈性、综合的调节，调控心律失常。

（2）星状神经节穿刺术：星状神经节由颈下神经节与T_1神经节合并而成，呈梭形或星状。定位：环状软骨水平，胸锁乳突肌内侧缘，中线旁开约1.5cm，胸锁关节上平约2.5cm处。心脏的交感神经支配为双侧性，主要为颈中神经节支配，星状神经节的传出纤维主要止于窦房结及心房。星状神经节埋线常用于心绞痛、心肌梗死以及窦性心动过速、心脏神经官能症等心律失常的治疗，往往会取得意想不到的疗效。

◎ 刺血疗法

刺血（刺络放血）疗法的中医理论基础主要是依据中医经络学说和气血学说。经络是沟通人体内外表里的桥梁，具有灌渗气血、濡养全身的作用。而气血是人体活动的根本。气血并行于脉内，充润营养全身，人体的各种生理活动，均依赖气血的正常运行，并通过经络发挥其生理功能。气血与经络既为人体正常的生理基础，也是疾病产生的重要病机转化所在。当人体内脏和经脉功能失调时，机体就会发生疾病，络脉也会相应地表现出充血、扩张，甚至变形等病理变化。针刺放血可以疏通经络中壅滞的气血，调整脏腑的功能紊乱，使气滞血瘀的一系列病变恢复正常，从而达到治疗疾病的目的。刺络放血主要通过泄热解毒、调和气血、活血祛瘀、通经活络、消肿止痛、泻热定惊、清热开窍等途径，来调整人体脏腑，使脏腑和谐、经脉畅通、气血和调、阴阳平衡、治病祛疾。其不仅可以治疗各种慢性病，也可以治疗急症，对许多疑难病、沉疴痼疾、奇病怪病常有神奇疗效。

【养心功效】

当心脏微循环障碍引起心肌缺血时，就会产生心悸、心慌、心律不齐、胸闷、早搏等病症。刺血疗法就是从瘀滞的浅静脉血管中或穴位上直接排出瘀血，以达到调和气血、改善微循环障碍、治疗疾病的目的。

【应用举隅】

（1）心俞、神门、足三里、三阴交刺血：取心俞、神门、足三里、三阴交穴。点刺出血，少量。隔日1次，5次为1个疗程。常用于快速型心律失常。

（2）鱼际穴刺血：鱼际穴是肺经的荥穴，心律失常、冠状动脉粥样硬化性心脏病患者，常在手掌大鱼际部位可见血管明显的搏动，是“有诸内，必行诸外”的体现，所以，此时鱼际穴就是刺络放血治疗的最佳穴位。

◎ 推拿疗法

【养心功效】

推拿对气血的调整作用主要表现在以下几方面：a.促进气血生成。b.调节气血运行。当推拿的操作方向，尤其是推、揉、运、摩等手法与气血运行的固有方向相同时，理应促进气血的运行；反之，当推拿的操作方向与其固有方向相反时，则可减缓其运行。c.调节气血的循环。通过对脏腑功能的调节，如搓胁肋调畅肝气、按揉脘腹调畅脾气等，都有较好地调节气血的循环作用。

【应用举隅】

（1）按摩背俞穴治疗功能性心律失常：患者取俯卧位，自然放松，医者站其侧方，组合手法主要分3步进行：

①背部放松法：用一指禅推法，大鱼际揉法和掌根揉法，几法配合使用，在

患者胸腰部往返治疗数遍，沿足太阳膀胱经第1~2侧线操作，时间8min。

②肘点压脊法：用肘点压棘突旁两侧的夹脊穴，自上而下胸3~胸12往返点压，时间为5min。

③拇指按诸穴法：点按厥阴俞、心俞、肝俞、膈俞，点揉内关穴，手法由轻至重，时间为8min。

再重复做背部放松法，2遍结束手法治疗，每天1次，12次为1个疗程。

（2）颈部分区推拿治疗颈源性心律失常：

①颈背部及颈外侧区推拿：颈背部是指枕外隆凸和上项线以下，从侧斜方肌前缘以内，其下界因竖脊肌向下延伸可至骶骨。故可视患者具体病情而定下界；颈外侧区指由锁骨中段、胸锁乳突肌后缘和斜方肌前缘所围成的区域。以指拨法作用于上述二区的斜方肌，竖脊肌、枕下短肌及头夹肌、肩胛提肌、中、外斜角肌，充分解除其痉挛，后在风池穴、肩井穴及上述二区内压痛点施点按手法可加强疗效。

②胸锁乳突肌区推拿：此区是指胸锁乳突肌所覆盖的区域，在胸锁乳突肌处施指拨法，以使其充分放松。对迷走神经兴奋型拨法宜柔和，对交感神经兴奋型则可加用颈动脉窦按压法，但因其可迅速降压、降心率，故按压时间不宜大于1min。颈动脉窦取法：甲状软骨上缘水平，胸锁乳突肌内侧缘动脉搏动处取穴。

③椎前区推拿：此区是指椎前筋膜深面的部位。此区与上述两区体表投影有所重叠。主要分布有前、中、后斜角肌、椎前肌及交感神经干，对交感神经兴奋型可以指拨法松解此区颈深肌群，以缓解交感神经张力。因此区肌群较深，故指拨时应有一定压力以求渗透，对迷走神经兴奋型可在上述基础上按压星状神经节。星状神经节取法：胸锁关节上一横指，胸锁乳突肌内侧处取穴。

④颈部拔伸法：医者双手平托住患者头部拔伸颈椎数次，以改变颈椎小关节紊乱，缓解颈肌痉挛，以减轻对自主神经的不良刺激。

◎ 气功疗法

【养心功效】

气功作为运动养生是中医学的宝贵遗产之一，千百年来，人们在养生实践中总结出许多宝贵的经验，使气功不断地得到丰富和发展，无论哪种功法都具有养生作用。气功讲究调息、意守、动形，都是以畅通气血经络、活动筋骨和调和脏腑为目的。在心律失常的治疗过程中，气功发挥了积极作用。

【应用举隅】

1.离宫音韵吐纳疗法

练功时选择空气流通的静室，取盘腿姿势，身体坐直，全身放松，两手相握，拇指掐无名指处，上眼皮下合，内视心脏，然后吐纳口诀梵音，念

“真”“登”两个字音，其音不可过大或过小。第一个念“真”的梵音，声音先高后低；第二个念“登”的梵音，声音先低后高，“真”音从舌尖音变为鼻窦音，“登”音也先发舌尖音，后变为脑顶共鸣音。念梵音7遍后练功结束，然后，先伸腿舒拳，再改为一般正坐，逐步调和内脏气机。

离宫音韵吐纳疗法主要是对人体的“气”进行锻炼，气为血之帅，通过功法锻炼，促进内气旺盛，气机调和，“真”“登”的音韵与心脏的气机相吻合，因此，吐纳“真”“登”口诀梵音可直达心脏，使心气调和，血脉通畅，从而获得疗效。并且在练功时，拇指所掐无名指处，正是手厥阴心包经的循行路径，能使心脏功能改善，阴阳调和，促进机体逐步恢复正常。

2.呼吸疗法

此呼吸方法叫作“气气归脐”法。腹居人体中部，是许多重要经脉循行汇聚之所，是运行全身气血、联络脏腑肢节、沟通上下内外的通路。现代医学认为，人在做腹式呼吸时，腹部肌肉紧张与松弛交替发生，从而使局部肌肉与毛细血管出现交替收缩，可促进血液循环，扩大氧气供应，加快身体新陈代谢，纠正因自主神经功能失调而引起的心血管功能紊乱现象。

仰卧位，两腿自然分开，与肩同宽，两手五指交叉自然平放于丹田处，周身放松，摒除杂念，思想入静，达到心静气和状态。腹式呼吸每分钟6~8次，用鼻吸气时腹壁隆起，默念“松”字将气吸入丹田；然后再默念“松”字将气从丹田经口呼出，吸气时腹壁下陷。每次10~20min，每日2~3次。

本法主要适于自主神经功能紊乱者，有明确器质性心脏病（如心功能不全等）、肺部或呼吸道疾病者（如肺心病、肺气肿、慢性支气管炎等），但甲状腺功能亢进者不适于这一疗法。做此方法须循序渐进，呼吸次数应经过较长时间调息逐渐降下来，不可刚开始做就每分钟呼吸6~8次。

◎ 音乐疗法

【养心功效】

音乐可以通过调整人体的节律，调整气血阴阳的运行，从而治疗疾病。如《乐书·第二》篇云：“音乐者，动荡血脉，流通精气，而正如和心也。”心悸的病理变化主要有虚、实两个方面。对于心悸属虚者，伴见气短，面白无华，疲惫，情绪忧郁，消沉者，可选用《喜洋洋》《步步高》《金水河》《假日的海滩》；对于心悸属实者，伴见面赤生火，口干，多梦易醒，焦虑，烦闷的症状，可选用《塞上曲》《二泉映月》《秋思》《甘州歌》《雁落平沙》。若采用五行选乐方式，用羽调式和徵调式音乐。

音乐选择适当，方法正确，可以使机体气血阴阳亏虚得到调整，音波进入人体，也可以改善气滞血瘀的状况。音乐疗法在本病的治疗中有很好的辅助作用，可以稳定病情，在病后康复中发挥很大作用。对于精神因素引起的心悸，或一时性心功能障碍，音乐就可以作为主要治疗手段而取效。中医学认为在心悸的治疗中应该配合性情调养，避免精神刺激，给予良好的生活环境，充分休息。音乐治疗的作用首先在于调畅情志，消除紧张情绪，潜心涤虑，以此保持精神稳定、恬愉舒畅。情调悠然、平和安谧的乐曲最为适用。

乐疗每天进行1次，体位多采用坐式或卧式，每次30min，15天为1个疗程，音量不超过70dB。必要时配合治疗前后心电图检查。心悸初起，治疗及时，容易恢复，但如果年迈体衰，心病及肾，治疗和恢复就比较困难，应注意护理。

【应用举隅】

肖自成等报道，对120例患者进行了36项症状以及血压、心电图、免疫功能改变的前后对照观察。可以肯定音乐对心悸的改善有十分显著的效果。据观察发现，节奏徐缓的古典乐曲对伴有焦虑、烦闷的患者效果良好，而节奏明快、情调欢娱的乐曲对精神、体力疲惫、情绪忧郁、消沉的患者效果好。

（五）起居要旨

◎ 保持精神愉快

中医认为“七情”活动对机体生理功能起着协调作用，但七情过激可使气机不畅，进一步导致血行受阻，从而引发疾病。“心主神明”“心主血脉”。焦虑等情志失调常会使心失所养，神不守舍而产生心悸怔忡、失眠等症，常使病情恶化。故应做好患者的心理护理，心律失常患者多有焦虑、紧张和恐惧心理，对治疗信心不足，应针对不同的心理反应，做耐心细致地解释工作，应多与患者谈心，沟通思想，使患者摆脱喜怒无常、焦虑、多愁善感等不良的心理状态，达到形神共养，身心并治。同时向患者讲解有关的医学知识，让其对疾病有所认识，减少不必要的烦恼和焦虑。

◎ 选择适当的居住环境

生活环境对人类的生存和健康影响很大。适宜的生活环境可保证学习工作的正常进行，促进健康长寿。心律失常的患者适宜安静的环境，保持居室内的良好通风。

◎ 起居有时，劳逸适度

起居有常、生活规律是养生的基本要求，心律失常的患者要有良好的生活规律，保证睡眠，不能熬夜，调养神气，提高自身的抗病能力。《素问·举痛论》提出，惊则“心无所依神无所归”。心悸患者，为不耗伤心气，必须起居有时，生活有规律，劳逸适度是保证机体气机通畅、血脉调达、五脏安和的重要环节。对于心悸严重发作阶段，心悸、气短较甚，甚至面浮肢肿脉象结代等，要绝对卧床休息，限制活动量，并给予生活上的安排及护理；对心悸恢复期患者，应劳逸适度；对心悸较轻者，要根据病情和个人爱好，选择适量活动，避免强烈体育活动，切忌操之过急，防止过度疲劳和兴奋导致不良后果。

◎ 保证优质睡眠

许多研究显示，心律失常的发病具有显著的昼夜节律性，且众多研究成果表明昼夜节律生物钟基因和某些环境因素与睡眠障碍有密切的联系。同时，在临床工作中发现大量心律失常患者伴有不同程度的睡眠障碍，因此，可以推测心律失常和睡眠质量之间可能存在一定的相关性。

某些睡眠相关疾病也与心律失常密切相关。如阻塞性睡眠呼吸暂停综合征（OSAS），可诱发或加重原发性高血压，引起冠状动脉粥样硬化性心脏病、夜间心律失常、脑出血等多种心脑血管疾病，是原发性高血压、冠状动脉粥样硬化性心脏病以及心律失常等疾病发生、发展的一个独立危险因素。据统计，4%中年男性和2%中年女性患有OSAS。在其所致的心血管疾病中，心律失常是常见的并发症。在OSAS患者中可以观察到几乎所有类型的心律失常，与器质性心脏病患者不同，OSAS患者的心律异常主要发生在睡眠期间，其中窦性心动过缓、心房颤动、室性早搏、夜间心源性猝死等是与OSAS相关的主要心律失常类型。OSAS是一种常见的睡眠障碍性疾病，睡眠过程中反复发生，可伴有呼吸变浅及暂停，反复出现低氧血症、伴或不伴有高碳酸血症，从而可致神经功能、儿茶酚胺、内皮素及肾素-血管紧张素系统失调，内分泌功能紊乱及血流动力学改变，极易造成全身多器官多系统损害，严重影响人体健康。其对心血管系统的影响尤为显著。

因此，应积极治疗与睡眠相关原发病，保证一定优质睡眠对于心律失常患者十分重要。尤其是老年人睡眠时间不宜过短，更不可以昼代夜，这样才能使心血得充，心神得养，心悸自安。

◎ 戒烟

吸烟对健康的危害众所周知，吸烟也可以引起多种心律失常，其中以窦性心动过速和期前收缩较为多见。从烟草烟雾中可以分离出3000多种有害成分，主要有六种：焦油、尼古丁、一氧化碳、一氧化氮、氢氰酸和丙烯醛。戒烟是唯一有效的治疗措施。据报道，对196名吸烟与不吸烟者心律失常发生情况进行统计。结果显示：吸烟组各种心律失常（除窦性心动过缓外）发生率高于不吸烟组2~7倍。

◎ 急救方法

（1）呼吸憋气法：嘱深吸气后憋住气，直至不能坚持屏气为止，然后用力做呼气动作。

（2）刺激咽喉法：用手指或压舌板刺激咽喉部，引起恶心、呕吐，可起到终止发作的作用。

（3）压迫眼球法：闭眼向下看，用手指在眼眶下压迫眼球上部，先压右眼。同时搭脉搏数心率，一旦心动过速停止，立即停止压迫，切勿用力过大。

（4）压迫颈动脉窦法：患者处于平卧位，家属帮助压迫一侧颈动脉窦（在甲状腺软骨水平、颈动脉搏动处压向颈椎），每次10~20s，无效时换另一侧。压迫时动作宜轻巧，不宜用力过猛，同时应摸脉搏以监测心率。

参考文献

[1] 吴峻豪.心律失常的中医辨证研究[D].广州：广州中医药大学，2011.

[2] 姜天元.基于数据挖掘对心律失常的证候分析及核心用药的探索[D].北京：北京中医药大学，2016.

[3] 王吉耀.内科学[M].2版.北京：人民卫生出版社，2010.

[4] 朱明军，王永霞.心律失常的中西医结合治疗[J].中国中西医结合杂志，2011，31（3）：428-432.

[5] 严季澜，李柳骥，李志明，等.心系病证医家临证精华·心律失常[M].北京：人民军医出版社，2008.

[6] 唐双胜.眼针治疗心律失常118例即刻疗效观察[J].上海针灸杂志，2004（11）：21.

[7] 徐连登，张宇霞，郑艳华.内关、心俞贴敷治疗缓慢性心律失常疗效观察[J].中国针灸，2010，30（03）：192-194.

[8] 杨才德，赵达，于灵芝，等.中国穴位埋线疗法系列讲座（十七）穴位埋线治疗心律失常[J].中国中医药现代远程教育，2015，13（17）：80-82.

[9] 杜廷海，牛琳琳，温鑫.推拿疗法在心脏康复中的作用机理[EB/OL].365医学网，文章号W162350 32019-05-08 21：01：01

[10] 慈书平，戴煌，王兴元，等.多种化学因素与心律失常相关性研究[J].实用心电学杂志，2008（05）：340-342.

第十六节　心力衰竭

——心脏病患者的挽歌

心力衰竭（心衰）是多种原因导致心脏结构和/或功能的异常改变，使心室收缩和/或舒张功能发生障碍，从而引起的一组复杂临床综合征，主要表现为呼吸困难、疲乏和液体潴留（肺瘀血、体循环瘀血及外周水肿）等。心力衰竭不是一种疾病，而是多种心脏疾病的严重和终末阶段。心力衰竭综合征会形成一系列恶性循环，促使心力衰竭进一步加剧。

发达国家的心力衰竭患病率为1.5%~2.0%，70岁以上人群患病率≥10%。2003年的流行病学调查显示，我国35~74岁成人心力衰竭患病率为0.9%。我国人口老龄化加剧，冠心病、高血压、糖尿病、肥胖等慢性病的发病呈上升趋势，医疗水平的提高使心脏疾病患者生存期延长，导致我国心力衰竭患病率呈持续升高趋势。对国内10 714例住院心力衰竭患者的调查显示：1980、1990、2000年心力衰竭患者住院期间病死率分别为15.4%、12.3%和6.2%，主要死亡原因依次为左心力衰竭（59%）、心律失常（13%）和心脏性猝死（13%）。

一、主要危害

心力衰竭可严重影响患者的生活质量，甚至生活不能自理，比如一活动就气喘，或者平时不能平卧等，有人称心力衰竭是“生命的绊脚石”。对于该临床综合征下定义多集中于把心脏的衰竭作为一个泵看待，然而心力衰竭绝非仅仅是血液由静脉泵入动脉的功能受损。这是因为困扰心力衰竭患者的症状远远超出了心排血量降低和静脉瘀血。尽管这些血流动力学异常非常重要，但其他器官的受损决定了心力衰竭患者的临床表现。例如，衰竭的左心室后方肺循环系统瘀血使呼吸做功增加导致气短；心排血量降低促使肾脏水、钠潴留，使肺脏瘀血进一步加重。心力衰竭患者的极度乏力是由低心排血量引发导致的骨骼肌病造成，其机制尚不十分清楚。尽管存在上述肺脏、肾脏、骨骼肌以及其他器官明显的异常，但它们都是心力衰竭的受累器官，原发病因仍在心脏。

从器官生理学角度，心力衰竭可定义为源于心肌泵功能受损导致的血流动力学障碍。然而问题并不那么简单，心肌细胞是由无数的分子机器组成，收缩蛋白相互间通过钙离子的调节，节律性地收缩和舒张，泵出血液。心力衰竭，无论其病因如何，皆有机械收缩障碍和调节心脏周期的膜系统异常，因此，该临床综合征也可定义为因生物化学和生物物理过程紊乱使心肌收缩和舒张功能受损。多数心力衰竭患者心脏的分子组成也有改变，而且，分子异常随心力衰竭种类不同而异，并且随着病程发展而变化。其中部分改变是代偿性的，部分是病损性的，但大部分则既有代偿性也有病损性改变。例如肥大心肌的质量增加会改善心肌射血功能，同时也损害了心脏舒张功能，并可能缩短心肌细胞寿命。

从一定意义上讲，衰竭心脏是一个正在走向死亡的心脏，因为增殖导致的肥大反应同样促使心肌细胞过早死亡。在成年心脏，心肌细胞死亡无法被再生替代。因此，心力衰竭是一进行性发展过程，其预后比大多数常见恶性疾病更差。但这一事实仍未被人们广泛接受。心力衰竭的总体预后很差，其长期的心性死亡率和总死亡率、心血管事件发生率、再入院率均很高，患者的生活质量较差，是危害严重的临床综合征。一旦诊断心力衰竭，约有半数患者在5年内死亡，重症患者的1年死亡率高达50%，在首次诊断心力衰竭后90天内的死亡率很高。心力衰竭患者死亡的原因中猝死的比例很高，主要原因往往是心力衰竭的患者易发生室性心律失常、心动过缓和电–机械分离现象。

二、中医视角

【中医对心力衰竭的认识】

有关心力衰竭最早的记载见于《黄帝内经》，“心气始衰，苦忧悲，血气懈惰，故好卧”（《灵枢·天年》）。“赤脉之至也喘而坚，名为心痹，得之外疾，思虑而心虚，故邪从之”（《素问·五脏生成论》），“心胀者，烦心短气，卧不安”（《灵枢·胀论》），“水病，下为跗肿大腹，上为喘呼不得卧者，标本具病”（《素问·水热穴论》）。“心力衰竭”之词，首见于唐代《备急千金要方·脾脏方·脾脏脉论第一》，“心力衰竭则伏，肝微则沉，故令脉伏而沉……利其溲便，遂通水道，甘液下流，停其阴阳，喘息则微，汗出正流……心气因起，阳行四肢，肺气亭亭，喘息则安”，但此处“心力衰竭”指的应是心气虚，并不完全等同于现代心力衰竭的概念。也有中医学专家将其命名为“心力衰竭病”。多数中医学书籍根据心力衰竭临床症状多将之归属于心痹、惊悸、怔忡、水肿、喘证、胸痹等范畴。

【心力衰竭的病因病机】

对其基本病机的认识虽也是百花齐放，但也日趋统一。如潘光明收集了施今墨等13位名老中医治疗慢性心力衰竭的一些临床经验，归纳得出心力衰竭属本虚标实，本虚以气虚、阳虚为主，标实以瘀血、水饮、痰浊居多。其发展规律心气虚–血瘀–水停–阳虚（包括心阳肾阳），这一病机与现代医学心力衰竭的神经内分泌机制（心功能不全–神经内分泌激活–心室重构–心功能不全加重）虽分属不同的理论体系，但在一定程度上有异曲同工之妙。

一些学者认为，在其形成过程中有两大原因：一是因实致虚，即发病之初为脉道不利，血液黏稠，血脉凝滞而表现出心之阳气相对不足之证。《灵枢·决气》称之为“壅遏营气，令无所避”的功能，脉道的完好无损与通畅无阻是保证血液正常运行的重要因素之一，如平素嗜食肥甘厚味，素体肥胖，血液中痰浊较多，血液黏滞，亦可致血行不畅而瘀滞。此外若阴邪侵袭或寒从中生，可发生阴寒偏盛的病理变化，阴盛则脉道涩滞不利，易使血行缓慢，甚至出现瘀血。如此脉道不利、血液黏稠与心气不足相互影响，逐渐导致心气的绝对不足，血脉凝滞，痰饮水湿瘀阻而出现本虚标实之证。二是由于年老体虚，心之气血阴阳亏虚，思虑过度，劳伤心脾，或外邪侵袭循经入里，损伤心之气血阴阳，失于推动、温煦、气化，导致痰饮水湿内停，瘀血阻滞，而成本虚标实之证。

心力衰竭的病机阐释纵观古人对心力衰竭的认识以及临床观察，本虚为阳虚、气虚、阴虚，标实为血瘀、痰饮、水停。气为血之帅，气行则血行，血液的正常运行有赖于心气的推动和固摄，心气充盛，可推动血液循脉道正常运行，若心气不足，鼓动无力，必致血行不畅而成瘀血，故临床可见心悸，心胸憋闷疼痛，面色晦暗，唇甲青紫，舌有瘀点瘀斑，胁下痞块，颈静脉怒张等症。无论所处位置或功能，心肺关系十分密切，二者同居于胸中，一主血脉，一主全身之气，二者在生理上相互联系，在病理上相互影响，既可心病及肺，亦可肺病及心，心气亏虚，血运不畅，百脉不能朝会于肺，肺脉瘀滞，其宣降功能失司，而见咳嗽或咯血、气短、不能平卧等症。心主行血而脾主统血，两者的关系表现在血液运行方面的协调，心气亏虚，瘀血在脾，而出现腹胀、纳呆、呕恶、乏力。由于气虚而致气化机能障碍，使阴液生成减少，或素体阴虚以及利尿剂的使用均可导致阴虚证，临床见盗汗、口燥咽干、五心烦热等阴虚症状。因动则耗气，故上述症状动则尤甚，休息后可缓解。气虚日久累及心阳，或素体阳虚，阳虚则寒，寒则凝，致血液运行不畅，阳气亏虚，失于其温煦作用，则可见心悸、面色苍白、四肢不温、畏寒怕冷等阳虚之证，随着病情的发展，至心力衰竭的终末期以阳虚为突出表现，最终表现为阳气厥脱之危象。

【心力衰竭的治疗原则】

基于相关文献分析及问卷调查，心力衰竭中医辨证规律显示，心气虚、阴虚、阳虚是心力衰竭发生的根本原因，血瘀、痰浊、水饮是心力衰竭继发的病理改变，而且二者互为因果、恶性循环。在遵循的治法上，静脉制剂以益气养阴、益气、益气温阳、活血为主；口服剂型以益气温阳活血利水、益气活血、益气养阴、活血化瘀为主；汤剂应用以益气温阳、益气养阴、活血利水为主。

三、现代研究

【形成原因】

心力衰竭的病因主要可分为基本病因和诱发病因两种。基本病因主要是原发性心肌损害或心脏负荷过度；诱发病因主要可分为感染、心律失常、劳力过度、妊娠和分娩、药物治疗不当等（表16–1）。

表16–1　心力衰竭的病因

病症	病因分类		具体病因或疾病
心肌病变	缺血性心脏病		心肌梗死（心肌瘢痕、心肌顿抑或冬眠），冠状动脉病变，冠状动脉微循环异常，内皮功能障碍
	心脏毒性损伤	心脏毒性药物	抗肿瘤药（如蒽环类、曲妥珠单抗），抗抑郁药，抗心律失常药，非甾体类抗炎药，麻醉药
		药物滥用	酒精、可卡因、安非他命、合成代谢类固醇等
		重金属中毒	铜、铁、铅、钴等
		放射性心肌损伤	
	免疫及炎症介导的心肌损害	感染性疾病	细菌，病毒，真菌，寄生虫（Chagas病），螺旋体，立克次体
		自身免疫性疾病	巨细胞性心肌炎，自身免疫病（如系统性红斑狼疮），嗜酸性粒细胞性心肌炎（Churg–Strauss综合征）
	心肌浸润性病变	非恶性肿瘤相关	系统性浸润性疾病（心肌淀粉样变，结节病），贮积性疾病（血色病，糖原贮积病）
		恶性肿瘤相关	肿瘤转移或浸润
	内分泌代谢性疾病	激素相关	糖尿病，甲状腺疾病，甲状旁腺疾病，肢端肥大症，生长激素缺乏，皮质醇增多症，醛固酮增多症，肾上腺皮质功能减退症，代谢综合征。嗜铬细胞瘤，妊娠及围产期相关疾病
		营养相关	肥胖，缺乏维生素B_1、L–肉毒碱、硒、铁、磷、钙，营养不良
	遗传学异常		遗传因素相关的肥厚型心肌病，扩张型心肌病及限制型心肌病，致心律失常性右心室心肌病，左心室致密化不全，核纤层蛋白病，肌营养不良症
	应激		应激性心肌病
心脏负荷异常	高血压		原发性高血压，继发性高血压
	瓣膜和心脏结构的异常		二尖瓣、三尖瓣、主动脉瓣、肺动脉瓣狭窄或关闭不全，先天性心脏病（先天性心内或心外分流）
	心包及心内膜疾病		缩窄性心包炎，心包积液，嗜酸性粒细胞增多症，心内膜纤维化
	高心输出量状态		动静脉瘘，慢性贫血，甲状腺功能亢进症
	容量负荷过度		肾功能衰竭，输液过多过快
	肺部疾病		肺源性心脏病，肺血管疾病
心律失常	心动过速		房性心动过速，房室结折返性心动过速，房室折返性心动过速，心房颤动，室性心律失常
	心动过缓		窦房结功能异常，传导系统异常

【临床表现】

据心力衰竭发生的时间、速度，分为慢性心力衰竭和急性心力衰竭。多数急性心力衰竭患者经住院治疗后症状部分缓解，而转入慢性心力衰竭；慢性心力衰竭患者常因各种诱因急性加重而需住院治疗。

1.急性心力衰竭

根据心脏排血功能减退的程度、速度和持续时间的不同，以及代偿功能的差别有下列四种不同表现。

（1）急性肺水肿：为急性左心功能不全的最常见表现。典型发作为突然、严重气急，呼吸可达30~40次/分，端坐呼吸，阵阵咳嗽，面色灰白，口唇青紫，大汗，常咳出泡沫样痰，严重者可从口腔和鼻腔内涌出大量粉红色泡沫液。发作时心率、脉搏增快，血压在起始时可升高，以后降至正常或低于正常。两肺内可闻及广泛的水泡音和哮鸣音。心尖部可听到奔马律，但常被肺部水泡音掩盖。X线片可见典型蝴蝶形大片阴影由肺门向周围扩展。

（2）休克：由于心脏排血功能低下导致心排血量不足而引起的休克，称为心源性休克。临床上除一般休克的表现外，多伴有心功能不全、肺楔嵌压升高、颈静脉怒张等表现。

（3）昏厥：心脏本身排血功能减退，心排血量减少引起脑部缺血、发生短暂的意识丧失，称为心源性昏厥。昏厥发作持续数秒钟时可有四肢抽搐、呼吸暂停、发绀等表现，称为阿 - 斯综合征。发作大多短暂，发作后意识常立即恢复。主要见于急性心脏排血受阻或严重心律失常。

（4）心脏骤停。

2.慢性心力衰竭

心力衰竭的主要临床表现是“充血”，其次是周围组织灌注不足。临床上习惯于按心力衰竭开始发生于哪一侧和充血主要表现的部位，将其分为左侧心力衰竭、右侧心力衰竭和全心力衰竭。

（1）左心力衰竭：

A.症状：

①呼吸困难：呼吸困难是左侧心力衰竭最主要的症状。呼吸困难的表现有下列不同形式：a.劳力性呼吸困难：开始仅在剧烈活动或体力劳动后出现呼吸急促，如登楼、上坡或平地快走等活动时出现。随肺充血程度加重，逐渐发展到更轻的活动或体力劳动后，甚至休息时，也发生呼吸困难。b.端坐呼吸：一种由于平卧时极度呼吸困难而必须采取的高枕、半卧或坐位以解除或减轻呼吸困难的状态。c.阵发性夜间呼吸困难：又称心源性哮喘，是左心室衰竭早期的典型表现。呼吸困难可连续数夜，每夜发作或间断发作。典型发作多在夜间熟睡1~2h后，患

者因气闷、气急而惊醒，被迫坐起，可伴阵咳、哮鸣性呼吸音或泡沫样痰。发作较轻的采取坐位后10余分钟至1h左右呼吸困难自动消退，患者又能平卧入睡，次日白天可无异常感觉。严重的可持续发作，阵阵咳嗽，咳粉红色泡沫样痰，甚至发展成为急性肺水肿。

②倦怠、乏力、运动耐量下降：可能为心排血量低下、骨骼肌血供不足的表现。

③潮式呼吸：见于严重心力衰竭，预后不良。呼吸有节律地由暂停逐渐增快、加深，再逐渐减慢、变浅，直到再停，约半至一分钟后呼吸再起，如此周而复始。

B.体征：

①原有心脏病的体征。

②左心室增大：心尖搏动向左下移位，心率增快，心尖区有舒张期奔马律，肺动脉瓣区第二心音亢进，其中舒张期奔马律最有诊断价值。左心室扩大还可致相对性二尖瓣关闭不全，产生心尖区收缩期杂音。

③交替脉：脉搏强弱交替。轻度交替脉仅能在测血压时发现。

④肺部啰音：虽然部分左侧心力衰竭患者肺间质水肿阶段可无肺部啰音，肺充血只能通过X线检查发现，但两侧肺底细湿啰音至今仍被认为是左侧心力衰竭的重要体征之一。阵发性呼吸困难或急性肺水肿时可有粗大湿啰音，满布两肺，并可伴有哮鸣音。

⑤胸水（胸腔积液）：左侧心力衰竭患者中约25%有胸水。胸水可局限于肺叶间，也可呈单侧或双侧胸腔积液，心力衰竭好转后消退。

（2）右心力衰竭：多继发于左侧心力衰竭。出现右侧心力衰竭后，由于右心室排血量减少，肺充血现象常有所减轻，呼吸困难亦随之减轻。单纯右侧心力衰竭多由急、慢性肺心病或某些先心病引起。

A.症状：主要由慢性持续瘀血引起各脏器功能改变所致，如长期消化道瘀血引起食欲不振、恶心、呕吐等；肾脏瘀血引起尿量减少、夜尿多、蛋白尿和肾功能减退；肝瘀血引起上腹饱胀，甚至剧烈腹痛，长期肝瘀血可引起黄疸、心源性肝硬化。

B.体征：

①原有心脏病的体征。

②心脏增大：以右心室增大为主者可伴有心前区抬举性搏动。心率增快，部分患者可在胸骨左缘相当于右心室表面处听到舒张早期奔马律。右心室明显扩大可致功能性三尖瓣关闭不全，产生三尖瓣区收缩期杂音，吸气时杂音增强。

③静脉充盈：颈外静脉充盈为右侧心力衰竭的早期表现。半卧位或坐位时在

锁骨上方见到颈外静脉充盈，或颈外静脉充盈最高点距离胸骨角水平10cm以上，都表示静脉压增高，常在右侧较明显。严重右侧心力衰竭静脉压显著升高时，手背静脉和其他表浅静脉也充盈，合并三尖瓣关闭不全时，并可见静脉搏动。

④肝大和压痛：出现较早，大多发生于皮下水肿之前。压迫肝脏（或剑突下浊音区）时可见颈静脉充盈加剧（肝—颈静脉反流现象）。

⑤下垂性水肿：水肿最早出现在身体的下垂部位，起床活动者以脚、踝内侧和胫前较明显；仰卧者骶部水肿；侧卧者卧侧肢体水肿显著。病情严重者可发展到全身水肿。

⑥胸水和腹水：双侧胸水时，右侧量常较多，单侧胸水也以右侧多见，其原因不明。大量腹水多见于三尖瓣狭窄、三尖瓣下移和缩窄性心包炎，亦可于晚期心力衰竭和右心房球形血栓堵塞下腔静脉入口时。

⑦心包积液：右侧心力衰竭或全心力衰竭时可见心包积液。

⑧发绀：长期右侧心力衰竭患者大多有发绀，可表现为面部毛细血管扩张、青紫和色素沉着。

⑨晚期患者可有明显营养不良、消瘦甚至恶病质。

【诊断标准】

1.急性心力衰竭

急性心力衰竭的诊断和评估应根据基础心血管疾病、诱因、临床表现（病史、症状和体征）以及各种检查（心电图、胸片、超声心动图、利钠肽）做出急性心力衰竭的诊断，并评估严重程度、分型和预后。

2.慢性心力衰竭

（1）分类和诊断标准：根据左心室射血分数（LVEF），分为射血分数降低的心力衰竭（HFrEF）、射血分数保留的心力衰竭（HFpEF）和射血分数中间值的心力衰竭（HFmrEF）（表16–2）。

表16–2　心力衰竭的分类和诊断标准

分类	诊断标准
HFrEF	症状和/或体征 LVEF<40%
HFmrEF	症状和/或体征 LVEF 40%~49% 利钠肽升高，并符合以下至少1条：（1）左心室肥厚和/或左心房扩大；（2）心脏舒张功能异常
HFpEF	症状和/或体征 LVEF≥50% 利钠肽升高，并符合以下至少1条：（1）左心室肥厚和/或左心房扩大；（2）心脏舒张功能异常

注：LVEF为左心室射血分数；利钠肽升高为B型利钠肽（BNP）>35ng/L和/或N末端B型利钠肽原（NT–proBNP）>125ng/L；心脏舒张功能异常指标：超声心动图是目前临床上唯一可判断舒张功能不全的成像技术，但单一参数不足以准确评估，建议多参数综合评估。主要的心脏舒张功能异常指标包括E/e≥13、e平均值（室间隔和游离壁）<9cm/s。

（2）判断心力衰竭的程度：

①NYHA心功能分级：心力衰竭症状严重程度与心室功能的相关性较差，但与生存率明确相关，而轻度症状的患者仍可能有较高的住院和死亡的绝对风险。目前最常用的心功能分级系纽约心脏协会（NYHA）制定的。这一系统根据诱发症状的用力程度将患者分为4级：

Ⅰ级：活动不受限。日常体力活动不引起明显的气促、疲乏或心悸。

Ⅱ级：活动轻度受限。休息时无症状，日常活动可引起明显的气促、疲乏或心悸。

Ⅲ级：活动明显受限。休息时可无症状，轻于日常活动即引起显著的气促、疲乏、心悸。

Ⅳ级：休息时也有症状，任何体力活动均会引起不适。如无须静脉给药，可在室内或床边活动者为Ⅳa级；不能下床并需静脉给药支持者为Ⅳb级。

②6min步行试验：用于评定患者的运动耐力。6min步行距离<150m为重度心力衰竭，150~450m为中度心力衰竭，>450m为轻度心力衰竭。

③目前认为心力衰竭是慢性、自发进展性疾病，神经内分泌系统激活导致心肌重构是引起心力衰竭发生和发展的关键因素。心肌重构最初可以对心功能产生部分代偿，但随着心肌重构的加剧，心功能逐渐由代偿向失代偿转变，出现明显的症状和体征。故根据心力衰竭发生发展过程，分为4个阶段，旨在强调心力衰竭重在预防（表16–3）。

表16–3　心力衰竭4个阶段

心力衰竭阶段	定义	患者群
阶段A（前心力衰竭阶段）	患者为心力衰竭的高危人群，无心脏结构或功能异常，无心力衰竭症状和/或体征	高血压、冠心病、糖尿病、肥胖、代谢综合征、使用心脏毒性药物史、酗酒史、风湿热史、心肌病家族史等
阶段B（前临床心力衰竭阶段）	患者已发展成器质性心脏病，但从无心力衰竭症状和/或体征	左心室肥厚、陈旧性心肌梗死、无症状的心脏瓣膜病等
阶段C（临床心力衰竭阶段）	患者有器质性心脏病，既往或目前有心力衰竭症状和/或体征	器质性心脏病患者伴运动耐量下降（呼吸困难、疲乏）和液体潴留
阶段D（难治性终末期阶段）	心力衰竭患者器质性心脏病不断进展，虽经积极的内科治疗，休息时仍有症状，且需要特殊干预	因心力衰竭反复住院，且不能安全出院者；衰竭需要长期静脉用药者；等待心脏移植者；使用心脏机械辅助装置者

【治疗方法】

1.急性心力衰竭

急性心力衰竭治疗流程图见图16–1。

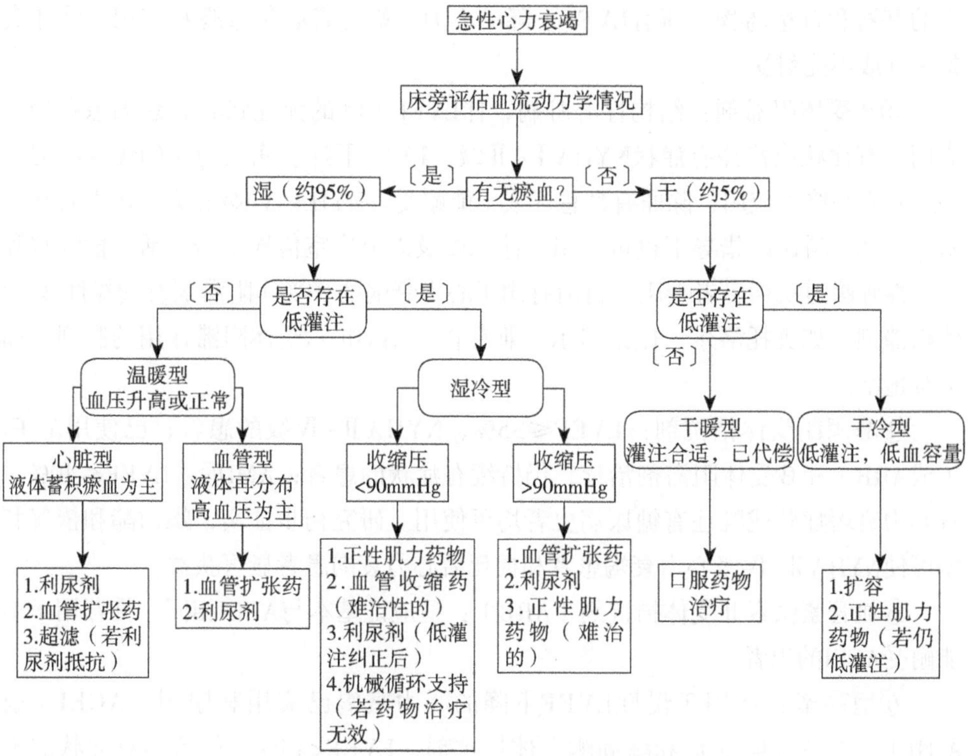

图16-1　急性心力衰竭治疗流程图

2.慢性心力衰竭

慢性心力衰竭的治疗自20世纪90年代以来已有重大的转变：从旨在改善短期血流动力学状态转变为长期的修复性策略，以改变衰竭心脏的生物学性质；从采用强心、利尿、扩血管药物转变为神经内分泌抑制剂，并积极应用非药物的器械治疗。心力衰竭的治疗目标不仅是改善症状、提高生活质量，更重要的是针对心肌重构的机制，防止和延缓心肌重构的发展，从而降低心力衰竭的病死率和住院率。

（1）LVEF下降的心力衰竭治疗：

A.一般治疗：一般治疗包括去除心力衰竭诱发因素，调整生活方式。

B.药物治疗：

①利尿剂：利尿剂是唯一能充分控制和有效消除液体潴留的药物，是心力衰竭标准治疗中必不可少的组成部分，但单用利尿剂治疗并不能维持长期的临床稳定。合理使用利尿剂是其他治疗心力衰竭药物取得成功的关键因素之一。常用利尿药有襻利尿剂和噻嗪类利尿剂。首选襻利尿剂，如呋塞米或托拉塞米。

②血管紧张素转换酶抑制剂（ACEI）：ACEI是被证实能降低心力衰竭患者病死率的第一类药物，也是循证医学证据积累最多的药物，是公认的治疗心力衰

竭的基石和首选药物。所有LVEF下降的心力衰竭患者必须且终身使用，除非有禁忌证或不能耐受。

③β受体阻滞剂：结构性心脏病，伴LVEF下降的无症状心力衰竭患者均可应用。有症状或曾经有症状NYHA Ⅰ~Ⅱ级、LVEF下降、病情稳定的慢性心力衰竭患者必须终身应用，除非有禁忌证或不能耐受。NYHA Ⅳa级心力衰竭患者在严密监护和专科医师指导下也可应用。伴二度及以上房室传导阻滞、活动性哮喘和反应性呼吸道疾病患者禁用。目前有用于心力衰竭的β受体阻滞剂有选择性β_1受体阻滞剂，如美托洛尔、比索洛尔、兼有β_1、β_2和α_1受体阻滞作用的制剂，如卡维地洛。

④醛固酮受体拮抗剂：LVEF≤35%、NYHA Ⅱ~Ⅳ级的患者；已使用ACEI（或ARB）和β受体阻滞剂治疗，仍持续有症状的患者；AMI后、LVEF≤40%，有心力衰竭症状或既往有糖尿病史者均可使用。研究初步证实，螺内酯和依普利酮可使NYHA Ⅱ~Ⅳ级心力衰竭患者和梗死后心力衰竭患者显著获益。

⑤血管紧张素Ⅱ受体拮抗剂（ARB）：适应证基本与ACEI相同，推荐用于不能耐受ACEI的患者。

⑥地高辛：适用于慢性LVEF下降的心力衰竭已应用利尿剂、ACEI（或ARB）、β受体阻滞剂和醛固酮受体拮抗剂，LVEF<45%，仍持续有症状的患者，伴有快速心室率的房颤患者尤为适合。已应用地高辛者不宜轻易停用。心功能NYHA Ⅰ级患者不宜应用地高辛。

⑦伊伐布雷定：适用于窦性心律的LVEF下降的心力衰竭患者。使用ACEI或ARB、β受体阻滞剂、醛固酮受体拮抗剂，已达到推荐剂量或最大耐受剂量，心率仍然≥70次/分，并持续有症状（NYHA Ⅱ~Ⅳ级），可加用伊伐布雷定。不能耐受β受体阻滞剂、心率≥70次/分的有症状患者，也可使用伊伐布雷定。

C.非药物治疗：

①心脏再同步化治疗（CRT）：对于存在左右心室显著不同步的心力衰竭患者，CRT治疗可恢复正常的左右心室及心室内的同步激动，减轻二尖瓣反流，增加心排血量，改善心功能。

②植入式心脏复律除颤器（ICD）：中度心力衰竭患者逾半数以上死于严重室性心律失常所致的心脏性猝死，ICD能降低猝死率，可用于心力衰竭患者猝死的一级预防，也可降低心脏停搏存活者和有症状的持续性室性心律失常患者的病死率，即用作心力衰竭患者猝死的二级预防。

（2）LVEF保留的心力衰竭治疗

LVEF保留的心力衰竭通常被称为舒张性心力衰竭。治疗包括逆转心脏的异常舒张特性及直接降低充盈压以减轻肺静脉充盈。

①去除舒张性心力衰竭的因素：如积极控制高血压，应用硝酸酯类药、β受体阻滞剂和钙拮抗剂，缓解和改善心肌缺血，及手术解除诱因，如缩窄性心包炎心包切除术、手术或球囊扩张术解除左室流出道梗阻。

②松弛心肌：如钙拮抗剂维拉帕米可加快肥厚型心肌病的心室舒张。

③逆转左室肥厚、改善舒张功能：如ACEI、钙拮抗剂及β受体阻滞剂等。

④降低前负荷、减轻肺瘀血：可用利尿剂和静脉扩张剂（如硝酸盐类）。

⑤心动过速的控制、心房颤动的迅速复律：窦性心律对维持房室同步，增加心室充盈十分重要。

四、走出误区

◎ 一活动就上不来气是肺不好

呼吸困难是主观感觉和客观征象的综合表现，患者主观上感觉吸气不足、呼吸费力，客观上表现为呼吸频率、节律和深度的改变。严重时可出现张口呼吸、鼻翼扇动、端坐呼吸，甚至发绀。出现呼吸困难，人们容易最先想到呼吸系统问题。的确，呼吸困难是呼吸衰竭的主要临床症状之一。但心功能衰竭的患者在早期的症状，往往表现为在正常的劳动强度和运动量的情况下比健康人群要有明显的胸闷，气喘，呼吸困难的表现，体力会有明显的下降，爬楼的时候比正常人中间要有更多的休息的时间和次数。与以下机制有关：体力活动时四肢血流量增加，回心血量增多，肺瘀血加重；体力活动时心率加快，舒张期缩短，左心室充盈减少，肺循环瘀血加重；体力活动时机体需氧量增加，但衰竭的左心室不能相应地提高心排血量，因此机体缺氧进一步加重，刺激呼吸中枢，使呼吸加快加深，出现呼吸困难。因此，有基础心脏病的人如出现呼吸困难要特别警惕心力衰竭的发生。

◎ 将心源性哮喘误认为支气管哮喘

心源性哮喘是由于左心力衰竭和急性肺水肿等引起的发作性气喘，其发作时的临床表现可与支气管哮喘相似。典型发作多发生在夜间熟睡1~2h后，患者因气闷、气急而突然惊醒，被迫立即坐起并打开窗户，意欲减轻窒息感，伴以阵咳、哮喘性呼吸音或咳泡沫样痰。轻者取坐位十余分钟至1小时左右，呼吸困难可自动消退，患者又能入睡。严重者可持续发作，频频咳嗽，气促加重，发绀，大汗淋漓，手足厥冷，咳出粉红色泡沫性痰，并可发展为急性肺水肿。心源性哮喘多有基础疾病高血压、冠心病、二尖瓣狭窄体征和病史。支气管哮喘主要表现为反复性发作喘息、胸闷、呼吸困难、咳嗽等症状，呈周期性，日轻夜重，早晨和凌晨比较容易发作，多有季节史，有家族史，急性发作时双肺可闻及哮鸣音，服药后可以自行缓解。

◎ 总没劲是缺乏运动

乏力是指自觉疲劳、肢体软弱无力的一种症状，是临床上最常见的主诉症状之一，属非特异性疲惫感觉。可由生理性因素、药物、中毒或某些自身疾病引起。像慢性阻塞性肺疾病（COPD）、尿毒症、甲状腺功能减退症、心力衰竭、肝硬化等常见疾病均可引起乏力的表现，且往往是这些疾病的早期征象，如引起重视，对延缓疾病的发展具有重要意义。但很多时候乏力这个症状被忽视了，甚至被认为是缺乏运动，进而强行增加运动量，而导致适得其反。心力衰竭是因为心排血量降低导致组织器官灌注不足而导致的乏力，如心力衰竭患者盲目运动，反而增加了组织耗氧量，也增加心率，加重心脏负担，反而加重心力衰竭的发展。

◎ 水肿就是肾脏的问题

肾病所引起的水肿确实多见，但水肿并不一定就是肾脏病。非肾源性的水肿也有很多，举几个常见的原因：

（1）右心力衰竭所引起的心源性水肿：在右心功能不全、渗出性或缩窄性心包炎时。因循环的静脉压升高及毛细血管滤过压增高而引起水肿。心源性水肿的特点是首先发生于下垂部位的水肿，常由下肢开始逐渐遍及全身。水肿形成的速度较慢，水肿质地坚实，形成后不易变化。

（2）肝硬化肝源性水肿：肝硬化所引起的水肿通常以顽固性腹水为主要表现，如果有肝病病史，检查肝功能异常很容易鉴别。

（3）黏液性水肿：甲状腺功能低下由于黏多糖在组织皮肤中堆积，导致黏液性水肿，其特点是全身性水肿，但是按不出凹陷性改变，皮肤苍白蜡黄色，表情淡漠。检查甲功很容易明确诊断。

（4）特发性水肿：之所以叫特发，就是原因不清楚，女性多见。一般认为是女性内分泌紊乱所导致的水钠代谢紊乱，细胞外液在皮下异常增多。常见于青春期后的女性，更年期发生的比例更高，多在立位活动后或下午出现足、踝、胫前凹陷性水肿，有一些患者合并眼睑和面部浮肿，一半的患者伴有肥胖和月经周期或炎热气候有关的上肢远端肿胀。水肿轻重不一，常有缓解和加重的交替出现，持续数年数十年。这类水肿的诊断是需要排除所有器质性水肿后才能判断的。

◎ 对应用CRT心存疑虑

如果在应用优化药物治疗后心力衰竭未见显著改善，则应考虑行CRT。目前已证实，CRT可显著改善患者生活质量、降低病死率，这一非药物方法是近十余年来慢性心力衰竭治疗领域的重大进展。这一技术的成熟性是毋庸置疑的。

五、中医疗法

（一）芳草寻源

在中医理论指导下，中药在治疗心力衰竭方面取得了很多成果。中药抗心力衰竭的主要机制包括抑制过度激活的神经内分泌细胞因子，包括交感肾上腺系统、肾素-血管紧张素-醛固酮系统、ANP、BNP、TNF-α等（人参、黄芪、附子、焦白术、茯苓、白芍、葶苈子、三七、丹参、延胡索等）；通过改善心肌细胞凋亡（鹿角、淫羊藿、补骨脂、丹参、川芎、党参、黄芪等）、抗心肌纤维化（山萸肉、女贞子、沉香）、抑制MMPs（毛冬青、茯苓、泽泻、熟附子、车前子、白术、葶苈子）来逆转心室重构；抗氧自由基（黄精、首乌、枸杞子）；保护心肌能量代谢；改善血流动力学；提高免疫力等方面。

◎ 人参

【别名】

人衔、鬼盖（《神农本草经》），土精、神草、黄参、血参（《吴普本草》），地精（《广雅》），百尺杵（《本草图经》），海腴、金井玉阑，孩儿参（《本草纲目》），棒棰（《辽宁主要药材》）。

【来源】

五加科植物人参的根。

【性味】

《神农本草经》："味甘，微寒。"

《名医别录》："微温，无毒。"

《本草备要》："生，甘苦，微凉；熟，甘，温。"

【归经】

《本草衍义补遗》："入手太阴。"

《本草汇言》："入肺、脾二经。"

《药品化义》："入脾、胃、肺三经。"

【养心功效】

人参大补元气，用于元气虚脱、脉微欲绝的重危证候。现代研究发现，人参的主要活性成分人参皂苷，具强心、抗休克、保护心肌缺血、缺氧损伤和调节血压等作用。其强心的机制与强心苷相似，主要是兴奋心肌，对心肌细胞膜上ATP酶活性的抑制作用。动物实验证明，人参能显著增加心肌血流量，降低冠脉阻力，对心肌氧利用率无明显影响，显著降低心肌耗氧量和心肌耗氧指数，同时有温和持久的降压作用，并能减慢心率，未有因降压而引起反射性心率加快。

【配方举隅】

独参汤：由一味人参组成。治诸虚证垂危者（《景岳全书》）。

人参汤：人参、甘草、干姜、白术各三两。治胸痹心中痞气，气结在胸，胸满，胁下逆抢心。上四味，以水八升，煮取三升，温服一升，日三服（《金匮要略》）。

【使用注意】

《本草经集注》："茯苓为使。恶溲疏。反藜芦。"

《药对》："畏五灵脂。恶皂荚、黑豆。动紫石英。"

《药性论》："马蔺为使。恶卤咸。"

《医学入门》："阴虚火嗽吐血者慎用。"

《月池人参传》："忌铁器。"

《药品化义》："若脾胃热实，肺受火邪，喘嗽痰盛，失血初起，胸膈痛闷，噎膈便秘，有虫有积，皆不可用。"

◎ 黄芪

【别名】

戴糁（《神农本草经》），戴椹、独椹、蜀脂、百本（《名医别录》），王孙（《药性论》），百药绵（侯宁极《药谱》），绵黄耆（《本草图经》），黄芪（《本草纲目》），箭芪（刘仕廉《医学集成》），土山爆张根（《新疆药材》），独根（《甘肃中药手册》），二人抬（《辽宁经济植物志》）。

【来源】

豆科植物蒙古黄芪或膜荚黄芪的干燥根。

【性味】

《神农本草经》："味甘，微温。"

《名医别录》："无毒。生白水者，冷。"

《药性论》："白水赤皮者，微寒。"

《医学启源》："气温，味甘，平。"

【归经】

《汤液本草》："入手少阳、足太阴经、足少阴命门。"

《本草蒙筌》："入手少阳，入足太阴。"

《本草经疏》："手阳明、太阴经。"

《本草新编》："入手太阴、足太阴、手少阴经。"

【养心功效】

研究证实，黄芪能改善心功能，使心肌收缩振幅增大，输出量增加。黄芪还具有扩张冠状动脉，增强抗氧化能力，防止脂质过氧化，降低血压，保护肾脏，利尿，双向调节血糖等作用。

【配方举隅】

黄芪六一汤：黄芪六两（去芦，蜜涂炙），甘草一两（炙）。治诸虚不足，肢体劳倦，胸中烦悸，时常焦渴，唇口干燥，面色萎黄，不能饮食，或先渴而欲发疮疖，或病痈疽而后渴者。上细切，每日二钱，水一盏，枣一枚，煎七分，去滓温服，不拘时（《局方》）。

黄芪注射液：为蒙古黄芪的根经提取制成的无菌水注射液。益气养元，扶正祛邪，养心通脉，健脾利湿。用于心气虚损、血脉瘀阻之病毒性心肌炎、心功能不全及脾虚湿困之肝炎。

【使用注意】

《本草经集注》："恶龟甲。"

《药对》："茯苓为之使。"

《日华子本草》："恶白鲜皮。"

《医学入门》："苍黑气盛者禁用，表邪旺者亦不可用，阴虚者亦宜少用。""畏防风。"

《本草经疏》："胸膈气闷，肠胃有积滞者勿用；阳盛阴虚者忌之；上焦热甚，下焦虚寒者忌之；患者多怒，肝气不和者勿服；痘疮血分热甚者忌之。"

◎ 五味子

【别名】

菋、荎藸（《尔雄》），玄及（《吴普本草》），会及（《名医别录》），五梅子（《辽宁主要药材》）。

【来源】

五味子有北五味子、南五味子之分，前者为木兰科植物五味子的成熟果实，主产于辽宁、黑龙江等地，习称"北五味子"。后者为华中五味子的成熟果实，主产于陕西、湖北、山西等地，习称"南五味子"。

【性味】

《神农本草经》："味酸，温。"

《名医别录》："无毒。"

《唐本草》："皮肉甘酸，核中辛苦，都有咸味。"

《长沙药解》："味酸微苦咸，气涩。"

【归经】

《汤液本草》："入手太阴，足少阴经。"

《本草纲目》："入肝、心。"

【养心功效】

五味子能强心，兴奋呼吸中枢。浸膏或酊剂对中枢神经有强壮作用，能改善智力活动，消除疲乏。醇提取物则有镇静作用。五味子还能镇痛、镇咳、退热并能降低实验性肝损害所致的血清转氨酶增高，增强免疫功能，抗氧化。

【配方举隅】

五味子丸：五味子二两，续断二两，地黄一两，鹿茸一两（切片，酥炙），附子一两（炮，去皮脐）。治虚劳羸瘦，短气，夜梦，骨肉烦痛，腰背疼痛，动辄微喘上为末，酒糊丸，如梧桐子大。每服二十丸，盐汤下（《卫生家宝方》）。

参芪五味子片：由南五味子、党参、黄芪、炒酸枣仁组成。具有健脾益气、宁心安神的功效。用于气血不足、心脾两虚所致的失眠、多梦、健忘、乏力、心悸、气短、自汗。

【使用注意】

《本草经集注》："苁蓉为之使。恶萎蕤。胜乌头。"

《本草经疏》："痧疹初发及一切停饮，肝家有动气，肺家有实热，应用黄芩泻热者，皆禁用。"

《本草正》："感寒初嗽当忌，恐其敛束不散。肝旺吞酸当忌，恐其助木伤土。"

◎ 附子

【别名】

侧子、虎掌、熟白附子、黑附子、明附片、刁附、川附子。

【来源】

毛茛科植物乌头的子根。

【性味】

《神农本草经》："味辛，温。"

《吴普本草》："岐伯、雷公：甘，有毒。李氏：苦，有毒，大温。"

《名医别录》："甘，大热，有大毒。"

《本草正》："腌者大咸，性大热，有毒。"

【归经】

《汤液本草》："入三焦、命门。"

《本草经疏》："入手厥阴、命门、手少阳，兼入足少阴、太阴经，亦可入足太阳。"

《本草经解》："入足厥阴肝经、足少阴肾经、手太阴肺经。"

《本草再新》："入心、肝、肾三经。"

【养心功效】

附子具有强心，抗心肌缺血，抗休克，抑制凝血功能和抗血栓形成，平喘等作用。

【配方举隅】

参附汤：由人参、附子（炮，去皮、脐）、青黛各15g组成，具有益气，回阳， 救脱作用。主治元气大亏，阳气暴脱，汗出黏冷，四肢不温，呼吸微弱，或上气喘急，或大便自利，或脐腹疼痛，面色苍白，脉微欲绝。现用于心力衰竭见有上述症状者（《圣济总录》）。

参附注射液：由红参、附片（黑顺片）组成。具有回阳救逆、益气固脱的功效。用于阳气暴脱的厥脱症（感染性、失血性、失液性休克等）；也可用于阳虚（气虚）所致的惊悸、怔忡、喘咳、胃疼、泄泻、痹证等。

辰砂一粒丹：附子一两（炮），郁金、橘红各一两。治一切厥心痛，小肠膀胱痛，不可止者。上为末，醋面糊为丸，如酸枣大，以朱砂为衣。每服一丸，男子酒下，妇人醋汤下（《宣明论方》）。

【使用注意】

附子反贝母、白蔹、半夏、瓜蒌、白及。

《本草经集注》："地胆为之使。恶蜈蚣。畏防风、甘草、黄芪、人参、乌韭、大豆。"

《品汇精要》："妊娠不可服。"

《本草纲目》："畏绿豆、乌韭、童溲、犀角。忌豉汁、稷米。得蜀椒、食盐，下达命门。"

《本草汇言》："若病阴虚内热或阳极似阴之证，误用之，祸不旋踵。"

◎ 香加皮

【别名】

北五加皮、杠柳皮（《科学的民间药草》），臭五加（《山东中药》），山五加皮（《山西中药志》），香五加皮（《四川中药志》）。

【来源】

萝藦科植物杠柳的根皮。

【性味】

《四川中药志》："性微温，味甘，有毒。"

《河北中药手册》："性温，味辛。"

《陕甘宁青中草药选》："味苦辛，性温，有毒。"

【归经】

《中华人民共和国药典》："肝、肾、心经。"

【养心功效】

香加皮具有强心、升压，增强呼吸系统功能作用。所含杠柳毒苷为强心苷。

醇提物对在体、离体蛙心与在体猫心、猫离体心肺装置均使心脏收缩加强，大用量使心脏停止在收缩期；杠柳苷一次或多次给药可增加肾上腺皮质和胆固醇含量，增加肾上腺重量。但过量时强心苷成分可使动物及人中毒，中毒后可出现血压骤升，心收缩力加强，心律不齐乃至心肌纤颤至死，并伴有呕吐。

【配方举隅】

复方五加皮汤：由北五加皮、党参、太子参、茯苓、泽泻、车前子、猪苓组成。强心健脾，利水消肿。主慢性充血性心力衰竭所致心悸、气促、尿少、浮肿、脉结代，舌质暗紫者（《新医药学杂志》）。

【使用注意】

《四川中药志》："血热、肝阳上亢者忌用。"

◎ 茯苓

【别名】

茯菟（《神农本草经》），茯灵（《史记》），茯蕶（《广雅》），伏苓、伏菟（《唐本草》），松腴（《记事珠》），绛晨伏胎（《酉阳杂俎》），云苓（《滇海虞衡志》），茯兔（《本草纲目》），松薯、松木薯、松苓（《广西中药志》）。

【来源】

多孔菌科植物茯苓的干燥菌核。将茯苓菌核内部的白色部分切成薄片或小方块，即为白茯苓；削下来的黑色外皮部即为茯苓皮；茯苓皮层下的赤色部分，即为赤茯苓；带有松根的白色部分，切成正方形的薄片，即为茯神。

【性味】

《神农本草经》："味甘，平。"

《医学启源》："《主治秘诀》云，性温，味淡。"

【归经】

《汤液本草》："入手太阴，足太阳、少阳经。"

《本草蒙筌》："入膀胱、肾、肺。"

《雷公炮制药性解》："入肺、脾、小肠三经。"

《本草经疏》："入手足少阴，手太阳，足太阴、阳明经。"

【养心功效】

茯苓水、乙醇及乙醚提取物能使实验动物的心肌收缩力增强，心率增快。茯苓醇浸剂具有明显的利尿作用。茯苓水制浸膏及乙醇浸膏对家兔有降血糖作用。

【配方举隅】

苓桂术甘汤：茯苓四两，桂枝、白术各三两，甘草二两。治心下有痰饮，胸胁支满目眩。上四味，以水六升，煮取三升，分温三服，小便则利（《金匮要略》）。

【使用注意】

《本草经集注》：“马蔺为之使。恶白敛。畏牡蒙、地榆、雄黄、秦艽、龟甲。”

《药性论》：“忌米醋。”

张元素：“如小便利或数，服之则损人目。如汗多入服之，损元气。”

《本草经疏》：“患者肾虚，小水自利或不禁或虚寒精清滑，皆不得服。”

《得配本草》：“气虚下陷、水涸口干俱禁用。”

◎ 玉竹

【别名】

荧、委萎（《尔雅》），女萎（《神农本草经》），萎莎（《说文》），葳蕤、王马、节地、虫蝉、乌萎（《吴普本草》），青粘、黄芝、地节（《三国志》），萎蕤、马熏（《名医别录》），女草、娃草、丽草（《酉阳杂俎》），葳参、玉术（《滇南本草》），萎香（《本草纲目》），小笔管菜（《盛京通志》），山玉竹（《铁岭县志》），十样错、竹七根、竹节黄、黄脚鸡、百解药（《贵州民间方药集》），山铃子草、铃铛菜、灯笼菜、山包米（《东北药植志》），山姜、黄蔓菁（《山东中药》），芦莉花（《黑龙江中药》），尾参（《湖南药物志》），连竹，西竹。

【来源】

百合科植物玉竹的根茎。

【性味】

《神农本草经》：“味甘，平。”

《吴普本草》：“神农：苦；桐君、雷公、扁鹊：甘，无毒；黄帝：辛。”

《滇南本草》：“味甘微苦，性平微温。”

《药材学》：“味甘，性微寒。”

【归经】

《滇南本草》：“入脾。”

《本草通玄》：“入肾。”

【养心功效】

玉竹根茎、浆果中含有强心成分。玉竹黏多糖、玉竹果聚糖等，有改善心肌缺氧和肾上腺皮质激素样作用。玉竹含有的甾体皂苷，对心肌的作用与铃兰制剂类似。玉竹配糖体对离体蛙心有强心作用，玉竹煎剂的作用与玉竹配糖体类似。玉竹有降低低密度脂蛋白作用，还有降血糖作用。玉竹甲醇提取物对肾上腺素所致高血糖小鼠的血糖值具有明显降低作用，并显示有改善耐糖功能的倾向。

【配方举隅】

玉竹汤：由玉竹12g，补骨脂15g，淫羊藿15g，细辛3g，刺五加15g，黄芪15g，肉桂10g，丹参30g，泽兰15g组成。

【使用注意】

胃有痰湿气滞者忌服。

《本草崇原》："阴病内寒，此为大忌。"

《本草备要》："畏咸卤。"

（二）千古良方

◎ 葶苈大枣泻肺汤

【出处】

《金匮要略》。

【组成】

葶苈（熬令黄色、捣，丸如弹子大），大枣十二枚。

【养心功效】

葶苈大枣泻肺汤主要功效为，利水平喘。治肺痈，胸中胀满，痰涎壅塞，喘咳不得卧，甚则一身面目水肿，鼻塞流涕，不闻香臭酸辛；亦治支饮不得息者。在应用本方治疗心力衰竭的临床研究中发现，本方具有强心利尿、改善肺换气的作用。实验研究表明，葶苈子可使动物心收缩加强，心率减慢，心传导阻滞，对衰竭的心脏可增加输出量，降低静脉压。

◎ 苓桂术甘汤

【出处】

《伤寒论》《金匮要略》。

【组成】

茯苓四两（12g），桂枝去皮三两（9g），白术二两（6g），甘草炙二两（6g）。

【养心功效】

苓桂术甘汤具有健脾渗湿，温化痰饮之功效。为治疗痰饮病的代表方剂。所治痰饮病，乃因中阳不足，饮停心下所致。中焦阳虚，脾失运化，则湿聚成饮；饮阻中焦，清阳不升，故头晕目眩；上凌心肺，则心悸，胸满，或短气而咳。方中以茯苓为君，取其甘淡性平，健脾利湿、化饮。饮属阴邪，非温不化，故以桂枝为臣，温阳以化饮。苓、桂相伍，一利一湿，颇具温化渗利之效。湿源于脾，脾阳不足，则湿聚为饮，故以白术为佐，健脾燥湿，脾气健运，则湿邪去而不复聚。使以甘草，调药和中。药仅四味，配伍精当，温而不热，利而不峻，实为治痰饮之和剂。此方服后，当小便增多，是饮从小便而去之征。现代常用于治疗心源性水肿、心包积液、风湿性关节炎、病毒性心肌炎等属痰饮内停者。

◎ 四逆汤

【出处】

《伤寒论》。

【组成】

炙甘草6g，生附子10g，干姜6g。

【养心功效】

四逆汤具有温中祛寒，回阳救逆之功效。主治因寒入、阳衰厥逆所致的伤寒少阴病，是回阳救逆的基础方剂。现代常用于治疗各种心力衰竭、心肌梗死、肺源性心脏病等属阳衰阴盛者。寒邪深入少阴，致使肾中阳气衰微，形成肾寒不能温脾，而为脾肾阳虚，或由肾阳虚，而导致心阳不足，形成心肾两虚，阴寒独盛，故逆吐利诸症乃作，此阳衰阴盛，非纯阳之品不能破阴寒而复阳气。故方用附子，大辛大热，入心脾肾经，温肾壮阳，祛寒救逆，为君药。干姜亦辛热之品，归肺脾与心经，可温中散寒、助阳通脉，是以为臣。干姜与附子，两者相须为用，助阳散寒之力尤大，故有“附子无姜不热”之说。配伍炙甘草为佐使，性温俱补，补脾胃而调诸药，且可缓姜附燥烈辛散之性，使其破阴复阳，而无耗散之虞。药味虽少，配伍精当，功专效宏，能救人于顷刻之间，速达回阳之效，使阳复厥回，故名“四逆汤”。实验研究表明，本方具有显著的强心作用，并能增加冠脉血流量。此外，还能兴奋垂体—肾上腺皮质的功能，因此能抗休克，又具有中枢性镇痛、镇静作用。还具有抗凝、抗血栓、抗心律失常等作用。

◎ 真武汤

【出处】

《伤寒论》。

【组成】

茯苓、芍药、生姜（切）、附子（炮，去皮，破八片）各9g，白术6g组成。

【养心功效】

真武汤具有温阳利水之功效。主治脾肾阳虚、水气内停证，太阳病发汗太过、阳虚水泛证。现代常用于治疗心源性水肿属脾肾阳虚，水湿内盛者。方中以大辛大热的附子为君药，温肾助阳，以化气行水，兼暖脾土，以温运水湿。臣以茯苓、白术健脾利湿，淡渗利水，使水气从小便而出。佐以生姜之温散，既助附子以温阳祛寒，又伍茯苓、白术以散水湿；其用白芍者，乃一药三用，一者利小便以行水气，一者柔肝以止腹痛，一者敛阴舒筋，以止筋惕肉瞤。诸药配伍，温脾肾，利水湿，共奏温阳利水之效。现代研究表明，真武汤具有一定的强心、改善心功能、改善周围循环、改善血液流变学作用，同时有促进肾功能、利尿及促进消化系统功能的作用。同时，该方剂对中枢神经系统有镇静、镇痛等调节作用。

◎ 升陷汤

【出处】

《医学衷中参西录》。

【组成】

生箭耆6钱（18g），知母3钱（9g），柴胡1钱5分（5g），桔梗1钱5分（5g），升麻1钱（3g）。

【养心功效】

升陷汤主要功效为益气升陷。主治胸中大气下陷，气短不足以息，或努力呼吸有似乎喘，或气息将停，危在顷刻，兼见寒热往来，或咽作渴，或满闷怔忡，或神昏健忘，脉沉迟微弱，关前尤甚，剧者六脉不全，或三五不调。《灵枢·邪客》曰："宗气积于胸中，出于喉咙，以贯心脉而行呼吸焉。"宗气即"胸中大气"，鼓动血脉。宗气为诸气之纲领，宗气虚而下陷，则诸气失之统摄，不能"贯心脉而行呼吸"，故可见胸闷，气喘，声低息促，心悸，懒言，脉细弱等症。升陷汤既可补气，又可升气，用于心力衰竭的治疗取得了很多成功的经验。

（三）食养天年

对于心力衰竭患者，除了要治疗原发病，预防并发症，饮食调养也很重要。饮食要保证足够营养，因为心力衰竭患者不能有过多液体，所以热量要高，营养成分要好，但心力衰竭时，由于胃肠道充血，消化机能又低下，因此，心力衰竭患者的饮食应十分谨慎。

1.守口如瓶

◎ 少量多餐

心脏病患者不宜吃得过多，每日总热能分4~5次摄入，以减少餐后胃肠过度充盈及横膈抬高，避免心脏工作量增加。晚饭应早些吃，宜清淡，晚饭后不进或少进任何食品和水分。

◎ 吃易于消化的食物

心力衰竭患者由于血液循环功能减退，胃肠道淤血、水肿，影响食物的消化、吸收。因此，所进食物应易于消化。避免吃坚硬生冷、油炸、油腻及刺激性食物，容易产生胀气的食物如土豆、南瓜、红薯、豆类及豆制品、含糖糯米食品与其他甜食、用发酵粉制作的面点茶食、桃酥及啤酒、白酒、汽水等应尽量少吃或不吃，以免滞脾伤胃。

◎ 限钠

食用偏咸食物，会造成容量负荷增加。每摄入0.9g食盐就同时使100mL水滞留体内。这是慢性心力衰竭急性失代偿的主要诱因之一。因此，应告诫心力衰竭患者盐罐犹如毒蛇，并要求严格限盐，对于有明显症状，尤其是水肿的患者，其食盐摄入应＜2.4g/d，对控制NYHA Ⅱ~Ⅳ级心力衰竭患者的充血症状和体征有帮助。一般不主张严格限制钠摄入和将限钠扩大到轻度或稳定期心力衰竭患者，因其对肾功能和神经体液机制具有不利作用，并可能与慢性代偿性心力衰竭患者预后较差相关。关于每日摄钠量及钠的摄入是否应随心力衰竭严重程度等做适当变动，尚不确定。

◎ 限水

不限量饮水的危险与盐摄入过多相同。饮水过多除诱发心力衰竭外，还可能导致稀释性低钠血症。严重低钠血症（血钠<130mmol/L）患者液体摄入量应<2L/d，其中包括各种饮料如牛奶、茶等。严重心力衰竭患者液量限制在1.5~2.0L/d，有助于减轻症状和充血。轻中度症状患者常规限制液体并无益处。

◎ 供给充足的维生素和适量的无机盐

如维生素B_1及维生素C，以保护心肌。供给适量的钙，以维持正常的心肌活动。钾对心脏有保护作用，不足时引起心律失常。用利尿药时，除补钾外，还应注意镁、锌的供给。

◎ 营养支持

严重心力衰竭伴明显消瘦（心脏恶病质）者，应给予营养支持。

2.精挑细选

◎ 山药

【别名】

藷藇、署预（《山海经》），薯蓣、山芋（《神农本草经》），诸署、署豫、玉延，修脆、儿草（《吴普本草》），藷（《山海经》郭璞传），山藷（《名医别录》），延草（《兼名苑》），王芋（《杂要诀》）。薯药（《清异录》），淮山药（《饮片新参》），蛇芋（《浙江中药手册》），野山豆（《江苏植物药材志》），山板术（《广西中药志》），白苕（《四川中药志》），九黄姜、野白薯（《湖南药物志》），扇子薯、佛掌薯（《药材学》），白药子（《杭州药用植物志》）。

【性味】

《神农本草经》："味甘，温。"

《名医别录》："平，无毒。"

《药性类明》："味甘，性凉而润。"

《药品化义》："生者性凉，熟则化凉为温。"

【养心功效】

山药富含多种维生素、氨基酸和矿物质，可以防治人体脂质代谢异常，以及动脉硬化，对维护胰岛素正常功能也有一定作用，山药能刺激小肠运动，促进肠道排空，具有助消化作用。

【食用禁忌】

湿盛中满或有实邪、积滞者禁服。

◎ 马齿苋

【别名】

马齿草（《雷公炮炙论》），马苋（陶弘景），五行草（《本草图经》），马齿菜（《太平圣惠方》），马齿龙芽（《宝藏论》），五方草、长命菜、九头狮子草（《本草纲目》），酸苋、安乐菜（《医林纂要》），瓜子菜（《岭南采药录》），长命苋、酱瓣豆草（《中国药用植物志》），蛇草（《南京民间草药》），酸味菜（《贵州民间方药集》），猪母菜、狮子草（《福建民间草药》），地马菜（《江苏植物药材志》），马蛇子菜、蚂蚁菜（《东北药用植物志》），马踏菜（《山东中药》），长寿菜（《中国药植图鉴》）。

【性味】

陶弘景："小酸。"

《唐本草》："味辛，寒，无毒。"

《本草经疏》："味辛苦，气寒，无毒。"

【养心功效】

马齿苋含大量去甲肾上腺素，还含有多巴胺，具有强心的作用。马齿苋含多量钾盐（包括硝酸钾、氯化钾、硫酸钾和其他钾盐），其鲜品约含钾盐1%，干品达10%，对心脏起到保护作用。ω-3脂肪酸能抑制人体对胆固醇的吸收，降低血液胆固醇浓度，改善血管壁弹性，对防治动脉粥样硬化很有利。

【食用禁忌】

《本草经疏》："凡脾胃虚寒，肠滑作泄者勿用；煎饵方中不得与鳖甲同入。"

◎ 冬瓜

【别名】

白瓜、水芝（《本经》），蔬秬（《广志》），白冬瓜（《名医别录》），地芝（《神仙本草》），濮瓜（孟诜），蔬苽（《群芳谱》），东瓜（《赢涯胜览》），枕瓜（《中国药用植物志》）。

【性味】

《名医别录》："味甘，微寒。"

陶弘景："性冷利。"

《饮膳正要》："味甘，平微寒，无毒。"

《滇南本草》："性子和，味甘淡。"

《玉楸药解》："味酸甘，微寒。"

【养心功效】

冬瓜含维生素C较多，且钾盐含量高，钠盐含量较低，可达到消肿而不伤正气的作用。尤以冬瓜皮利尿见长。

【食用禁忌】

孟诜："热者食之佳，冷者食之瘦人。"

崔浩《食经》："冷人勿食，益病，又作胃反病。"

《本草经疏》："若虚寒肾冷、久病滑泄者，不得食。"

《医林纂要》："羸者忌食，善溃也。"

◎ 赤小豆

【别名】

小豆（《肘后备急方》），赤豆（《日华子诸家本草》），红小豆（《本草原始》《中医大辞典》），红饭豆（《增订伪药条辨》），红豆（《本草纲目》《中医大辞典》），猪肝赤（《本草逢原》），杜赤豆（《本草便读》），小红绿豆（《陆川本草》），虱牳豆（《陆川本草》），朱赤豆（《中药材手册》《中医大辞典》），金红小豆（《药材学》），朱小豆（《药材学》），茅柴赤（《中华本草》），米赤豆（《中华本草》）。

【性味】

《养生要集》："味苦，温。"

《名医别录》："甘酸，平，无毒。"

《千金·食治》："甘咸，平，无毒。"

《食性本草》："微寒。"

《汤液本草》："气温，味辛甘酸，无毒。"

【养心功效】

赤小豆具有"律津液、利小便、消胀、除肿、止吐"的功能，被李时珍称为"心之谷"。赤小豆具有良好的利尿作用，对心脏病和肾病水肿均有益。此外，赤小豆含有较多的膳食纤维，具有良好的润肠通便、降血压、降血脂、调节血糖的作用。

【食用禁忌】

陶弘景："性逐津液，久食令人枯燥。"

《食性本草》："久食瘦人。"

《随息居饮食谱》："蛇咬者百日内忌之。"

◎ 玉米须

【别名】

玉麦须（《滇南本草》），玉蜀黍蕊（《现代实用中药》），棒子毛（《河北药材》）。

【性味】

《滇南本草》："性微温，味甘。"

《现代实用中药》："甘，平。"

《四川中药志》："性平，味甘淡，无毒。"

【养心功效】

药理实验证实，玉米须有利尿、降压、利胆、降血糖、止血等作用。

【食用禁忌】

煮食去苞须；不作药用时勿服。

（四）非药物疗法

◎ 针刺疗法

【养心功效】

现代研究证实，针刺能增强心肌收缩力，扩张冠脉，提高心排血量；对交感神经和迷走神经具有双向良性调节作用，通过调节自主神经，有益于心功能恢复；可以显著降低血浆内皮素水平和左心室重量指数，对心力衰竭后心肌肥厚有较好的抑制作用。

毫针治疗常用穴位：主穴：心俞、厥阴俞、内关；配穴：神门、通里、三阴交、期门、膻中、胃俞、脾俞、肺俞、足三里、下侠白。心俞、厥阴俞为足太阳膀胱经在背部的俞穴。心俞与心相关，厥阴俞与膀胱相关。针刺此二穴可壮心阳。内关为手厥阴经络穴，别走少阳，针此能安心神，并善于调理脾胃以治本，故以此三穴为主穴。神门为手少阴心经的原穴，通里为手少阴经之络穴，三阴交为足三阴所会，针此三穴皆有清心安神的作用，并能滋养心血。郄门为手厥阴经郄穴，膻中为宗气之所聚，针二穴能理气以治心痛。又因心力衰竭常出现脾肺肾等症状，针肾俞补肾纳气以壮真阳；针脾俞、足三里以健脾胃而治本。肺俞是肺气所输之处，针肺俞、下侠白能宽胸理肺，并能清肃肺热。故取此诸穴为配穴。

【应用举隅】

1.毫针疗法

（1）吴凤珠等采用针刺内关穴治疗慢性心力衰竭。在西药基础治疗的同时进行针刺内关穴治疗，疗程28天。发现针刺内关穴能够改善患者生活质量和心功能，缓解心悸、胸闷、气促等症状，且安全性好；其机制可能与下调TGF-β_1，降低纤维化生长因子的表达，进而修复心脏功能有关。

（2）张维维等采用针刺背俞穴治疗慢性心力衰竭。在常规西医治疗基础上加针刺背俞穴（心俞、厥阴俞、肺俞），治疗4周。

2.水针疗法

张瑞娥采用当归注射液穴位注射，治疗心力衰竭。在天突、膻中、气海、定喘、心俞、肺俞等穴位中，结合病机及症状进行辨证取穴，每次4~8个穴位。操作方法：在选定的穴位处，用75%酒精进行常规消毒，将装有当归注射液4mL的注射器，安上5.5~6号针头对准穴位快速刺入皮下（胸背部30°~45°斜刺，四肢部位直刺），进针0.5~1cm，找到针感或得气回针无血，证实未刺入血管内，这时在每个穴位中推入0.5~1mL药液，一般患者均有酸、麻、胀、沉和传、抽的感觉，每日1次，7天为1个疗程。

◎ 艾灸疗法

【养心功效】

中医认为，心力衰竭属“水肿”“喘症”等范畴，多数临床研究认为本病属本虚标实证，以心气虚或心阳虚为本，血瘀水停等邪实为标，临床上以气虚血瘀水停、阳虚水泛为多见，治疗以温阳、行水、活血为主。艾灸具有温煦阳气、温通气血、温经散寒的功效。艾灸疗法是借艾条灸火的热力给人体以温热性刺激，通过经络腧穴的作用，以达到治病、防病目的的一种治疗方法。《素问·异法方宜论》言：“脏寒生满病，其治宜灸。”阐述了内脏阳气亏虚而阴寒内生时，可选择艾灸之法治疗。关元为人身元阴元阳交关之处，灸之可温补元阳；足三里为气血交会之处，灸之可行气活血。关元、足三里（双）均为强壮要穴，为心力衰竭艾灸治疗常用穴位，以达到益气温阳、活血利水之效。

基础研究显示，艾灸治疗能够通过改善血液循环状态，调节血管的舒缩功能，稳定内环境，降低血浆内皮素（ET）水平、抗氧化应激及抗炎症反应继而发挥心脏保护作用。

【应用举隅】

（1）周海瀛采用艾灸气海、关元穴治疗慢性心力衰竭。患者取卧位、半卧位、仰靠坐位等舒适体位，采用手持艾灸条或采用艾灸盒艾灸，取穴气海、关元，以穴位温热、发红、充血，个人能耐受为度，每日2次，每次半小时。以3个月为1个疗程。

（2）刘瑜婕等采用居家艾灸治疗社区气虚血瘀型慢性心力衰竭。选取双侧内关、膻中、足三里、气海、关元。操作方法如下：选用优质艾绒制成艾条，并用特制固定器固定艾条，采用无瘢痕灸法灸于相应穴位，并在灸处附近皮肤作轻微抓搔和拍打，灸后皮肤潮红、微汗、轻痛为佳。每次操作30min，隔天1次，共治疗12周。

◎ 耳穴疗法

【养心功效】

耳穴疗法将中医经络学说、藏象学说融合起来，通过刺激耳穴以调整经脉、调整虚实、传导感应，最终调节各脏腑平衡而达到防治疾病的目的。耳穴压豆疗法能够一定程度上提高慢性心力衰竭患者的治疗效果，改善患者疾病的不良症状，尤其对于患者失眠、便秘、焦虑等症状的改善疗效独特。

【应用举隅】

（1）李薇采用耳穴压豆法治疗心力衰竭合并便秘患者。7天为1个疗程。发现耳穴压豆法操作简便、安全性高，且能明显改善心力衰竭患者的便秘情况。

（2）谷玉红等采用耳穴压豆治疗慢性心力衰竭急性加重患者焦虑抑郁状态。穴位为心、肾、交感、皮质下、神门。疗程14天。发现耳穴埋豆可以明显改善慢性心力衰竭急性加重患者的焦虑状态，对减轻抑郁状态亦有影响。

◎ 穴位贴敷

【养心功效】

中药穴位贴敷治疗经皮给药，克服了口服药物所带来的胃肠道不良反应及肝肾功能损伤的不良影响。近年中医药发展迅速，采用中药穴位贴敷治疗心力衰竭也取得了一定的疗效。中药穴位贴敷治疗慢性心力衰竭穴位选择主要选取内关、心俞、膻中、肺俞等。心俞，心的背俞穴，调理气血、养心安神，主治心痛、心悸、失眠、健忘等心与神志疾病；内关，心包经的络穴、八脉交会穴（通于阴维脉），疏导水湿、宁心安神，对心动过缓及心动过速具有双向调节作用；膻中，心包募穴、八会穴之气会，主治惊悸、咳嗽、胸闷、气喘等胸中气机不畅的病证；肺俞为肺之背俞穴，肺为生气之主，肺俞是肺气转输、输注之处，主治呼吸系统及与气有关的疾病。

【应用举隅】

（1）赵立君等采用强心贴穴位贴敷治疗慢性充血性心力衰竭。方药组成：桂枝15g，红花10g，红参10g，泽泻10g，鹿茸6g，细辛6g，白芥子4g，共研细末，姜汁调匀。取穴：内关（双侧）、心俞（双侧）、厥阴俞（双侧）、肾俞（双侧）、膻中、虚里。隔日1次，每次6h，30天为1个疗程。

（2）任路辉等采用二乌温阳贴穴位贴敷治疗慢性心力衰竭。二乌温阳贴组成：川乌6g，草乌6g，人工麝香0.5g，冰片2g，降香6g，沉香3g，檀香9g。以上药物共为粉末，以蜂蜜调和，置于两层纱布之间，制成膏贴状。用时将其置于患者内关、心俞穴处，TDP治疗仪加热，每日1次，时间为30min。

◎ 穴位埋线

【养心功效】

穴位埋线疗法是由留针逐渐演变发展而来，其内涵丰富，针刺、放血、割治以及穴位封闭等治疗手段均在穴位埋线疗法中得以体现，具有平衡脏腑阴阳、调气和血、疏经通络的作用。

【应用举隅】

刘振等将84例CHF患者随机分为A、B、C共3组各28例，A组给予利尿药、螺内酯、ACEI/ARB等西药治疗；B组在A组基础上进行6min步行训练，每天两次；C组在B组基础上取双侧内关、心俞、肾俞、定喘、足三里埋入羊肠线。观察3组治疗前后生活质量、心脏彩超LVEF、血浆BNP值，结果治疗后C组在生活质量提高程度、心脏彩超LVEF提高程度、血浆BNP值降低程度均优于治疗后A、B组（$P<0.05$）。

◎ 雾化疗法

【养心功效】

中医学认为“肺朝百脉”，雾化吸入正是肺和呼吸道黏膜给药，吸收迅速，可除心脉之瘀血而减轻心脏之前后负荷，迅速改善心脏功能。中药雾化主要用于肺、心同病的心力衰竭，如肺心病合并心力衰竭、肺部感染合并心力衰竭等。中药雾化剂的超声雾化吸入，其雾化产生的颗粒小，可直接到达呼吸道及肺深部至肺泡，局部药液浓度较高，起到速效和高效的作用。同时，如果呼吸道中有痰液，雾化液中的水分亦能将其稀释，使之容易排出。

【应用举隅】

（1）白凤新等在常规综合治疗（强心、抗炎、吸氧等）基础上，采用复方丹参气雾剂吸入，每日3次，肝素50mg加入生理盐水50mL超声雾化吸入，每次15~30min，每日1~2次，10日为1个疗程。

（2）张南等报道用宣肺化痰、活血化瘀剂雾化治疗12例小儿肺炎并发心力衰竭。方药组成：炙麻黄5g，苦杏仁5g，玉泉散15g，赤芍9g，白芍9g，丹参6~9g，桃仁9g，陈皮5g，桔梗9g，紫苏子9g；若痰多气促，取藿香叶9g，薄荷5g，陈皮6g，竹茹15g，厚朴6g，枳壳6g，花椒5g，加水300mL煎至30mL，超声雾化吸入，每次15min，每日1~2次；若肺部水泡音较多，用白芥子末30g与等量面粉混合加蛋清调成糊状，纱布包裹敷背至发红，每日1次。

（3）朱昌周采用黄芪注射液与丹参注射液雾化吸入配合西药治疗顽固性充血性心力衰竭。黄芪注射液20mL和丹参注射液20mL雾化吸入7~15天。尤其适用于气虚血瘀证老年患者。

◎ 灌肠疗法

【养心功效】

心力衰竭患者多存在胃肠瘀血，消化和吸收功能低下，口服汤药常不能及时全部地发挥出所有的功效。药物保留灌肠即为直肠给药法，是临床上有效的给药途径之一。它解决了危重昏迷患者药物不能口服的难题；解决了某些药物因抢救生命，必须尽快进入体内的难题；解决了某些药物因异味或呕恶引起服药困难的难题；解决了儿科患者服药不合作的难题。采用中西药物保留灌肠治疗心力衰竭，取得了成功的经验。其疗效确切，收效迅速，用药安全，适应范围广，操作简便，值得进一步推广应用。

【应用举隅】

李秀芬等报道，丹苓液保留灌肠治疗心力衰竭46例。丹苓液：丹参12g，茯苓15g，鸡血藤10g，当归10g，川芎10g，黄芪15g。以上药物水煎2次，取汁后，浓缩至50mL备用。1~2岁每日50mL；2岁以上每日60mL，分2次保留灌肠。

◎ 栓剂疗法

【养心功效】

强心栓由肛门置入给药，药物通过直肠黏膜吸收，大部分不经过肝肠循环，直接进入血液循环，这种给药途径仅次于静脉给药，大大优于口服。中药强心栓的保存、使用方便，发挥作用快，无毒副作用，克服了传统汤药剂型的多种弊端，是治疗心力衰竭的有效药物，它丰富和补充了当前充血性心力衰竭的治疗方法。

【应用举隅】

北京中医医院报道中药强心栓治疗充血性心力衰竭45例。强心栓由黄芪、葶苈子、桑白皮、赤芍、汉防己组成，以上五种药按1：2：1：1：1的比例配方制成药膏，药膏占生药的10.15%，然后再制成锥形栓剂，每粒强心栓重2g，含生药1g。给药方法：对于既往未用过强心、利尿和血管扩张药者，或洋地黄中毒之心力衰竭患者，入院后单独应用强心栓治疗，病情允许者先观察3日，第4日开始用强心栓治疗。入院前长期应用强心、利尿和血管扩张药，心力衰竭未能控制者，病情允许时，先维持原治疗3日，自第4日起酌情减用或停用洋地黄或利尿药，加用强心栓治疗。剂量为每日2次，每次1粒。重者每日3次，每次1粒，肛门纳入（深度约为4cm）。疗程一般为两周。合并感染者入院后即应用抗生素。临床疗效：45例患者显效14例，占31.1%；有效27例，占60%；总有效率91.1%，无效4例。

◎ 气功疗法

【养心功效】

气功讲求调息、意守、动形都是以畅通气血经络、活动筋骨和调节脏腑为目的。在心力衰竭的治疗过程中，气功亦发挥了积极作用。

【应用举隅】

（1）内气吐纳法：仰卧位，全身放松，入静。思想集中膻中穴，将上肢展平，做3~6次深呼吸，接着将两手重叠，捂在膻中穴上，以此为起点，沿两侧乳房以横8字运行，每转一个8字形呼吸一次，顺逆时针各转50个8字，手掌始终距皮肤2~3cm。静息时两臂仍展平，再做3~6次深呼吸。

（2）静坐调息法：首先是大脑入静，思想集中，排除杂念，意守中丹田，两眼似闭未闭，留一线之光向前平视，沉肩坠肘，含胸收腹，靠于椅子或沙发上。手伸开放在大腿上，两脚分开与肩宽，踝、膝、髋关节呈90°。病重者可盘膝坐于床上。其次是调息，有意识地调整呼吸，采用腹式自然呼吸，要求深、长、细、匀、稳、悠，呼气时轻轻用力，使腹肌收缩，腹壁凹陷，膈肌上升，以按摩胸腔内脏。腹壁鼓起，要自然柔和、缓慢松弛，避免紧张。呼气比吸气长，约3：2，每呼吸10~15min。每次调息时间为2次为宜。

（3）卧式调息法：一般24~48h后病情好转，可改为卧式调息。每天2~3次，每次时间可适当调整。每分钟可呼吸10次左右。一般仰卧位。也可取右侧卧位。

◎ 中药沐足疗法

【养心功效】

慢性心力衰竭患者多具有水停、阳虚和血瘀等不良症状，而通过中药沐足疗法可以有效地提高患者的下肢血液运行，减小患者的外周血液循环阻力，提高外周血液循环，从而有效缓解患者的心脏负担，增强患者的心脏功能，从而改善患者的水停、阳虚和血瘀等不良症状，提高治疗效果。

【应用举隅】

（1）林雪琴采用中药沐足辅助治疗慢性心力衰竭稳定期。中药基本方：桂枝、附子、鸡血藤、红花、丹参、赤芍、茯苓等，15天为1个疗程。

（2）陈晓冬等开展了真武四物汤足浴治疗慢性脾肾阳虚型心力衰竭。真武四物汤：炮附片15g，赤芍15g，白术12g，生姜12g，川芎15g，酒地黄15g，全当归10g。根据病情加减：丹参30g，鸡血藤30g，地龙10g，红花10g加大活血通络的效果。以上药物加水2000mL，武火煮沸之后再使用文火煮，直到剩余1000mL液体，将液体置于自动控温足浴器中，之后加9000mL温水，让液体盖过小腿，大概在丰隆穴的位置，根据患者的耐受程度调节水温，每次治疗30min，每日1次，疗程4周。

（五）起居要旨

◎ 去除诱发因素

各种感染（尤其上呼吸道和肺部感染）、肺梗死、心律失常（尤其伴快速心室率的心房颤动）、电解质紊乱和酸碱失衡、贫血、肾功能损害、过量摄盐、过度静脉补液以及应用损害心肌或心功能的药物等均可引起心力衰竭恶化，应及时处理或纠正。

◎ 精神调摄

慢性心力衰竭（CHF）患者常因胸闷、喘憋等症状反复发作产生恐惧、焦虑、绝望等负性心理，甚至精神异常，对病情造成负面影响，精神因素也是心力衰竭患者死亡的重要预后因素。因此注意患者的精神因素，进行精神方面的调摄，使患者喜怒有节非常重要。经常与其谈心，进行开导，劝其解除烦恼，消除思想顾虑，使其心情舒畅；避免读、看刺激性强的报纸、杂志、电影、录像等，以免情绪过分激动；生活起居要有规律，养成良好的生活习惯，睡前保持病室安静、整洁，光线适宜，并排净二便，不吸烟，不饮酒，不喝浓茶，不吃刺激性食物等，而且用温水刷牙、洗脚，做好个人卫生。这些都有利于精神放松，情绪平稳。必要时酌情应用抗焦虑或抗抑郁药物。

◎ 注意休息

失代偿期需卧床休息，多做被动运动以预防深部静脉血栓形成。休息包括体力和脑力的休息。休息可降低机体基础代谢率，减少器官组织所需的血流量，心率相对减慢，心肌耗氧量减少，心脏负荷减轻。有人测算机体需要的氧气和养料时发现：运动时每分钟耗氧量高达1500mL，而休息时仅消耗300mL左右，相差5倍之多，休息还可增加肾血流量，有利于钠和水的排泄及水肿的消退，减少循环血量，减轻心脏容量负荷。休息的时间与方式视心力衰竭程度、致心力衰竭的基础病因、有无合并症、患者年龄等作综合考虑。

◎ 适度运动

临床情况改善后在不引起症状的情况下，鼓励体力活动，以防止肌肉“去适应状态”（失用性萎缩）。NYHA Ⅰ~Ⅱ级患者可在康复专业人员指导下进行运动训练，能改善症状、提高生活质量。

◎ 监测体质量

每日测定体质量对早期发现液体潴留非常重要。如在3天内体质量突然增加2kg以上，应考虑患者已有钠、水潴留（隐性水肿），需要利尿或加大利尿剂的剂量。

◎ 加强护理

老年慢性心力衰竭患者多行动不便，长期卧床，血流缓慢，易发生压疮、血栓性静脉炎、坠积性肺炎等并发症。应每2h协助患者翻身1次，始终保持患者处于舒适体位，肢体保持功能位，保持皮肤清洁、干燥，避免受压发生压疮。在改变体位时，动作应慢，幅度应小，以防晕厥。给患者创造安静、舒适、卫生的住院环境，保持室温18~20℃，相对湿度50%~60%，尽量调低各种仪器报警的音量，避免各种外界噪声使患者感到烦躁，加重心脏负担。

参考文献

[1] 冯秀芝，李文杰.心力衰竭病中医病因病机探讨[J].辽宁中医药大学学报，2012（11）：102-103.

[2] 中华医学会心血管病学分会心力衰竭学组，中国医师协会心力衰竭专业委员会，中华心血管病杂志编辑委员会.中国心力衰竭诊断和治疗指南2018[J].中华心血管病杂志，2018，46（10）：760-789.

[3] 中华医学会心血管病分会，中华心血管病杂志编辑委员会.中国心力衰竭诊断和治疗指南2018[J].中华心血管病杂志，2014，42（2）：98-122.

[4] 张建平，马俊."玉竹汤"合β受体阻滞剂治疗心力衰竭52例[J].江苏中医药，2004，25（4）：23.

[5] 吴凤珠，张家美.针刺内关穴治疗慢性心力衰竭的临床疗效研究[J].实用心脑肺血管病杂志，2020，28（08）：98-104.

[6] 张维维，宋银枝，吴子君.针刺背俞穴干预慢性心力衰竭的临床观察及机制探讨[J].中西医结合心脑血管病杂志，2020，18（02）：278-281.

[7] 张瑞娥. 中药穴位注射治疗呼吸困难30例[J].陕西中医，1994，15（10）：460.

[8] 严季澜，沈会，李柳骥.心系病证医家临证精华・心力衰竭[M].北京：人民军医出版社，2008.

[9] 周海瀛.艾灸气海、关元治疗慢性心力衰竭临床观察[J].光明中医，2019，34（17）：2687-2689.

[10] 刘瑜婕，尹峰，郭婷婷.居家艾灸治疗社区气虚血瘀型慢性心力衰竭的生活质量评价[J].中国中医药现代远程教育，2020，18（10）：52-53.

[11] 李薇.耳穴压豆对心力衰竭患者合并便秘的疗效观察[J].临床医药文献电子杂志，2018，5（89）：121-122.

[12] 谷玉红，兰秀敏，尹娟，等.耳穴埋豆对慢性心力衰竭急性加重患者焦虑抑郁状态影响的临床观察[J].现代中医临床，2017（01）：39-40+44.

[13] 赵立君，李凤娥.强心贴穴位贴敷治疗慢性心力衰竭48例[J].河南中医，2016，36（03）：433-434.

[14] 任路辉，王皓光.二乌温阳贴穴位贴敷治疗慢性心力衰竭患者30例[J].中医杂志，2012，53（10）：874-876.

[15] 周爱民，胡雪松，刘本华，等.中医外治法在慢性心力衰竭治疗中的应用进展[J].实用中医药杂志，2019，35（3）：377-379.

[16] 白凤新，杨文萍. 复方丹参气雾剂并肝素雾化吸入治疗肺心病心力衰竭[J].齐齐哈尔医学院

学报，1999，20（1）：43.

[17] 张南，张德懋.中西医结合治疗小儿肺炎并发心力衰竭12例[J].中西医结合杂志，1993，6（4）：21.

[18] 朱昌周.黄芪注射液与丹参注射液雾化吸入治疗顽固性充血性心力衰竭96例临床观察[J].吉林医学，2010，31（13）：1826-1827.

[19] 李秀芬，离淑清.丹苓液保留灌肠治疗小儿肺炎合并心力衰竭[J].长春中医学院学报，2000（12）：40.

[20] 北京中医医院.中药强心栓治疗充血性心力衰竭的临床与药理研究[J].北京中医，1990（4）：49.

[21] 林雪琴.中药沐足辅助治疗慢性心力衰竭稳定期的效果观察[J].中国中医基础医学杂志，2014，20（9）：1313-1314.

[22] 陈晓冬，修英.真武四物汤足浴治疗慢性脾肾阳虚型心力衰竭临床观察[J].光明中医，2021，36（2）：235-237.

第十七节　失眠

——你的苦我知道

人的一生有1/3的时间都是在睡眠中度过的，睡眠的好坏，与人的心理和身体健康息息相关。2020年3月21日《2020喜临门中国睡眠指数报告》发布，报告获取了4.5亿国人睡眠全貌数据。调查显示，“消耗”与“养生”并存成为国人睡眠的典型现状。所谓“消耗”，是指越来越多国人加入主动熬夜大军。2013年人们平均入睡时间在晚10点左右，但2019年却推迟到了23：55，中国人平均睡眠时长为6.55个小时，比2013年少睡1小时55分钟。58.9%的人一周至少熬三个夜晚，其中有一半是选择主动熬夜。由于熬夜人数增多，照亮“国民夜经济”的萤火虫一族出现。萤火虫一族以年轻群体为主，每周3天及以上都在熬夜，“996”群体、年轻妈妈和“00后”是最典型的三个群体。在睡不着的夜晚，夜场电影、健身和宵夜成为萤火虫们夜间最喜爱的三大行为。所谓“养生”，是指他们一边熬夜，一边购买网红助眠产品治愈失眠，这种行为叫作“慰藉型消耗”。调查显示，67.4%的人购买过网红助眠产品，但52.8%的人认为没有效果。报告显示，“70后”喜欢养生足浴盆，“80后”喜欢助眠枕头，“90后”喜欢监测设备，“95后”喜欢助眠耳塞，“00后”喜欢蒸汽眼罩。

其实，这不光是中国一个国家的问题。根据世界卫生组织的报道，所有发达国家的上班族几乎都睡眠不足，平均每两个上班族当中就有一个人缺少睡眠。很多人都会为了各种理由牺牲睡眠，比如为了加班工作，为了旅行，甚至为了刷剧、玩游戏等。在人们眼里，睡眠似乎是最不重要的东西。但是，这种想法是完全错误的，睡眠远远比我们想象中的重要，我们耽误什么也不应该耽误睡眠。

随着全球范围社会生活压力的增大，睡眠问题似乎越来越普遍，越来越严重。世界卫生组织曾对14个国家15个地区的25 916名在基层医疗就诊的患者进行调查，发现有27%的人有睡眠问题。其中美国的失眠发生率高达32%~50%，英国为10%~14%，日本为20%，法国为30%，中国也在30%以上。睡眠障碍对生活质量的负面影响很大，但相当多的患者没有得到合理的诊断和治疗。睡眠障碍现已成为威胁世界各国公众的一个突出问题。失眠是指尽管有合适的睡眠机会和睡眠环境，依然对睡眠时间和（或）质量感到不满足，并且影响日间社会功能的一种主观体验。《中国成人失眠诊断与治疗指南（2017版）》数据显示，中国有45.4%的被调查者在过去1个月中曾经历过不同程度的失眠。

睡眠是生命活动中不可缺少的重要生理功能，是人类健康长寿的需要，睡眠是最好的休息，它能使人保持清醒的头脑、旺盛的精力，以饱满的热情投入到劳动、工作和学习中去。睡眠时身体内的各种生理活动减弱，如体温、心率、血压下降，呼吸及部分内分泌减少，全身能量消耗减少，使基础代谢率降低，从而消除疲劳使体力和精力得以恢复。同时睡眠时体内合成代谢超过分解代谢，合成并制造了人体能量物质，使各种组织消耗的能量得以补充，并为第二天的活动准备了新的能量。睡眠是保护大脑、提高脑力的主要方式，因睡眠能使神经细胞在觉醒时消耗的能量得到补充，同时，睡眠过程中大脑可以对一些很少使用却至关重要的神经细胞群加以维修和保养，以此保护大脑皮质的细胞免于衰竭和破坏，使其功能得以恢复。相反，缺乏睡眠表现为烦躁、激动和精神萎靡、注意力涣散、记忆力减退、反应迟钝、工作学习效率不断降低，长期缺少睡眠甚至会导致精神错乱。睡眠使机体产生抗体机能增强，从而提高机体抵抗疾病的能力，预防疾病的发生。同时，睡眠还可以使组织器官自我康复加快，充足的睡眠有利于疾病的康复。在人体生长发育过程中，睡眠也起到重要的作用。儿童在睡眠状态下生长速度增快。另外，婴幼儿在出生后相当长的一段时间内，大脑连续发育的过程离不开睡眠。还有研究资料表明，小学生的睡眠好坏与他的智力增长密切相关。

莎士比亚把睡眠比作是生命筵席上的“滋补品”，是有道理的。俗一点可以说，世界上什么东西，最不需要花钱而又特别值得我们享受的？是睡眠。健康的生活方式，从良好的睡眠开始。在竞争日趋激烈、生活节奏不断加快的今天，不少人对于睡眠的认识不足。有些人认为睡觉浪费了太多的时间，或者认为睡眠不好是件小事情，少睡一点没有关系。可是，这些想法在医学上是得不到认同的，睡眠不足轻则会影响工作效率和身体健康，重则有可能引发致命的后果。睡眠是每个人在生命中都必须满足的一种绝对需要，就像食物和水一样。科学家们研究发现，健康人能忍受饥饿长达3星期之久，但只要缺觉3昼夜，人就会变得坐立不安、情绪波动、记忆力减退、判断力下降，甚至出现错觉和幻觉，以致难以坚持日常生活中的活动。所以，睡眠对每个人来讲，都是绝对必需的、不可或缺的生活需要。

一、主要危害

为唤起全民对睡眠重要性的认识，2001年国际精神卫生和神经科学基金会将每年初春的第一天——3月21日定为“世界睡眠日”。从2002年3月21日“世界睡眠日”开始的全球睡眠调查共进行了6个月，中国是此次睡眠调查的重点国家，被调查人数1万余人。被调查者中，因易醒、醒得过早、睡眠时间不足、睡眠质量不好等而存在失眠问题的达42.5%，由此带来的影响是一半以上的人会在白天精神不振、打瞌睡，27.7%的人情绪不佳，38.9%的人白天活动受限。但是，如此严重的失眠障碍并没有得到人们应有的重视。调查显示，在所有失眠患者中，大约半数人对此只是听之任之，没有采取任何措施，去看医生的只占1／4。调查还发现，绝大部分失眠患者对于睡眠障碍治疗缺乏科学了解。在出现睡眠问题后，选择药物治疗的只有36.4%，其中一半患者是自行服药，而且因为害怕出现药物依赖反应，大部分人对于选择药物治疗仍心存疑虑。人们对睡眠障碍的危害缺乏重视。实际上，睡眠障碍患者不仅健康受到影响，而且缺勤率上升、活动受限，生活质量受到严重影响。此次调查还显示，睡眠障碍将导致全社会医疗资源消耗增加、事故发生率上升。

失眠和发热一样，是一个症状，而不是一个独立的疾病。与失眠有关的疾病有200多种，最常见的也有80多种，原发性高血压患者人群中1/3有失眠；心脏病患者群中1/5有失眠。失眠会使人精神不集中、记忆力衰退，影响日常工作，带来许多不良后果。短期失眠即会对精神和大脑造成影响，长期失眠则会引起一系列临床症状，甚至诱发一些器质性病变。长期失眠影响个体的正常生活和工作，增加罹患各种健康问题的风险。严重的睡眠缺失将降低患者的工作效率和警觉水平，甚至有可能引发恶性意外事故，造成巨大损失。据统计，失眠者因疲劳引起的交通事故，比睡眠正常者高出2.5倍。失眠如果得不到有效的治疗和纠正，会进一步引起心理失衡，加重患者的心理负担，甚至引起神经衰弱和忧郁症。对患者自身来说，长期服用催眠药会致使催眠药成瘾，长久的心情不好而去酗酒会导致酒精中毒，抑制和损害机体的免疫系统，减弱机体对疾病的抵抗力，从而对身体造成严重影响。同时，失眠给全球经济、环境和人类的生命安全带来的影响是极其巨大的。

下面举几个睡眠不足所造成的典型伤害：

（1）记忆力下降：睡眠不足会直接导致记忆力下降，也会导致人们的情绪、理解力以及解决问题的能力同时下降。

（2）免疫力下降：有人做了这样一个实验，他在一些人的鼻子里喷了一定量的活性感冒病毒，然后把他们隔离起来进行监视。结果发现，被感冒病毒感染的概率和睡眠情况呈明显的线性关系。也就是说，在那些平均只睡5h的人当中，感染率接近50%，而在睡了7h的人当中，感染率竟然只有18%。

（3）心率不正常：睡眠不足会引起交感神经系统过分活跃。交感神经系统是控制“战斗或逃跑”反应的本能机制。在面对威胁的时候，“战斗或逃跑”机制启动，我们的心率就会加快、血流会加速、大脑活动也更频繁。这些生理反应在紧急的、危险的时刻是有好处的，但是过犹不及，在平时的生活中一直都这样就不好了。而睡眠不足就会导致交感神经系统一直处在活跃状态，让我们的血压和心率都变得不正常。这就像一根皮筋，总是绷着，时间长了就会失去弹性，就会断掉。

（4）心血管疾病：睡眠不足会导致我们无法正常分泌生长激素。生长激素可不光是用来长个儿的，它也是一种身体必需的疗伤物质，能够修复血管的内壁。缺少生长激素，血管的结构就很容易被破坏，时间长了就容易出现各种心血管疾病。有专家跨越了8个国家，对不同年龄、性别和种族的50万人进行了为期25年的追踪调研。结果发现了一个普遍的规律：一个人睡眠时间越短，患冠状动脉粥样硬化性心脏病的概率就越高。那些睡眠时间少于6h的人，比那些每天睡够6h的人，发生心脏骤停的可能性高出了3~4倍。专家还指出，哪怕你很年轻，哪怕你很健康，只要一个晚上少睡1~2h，你的心血管压力也会陡然增加。年龄越大，表现得越明显。在45岁以上的人中，每晚睡眠不足6h的人，比每晚睡7~8h的人，患心脏病和中风的概率要高出2倍。

（5）肥胖：睡眠不足会影响人体的新陈代谢，破坏肠道菌群，造成代谢紊乱。当睡眠不足时，人体的两种激素分泌会受到影响，一种叫作“胃饥饿素”，另一种叫作“瘦素”。这两种激素分泌异常，就会导致身体感觉不到“吃饱了”，会一直感觉到“很饿”。这种不正常的饥饿感，就会导致人们长胖。如果一个人连续一个月只睡5~6h，那他的体重平均会上涨4.5~6.5kg。

（6）阿尔茨海默病：睡眠不足还可能会引发阿尔茨海默病，也就是我们常说的老年痴呆症。阿尔茨海默病有一个典型的表现就是记忆丧失。这种病与一种叫作“β淀粉样蛋白”的有毒蛋白质有关。这种有毒蛋白质能侵蚀大脑中的记忆区，让人们无法提取记忆，从而患上阿尔茨海默病。不过这种蛋白也有克星，那就是“脑脊液”。脑脊液能够清除有毒的蛋白。但是脑脊液的产生，大部分都是在睡眠当中，尤其是在非快速眼动睡眠阶段，脑脊液的分泌量会增加10~20倍。如果睡眠不足，脑脊液分泌不足，那有毒蛋白质就会在大脑中积聚，持续攻击大脑的记忆区。

二、中医视角

在现存中医文献中，“失眠”一词到唐代王焘的《外台秘要》才首次出现，其后至明清时期方渐被医家使用，此前多以“不得眠”“不得卧”或“目不瞑”等病症描述。

有关此类病症的最早记载，见于马王堆汉墓出土的帛书《足臂十一脉灸经》和《阴阳十一脉灸经》，两书将本证称为不卧、不得卧和不能卧。如《阴阳十一脉灸经》乙本：“（巨阴）脉：是胃脉也……不食，不卧，强欠，三者同则死。”《足臂十一脉灸经》：“足厥阴脉……其病：病脞瘦，多溺，嗜饮，足跗肿，疾痹……皆有此五病者……不得卧，又烦心，死。”《黄帝内经》关于此类疾病的记载有不得卧、卧不安、卧不得安、不得安卧、不卧、不能卧、少卧、目不瞑、夜不瞑、不夜瞑和不能眠等。以“卧”而称者共有25处，其中以称不得卧者为最多，计15处。如《素问·热论》：“帝曰：愿闻其状。岐伯曰：伤寒一日，巨阳受之，故头项痛，腰脊强。二日阳明受之，阳明主肉，其脉挟鼻络于目，故身热目疼而鼻干，不得卧也。”《难经》中将本病称为不寐，但直至宋代以前鲜有人以此命名。如《难经·四十六难》：“老人卧而不寐，少壮寐而不寤者，何也？然，经言少壮者，血气盛，肌肉滑，气道通，荣卫之行不失于常，故昼日精，夜不寤。老人血气衰，肌肉不滑，荣卫之道涩，故昼日不能精，夜不得寐也。故知老人不得寐也。”《伤寒论》和《金匮要略》中仲景对于此类疾病，系以不得眠（共19处）、不得卧（共13处）、不能卧（共6处）、卧起不安（共4处）、不得卧寐（1处）、不眠（1处）和不得睡（1处）等名称来称谓。如《伤寒论》第61条：“下之后，复发汗，昼日烦躁不得眠……干姜附子汤主之。”《金匮要略·血痹虚劳病脉证并治第六》：“虚劳虚烦不得眠，酸枣汤主之。”晋代王叔和的《脉经》亦用了不得卧、不能卧、不得眠、不眠、卧起不安、起卧不安、卧不能安、不得卧寐、不得睡等称谓来记述此类疾病。隋代巢元方的《诸病源候论》在沿用前代称谓的基础上又出现了诸如眠寐不安、不得卧寐、寝卧不安、睡卧不安、卧不安席等。唐代医学文献如《千金方》和《外台秘要》等虽亦有眠卧不安、寝卧不安、起卧不安、卧不安席等名称，但仍以不得眠和不得卧所用最多。在《外台秘要》卷三还出现了“失眠”的病名，“……夫诊时行，始于项强敕色，次于失眠发热，中于烦躁思水，终于生疮下痢，大齐于此耳。”宋辽金元时期的医学文献仍多以不得卧和不得眠来称谓失眠一类的疾病，但在此基础上又重新出现了不寐的病名。另外，宋代医学文献中不睡、不得睡的称谓较多，亦不同于前代。明清时期医家仍以不得卧、不眠来命名，但不寐的病名也得到了较为广泛的应用，而且已有医家开始把不寐单独列为一大类疾病，如清代陈士铎的《辨证录》和洪金鼎的《医方一盘珠》等书都列不寐病门。

中医文献基本上涉及了卧、眠、瞑、寐、睡等5类，清末医家汪必昌《医阶辨证》对寐、瞑、卧、安四证从病名含义和发病学角度进行了考辨。他说：“不寐，夜常长寤也。阴虚清清不寐，痰扰神昏不寐。不瞑，夜目不闭也。卫气不入于阴则目不瞑；阳邪入于阴，烦躁不得瞑；不得卧，身不得仆也。水气，卧则喘之，故不得卧。卧不安，反侧不得安卧也。邪热在阳明。”在一定程度上说明了4种病名的区别。寐的本义即为睡眠，《增韵》：“寐者，昧也，目闭神藏。”朱骏声《说文通训定声》曰：“按合目曰眠，眠而无知曰寐。”段玉裁《说文解字注》称：“俗所谓睡着也。”应该说，不寐的病名较准确地反映了不能获得正常睡眠一类疾病的特征，但自《难经》之后，宋代以前，鲜见于医学文献，自明清以来，应用渐广。1997年颁行的中国国家标准《中医临床诊疗术语》（疾病部分），将不寐定为法定病名，并将失眠列为46个症状名称之一。

【失眠的病因病机】

历代对于失眠的病因病机认识颇为丰富，《黄帝内经》以昼夜阴阳节律的影响为出发点，以营卫气运行为理论基础，确立了以营卫阴阳为主要理论的睡眠生理、病理学说。从此以后，《黄帝内经》创立的阳不入阴的病机理论，一直被后世医家作为失眠的总病机，但在临证的辨证治疗过程中，后世医家又对《黄帝内经》脏腑藏神的理论大加发挥，逐步发展了以神志主导睡眠的认识，更为直接地建立了失眠的脏腑病因病机理论。病因学的特点也相应发生了变化，在以营卫阴阳为主导的阳不入阴的病机理论指导下，凡是可以影响营卫运行的一切致病因素皆为失眠的病因，但其中病因学的重点多在于外邪和病后脏虚等继发性致病因素，而以神志主导睡眠的理论更加重视失眠与精神、情志相关的发病学特点，对于病因学的认识，也更为看重精神情志的致病作用。

1.阳不入阴理论的确立

天人相应，是古代中医学家认识和解释生命现象的重要出发点之一。《黄帝内经》认为，睡眠的发生是自然界日夜节律在人体的体现，人体的阴阳二气的运动变化，直接受到自然界昼夜节律的影响而和自然呼应，同时又决定着人体的寤寐周期。卫气日行于阳经，阳经气盛，阳主动则寤；夜行于阴经，阴经气盛，阴主静则寐。卫气昼日行于阳经，从足太阳膀胱经开始，阳跷脉为膀胱经之别，此时阳跷脉气盛，使人目开而寤；卫气夜行于阴经，从足太阴肾经开始，阴跷脉为肾经之别，此时阴跷脉气盛，使人目合而寐。

在病理上，营卫之气不循常度，阳不得入于阴而致失眠。如《灵枢·大惑论》云："卫气不得入于阴，常留于阳，留于阳则阳气满，阳气满则阳跷盛，不得入于阴则阴气虚，故目不瞑矣。"是说卫气不能入阴，使阳跷脉盛而不能入眠。

《黄帝内经》认为，凡是影响到营卫运行的一切因素，都可成为致病因素。由于卫气日行于阳经（六腑），夜行于阴经（五脏），而无论其中哪一个脏腑发生病变，都可影响到卫气的循行而致睡眠障碍。除此之外，它的循行还受到其他如体质、外界等因素的影响，反映到病因上也具有丰富的内容。但最为重要和直接的因素则不外虚实两个方面，一为邪客，二为脏虚。

2.神志主导睡眠理论的发挥

自从《黄帝内经》奠定藏象学说的理论基础之后，张仲景的《伤寒杂病论》开脏腑辨证之先河。晋唐时期，脏腑辨证理论真正确立。这一时期，关于失眠病因病机的认识，除晋代皇甫谧的《针灸甲乙经》和隋代巢元方的《诸病源候论》承继了《黄帝内经》阳不入阴的病机理论以外，著名临床学家如张仲景、孙思邈等多从脏腑角度出发。

张仲景的《伤寒论》关于失眠一类病证病因病机的认识，大体上有三类：一是气血阴阳失调，二是热邪滋扰，三是胃腑失和。其中既有因阳虚，虚阳浮越，上扰心神，或心阳不振，水气凌心所致的不得眠；也有少阴病肾水不足，心火亢盛，心肾不交，水火不济而致的不得眠；还有因亡血误汗，阴血更伤，或肝阴不足，心血亏虚，血不养心而致不得眠；更有太阳病或阳明病热郁胸膈，上扰心神致使不得眠和少阴病水气不利，阴虚有热，上扰心神而致不得眠；以及病后胃腑失和所致的不得眠。其中尤以心为病机中心。

孙思邈在《备急千金要方》“心脏脉论”条下曰：“五脏者，魂魄宅舍，精神之依托也。魂魄飞扬者，其五脏空虚也，即邪神居之，神灵所使鬼而下之，脉短而微，其脏不足则魂魄不安，魂属于肝，魄属于肺。”可以看出，孙思邈以五脏藏神（心藏神、肝藏魂、肺藏魄、脾藏意、肾藏志）的生理功能为基础，认为脏虚邪居，魂魄不安，而发不眠。

除此之外，晋唐时期对于胆型失眠的记载也颇为丰富，尽管对于胆致失眠的病机理论少有论述，但据中医学“胆为中正之官”“主决断”的生理认识来看，胆致失眠当与精神情志活动密切相关。

3.重视肝脾肾

宋代中期以后，肝脾肾的作用日益为医家所重视，对于失眠的辨治也逐渐从以心胆为中心，转向肝脾肾肺并重，如宋代许叔微在《普济本事方》中明确提出人卧魂归于肝，神静而得寐，强调了肝魂在失眠发生中的重要作用。张从正创造性地提出了“九气”致病之说，认为不眠与嗜卧皆由思气所致，因思虑伤脾而致气血失调，阴阳不和，可致卧而不得眠；李东垣强调了脾胃在人体健康和疾病中的重要地位；丹溪对于杂病的治疗，非常善于从火、痰、郁入手，这一治疗理念也影响到他对于失眠的辨证和治疗，并对后世产生了深刻影响，而三证的病机中心主要在脾、胃、肾。

现代对于失眠的病因病机的认识，基本上承袭了古代医家的理论主张，营卫阴阳、心、肝、肾、脾胃、痰、瘀、火，无所不包。总体来看，心神主导睡眠的认识仍然得到大多数人的认同，虽然脑病理论日益为现代医家所接受，但由于脏腑辨证理论在中医学中具有重要的地位，仍然着眼于心或心脑同论。在临床上，人们也并不着力追求理论上的统一，而是更加注重灵活辨证析因，因此，常在综合辨证的基础上而有所偏主。关于病因病机理论研究方面，创新性的认识较少，有人曾对1978—2002年25年期间所发表的关于失眠研究的学术论文统计分析发现，这25年中有关失眠病因病机学研究的论文较少，仅有59篇。这期间认为失眠的病因病机不外乎是六淫、七情、外伤、生理功能失调、致病因子的侵袭等，对除了传统的精气神病机、脏腑病机、经络病机、六气病机以外的新的致病因素所产生的病机研究较少。

【失眠的治疗原则】

关于失眠的治法与方药的认识，先秦两汉时期，除《伤寒杂病论》载有多首治方外，相关的论述并不多见。晋唐时期医方和所用药物有所增加，南北朝时梁代陶弘景在《本草经集注》中初次记载了治疗不得眠的“诸病通用药”，宋金元时代医方和用药有了显著增加，但尚未见有医家对失眠的治法予以概括总结。直到明代以后，有关治法的认识与概括渐多，进一步总结发展了失眠的药物疗法。

《黄帝内经》认为卫气运行不循常道，阳不入阴，营卫失度，阴阳失调是失眠类疾病的总病机，因此在治疗上要重在疏通营卫，调和阴阳，并提出了具体的施治原则，即“补其不足，泻其有余，调其虚实，以通其道，而去其邪。”补虚泻实，以沟通其阴阳经交会的道路，使阴阳调和。其所创制的半夏汤，就是交通阴阳的代表方之一，并为后世医家所喜用。

张仲景《伤寒杂病论》虽然并未对失眠类病症的治法进行总结，但从其所载治方分析，书中所包含的治法已相当丰富，基本可以概括为：a.清宣郁热法，代表方为栀子豉汤。b.交通心肾法，代表方为黄连阿胶汤。c.养阴清热法，代表方为猪苓汤。d.滋养心肺、凉血清热法，代表方为百合知母汤、百合地黄汤、百合鸡子黄汤。e.养血清热、宁心安神法，代表方为酸枣仁汤。f.潜阳安神法，代表方为桂枝去芍药加蜀漆牡蛎龙骨救逆汤。g.和解潜镇法，代表方为柴胡加龙骨牡蛎汤。

晋唐医家也鲜有对失眠的治法予以总结者，从处方用药的特点来分析，他们论治的脏腑以心胆为主，非常善于使用镇静安神之法，如《备急千金要方》所载的大远志丸、云母芎䓖散、大镇心散、石英煎、镇心丸等潜镇安神之方，孙思邈非常喜用龙骨、龙齿、远志、酸枣仁、柏子仁等镇静安神药。除此之外，他还善用磁石、紫石英、白石英、云母等石性药物和铁精、银屑等质重之药，这些药物多具重镇安神之用。晋唐时期，风病也日益受到医家们的关注，在治疗上医家也多用补气祛风为治，这一治法特点也明显地反映于失眠的治疗上，如《备急千金要方·治诸风方》所载之排风汤，治证颇多，并可治“梦寐倒错”，从孙思邈所载治疗失眠之用药来看，补气、祛风之品应用较多。

宋金元时期对于失眠的治疗，一方面沿袭了晋唐心胆同治的观念，这在《太平圣惠方》《太平惠民和剂局方》及《圣济总录》等书中，都有不同程度的反映。另一方面随着医家对肝脾肾等脏腑的逐渐重视，治疗理念也更为丰富，如许叔微主张魂魄并重，以肝肺为治疗的重点；金代李东垣则认为调理脾胃是治疗的根本所在，主张以调理脾胃为主；金代张子和临证之时，多以汗吐下三法为治，对于失眠病证亦然。如《儒门事亲》卷十一治法杂治之“火热二门”和“风门”中，分别论述了由于女子血滞、男子肾精不足所致的睡卧不安等症，主张先用吐、下，然后方可用补，其方法独具特色。元代朱丹溪对于包括失眠在内的杂病治疗，则善于从脾肾二脏入手。

明代以来，有不少医家对失眠的治法进行了总结与概括，如明代医家徐春甫主张以快脾发郁、清痰抑火为治疗失眠的主要方法。同时提出要首先分清标本虚实，然后施治。认为对于体质素盛，痰火所致之实证，宜先用清痰抑火之法，次用安神清心之剂；对于体质素弱，或因过劳、病后所致诸虚之证，宜以养血、安神、补心为主要治法。并明确虚证失眠即有火，亦当以补养血气和心脾之虚为主要治法，而佐以清痰火之药；而实证失眠者，须以治痰火为主，而少佐养血补虚之药。因此，他在治疗上无论标本虚实，总不离养血安神。缪希雍在《先醒斋医学广笔记》中论列不眠治法，提出“以清心火为第一义”，有一定代表性和普遍性，得到后世许多医家的尊奉，对于该证的辨证施治有一定参考价值。张介宾针对虚实不同的病证，提出实则祛邪，虚则养血安神的治疗方法。汪绮石关于虚损性疾病的论治经验极为丰富，提出虚劳初起，多由于心肾不交所致，认为心主血而藏神，肾主志而藏精。以先天生成之体论，则精生气，气生神；以后天运用之主宰论，则神役气，气役精。以心肾之功能与相互关系，很好地阐释了精、气、神三者之间的关系，提出了“安神必益其气，益气必补其精”的治疗法则，其所创养心固本丸，以石莲肉与肉桂配伍，能交通心肾于顷刻。这些关于虚劳病证的认识与发挥，不仅丰富了中医学虚损病证的理论，也拓展了虚证失眠的辨证治疗，因而具有重要的临床意义。同时明代以来关于命门水火学说，阴阳一体、互根互化、精气互生等研究的深入，进一步丰富了关于失眠的营卫阴阳关系的认识，也充分拓展了虚损性失眠的治疗思路。

清代的治疗方法较明代又有所发展，如吴澄率先提出虚损之证多由积痰、留血之病，在治疗上最早应用了以补气之参、芪与活血之牛膝、桃仁、川芎等配伍的补气活血治法。王清任对于血瘀证的认识更为深刻，发挥也更加全面，他详细地阐明了气虚致瘀的病机，并创制了以补气活血的补阳还五汤等为代表的多首化瘀之方，完善了气虚血瘀的理论与补气活血的治法。王氏对于不眠、夜睡梦多、夜不安等症应用活血化瘀之血府逐瘀汤治疗，对后世影响极大，至今仍有不少医家以其方加减治疗顽固性失眠。张聿青提出了降气、潜阳、通腑、化痰的治法，他认为失眠的病机总不离阴阳水火之交济，而阴阳水火不能交济，或由于上下相离，即阳火不降，阴水不升，除心肾之虚外又多与肝胆之气的升降有关；或由于上下交通之路被阻，多由腑气不通或湿痰中阻，其枢在胃。因此，他非常重视气机之交通升降，及脾胃肝胆的枢机作用。

现代医家对于治法的总结更为丰富，并多验之临床观察其治疗效果。诸如安神十法、治胃五法、治肝六法、疏肝理气活血法、平肝潜阳活血安神法、解郁安神法、辛散行气法、益气温阳法、升阳化湿法、调理阴阳法、阴阳分调法、双向调节法等。

三、现代研究

【形成原因】

失眠是睡眠障碍的表现之一。引起睡眠障碍的原因很多，包括生理、心理、环境等因素的改变，以及药物、神经精神和躯体疾患。按照睡眠障碍国际分类（1990）划分，包括以下5类：a.内源性睡眠疾病，如发作性睡病、呼吸睡眠暂停综合征、不安腿综合征等由于内在原因引起的睡眠障碍。b.外源性睡眠疾病，睡眠习惯和酒精等外在原因引起的睡眠障碍。c.昼夜节律睡眠疾病，夜班或飞行等生物钟紊乱引起。d.异态睡眠，如睡行症、睡惊症等。e.其他，如精神、神经或呼吸循环系统疾病引起的睡眠紊乱。

【分类】

失眠根据病程分为：短期失眠（病程<3个月）和慢性失眠（病程≥3个月）。

【临床表现】

失眠主要症状表现为入睡困难（入睡潜伏期超过30min）、睡眠维持障碍（整夜觉醒次数≥2次）、早醒、睡眠质量下降和总睡眠时间减少（通常少于6.5h），同时伴有日间功能障碍。失眠引起的日间功能障碍主要包括疲劳、情绪低落或激惹、躯体不适、认知障碍等。

【诊断标准】

1.慢性失眠的诊断标准

必须同时符合1~6项标准。

（1）存在以下一种或者多种睡眠异常症状（患者自述，或者照料者观察到）：

①入睡困难。

②睡眠维持困难。

③比期望的起床时间更早醒来。

④在适当的时间不愿意上床睡觉。

（2）存在以下一种或者多种与失眠相关的日间症状（患者自述，或者照料者观察到）：

①疲劳或全身不适感。

②注意力不集中或记忆障碍。

③社交、家庭、职业或学业等功能损害。

④情绪易烦躁或易激动。

⑤日间思睡。

⑥行为问题（比如：多动、冲动或攻击性）。

⑦精力和体力下降。

⑧易发生错误与事故。

⑨过度关注睡眠问题或对睡眠质量不满意。

（3）睡眠异常症状和相关的日间症状不能单纯用没有合适的睡眠时间或不恰当的睡眠环境来解释。

（4）睡眠异常症状和相关的日间症状至少每周出现3次。

（5）睡眠异常症状和相关的日间症状持续至少3个月。

（6）睡眠和觉醒困难不能被其他类型的睡眠障碍更好地解释。

2.短期失眠的诊断标准

符合慢性失眠第（1）~（3）、（6）条标准，但病程不足3个月和（或）相关症状出现的频率未达到每周3次。

【治疗方法】

失眠的干预方式主要包括心理治疗、药物治疗、物理治疗。

1.心理治疗

主要包括睡眠卫生教育和针对失眠的认知行为治疗（CBT–I）。心理治疗的本质是改变患者的信念系统，发挥其自我效能，进而改善失眠症状。要完成这一目标，常常需要专业医师的参与。心理治疗通常包括睡眠卫生教育、刺激控制疗法、睡眠限制疗法、认知治疗和放松疗法。CBT–I是认知治疗和行为治疗（睡眠限制、刺激控制）的组合。CBT–I能够缓解入睡困难（缩短睡眠潜伏期），增加总睡眠时间，提升睡眠效率，改善睡眠质量，对老年失眠亦有治疗效果，并可以长期维持疗效。

（1）睡眠卫生教育：大部分失眠患者存在不良睡眠习惯，破坏正常的睡眠模式，形成对睡眠的错误概念，从而导致失眠。睡眠卫生教育主要是帮助失眠患者认识不良睡眠习惯及其在失眠发生与发展中的重要作用，重塑有助于睡眠的行为习惯。睡眠卫生教育的主要内容包括：

①睡前4~6h内避免接触咖啡、浓茶或吸烟等兴奋性物质。

②睡前不要饮酒，特别是不能利用酒精帮助入睡。

③每日规律安排适度的体育锻炼，睡前3~4h内应避免剧烈运动。

④睡前不宜暴饮暴食或进食不易消化的食物。

⑤睡前1h内不做容易引起兴奋的脑力劳动或观看容易引起兴奋的书刊和影视节目。

⑥卧室环境应安静、舒适，保持适宜的光线及温度。

⑦保持规律的作息时间。

（2）放松疗法：应激、紧张和焦虑是诱发失眠的常见因素，放松治疗可以缓解这些因素带来的不良效应，已经成为治疗失眠最常用的非药物疗法。其目的是降低卧床时的警觉性及减少夜间觉醒。减少觉醒和促进夜间睡眠的技巧训练，主要包括渐进性肌肉放松、指导性想象和腹式呼吸训练。放松训练的初期应在专业人员指导下进行，环境要求整洁、安静，患者接受放松训练后应坚持每天练习2~3次。

（3）刺激控制疗法：刺激控制疗法是一套行为干预措施，目的在于改善睡眠环境与睡眠倾向（睡意）之间的相互作用，恢复卧床作为诱导睡眠信号的功能，消除由于卧床后迟迟不能入睡而产生的床与觉醒、焦虑等不良后果之间的消极联系，使患者易于入睡，重建睡眠觉醒生物节律。刺激控制疗法具体内容：

①只在有睡意时才上床。

②如果卧床20min不能入睡，应起床离开卧室，可从事一些简单活动，等有睡意时再返回卧室睡觉。

③不要在床上做与睡眠无关的活动，如进食、看电视、听收音机及思考复杂问题等。

④不管何时入睡，应保持规律的起床时间。

⑤避免日间小睡。

（4）睡眠限制疗法：睡眠限制疗法通过缩短卧床清醒的时间，增加入睡驱动能力以提高睡眠效率。睡眠限制疗法的具体内容：

①减少卧床时间以使其和实际睡眠时间相符，在睡眠效率维持85%以上至少1周的情况下，可增加15~20min的卧床时间。

②当睡眠效率低于80%时则减少15~20min的卧床时间。

③当睡眠效率在80%~85%之间则保持卧床时间不变。

④可以有不超过半小时的规律的午睡，避免日间小睡，并保持规律的起床时间。

（5）认知治疗：失眠患者常对失眠本身感到恐惧，过分关注失眠的不良后果，常在临近睡眠时感到紧张，担心睡不好。这些负性情绪使失眠症状进一步恶化，失眠的加重又反过来影响患者的情绪，形成恶性循环。认知治疗目的就是改变患者对失眠的认知偏差，改变对于睡眠问题的非理性信念和态度。认知行为疗法的基本内容：

①保持合理的睡眠期望，不要把所有的问题都归咎于失眠。

②保持自然入睡，避免过度主观的入睡意图（强行要求自己入睡）。

③不要过分关注睡眠，不因为一晚没睡好就产生挫败感，培养对失眠影响的耐受性。

2.药物治疗

药物治疗失眠的短期疗效已经被临床试验所证实，但是长期应用仍需承担药物不良反应、成瘾性等潜在风险。

目前临床治疗失眠的药物，主要包括苯二氮䓬类受体激动剂（BZRAs）、褪黑素受体激动剂、食欲素受体拮抗剂和具有催眠效应的抗抑郁药物。处方药加巴喷丁、喹硫平、奥氮平治疗失眠的临床证据薄弱，不推荐作为失眠治疗的常规用药。抗组胺药物（如苯海拉明）、普通褪黑素以及缬草提取物等非处方药虽然具有催眠作用，但是现有的临床研究证据有限，不宜作为治疗普通成人失眠的常规用药。酒精（乙醇）不能用于治疗失眠。

一般的治疗推荐非苯二氮䓬类药物：如艾司佐匹克隆、唑吡坦、唑吡坦控释剂、佐匹克隆等；治疗失眠的苯二氮䓬类药物复杂而且繁多，包括：艾司唑仑，氟西泮、夸西泮、替马西泮、三唑仑、阿普唑仑、氯氮䓬、地西泮、劳拉西泮、咪哒唑仑等，但是由于这类药物有依赖的可能性，所以，一般不主张长期服用。现在推荐雷美尔通、阿戈美拉汀和各种抗抑郁药物作为治疗失眠的首选药，所以建议在治疗失眠时必须到专科医师处就诊，根据医师开出的处方服药。

3.物理治疗

物理治疗如光照疗法、经颅磁刺激、生物反馈治疗、经颅微电流刺激疗法等，以及饮食疗法、芳香疗法、按摩、顺势疗法等，均缺乏令人信服的大样本对照研究，只能作为可选择的补充治疗方式。

四、走出误区

◎ 睡眠时间越长越好

研究表明，不同年龄对睡眠的需求亦不同，婴幼儿平均一天睡17~18h，儿童必须保证每天10h的睡眠时间，青少年则需睡8~9h，而成年人健康睡眠时间为8h，最少不得低于6h，老年人的平均睡眠时间为8h，但实际上老年人的有效睡眠时间在减少。

有些人认为，睡眠时间越长，精力越充沛。其实，睡眠效果并不取决于时间，而主要看睡眠的质量。过多的睡眠不仅不能增加精神和体力，反而会削弱精神与体力。因为在睡眠时，心跳减慢，血液循环减慢，给脑供应的养料和氧大大减少。如果睡眠时间过长，脑细胞得不到氧和养分的充分供应，活动能力就会减弱。另外，睡眠时间过多时，各神经中枢长时间处于抑制状态，兴奋性降低，加之肌肉、关节活动少，因而从血液得到的氧和养分也少，肌肉就会变得松弛无力，体力也会受到削弱，使人头昏脑涨，疲乏无力。多数失眠是心理因素造成的。长时间卧床，刻意延长睡眠时间，反而会加重焦虑反应，产生心理障碍，形成恶性循环而加重失眠。早晨醒来就起床，不计较睡时长短，可以消除一定的心理负担。

◎ 失眠就是神经衰弱

失眠并不一定是因为神经衰弱造成的。神经衰弱是指由于长期存在脑功能活动过度紧张，从而产生的精神活动能力的减弱。失眠是神经衰弱的主要症状，但失眠不等于神经衰弱。据有关专家调查，神经衰弱主要表现为：a.头部紧张性不适。如头晕、头胀及头痛等。b.睡眠障碍。大多数是失眠，包括不易入睡，睡眠不深、容易惊醒或时睡时醒、早醒而醒后再无法入睡。少数表现为嗜睡多梦，睡后仍困乏。c.脑力劳动效率下降，脑力劳动不能持久，注意力不能集中，记忆力障碍，常常对一般的事易健忘，而对烦恼的事不易忘却。d.体力衰弱感，疲劳。表现为全身无力，疲劳感与劳动强度不成比例。

◎ 失眠就吃安眠药

慢性长期失眠患者首先应当查清病因，一般来说，失眠只是一个症状而不是单一的疾病，所以在慢性长期失眠的幌子下必然有一个疾病存在。因此，必须先进行病因治疗，只有病因去除，才谈得上对失眠的治疗。

临床为数不少的慢性长期失眠患者，实际上是抑郁症，但转诊去精神病院嫌“名声不好听”不肯去，结果却在门诊拿大量的安眠药，一吃就是几年、十几年，最终成为药物依赖者，还得住进精神病院去戒毒。还有患者也不愿承认自己有抑郁症，长期吃点安眠药，最终因抑郁症状加重而自杀死亡，令人惋惜。另外有些患者明明知道自己是抑郁症，但看到医师开的抗抑郁药说明书上写着不少副作用，认为药物不好，还不如不吃，结果又是症状恶化而自杀死亡。所以安眠药并不是解决慢性长期失眠的好办法。

◎ 做梦就表明没有休息好

绝大部分的科学家相信所有人类都会做梦，并且在每次睡眠中都会有相同的频率。因此，如果一个人觉得他们没有做梦或者一个夜晚中只做了一个梦，这是因为他们关于那些梦的记忆已经消失了。这种“记忆抹除”的情况通常发生在一个人是自然缓和地从快速眼动睡眠阶段经过慢波睡眠期而进入清醒状态。快速动眼睡眠又称异相睡眠或快波睡眠。此睡眠时相的脑电图特征是呈现去同步化的快波。各种感觉和躯体运动功能进一步减退。此外，还可有间断性的阵发性表现，如出现眼球快速运动、部分肢体抽动、心率变快、血压升高、呼吸加快等表现。

做梦也是快波睡眠的一个特征。如果一个人直接从快速眼动睡眠期中被叫醒的话（比如说被闹钟叫醒），他们就比较可能会记得那段快速眼动期所做的梦境（不过并非所有发生在快速眼动期的梦都会被记得，因为每个快速眼动期之间会插入慢波睡眠期，而那会导致前一个梦的记忆消失）。

许多人都认为，一夜无梦是一件幸福的事。研究者却发现做梦对人有许多好处。做梦可以锻炼脑的功能。做梦是人脑的一种工作程序，对大脑白天接受的信息进行整理，大脑白天不能处理的信息能在梦境中得到很好的处理，白天苦苦思索而无法解决的难题能在夜晚的梦境中迎刃而解。根据脑电图的测试也发现，人脑在做梦时的活动是相当强烈的，我们能够从做梦时测到快速的、紊乱的脑电波，其强度有时会超过觉醒时的强度。从这一点来看，做梦是锻炼大脑功能的一种自身需要。做梦能帮人消化负面情绪。正在做梦的大脑就像消化系统一样，它在晚上会消化、筛选、处理白天的信息，其中就包括白天的负面情绪和感受。

实际上，做梦是一种生理现象，不管你有没有梦的回忆，你每天晚上必定要做4~5回梦。因此说整夜做梦或没有做梦都不现实，也谈不上梦多梦少。梦感与失眠的程度没有必然的联系。也就是说，有无梦感和梦感的程度均不能作为失眠与否及失眠程度的客观指征。

◎ 缺的觉能补回来

不管是年轻人还是老年人，每天至少要保证有连续7h以上的睡眠时间。如果你晚上睡5h，白天再补2h，或者你工作日睡眠很少时间，等到周末再疯狂补觉，都是行不通的。因为你缺的觉，根本就不可能再补回来了。

这仍要说到前面所提的睡眠的两个阶段了。科学家研究发现，人在睡觉的时候，大脑并不是什么都不想的“放空”状态，反倒是在飞速运转。甚至，大脑在睡眠期间产生的脑电波，活跃程度并不比清醒的时候低。在睡眠期间，我们的眼球有时会不停地转动，有时则会停止不动。根据这个显著的区别，科学家把睡眠的过程分成了两个阶段：一个叫作“非快速眼动（NREM）”阶段，也就是眼球不怎么运动的时候；另一个叫作“快速眼动（REM）”阶段，也就是眼球不停转动的时候。眼球动不动，可不只是一个外在的表象，实际上，这两个睡眠阶段都有各自独特的作用。

“快速眼动”基本只发生在晚上睡觉的后半段，如果不保证连续7h的睡眠时间，你是难以进入这一阶段的。当我们进入“快速眼动睡眠”，大脑会变得更加活跃，有些大脑部位甚至比清醒时候还要活跃30%。因为大脑在这个阶段正忙着加工已经获得的知识，主要是概括和提取知识的要点，并且将不同的知识关联起来。简单地说，大脑是在“快速眼动”这个阶段进行逻辑思考。这也是为什么有时候冥思苦想一个问题想不出来，反倒是睡了一觉之后就找到答案的原因。从这个角度来说，每天晚上都好好睡觉，每次多睡一会儿再去做其他事情，还真是“磨刀不误砍柴工”，会让我们的大脑更加高效。不仅如此，快速眼动睡眠对我们的心理和情绪健康也有很大的好处。在我们的体内有一种叫“肾上腺素”的物质，这种物质跟心理压力息息相关。而当我们处于快速眼动睡眠的时候，大脑会停止产生这种物质，这也是一天24h之内唯一一段不会产生肾上腺素的时间段。也就是说，快速眼动睡眠是一天当中的“压力真空期”，有助于人们摆脱心理上的负担。人们常说“不要心烦，睡一觉就好了”，这句话还真是有道理的。

“非快速眼动”阶段，主要集中在睡觉的前半段时间，它的主要作用是增强记忆力。我们都知道，记忆力分为短期记忆和长期记忆。其中，短期记忆功能是由大脑中的海马体提供的。你可以把海马体想象成是一个U盘，它的容量不是很大，一旦信息超过它的容量，我们就没法再往里面存东西了，只能用新的信息去覆盖旧信息，这样原来的信息就会被忘掉。想要让海马体有足够的空间，就需要定时地清理它。而非快速眼动睡眠就能帮助大脑把那些短期记忆转移到别的地方存储起来。具体来说，当睡眠进入非快速眼动阶段，大脑会产生一种特殊的脑电波，这种脑电波会在海马体和长期记忆存储区之间来回穿梭，就像一辆通勤车一样，把海马体中的短期记忆信息，送到长期记忆存储区当中。这样，当我们醒来的时候，海马体这个“U盘”的空间就清空了，我们也就能够重新吸收新的信息了。而那些被传送到长期记忆存储区的信息，就变成了长期记忆。这个过程每日每夜都在进行，我们的大脑每天都趁着“非快速眼动”这段时间去清理短期记忆，给新的信息留下空间，同时形成新的长期记忆。

◎ 饮酒可以助睡眠

酒精的作用类似于麻醉剂，很多人认为睡觉前喝一杯小酒，能够睡得更香。但实际上酒精的效果只是让你镇定下来，让你处于一种麻醉状态，它根本没办法带来连续的睡眠，也不能帮你恢复精力。而且，酒精在身体里代谢的时候，还会产生一些醛类物质。这种物质会阻碍大脑进入快速眼动睡眠，所以表面上看酒精能帮你入睡，但实际上酒精会严重破坏你的睡眠质量，对做梦影响最大的一件事情就是喝酒。此外，喝完酒睡着后，酒精容易抑制呼吸、扰乱睡眠结构、引起胃部不适、口渴、第二天醒来头痛混沌。而且长期喝酒对身体是有坏处的，比如对肝脏有影响，长期喝酒也会带来酒精成瘾。

◎ 体育锻炼对失眠只有好处

体育锻炼能作为失眠患者的辅助治疗，但是不要睡前剧烈运动，否则，大脑容易兴奋而导致失眠。此外，还会让原本已经疲倦的肌肉更加紧张，大脑也会更清醒，反而睡不着。

◎ 老年人睡觉少很正常

老年人和年轻人一样需要充足的睡眠，这是健康长寿的一个重要因素，由于老年人的睡眠功能退化以及疾病等原因，夜间较难入睡，所以才给人“觉少”的错觉。

五、中医疗法

（一）芳草寻源

阴阳失调的失眠病症为临床所常见，调和阴阳，滋阴降火、交通心肾是其治疗大法。常用代表性药物有黄连配肉桂、百合配知母等。

肝阳上亢，可引起不寐少寐，心烦，多梦惊悸，肝阳上亢则阴虚于下，故常伴有耳鸣健忘、腰膝酸软等症。对于此证，重镇安神药物为临床常用。如龙骨、牡蛎、龙齿、磁石、朱砂等。

心主神明，心阴不足、心血不足等也均可导致失眠不寐。针对此类证型一般用养心安神的药物，如酸枣仁、五味子、柏子仁、合欢皮、夜交藤等以安神助眠。

针对痰热扰心、痰阻心包所致的喉间痰鸣、胸闷烦热、失眠、不寐，宜化痰清热、清心安神。尤以半夏、夏枯草等常用。

若肝失疏泄之机、条达之性，则血气失和，肝气不疏上扰于心，常可表现为精神情志抑郁、心烦不寐。常用药物有郁金、石菖蒲、桔梗、枳壳等。

◎ 酸枣仁

【别名】

枣仁（《药品化义》），酸枣核（《江苏植物药材志》）。

【来源】

鼠李科植物酸枣的种子。

【性味】

《神农本草经》：“味酸，平。”

《名医别录》：“无毒。”

《本草衍义》：“微温。”

《饮膳正要》：“味酸甘，平。”

【归经】

《本草纲目》：“足厥阴、少阳。”

《雷公炮制药性解》：“入心、脾、肝、胆四经。”

【养心功效】

酸枣仁对中枢神经系统有抑制作用。有明显的镇静催眠作用，与多种镇静催眠药有明显的协同作用，并有抗惊厥、镇痛及降低体温的作用。酸枣仁水提物能使心率减慢，收缩力增强，对乌头碱所致的心律失常有防治作用，能抑制血小板聚集，还有降血压、降血脂、抗心肌缺血和抗动脉粥样硬化等作用。

【配方举隅】

酸枣仁汤：酸枣仁二升，甘草一两，知母二两，茯苓二两，芎穹（川芎）二两。治虚劳虚烦，不得眠。上五味，以水八升，煮酸枣仁得六升，纳诸药煮取三升，分温三服（《金匮要略》）。

酸枣仁粥：治骨蒸，心烦不得眠卧：酸枣仁二两。以水二大盏半，研滤取汁，以米二合煮作粥，候临熟，入地黄汁一合，更微煮过，不计时候食之（《太平圣惠方》）。

宁志膏：酸枣仁（微炒，去皮）、人参各一两，辰砂（研细，水飞）半两，乳香（以乳钵坐水盆中研）。治心脏亏虚，神志不守，恐怖惊惕，常多恍惚，易于健忘，睡卧不宁，梦涉危险，一切心疾。上四味研和停，炼蜜丸如弹子大。每服一粒，温酒化下，枣汤亦得，空心临卧服（《太平惠民和剂局方》）。

【使用注意】

《本草经集注》："恶防己。"

《本草经疏》："凡肝、胆、脾三经有实邪热者勿用，以其收敛故也。"

《得配本草》："肝旺烦躁，肝强不眠，禁用。"

《本草求真》："性多润，滑泄最忌。"

◎ 柏子仁

【别名】

柏实（《神农本草经》），柏子、柏子仁（《本草经集注》），侧柏子（《日华子本草》）。

【来源】

柏科植物侧柏的种仁。

【性味】

《神农本草经》："味甘，平。"

《名医别录》："无毒。"

《药性论》："味辛甘。"

《本草正》："味甘平，性微凉。"

【归经】

《雷公炮制药性解》："入肺、脾、肾三经。"

《本草经疏》："入足厥阴、少阴，亦入手少阴经。"

《本草新编》："入心、肝、肾、膀胱四经。"

【养心功效】

柏子仁具有镇静、催眠作用，并具有显著恢复体力的作用。还有关于柏子仁持续性降低血压功能的报道。

【配方举隅】

柏子养心丸：柏子仁（蒸晒去壳）四两，枸杞子（酒洗晒）三两，麦门冬（去心）、当归（酒浸）、石菖蒲（去毛洗净）、茯神（去皮心）各一两，玄参、熟地（酒蒸）各二两，甘草（去粗皮）五钱。治劳欲过度，心血亏损，精神恍惚，夜多怪梦，怔忡惊悸，健忘遗泄，常服宁心定志，补肾滋阴。先将柏子仁、熟地蒸过，石器内捣如泥，余药研末和匀，炼蜜为丸，如梧桐子大。每服四五十丸，早晚灯心汤或圆眼汤送下（《体仁汇编》）。

【使用注意】

《本草经集注》："牡蛎、桂，瓜子为之使。恶菊花、羊蹄、诸石及面。"

《本草经疏》："柏子仁体性多油，肠滑作泻者勿服，膈间多痰者勿服，阳道数举、肾家有热、暑湿什泻，法咸忌之。"

《得配本草》："痰多，肺气上浮，大便滑泄，胃虚欲吐，四者禁用。"

◎ 合欢花

【别名】

夜合花（《本草衍义》），乌绒（《雷公炮制药性解》）。

【来源】

豆科植物合欢的花或花蕾。

【性味】

《四川中药志》："性平，味苦，无毒。"

江西《中草药学》："甘，平。"

【归经】

《四川中药志》："入心、脾等经。"

【养心功效】

实验研究表明，合欢花具有抑制神经中枢、镇静作用。

【配方举隅】

解郁合欢汤：合欢花6g，郁金6g，沉香1.5g，当归6g，白芍3g，丹参6g，柏子仁6g，山栀4.5g，柴胡3g，薄荷3g，茯神6g，红枣5枚，橘饼12g。清火解郁，养血安神。治所欲不遂，郁极火生，心烦意乱，身热而躁（《医醇剩义》卷二）。

合欢花粥：合欢花（干品）30g（鲜品50g），粳米50g，红糖适量。安神解郁，活血，消痈肿。适用于忿怒忧郁、虚烦不安、健忘失眠等症。将合欢花、粳米、红糖同放入锅内，加清水500g，用文火烧至粥稠即可。于每晚睡前1h空腹温热顿服（《民间方》）。

【使用注意】

阴虚津伤者慎用。

有兴奋子宫平滑肌的作用，妊娠期慎用。

◎ 首乌藤

【别名】

棋藤（《南京民间药草》）、首乌藤（《江苏植药志》）。

【来源】

双子叶植物药蓼科植物何首乌的藤茎或带叶藤茎。

【性味】

《本草再新》：“味苦，性温，无毒。”

《饮片新参》：“苦涩微甘。”

《陕西中草药》：“性平，味甘。”

【归经】

《本草再新》：“入心、脾二经。”

《四川中药志》：“入肝、肾二经。”

【养心功效】

夜交藤具有镇静催眠及降脂作用。

【配方举隅】

百麦安神饮：百合30g，淮小麦30g，莲肉15g，夜交藤15g，大枣10g，甘草6g。益气养阴，清热安神。主气阴两虚，虚热内扰，心神失养。上药以冷水浸泡30min，加水至500mL，煮沸20min，滤汁，存入暖瓶内，不分次数，欲饮水时好取此药液饮之（路志正方）。

养血安神丸：由首乌藤、鸡血藤、熟地黄、地黄、合欢皮、墨旱莲、仙鹤草组成。具有养血安神的功效。用于失眠多梦，心悸头晕（中成药）。

【使用注意】

躁狂属实火者慎服。

◎ 龙骨

【别名】

五花龙骨。

【来源】

古代哺乳动物如象类、犀牛类、三趾马等的骨骼的化石。

【性味】

《神农本草经》：“味甘，平。”

《名医别录》："微寒，无毒。"

《药性论》："有小毒。"

《本草正》："甘，平，性涩。"

《医学衷中参西录》："味淡微辛，性平。"

【归经】

《本草择要纲目》："入手足少阴、厥阴经。"

《本草经疏》："入足厥阴、少阳、少阴，兼入手少阴、阳明经。"

【养心功效】

龙骨有一定的镇静作用，增加戊巴比妥钠催眠率；还可缩短小鼠的凝血时间。

【配方举隅】

孔圣枕中丹由龟板、龙骨、远志、石菖蒲四味蜜丸，黄酒送服。有补心、安神、益智之功。用于心血虚弱、精神恍惚、心神不安、健忘失眠等症（《备急千金要方》）。

【使用注意】

有湿热、实邪者忌服。

《本草经集注》："得人参、牛黄良；畏石膏。"

《药性论》："忌鱼。"

◎ 石菖蒲

【别名】

昌本（《周礼》），菖蒲、昌阳（《神农本草经》），昌羊（《淮南子》），尧时薤、尧韭（《吴普本草》），木蜡、阳春雪、望见消（《仙传外科集验方》），九节菖蒲（《滇南本草》），水剑草（《本草纲目》），苦菖蒲（《生药性备要》），粉菖（《中药材手册》），剑草（《贵州民间方药集》），剑叶菖蒲（《四川中药志》），山菖蒲、溪菖（《药材学》），石蜈蚣（广州部队《常用中草药手册》），野韭菜、水蜈蚣、香草（《广西中草药》）。

【来源】

天南星科植物石菖蒲的根茎。

【性味】

《神农本草经》："辛，温。"

《名医别录》："无毒。"

《药性论》："味苦辛，无毒。"

【归经】

《本草纲目》："手少阴、足厥阴。"

《雷公炮制药性解》："入心、脾、膀胱三经。"

《本草经解》："入足厥阴肝经、手太阴肺经。"

【养心功效】

石菖蒲水煎剂、挥发油或细辛醚、β-细辛醚均有镇静作用和抗惊厥作用。石菖蒲挥发油对大鼠由乌头碱诱发的心律失常有一定治疗作用，并能对抗由肾上腺素或氯化钡诱发的心律失常，治疗量的挥发油还有减慢心率的作用。

【配方举隅】

安神补心丸为研制方，由丹参300g，五味子（蒸）150g，石菖蒲100g，安神膏（合欢皮、菟丝子、墨旱莲各3份，女贞子4份，首乌藤5份，地黄2份，珍珠母20份）560g组成。浓缩丸，每15粒重2g。功能养心安神。治心悸失眠、头晕耳鸣及健忘等症（《中华人民共和国药典》一部）。

【使用注意】

《本草经集注》："秦艽、秦皮为之使。恶地胆、麻黄。"

《日华子本草》："忌饴糖、羊肉。勿犯铁器，令人吐逆。"

《医学入门》："心劳、神耗者禁用。"

◎ 茯神

【别名】

伏神（《本草经集注》）。

【来源】

为多孔菌科植物茯苓菌核中间天然抱有松根（即"茯神木"）的白色部分。

【性味】

《名医别录》："平。"

《药性论》："味甘，无毒。"

《药品化义》："味甘淡，性微温。"

【归经】

《药品化义》："入心、脾二经。"

《本草经解》："入手太阴肺经、足太阴脾经。"

《要药分剂》："入心经，兼入肝经。"

【养心功效】

茯神具有镇静作用，实验动物用茯神灌胃后，进入安静欲睡状态，但无睡眠现象；还有催眠、养心、安神的作用，能对抗咖啡因引起的兴奋状态。

【配方举隅】

朱雀丸：茯神100g（去皮），沉香25g。治心神不定，恍惚不乐。并为细末，炼蜜丸，如小豆大。每服三十丸，食后人参汤下（《百一选方》）。

茯神丸：人参（去芦头）、茯神（去木）、黄芪（蜜炙）、熟干地黄（洗，焙）、当归（洗，焙）、酸枣仁（去皮，炒）、朱砂（别研，一半入药，一半为衣）。治心虚血少，神不守舍，多惊恍惚，睡卧不宁。上件各等分，为细末，炼蜜为丸，如梧桐子大。每服三十丸，煎人参汤下（《杨氏家藏方》）。

茯神汤：白茯神、远志（制）、人参各一两，酸枣仁（炒，去皮、别研）五两。治健忘不记事者。上三味粗捣筛。每次服三钱匕，以水一盏，入生姜半分，拍碎，煎至七分，去滓，空腹温服，日二夜一（《圣济总录》茯神汤）。

茯神粥：茯神30g，羚羊角粉2g，粳米100g。平肝息风，宁心安神。用于肝气偏旺或惊恐所致的心悸、不寐等。先将茯神捣细煎汤，去渣。入粳米煮作粥，加入羚羊角粉2g。调匀，温服（《太平圣惠方》）。

【使用注意】

肾虚小便不利或不禁、虚寒滑精者慎。

◎ 远志

【别名】

葽绕、蕀葾（《尔雅》），棘菀（《神农本草经》），苦远志（《滇南本草》）。

【来源】

远志科植物远志和卵叶远志的干燥根。

【性味】

《神农本草经》：“味苦，温。”

《名医别录》：“无毒。”

《本草经疏》：“苦微辛，温。”

《医学衷中参西录》：“味酸微辛，性平。”

【归经】

王好古：“肾经气分。”

《滇南本草》：“入心、肝、脾三经。”

【养心功效】

全远志、皮有祛痰、降压等作用。全远志、皮、木对动物均有加强催眠药的作用，全远志有镇静、抗惊厥作用。此外，远志还具有利尿作用。

【配方举隅】

定志小丸：石菖蒲、远志（去心）、茯苓各二分，人参三两。治心气不足，五脏不足，甚者忧愁悲伤不乐，忽忽喜忘，朝瘥暮剧，暮瘥朝发，发则狂眩。上四味，捣下筛，服方寸匕，后食，日三，蜜和丸如梧桐子，服六七丸，日五，亦得（《古今录验》）。

远志汤：远志（去心）、石菖蒲（细切）各一两。治久心痛。上二味，粗捣筛，每服三钱匕，水一盏，煎至七分，去滓，不拘时温服（《圣济总录》）。

开心散：又名远志散。远志四分，人参四分，茯苓二两，菖蒲一两。主治好忘（《千金方·备急千金要方》）。

【使用注意】

《本草经集注》："茯苓、冬葵子、龙骨良。畏真珠、藜芦、蜚蠊、齐蛤。"

《药性论》："畏蛴螬。"

◎琥珀

【别名】

育沛（《山海经》），虎珀（《汉书》），虎魄（《广志》），江珠（《博物志》），琥魄（《后汉书》），兽魄、顿牟（《隋书》）。

【来源】

古代松科植物的树脂埋藏地下经久凝结而成的碳氢化合物。

【性味】

《名医别录》："味甘，平，无毒。"

《海药本草》："温。"

《本草正》："味甘淡，性平。"

【归经】

《雷公炮制药性解》："入心、脾、小肠三经。"

《本草经疏》："入手少阴、太阳，足厥阴经。"

【养心功效】

琥珀主含树脂、挥发油。此外，含有琥珀氧松香酸、琥珀松香酸、琥珀银松酸、琥珀脂醇、琥珀松香醇及琥珀酸等。具有镇静安神、利尿作用。

【配方举隅】

琥珀安神丸：由地黄、当归、柏子仁（霜）、酸枣仁（炒）、天门冬、麦门冬、五味子、大枣（去核）、人参、茯苓、丹参、远志、玄参、甘草（蜜炙）、南蚊藤果、桔梗、琥珀、龙骨组成。育阴养血，补心安神。用于心血不足，怔忡健忘，心悸失眠，虚烦不安。

【使用注意】

《本草经疏》："凡阴虚内热，火炎水涸，小便因少而不利者勿服琥珀以强利之，利之则愈损其阴。"

（二）千古良方

◎ 朱砂安神丸

【出处】

《医学发明》。

【组成】

朱砂半两（15g），黄连六钱（18g），炙甘草五钱半（16g），生地黄二钱半（8g），当归二钱半（8g）。

【养心功效】

朱砂安神丸为治疗心火偏亢，阴血被灼之失眠、心悸的常用方剂。临床上以惊悸失眠，舌尖红，脉细数为证治要点。现代研究表明，本方对中枢神经及神经、内分泌系统有着强大的调节作用，对心血管及血液流变学有着十分积极的作用。

◎ 酸枣仁汤

【出处】

《金匮要略》。

【组成】

酸枣仁二升（15~18g），甘草一两（3g），知母二两（8~10g），茯苓二两（10g），川芎二两（3~5g）。

【养心功效】

酸枣仁汤具有养血安神，清热除烦之功效。主治虚烦不眠证。症见心悸，失眠，烦躁，盗汗，头目眩晕，咽干口燥，舌红，脉细弦。本方所治诸症皆由肝血不足，阴虚内热而起。肝藏血，血舍魂，若肝血不足，魂不守舍，心失所养，则虚烦不眠，心悸不安；血亏阴虚，易生内热，虚热内扰，每见虚烦不安，咽干口燥，舌红等；头目眩晕，脉细弦，乃血虚肝旺使然。方中重用酸枣仁，以其性味甘平，入心肝之经，养血补肝，宁心安神，为君药。茯苓宁心安神，知母滋阴清热，为臣药。与君药枣仁相配，以助君药安神除烦之效。佐以川芎调畅气机，疏达肝气，与君药相配，酸收辛散并用，相反相成，具有养血调肝之妙。甘草生用，和中缓急，为使药。诸药相伍，一则养肝血以宁心神；一则清内热以除虚烦。共奏养血安神，清热除烦之功。现代研究表明，本方对神经、内分泌功能的强大调节作用以及对心血管功能障碍的治疗作用必定对神经衰弱、更年期综合征、心脏神经官能症起到积极治疗作用。同时该方剂对肝功能、胃肠道功能、免疫功能均有积极促进作用，并有抗氧化、抗炎作用。

◎ 归脾汤

【出处】

《正体类要》。

【组成】

白术一钱，当归一钱，白茯苓一钱，黄芪（炒）一钱，龙眼肉一钱，远志一钱，酸枣仁（炒）一钱，木香五分，甘草（炙）三分，人参一钱。

【养心功效】

归脾汤具有益气补血，健脾养心之功效。主治心脾气血两虚证、脾不统血证。心藏神而主血，脾主思而统血，思虑劳倦过度，损伤心脾。脾胃为气血生化之源，脾虚则气衰血少，心无所养，不能藏神，故心悸怔忡，健忘失眠，体倦食少，舌淡，苔薄白，脉细弱。脾气虚则统摄无权，故便血，皮下紫癜，妇女崩漏下血等。方中黄芪甘微温，补脾益气；龙眼肉甘温，既能补脾气，又能养心血，共为君药。人参、白术甘温补气，与黄芪相配，加强补脾益气之功；当归甘辛微温，滋养营血，与龙眼肉相伍，增加补心养血之效，均为臣药。酸枣仁、远志宁心安神；木香理气醒脾，使之补不碍胃，补而不滞，俱为佐药。炙甘草补气健脾，调和诸药，为使药。用法中加姜、枣调和脾胃，以资生化。本方的配伍特点，一是心脾同治，重点在脾，使脾旺则气血生化有源，方名归脾，意即在此；二是气血并补，但重用补气，意在生血。方中黄芪配当归，寓当归补血汤之意，使气旺则血自生，血足则心有所养。现代研究表明，该方具有免疫促进和调节、细胞代谢及特异性抵抗能力，对心血管、血流变学、肝胆功能、胃肠功能、垂体内分泌功能及中枢神经系统多器官功能均有十分积极的影响，并有抗肿瘤作用。

◎ 黄连阿胶汤

【出处】

《伤寒论》。

【组成】

黄连四两，黄芩二两，芍药二两，阿胶三两，鸡子黄二枚。

【养心功效】

黄连阿胶汤主要功效为养阴泻火，益肾宁心。方中黄连泻心火，阿胶益肾水，黄芩佐黄连，则清火力大；芍药佐阿胶，则益水力强。妙在鸡子黄，乃滋肾阴，养心血而安神，数药合用，则肾水可旺，心火可清，心肾交通，水火既济，诸证悉平。本方有较明显的镇静作用。相关实验研究证实，本方与戊巴比妥钠具有协同作用，能明显降低小鼠大脑GABA浓度，因而具有良好的改善睡眠作用。提高脑内GABA浓度及降低5-HT浓度可能是它的分子机制之一。

◎ 逍遥散

【出处】

《太平惠民和剂局方》。

【组成】

甘草（微炙赤）半两，当归（去苗，剉，微炒），茯苓（去皮，白者），芍药（白），白术、柴胡（去苗）各一两，烧生姜一块切破，薄荷少许。

【养心功效】

逍遥散具有疏肝解郁，健脾养血之功效。主治因肝气郁结、脾虚血弱所致的肝郁脾虚证。柴胡疏肝解郁为君药。白芍酸苦微寒，养血敛阴，柔肝缓急；当归甘辛苦温，养血和血，且气香可理气，为血中之气药；归、芍与柴胡同用，补肝体而助肝用，使血和则肝和，血充则肝柔，共为臣药。木郁则土衰，肝病易于传脾，故以白术、茯苓、甘草健脾益气，非但实土以抑木，且使营血生化有源，共为佐药。用法中加薄荷少许，疏散郁遏之气，透达肝经郁热；烧生姜降逆和中，且能辛散达郁，为佐药。柴胡为肝经引经药，又兼使药之用。现代研究发现，本方具有抗病原微生物、解热、镇痛、镇静、保护调节神经内分泌功能、抗炎、抗氧化、促进和调节免疫功能作用；同时又能改善心脏、血液循环及流变学功能；有保肝、利胆、抗溃疡、调节胃肠功能的作用及抗肿瘤作用。

（三）食养天年

饮食与睡眠的相关性早在《黄帝内经》时期就已被充分认识，并提出以“胃不和则卧不安”为代表的理论。“胃不和则卧不安”之说，源于《素问·逆调论》：“人有逆气……不得卧……是阳明新逆也。阳明者，胃脉也。胃者，六腑之海，其气亦不行。阳明逆，不得从其道，故不得卧也。《下经》曰：胃不和则卧不安，此之谓也。”按该文主旨是论述阳明经气上逆，致使胃气不得下行，导致“胃不和”，形成“卧不安”的病变机制。

临床实践中也发现，凡以失眠为主的神经衰弱患者，在其发病过程中，多兼纳差、脘腹胀满、胸闷嗳气、呕吐吞酸、大便失调等胃气不和症状。因此，饮食调节对于睡眠障碍是十分有益的。

1.守口如瓶

◎ 晚餐不宜过晚过饱

由于工作繁忙，很多人都是早餐和午餐随便应付，而晚上却成了我们最丰盛和最重要的一餐了。殊不知，这种“中午吃不好，晚上补回来”的饮食习惯是非常不可取的。入睡前吃大量食物，不符合人体的生命活动规律，这样既增加胃肠负担，又影响睡眠，并容易导致肥胖，还可能会造成胃黏膜充血、糜烂、溃疡。此外，亦增加患胃肠道肿瘤风险。这是因为胃黏膜上皮细胞寿命较短，更新速度快，而这一修复再生的过程，大部分是在夜间胃肠道休息时进行的，如果晚餐吃得不合适，胃肠道得不到很好的休息，其黏膜修复过程将不可能顺利进行，一旦抵抗力降低，很容易导致肿瘤。

◎ “晚餐吃得少”不宜一概而论

“早餐吃得饱，中餐吃得好，晚餐吃得少”，被许多人奉为健身的守则。然而这“晚餐吃得少”，应根据具体情况而定，不宜一概而论。对从事脑力劳动的知识分子来说，他们晚饭后大多有“开夜车”的习惯，不但晚餐不能“吃得少”，反而要适当加点夜餐。否则到临睡时饥肠辘辘，就会影响入睡，甚至会从睡眠中饿醒，还会造成胃肠疾病的发生或出现低血糖的现象，对健康是不利的。晚餐对于体质瘦弱的脑力劳动者更为重要，应该把晚餐作为他们补充营养的好机会。据营养学家研究，提高晚餐质量可以有效地改善人体的营养状况，这与晚餐摄入的营养物质更利于人体吸收有关。当然，知识分子的晚餐也要因人而异，对于已明显超重或肥胖的知识分子，晚餐适当吃少些，占全天总热量的30%左右即可。脂肪类食物少吃些，多吃些蔬菜和豆制品。

◎ 避免影响睡眠的饮食

食物不仅能为身体提供燃料，也会影响睡眠。研究表明，食物中的某些营养物质会影响到睡眠的各个方面，如入睡容易程度、睡眠持续时间和睡眠质量等。很多饮食物都是失眠的元凶，失眠患者应避免食用，尤其在入睡之前。

（1）含咖啡因的饮食：咖啡因是一种黄嘌呤生物碱化合物，是一种中枢神经兴奋剂，能够暂时地驱走睡意并恢复精力。大脑中咖啡因可以阻挡腺嘌呤核苷接受器。腺嘌呤核苷与它的接受器结合后可以减缓神经细胞的活动。一般在睡眠时两者结合。咖啡因分子与腺嘌呤核苷类似，可以与同一种接受器结合。但它不促使细胞活动降低，相反地，它阻止腺嘌呤核苷与它的接受器结合。其结果是神经细胞活动增高，神经细胞分泌激素肾上腺素。肾上腺素导致心跳加快，血压增高，肌肉中的血流量提高，皮肤和内脏的血流量降低，肝脏向血液释放葡萄糖。此外，咖啡因与氨基丙苯一样可以提高脑内的神经递质多巴胺。咖啡因还具利尿作用，可提高排尿量，因而使上厕所次数增加。生活中并不是只有咖啡才含有咖啡因，很多食物都含有，可可、巧克力里面就含有咖啡因，而且非常的高。红茶、乌龙茶、绿茶、白茶等茶类饮料也含有咖啡因，红牛等功能饮料、可乐等碳酸饮料也都含有咖啡因。所以这些都是值得大家警惕的。

（2）含酒精的饮料：由于喝酒能产生飘忽感，因此人们普遍认为睡前喝酒更有利于睡眠，其实这种观念是错误的。酒精的主要成分为乙醇，若饮酒后再睡觉，酒精会妨碍身体进入REM（快速眼动）深睡阶段，使人体在前半夜会处于浅层睡眠状态，等到后半夜酒醒后，人就难以再入睡。另外，酒精在分解过程中易产生乙醛，这种物质容易引起人体脱水，诱发口干舌燥现象，喝酒后入睡，人通常会半夜里被渴醒，严重影响了睡眠质量。长久如此，还容易患心脏病和原发性高血压等疾病。

（3）辛辣食物：睡前吃辣椒等辛辣刺激性食物，使得体温会上升，降低睡眠质量，还可能使胃中产生灼烧感，以及消化不良，影响睡眠。

（4）酪胺含量高的食物：睡前若食用太多含有酪胺成分的食物，易促进去甲肾上腺素的分泌，这种激素是一种神经递质，可提高人体大脑的觉醒度，若分泌过多，会令大脑兴奋，引起心跳加速，使人难以入睡。由于酪胺是在食物陈年放置和蛋白质分解过程中自然形成的，因此它们最常见于发酵或含一定酵母的食物中。酪胺多用于食品添加剂，酱油、奶酪、酒水饮料、酸菜泡菜、腌制肉类等食物都含有大量的酪胺。

（5）高脂油炸食物：高脂食物和油炸食物需要更长的时间才能消化，容易导致腹部不适，影响睡眠。

（6）碳酸饮料：碳酸类饮料含有甲苯酸钠，这种物质会刺激胃肠道，导致胃酸倒流，从而影响睡眠。此外，部分碳酸饮料中也含有咖啡因，影响睡眠。

（7）高糖饮食：糖果、冰淇凌、饮料等高糖饮食，可能会导致血糖水平迅速上升，之后身体会分泌胰岛素予以控制，血糖下降。这种过大的血糖波动会导致入睡困难。

（8）具有利尿作用的食物：很多食物有着很好的利尿作用，为了避免因为想上厕所而醒来，睡前还是不食用为好。如冬瓜、黄瓜、丝瓜、芹菜、苦瓜、红豆、薏苡仁、番茄、韭菜、白萝卜、石榴、葡萄、橘子、紫苏、西瓜、鱼腥草、洋葱、柠檬、罗布麻叶、车前草、白茅根、绿茶、海藻、海带等。

（9）产气量高的食物：大豆、红薯等食品具有较强的饱腹作用，在消化过程中会产生很多气体，从而产生腹胀感，妨碍正常睡眠。

2.精挑细选

中医学的饮食疗法源远流长，有关失眠的防治内容也极为丰富。饮食疗法的药膳、药粥、药酒、药茶配方极多。常用于预防和治疗失眠的食物有百合、芹菜、莴笋、藕、海参、牡蛎肉、黑木耳、银耳、核桃、桂圆、荔枝、莲子、枸杞子、苹果、大枣、桑椹、猪心、猪脑、羊心、羊髓、牛骨髓、牛奶、蜂乳、鸡蛋、鸽蛋、小麦、粟米、芡实、米醋等。

◎ 小米

【别名】

粟米（《名医别录》），白粱粟、粢米（陶弘景），粟谷（《齐民要术》），硬粟（《医学入门》），籼粟（《本草纲目》），谷子、寒粟（《植物名实图考》），黄粟（《陆川本草》），稞子（《滇南本草》整理本）。

【性味】

《名医别录》：“味咸，微寒，无毒。陈粟米：味苦。”

《本草衍义》：“陈粟米：性冷。”

《本草纲目》：“咸淡。”

《本草备要》：“甘咸，微寒。”

《陆川本草》：“甘，平。”

【养心功效】

小米所含氨基酸能促进人体褪黑素的分泌，因而食用小米粥可起到镇静、安眠的作用，睡前服用，易使人安然入睡。

【食用禁忌】

《日用本草》：“与杏仁同食，令人吐泻。”

小米粥不宜太稀薄；淘米时不要用手搓，忌长时间浸泡或用热水淘米。

小米的蛋白质营养价值并不比大米好，因为小米所含蛋白质的氨基酸组成并不理想，赖氨酸过低而亮氨酸又过高，所以产后不能完全以小米为主食，应注意搭配，以免缺乏其他营养。小米宜与大豆或肉类食物混合食用，这是由于小米的氨基酸中缺乏赖氨酸，而大豆的氨基酸中富含赖氨酸，可以补充小米的不足。

◎ 银耳

【别名】

白木耳、白耳、桑鹅、五鼎芝、白耳子。

【性味】

甘；淡；平；无毒。

【养心功效】

银耳，为银耳科食用菌，自古以来就被视为天然滋补品，有“胶菌首珍”之称。清代学者李渔评价银耳：“食此物者，犹吸山川草木之气，未有无益于人者也”。银耳主要含银耳多糖和蛋白质，银耳蜜环菌醇提取物能对离体心脏收缩力、输出量和心率均有不同程度的抑制作用，有利于心肌耗氧量的下降，亦有利于使机体进入睡眠状态。银耳多糖能抑制H_2O_2诱导体外培养的乳鼠心肌细胞凋亡的发生，对心肌细胞具有保护作用。

【食用禁忌】

《饮片新参》：“风寒咳嗽者忌用。”

◎ 百合

【别名】

白百合（《日华子本草》），蒜脑薯（《本草纲目》）。

【性味】

《神农本草经》："味甘，平。"

《名医别录》："无毒。"

《救荒本草》："味甘辛，平。"

《长沙药解》："味甘微苦，微寒。"

【养心功效】

百合入心经，性微寒，能清心除烦，宁心安神，用于热病后余热未消、神思恍惚、失眠多梦、心情抑郁、喜悲伤欲哭等病症。现代药理研究表明，百合具有镇静催眠作用。

【食用禁忌】

《本经逢原》："中气虚寒，二便滑泄者忌之。"

《本草求真》："初嗽不宜遽用。"

◎ 大枣

【别名】

干枣、美枣、良枣（《名医别录》），红枣（《医学入门》）。

【性味】

《神农本草经》："味甘，平。"

《千金·食治》："味甘辛，热，无毒。"

孟诜："温。"

【养心功效】

大枣具有补脾、养血、安神作用，可以促进睡眠。大枣所含有的环磷酸腺苷，是人体细胞能量代谢的必需成分，能够增强肌力、消除疲劳、扩张血管、增加心肌收缩力、改善心肌营养，对防治心血管系统疾病有良好的作用。

【食用禁忌】

《医学入门》："心下痞，中满呕吐者忌之。多食动风，脾反受病。"

《本草经疏》："小儿疳病不宜食，患痰热者不宜食。"

《本草汇言》："胃痛气闭者，蛔结腹痛及一切诸虫为病者，咸忌之。"

《醌息居饮食谱》："多食患胀泄热渴，最不益人。凡小儿、产后及温热、暑湿诸病前后，黄疸、肿胀并忌之。"

◎ 桑椹

【别名】

葚（《尔雅》），桑实（《说文》），乌椹（《本草衍义》），文武实（《素问病机保命集》），黑椹（《本草蒙筌》），桑枣（《生草药性备要》），桑葚子（《本草再新》），桑果（《江苏植物药材志》），桑粒（《东北药用植物志》），桑藨（《四川中药志》）。

【性味】

《唐本草》："味甘，寒，无毒。"

《本草衍义》："微凉。"

《滇南本草》："甘酸。"

【养心功效】

桑椹具有补血滋阴生津润燥之功，主要用于阴血亏虚之眩晕，耳鸣，心悸，失眠的治疗。桑椹中的脂肪酸具有分解脂肪、降低血脂，防止血管硬化等作用。

【食用禁忌】

《本草经疏》："脾胃虚寒作泄者勿服。"

◎ 鸡蛋

【别名】

鸡卵（《食疗本草》），鸡子（《本经》）。

【性味】

《药对》："平。"

《药性论》："味甘，微寒，无毒。"

《本草便读》："生凉，熟温。"

【养心功效】

鸡蛋黄性温，味甘，有滋阴、宁心、安神的作用，可用于治疗阴虚引起的心烦不寐。鸡蛋黄中的卵磷脂、甘油三酯、胆固醇和卵黄素，对神经系统和身体发育有很大的作用。也有关于用从鸡蛋中提取的卵磷脂防治动脉硬化的报道。

【食用禁忌】

孟诜："鸡子动风气，不可多食。"

《本草汇言》："胸中有宿食积滞未清者，勿宜用。"

《随息居饮食谱》："多食动风阻气，诸外感及疟、疸、痞满、肝郁、痰饮、脚气、痘疮，皆不可食。"

◎ 牡蛎肉

【别名】

蛎黄（《本草纲目》）。

【性味】

《本草纲目》："甘，温，无毒。"

《医林纂要》："甘咸，微寒。"

《随息居饮食谱》："甘，平。"

【养心功效】

牡蛎肉能滋阴养血，用于治烦热失眠，心神不安。此外，还具有调节血脂的作用。

【食用禁忌】

《七卷食经》："有癞疮不可食。"

《本草求原》："脾虚精滑忌。"

（四）非药物疗法

◎ 针刺疗法

【养心功效】

针灸治疗失眠主要以阴阳学说、营卫学说、神主学说、脏腑学说等中医理论为主。阴阳学说多从阴阳跷脉、任督二脉论治，营卫学说以营卫运行规律特点论治，神主学说常以脏腑之神与脑神调治，脏腑学说又从心脾、心肾、脾胃、肝论治。不同的学说治疗均取得良好效果，充分说明中医理论下治疗方法的灵活多样性。

针刺方法既有传统的毫针、三棱针治疗，又有在古代浮刺、毛刺方法基础上发展起来的梅花针、蜂针疗法，还有结合药液以及电、磁等现代物理手段发展起来的水针、电针、磁疗及磁针疗法，更有结合外科手术疗法而形成的埋线与埋针疗法等。在针刺部位的选择上，除肢体取穴外，更有结合现代全息医学研究成果而逐渐形成的耳针、头针和眼针等特定部位的针刺疗法。极大地丰富和充实了失眠的针刺治疗的内容。

现国内针灸治疗失眠的机制研究，仍以动物基础实验研究为主。目前公认的针灸治疗睡眠障碍的作用主要集中在中枢神经递质、免疫细胞因子、抗氧化防御系统、激素、神经电生理等方面的影响。

【应用举隅】

（1）调阴阳跷法：阴跷、阳跷均属奇经八脉，阴跷脉从下肢内、外侧上行头面，具有交通一身阴阳之气功用。阴阳跷脉交会于目内眦，入属于脑，卫气的运行主要是通过阴阳跷脉而散布全身。卫气行于阳则阳跷盛，主目张不欲睡；卫气行于阴则阴跷盛，主目闭而欲睡。说明跷脉的功能关系到人的活动与睡眠。如阴跷阳跷功能失调，阳不入阴，则发生失眠。为此，有人在临床上对针刺调阴阳跷治疗失眠的疗效进行了观察，选取阴跷脉循行路上照海、睛明、交信，阳跷循行路上申脉、风池、仆参、跗阳、肩髃为主穴，再随证配穴。选穴方法用阴阳配对取穴，一般选取阳跷循行路上2个穴位配合阴跷循行路上2个穴位，如照海配申脉，交信配仆参，睛明配风池。阴跷循行路上的穴位采用吸气补法浅刺，深度0.3~0.5寸；阳跷循行路上穴位都采用呼气泻法进针，深度0.5~1寸。

（2）泻阳补阴法：失眠是阴阳失衡的结果，阴阳失调必然导致津液亏耗，真阴不足，阴不足则不能制阳，阳浮于外则不能暖阴，形成阴阳隔离的局面。泻阳补阴法取头部阳经诸穴以泻其浮阳，如印堂、百会、风池、角孙穴，取脚部阴经诸穴以补其真阴，如三阴交、太冲、太溪穴，阴长阳消，阴阳可以重新达到平衡。而头部脚部同时取穴，也有从上引下，从下引上，从阴引阳，从阳引阴之意。

（3）调和安神法：取穴以百会为主，该穴为三阳五会之所，针刺之可振奋一身阳气，以调和五脏六腑，且能直接作用于脑海而宁神催眠。其余配穴，神门为心经原穴，大陵为心包经原穴，针刺之有清心安神之效；足三里属胃经合穴，属强壮穴，针刺之可健脾益胃，以养后天；三阴交、太溪、太冲分别为脾、肾、肝三经之原穴，针刺之可使三脏得养，气血通顺，可使安眠。又针刺深度多取浅刺，特别是太冲穴，该穴具有双重性，深刺可起清泻肝火、平肝潜阳作用，而浅刺则有补肝血、调气血之功效。

（4）交通心肾法：交通心肾法是基于针灸能够调和阴阳这一治疗作用，选择连属心、肾两脏的经脉及其表里经的相关腧穴、相关的背俞穴等，调节心、肾两脏的偏盛偏衰，使其归于“阴平阳秘”。其次，交通心肾法主治肾阴匮乏于下，心火独亢于上，有相济心肾水火的作用。选用手足少阴经、背俞及其相关的脾肝经腧穴，属于针灸临床上下配穴的范畴，又有同气相求，上下相济、心肾同治的功效。另外，取上肢心经或心包经穴能引肾水上滋心火；取下肢肾经及脾肝三阴经穴，能引火归元；心俞、肾俞同属膀胱经，更能相互促进，相互协调、增强疗效。

且临床选用的心经穴及背俞穴如神门、劳宫、心俞及相关的厥阴经穴内关、大陵均对大脑皮质功能有影响，能引起大脑皮质运动区的抑制或兴奋效应，并且能调整心率和呼吸频率，而这也有利于平息心肾不交患者的焦虑不安和心情烦躁。肾经及其背俞穴如太溪、涌泉、复溜、肾俞及相关的脾肝两经穴如三阴交、太冲等穴主要有调整垂体-肾上腺功能，对患者的血压、胃肠、膀胱均有调节作用，更为重要的是，这些腧穴能提高痛阈，有助于缓解患者的紧张状态，并调整因其他身体疾病而致的失眠。

（5）头针法：头针疗法是通过针刺头部穴位以治疗全身性疾病的一种治疗方法，头针的取穴既可以传统的经穴理论为基础，又可参照现代的功能分区理论，对于与精神情志相关的失眠更有重要的治疗意义。从现代医学角度来看，刺激头部穴位，除了可以解除脑血管痉挛，改善局部微循环外，同时能刺激大脑皮质，抑制大脑异常放电，使人体达到真正放松状态而入眠。

①头三神。主穴：头三神穴，神庭、本神、四神聪。配穴：心脾两虚者加

心俞、隐白；痰热扰心者加内关、中脘、足三里、内庭；心肾不交者加心俞、肾俞、复溜、太溪；心胆气虚者加心俞、胆俞、阳陵泉、丘墟；肝气郁结者加太冲、阳陵泉、期门。

②头五针。主穴：百会、四神聪穴。配穴：心脾两虚型配心俞、脾俞、三阴交；心胆气虚型配心俞、胆俞、阳陵泉；心肾不交型配心俞、太溪；肝郁气滞型配肝俞、太冲。

③头七针。头七针，即上星、囟会、前顶、本神（双）、正营（双）。心肾不交配心俞、肾俞；心脾不足配心俞，脾俞；肝胆火旺配肝俞、四关；痰火郁滞配丰隆、行间；气滞血瘀配膈俞、气海；胃气不和配足三里、中脘。

④头针丛刺。头针丛刺法主要以大脑皮质额区在头皮的功能投影区取穴为主，具有抑制皮质兴奋，调节机体平衡的作用，且该区系胆经、膀胱经、督脉循行区域，故密集丛刺针法可协调阴阳，宣发经气，沟通气血以镇静安神、疏肝潜阳。取穴：神庭、曲差（双）、眉冲（双）、头临泣（双）及上述4穴直上1.0寸处共14穴。

⑤头部分区与循经取穴。有人依据有关的中、西医理论，采用大脑皮质功能分区与传统的循经取穴相结合的方法治疗失眠。取穴顶中线（百会），顶旁一线（通天），额中线（神庭），额旁一线（本神），颞后线（率谷）。上述所选穴位分别属于督脉、膀胱经、胆经，其分布在头的额区、顶区和颞区。督脉行于脊里入络脉，与脊髓、大脑的功能关系密切，可主治精神、神志疾病，膀胱经行于背部及头部，且有背俞穴，对五脏之功能有调节作用，胆经行于一身之侧面，具有调理人体气机之功效，从而调和精神情志活动。现代医学有关大脑研究表明，大脑皮质各叶有不同的功能，额叶主管情感、智能及自主神经活动；顶叶为精神感觉中枢，可调节精神活动，颞叶主管记忆、精神活动等。

⑥颈三针法。颈三针为大椎1穴，安眠2穴。大椎穴为督脉之要穴，为诸阳之会，具有通调阴阳、和解表里之功效。安眠穴为经外奇穴，为治疗失眠的经验穴。三穴合用，使阴阳调和，气血通顺，从而心神安，睡眠复常。

⑦皮肤针。皮肤针为丛针浅刺法，是以多支短针同时浅刺人体一定穴位的一种针刺方法。它是对古代半刺、浮刺、毛刺等针法的进一步发展。由此可见，它的刺激是在表皮部，简便易学，无危险性，对许多病症都具有独特疗效，在临床上已经成为重要的针刺技术之一。皮肤针外形似小锤状，针柄有硬柄和软柄两种规格，根据针的数目多少不同，分别称为梅花针（五支针）、七星针（七支针）和罗汉针（十支针）。皮肤针疗法的理论依据是经络学说中的皮部理论，主要是通过刺激皮表，调整脏腑、经络之气，从而达到治疗疾病的目的。

有人叩刺背俞穴，即背部正中线（脊椎正中线从大椎穴至长强穴）第一、二侧线（分别距正中线1.5寸和3寸），采用中等叩刺。对合并心悸、健忘者重叩心俞、脾俞；对有头痛、头晕者加叩百会穴至大椎穴的后头部。隔日1次，10次为1个疗程。

也有人选穴取双肩胛部和膀胱经在背腰部的第一侧线，重点叩击第一侧线上的敏感点、结节和条索状物，即阳性反应点或阳性物。患者取俯卧位，然后沿肩胛冈由外向内叩击至膀胱经的第一侧线（相当于肺俞穴）叩一条线，再沿膀胱经的第一侧线由上向下（相当于由肺俞至肾俞）叩击，每一叩击之间的距离需为1~2cm，反复叩击5min，以皮肤潮红为度，对于实证亦可叩至皮肤微出血。每天1次，10次为1个疗程，休息3天，继续下一疗程的治疗。

◎ 艾灸疗法

【养心功效】

艾灸疗法对于慢性病、情志类疾病具有很好的治疗效果。艾灸治疗失眠的机理和作用，在于能协调阴阳，扶正补虚，疏通经络，从而达到改善睡眠的目的。失眠的灸治法有多种，如有用艾条灸的温和灸或雀啄灸，有用艾炷灸的直接灸或隔姜灸，还有用艾绒或温灸器的温针灸等。

【应用举隅】

（1）艾条灸：

①灸心俞：患者取俯卧位，暴露背部。首先取心俞双穴，再根据临床辨证取配穴，如心脾两虚，或胃气不和，或痰热内扰者，配脾俞（双）、足三里（双）、太冲（双）；肝郁血虚，或心虚胆怯，或阴虚火旺者，配肝俞（双）、膈俞（双）、三阴交（双）；心肾不交者，配肾俞（双）、涌泉（双）等。用艾条点燃后施行温和灸，艾条着火点离所取穴位皮肤1~1.5cm，以局部皮肤潮红，患者有灼热感为度。每穴每次灸3~5min，1日1次，1周为1个疗程。每次灸毕各穴均以拇指按压2~3min。

②灸百会、涌泉：每晚睡前15min用艾条温和灸百会15min，涌泉穴15min，每天1次，10天为1个疗程。休息2天后进行下一疗程。

（2）艾炷灸：患者取俯卧位，暴露背部，首先取双侧心俞穴。取鲜姜，切成5分硬币大小，厚约0.3cm，用粗针在其上面刺孔，将艾绒制成艾炷，约枣核大小。姜片贴于双侧心俞穴上，每穴皆燃3壮。如灸后临床症状消失，且灸处起疱者无须再灸；若灸后临床症状减轻，灸处未起疱者可翌日再灸。6天为1个疗程，每疗程之间间隔3天。

（3）温针灸：患者取平卧或半卧位，全身放松，取百会、足三里（双）、内关（双）、三阴交（双），针刺上述各穴，行平补平泻手法，得气后分别加用温针灸器30min，待温针灸器渐凉后取下，然后去针，每日1次，7次为1个疗程。

◎ 耳穴疗法

【养心功效】

现代医学认为，耳郭的神经很丰富，有来自脊神经颈丛的耳大神经和枕小神经，有来自脑神经的耳颞神经、面神经、舌咽神经、迷走各神经的分支，以及随颈外动脉而来的交感神经。因此，刺激耳穴通过中枢神经的调节功能，对人体脏器功能失调引起的失眠，可起到调节作用。耳穴贴压与耳针两者作用原理基本一致，但耳穴贴压具有无痛、无创，不致感染，简便有效，价格低廉等优点，更易为人所接受，因此，近年来其应用较耳针法更为普遍。耳压法所用压丸，一般多用王不留行子、绿豆、决明子或白芥子，亦有用酸枣仁或磁珠者。还有人用中药丸或冰片作为压物，除耳穴的按压刺激外，还充分利用压着病症的药物作用，起到相应的治疗效果。根据失眠多与心、肝、肾、脾、胃有密切关系的与病机特点，常选用心、肝、脾、胃、肾等耳穴，再结合现代医学理论，多选有调节大脑皮质兴奋和抑制功能的皮质下，诊疗睡眠浅、睡眠时间短、易醒、早醒、醒后不易入睡的垂前，诊疗入睡慢、多梦的神经衰弱区，调节血管舒缩功能的交感，镇静安神、抑制大脑皮质兴奋的神门，以及脑点、枕等，临床还可结合辨证进行加减配穴。

【应用举隅】

（1）耳穴贴压王不留行：临床上可按照辨证论治的原则，分型选穴治疗：a.心脾两虚型，取心、神门、枕、脾、交感。b.阴虚火旺型，取心、神门、交感、肾、脑点。c.胃腑不和型，取心、神门、枕、脾、胃。d.肝火上扰型，取肾、肝胆、交感。选定穴位后，在耳部相应穴位上按压找到敏感点，以胶布粘贴王不留行对准耳穴贴压。每日按压2~3次（睡前1次），逐穴按压共15~20min，隔日更换，每次按压一侧耳穴，两耳交替使用，3日为1个疗程。

（2）耳穴贴压决明子：以枕、垂前、神门为主穴。心肾不交加心、肾；阴虚火旺加肝、肾；心脾两虚加心、脾；心胆气虚加心、胆；胃中不和加胃；难以入睡、睡浅醒早、易醒加皮质下、交感、内分泌。用耳穴探测仪或火柴棒寻找敏感点，贴决明子1粒，每天按压2~3次，睡前半小时加压1次，每次30~50下，至局部微热酸胀痛为度。10次为1个疗程，病情较重者可重复1个疗程。

◎ 刺血疗法

【养心功效】

根据“脑主神明”的观点，刺血主要选用头部穴位进行治疗。督脉统诸阳，为阳脉之海，而大椎、百会、神庭、印堂均在督脉上，通过络脉可调整阴、阳跷脉，交通一身阴阳之会，大椎穴可调整气血，使阴能潜阳，阳可入阴，阴阳协调，心神得宁而入寐。印堂为经外奇穴，且神庭和印堂两穴是额叶底部、眶部皮质等与睡眠有关的神经中枢在体表的投影，刺之可镇静安神，增强大脑皮质的抑制作用。

【应用举隅】

（1）豹文刺法：豹文刺是《黄帝内经》五刺之一。此法即前后左右均刺，以刺中血络，使之出血。因心主血脉，故豹文刺是和心相应的刺法。

豹文刺大椎穴配合拔火罐治疗失眠。大椎穴位于第7颈椎棘突下缘，为诸阳经之会穴，具有通调阴阳、清热解表、滋阴降火、养心安神之功效，可治疗一切热证，对于失眠之阴虚火旺证尤为适宜。拔火罐的作用机制是使局部产生刺激，通过机体的调整功能起到行气和血，养心安神之效，可加强豹文刺的治疗作用，二者结合，相得益彰。本法适用于心火亢盛，热扰神明，神志不宁所致的失眠，或失眠伴有头晕烦躁，咽干口苦，脉弦滑或细数，舌质红或赤绛之阴虚阳亢的患者。其治法为：大椎穴周围常规消毒，用三棱针在大椎穴前后左右均迅速地刺中血络，使之出血。闪火法，将大号广口玻璃罐迅速扣在豹文刺的大椎穴上，留置10~15min（使其出血不要超过10mL），然后将罐起下，擦干血迹，盖上敷料。每周治疗2次，4次为1个疗程。

（2）董氏奇穴微络放血法：刘毅等采用董氏奇穴微络放血治疗肝郁化火型失眠。中指微络放血：医者戴无菌手套，用安尔碘常规消毒中指指腹，快速推挤患者中指指腹，在指腹出现的微小瘀络处，使用8号一次性注射针头（或三棱针）快速点刺，轻轻按压指腹周围挤压出血（血由暗红变淡红即可），一般1~2mL。每周治疗3次，隔日1次，治疗4周。

◎ 按摩治疗

【养心功效】

按摩疗法具有疏通经络，调畅气机，扩张毛细血管，改善微循环，促进组织的新陈代谢作用，可调整大脑皮质的兴奋与抑制的平衡，增强抑制过程，改善了自主神经功能紊乱，提高了内源性治疗效应，因而也被广泛用于失眠的治疗。

【应用举隅】

（1）捏脊疗法：患者俯卧，裸露背部，术者用拇指桡侧缘顶住脊柱两侧皮肤，示、中指前按，三指同时用力提拿皮肤，双手交替捻动向前；或食指屈曲，用食指中节桡侧顶住皮肤，拇指前按，两指同时用力提拿皮肤，双手交替捻动向前。自长强穴推至大椎穴，每3次为1轮，做2~3轮/次，最后1~2轮时，每拉2~3个动作，就将皮肤用力提起1次。最后一般在两侧肾俞用双拇指揉按3~5min，称为封肾。虚证宜补其不足，益气养血，滋补肝肾，7~10天为1个疗程，1次/天，15~20min/次，并可在心、肝、脾、肾俞加指按，手法为补；实证宜泻其有余，消导和中，消火化痰，5~7天为宜，1~2次/天，10~15min/次，并可在心、肺、神门、三阴交等穴加指按。实证日久，气血耗伤可转为虚证。虚实夹杂者，应补泻兼顾为治。

（2）开天门法："开天门"是传统推拿手法，主要是刺激头部诸经、穴，使头部血液循环迅速增加，故而增加了大脑的营养；同时刺激头部末梢神经，使机体产生感应，疏通经络，加强机体代谢功能，从而达到阴阳平衡，失眠亦随之而愈。

从两眉中点起分推至攒竹、鱼腰，揉按太阳，再推瞳子髎、承泣、睛明，重复操作10次；过耳背按揉风池、风府，又从两眉中点起重复以上操作10次；按压攒竹、头维、神庭、百会约3min；从攒竹开始交叉拨额10次；用十指梳推头额10~15次；双手合掌叩打额部各穴位3min；最好用双手拇指按揉各穴位10次。施术时一般应先轻后重，先慢后快，力量渐次加大，要有节律地和谐地进行，时间控制在15min左右。每日1次，每个疗程10天。

（3）足部按摩：患者仰卧，全身放松静卧5min，足底必须反射区为肾上腺、肾、输尿管、膀胱、尿道，重点反射区为垂体、头部、肠、心、腹腔神经丛，辅助反射区为甲状腺、肝、肾、胃、淋巴结、肋、骨等反射区。手法以点、刮、搓、揉、按等依不同反射区采用不同手法，治疗时间10~30天。

◎ 贴敷疗法

【养心功效】

药物敷于体表某些部位，可通过弥散、穿透而进入血液从而产生全身效应。药物外敷治疗失眠的部位，一般多选择脐、足心、手心或其他腧穴。脐是在人体发育过程中腹壁的最后闭合处，其表皮角质层最薄，屏障功能最弱，且皮下无脂肪组织，皮肤筋膜和腹壁直接相连，因此药物易于穿透，而且脐下两侧有腹壁下动脉和下静脉，分布着丰富的血管网络，有利于药物的迅速吸收。

【应用举隅】

（1）足心贴敷安神膏：安神膏：朱砂50g，石菖蒲50g，50%二甲基亚砜30mL，蜂蜜50g。将朱砂、石菖蒲研细粉过120目细筛，蜂蜜炼至滴水成珠，将药粉与蜂蜜及二甲基亚砜混合待凉后，加工成直径约1cm，厚约2mm的小饼，装瓶密封保存，晚睡前，用热水洗脚擦干后，取安神膏一片贴于足心涌泉穴上，外用胶布固定。用手指按压贴药后的涌泉穴，每次按摩3~5min，以涌泉穴有热感、胀感为止。每天换药1次，5天为1个疗程。

（2）神阙穴外敷：将珍珠母及丹参各10g共研细末，过筛后备用，先用酒精棉球擦净脐窝，再取以上药粉撒脐窝内，以填满为度，上盖一胶布固定牢固。每晚睡前1次，一般连用5~7天为1个疗程。此法适用于老年人失眠。

（3）其他穴位贴敷：取穴神门、太溪、关元、肾俞和足三里、内关、气海、命门，两组穴位交替选用。将中药药粒（由远志、川芎等按一定比例制成粟米粒大小的药丸）贴敷于上述穴位，隔日1次，10次为1个疗程，每次24~48h，共治疗2个疗程。伴头痛、眩晕者加风池；伴原发性高血压者加大椎、三阴交；易怒者加太冲、行间。本法适于心肾不交型失眠。

◎ 刮痧疗法

【养心功效】

刮痧是以中医皮部理论为基础，用器具（牛角、玉石）等在皮肤相关部位刮拭，用补泻手法（轻刮为补，重刮为泻）刺激皮肤，使皮下充血、毛细血管扩张，使病变器官、细胞得到营养和氧气的补充，使全身血脉畅通，促进人体的新陈代谢，使汗腺分泌而病邪从汗而解，使周身气血迅速得以畅通，使人体损伤细胞活化，气血周流，通达五脏六腑，阴阳平衡，达到正本清源之目的，从而恢复人体自身的愈病能力。现代科学证明，刮痧可以扩张毛细血管，增加汗腺分泌，促进血液循环，经常刮痧，可起到调整经气，解除疲劳，增加免疫功能的作用。

【应用举隅】

（1）全头、督脉、足太阳膀胱经刮痧：刮拭部位以全头、督脉、足太阳膀胱经为主，穴位取百会、四神聪、风池、大椎、肩井、心俞、肾俞，配穴选内关、神门、合谷、足三里等。根据患者体质、年龄、病症等不同而辨证采用补法、泻法、补泻结合的刮拭手法。循督脉、足太阳膀胱经，重点刮拭百会、风池、风府、大椎。接着刮颈侧至肩井一带，然后重点刮拭肩井穴，再沿脊柱及其两侧线，从风池、哑门至腰阳关、大肠俞刮拭。最后点按内关、神门、合谷、足三里等穴和摩揉百会穴。若心肝郁火旺者加刮行间、太冲、三阴交；痰热内扰者加刮丰隆、足三里；心肾不交、阴虚火旺者加刮三阴交、涌泉，甚者加刮肾俞、命门；心脾两虚者加刮神门、内关，甚者加刮心俞、脾俞；气血两虚者加刮神门、内关、阳陵泉，甚者加刮胆俞、肝俞。3~5日治疗1次，6次为1个疗程。

（2）中药液刮痧：丹参、艾叶煎液刮脊法治疗失眠。用丹参60g，艾叶30g，加水3000mL煎取300mL，适度待冷，用干净药棉蘸取适量煎液涂抹在患者脊柱及其两旁，然后即用手掌，沿脊柱从颈部后发际至尾骨端、脊旁，从后正中线至两侧骶棘肌外缘区域，以先脊柱、后两侧脊旁的顺序，从上而下，作纵行揉按推摩；继之按上述掌摩的部位、顺序和方向，轻轻刮行滑动。如此摩刮交替反复进行，并不断蘸抹煎液，保持皮肤湿润。煎液要始终保持温热，可适当加温。每次治疗时间不少于1h，用完煎液方止。每晚1次，睡前进行，10次为1个疗程，疗程间休息3日。一般治疗1~4个疗程。

◎ 拔罐疗法

【养心功效】

现代科学证明，拔罐疗法通过排气造成罐内负压，罐缘紧紧附着于皮肤表面，牵拉神经、肌肉、血管以及皮下的腺体，从而引起一系列神经内分泌反应，调节血管舒张和收缩功能以及血管的通透性，从而改善局部血液循环。同时，它的负压作用使局部迅速充血、瘀血，甚至引起小毛细血管破裂，红细胞破坏，发生溶血现象。红细胞中血红蛋白的释放对机体是一种良性刺激，它可通过神经系统对组织器官的功能进行双向调节，同时，促进白细胞的吞噬作用，从而增强机体的免疫力。其次，负压的强大吸拔力可使汗毛孔充分张开，汗腺和皮脂腺的功能受到刺激而加强，皮肤表层衰老细胞脱落，从而使失眠患者体内的毒素、废物得以加速排出。而拔罐局部的温热作用不仅使血管扩张、血流量增加，而且可增强血管壁的通透性和细胞的吞噬能力，因而可用于失眠的防治。以拔罐法治疗，常选用的穴位有心俞、肾俞、脾俞、三阴交、足三里、内关等。亦可先用三棱针点刺上述穴位，再留罐。

【应用举隅】

◎ 走罐法

选取背部，督脉大椎至腰俞；膀胱经第一侧线大杼至白环俞；第二侧线附分至秩边；华夹脊穴胸1~腰5。背部均匀涂以甘油作为润滑剂，用中号火罐，闪火法拔罐，并随之上下左右往返推动走罐，至皮肤潮红或红紫为度，以督脉、五脏六腑俞穴为重点。虚证明显者轻吸轻走，实证明显者重吸重走。每次操作10~15min，隔日1次，5次为1个疗程，疗程间休息1周。

◎ 药熏疗法

【养心功效】

一些气味芳香，含有挥发油类的药物，可以熏的方式通过呼吸道吸入体内，可以起到“闻香病除”的治疗效果。由于外用药物直接通过皮肤或呼吸道进入体内，不经口服，其有效成分不会被消化液破坏，故治疗效果较好。药熏治疗失眠的方法主要有两种，一种是点燃或电热的方法使药香挥发，使人吸入；另一种是药物煎汤以药液的热气熏蒸头部，既可吸入又可通过头部的皮肤给药。

【应用举隅】

（1）复方丁香细辛散：复方丁香细辛散由丁香、细辛、藁本、石菖蒲、花椒、小茴香、琥珀、苏木、七叶莲、徐长卿、蔓荆子、藿香，青蒿研粉组成。取适量水调，制成如电蚊香片形状大小相似的药块，重约3g，放于电蚊香座上加热，置于枕边附近，每晚1片。当闻到散发出的药气后，做缓慢深呼吸，直至入睡。

（2）头部熏蒸：用头部熏蒸治疗仪1部，取夜交藤、雁日红、苦参根、丹参、酸枣仁、茯神、柏子仁各100g，加水至3000mL，煎至1500mL，分瓶过滤备用。每次以上药250mL及5%薄荷酯2mL加于头部熏蒸治疗仪内，进行头部熏蒸，每次治疗时间为30min，每天2次，7天为1个疗程。

◎ 药浴疗法

【养心功效】

药浴属沐浴疗法之一。药物煎汤浸泡身体的某些部位，可通过弥散、穿透而进入血液从而产生全身效应。作用机制主要有：水浮应力刺激。沐浴时运动器官的负担减轻，迷走神经的张力提高，肌肉张力和能量代谢下降，从而缓解肌肉的痉挛及神经的疲劳状态；水的静压刺激。沐浴时水对人体所施加的压力可起到类似按摩的作用，能疏通经络，调畅气血，舒缓身体的疲劳状态；温度刺激。热水浴的温热刺激能兴奋副交感神经系统，使血管扩张，血流加快，基础代谢旺盛，循环血量增加，能减轻机体的整体不适症状，进而改善睡眠质量。其中药浴的部位主要是脚。

【应用举隅】

（1）醋泡脚：每天用醋泡脚半小时，可以协调交感和副交感神经的兴奋程度，调节、疏理、松弛紧张的神经，调和经络气血，通达平衡阴阳，坚持日久，可大大改变睡眠质量。每晚睡前将60℃左右的热水约2500mL倒入盆中，加食醋150mL浸泡双脚（水温以脚能承受为准），水应淹没踝关节，每次浸泡10min即可。

（2）生姜泡脚：生姜泡脚时加入适量黑醋，能够很好地刺激足底穴位，增强各系统的新陈代谢，从而使人体放松、缓解疲劳，从而改善睡眠质量。生姜在中医上属于辛温解表药，有祛寒解表的作用，而且毒副作用较小。现代医学认为，生姜能够刺激毛细血管，改善局部血液循环和新陈代谢。一般取15~30g生姜，将其拍扁，放入锅中加小半锅水，盖上锅盖用热水煮10min。煮好后，将全部姜水倒出，加入适量冷水至40℃左右（以不烫为宜）。泡脚时水要没过踝部，最好边泡边搓双脚。

（3）复方泡脚：黄连10g，肉桂15g，细辛6g。加水1000mL，武火煮沸5min即成。待温，熏洗浸泡双脚，每晚睡前1次，浸泡不少于20min，每剂药连用3次（后2次至沸即可），9日为1个疗程。

◎ 药枕疗法

【养心功效】

药枕可使药物缓慢地透过皮肤，一方面刺激头部的一定穴位，通过经络而发生治疗作用；另一方面，部分药物离子直接进入头枕部，调节局部血液循环，起到养血健脑，安神定志的作用。

【应用举隅】

（1）菖蒲枕：

用料：石菖蒲500g，合欢皮500g，侧柏叶400g。

用法：将上药一起烘干，共研细末，装入枕芯，制成药枕，夜间睡眠时枕用。

适应证：适用于痰热内扰型失眠。

（2）磁石枕：

用料：生磁石500g，石菖蒲500g，郁金500g。

用法：将生磁石研碎至高粱米大小，再将其余药晒干或烘干，研成碎末，三药混合拌匀，装入枕芯，制成药枕。

适应证：痰热内扰型及心胆气虚型失眠。

（3）决明枕：

用料：石决明、草决明（决明子）各1500g。

用法：将上药烘干，共研粗末，装入枕芯，制成药枕。

适应证：适用于肝阳上亢型失眠，尤适用于原发性高血压病失眠患者。

（4）灯心草枕：

用料：灯心草1000g。

用法：将灯心草烘干后制成粗末，装入枕芯，制成药枕。

适应证：适用于心火偏亢所致失眠。

◎ 音乐疗法

【养心功效】

明代医学家张景岳说："神安则寐，神不安则不寐"，音乐助眠的机制是以"治本"为出发点的，从根本上建立正常的睡眠秩序。睡眠的过程，睡眼是标，睡心是本，前人有"睡眼先睡心"之说，对失眠来说，同样是先睡心，后睡眼，只有先把"心"安下来，才能做到高枕无忧。中医认为心为"君主之官，神明出焉"。音乐在特定的条件下，具有极好的安神健脑、缓解大脑疲劳的作用。

现代研究发现，音乐节律可以作用于大脑边缘系统和网状结构，提高神经细胞的兴奋性，通过神经体液的调节，改善内分泌，调节血液循环，促进新陈代谢，进而改变人的情绪体验和身体功能状态。目前音乐疗法的形式有多种，如音乐感受疗法、音乐色光疗法、音乐电流疗法和音乐气息疗法等，但最为简单常用的仍是音乐感受疗法，即通过欣赏乐曲，调整身心，治疗疾病。

音乐疗法治疗失眠，要求听乐环境要安静，听者要集神凝志，排除焦虑、紧张等杂念干扰，心平气和，无思无虑。进行音乐联想时，应当保持心境平和，速度稍缓，特别是选择一些恬淡、古朴、飘逸的有自然美的乐曲，力求对人起到净化作用。音乐可以改善注意力涣散，在于它增强了大脑的协同作用，使大脑的能量充分发挥。用音乐治疗失眠，以每晚临睡前进行为宜。

春秋时候晏婴曾经这样说：音的清浊、大小、疾徐、哀乐、刚柔、迟速、高下、出入、周济，以相济也，听之以平其心。典雅平和的音乐能祛邪纳正，音乐速度不过快或过慢，音量不过小过大，音乐情绪不要过恐怖、疯狂，才能达到节制情绪过激的目的。

【应用举隅】

中医学理论认为，喜属火，怒属木，悲属金，恐属肾，思属脾。而中国古典音乐中的角调属木入肝，徵调属火入心，宫调属土入脾，商调属金入肺，羽调属水入肾。《唱论》中有“商调唱凄怆积慕，角调唱呜咽悠扬，宫调唱典雅沉重”的描述。根据五行生克原理，情绪之间也可相互促进和制约。

过度喜悦导致心气耗散而失眠的人可以采用恐胜喜法，可以选择羽调的柔和、清润的音乐来安定心神、沉降阳气。这类音乐有：《二泉映月》（二胡曲）、《寒江残雪》（丝竹曲）、《平沙落雁》（琴曲）、《潇湘水云》（琴曲）等。

长期思虑太过导致失眠的人可以采用怒胜思法，可以选用角调的音色明亮、具有进取精神、对前途乐观自信的乐曲，易使听者受到感染和鼓舞。这类音乐可选《光明行》（二胡曲）、《听松》（二胡曲）、《大浪淘沙》（琵琶曲）、《战台风》（筝曲）、《酒狂》（琴曲）、《广陵散》（琴曲）、《霸王卸甲》（琵琶曲）、《赛龙夺锦》（广东音乐）等。

因为惊恐伤神导致失眠的人可以采用思胜恐法，选用宫调的温厚、中和、沉稳的乐曲对恐惧心理有抚慰和治疗作用，这一类情绪的乐曲有《梅花三弄》（琴曲）、《阳春白雪》（琴曲）、《梅花操》（福建南曲）、《霓裳曲》（江南丝竹）、《中花六板》（江南丝竹）、《满庭芳》（江南丝竹）、《忆多娇》（江南丝竹）等。

（五）起居要旨

◎ 古代养生思想对睡眠的积极作用

养生思想始终伴随着中医学的产生和发展，其中相当多的内容，对于保证人类的正常睡眠具有深刻的指导意义。

《内经·上古天真论》“法于阴阳，和于术数，饮食有节，起居有常……”，倡导在日常生活中，保持与自然的昼夜明暗变化相一致，日出而作，日落而息；合理的饮食习惯等，都是获得正常睡眠的人类行为标准。“恬淡虚无”“精神内守”“志闲而少欲，心安而不惧”，则是提出了精神调摄，消除内在心理不良刺激，保持良好心态的心理学标准。《太平御览·太平经》主张睡眠时“平气徐卧，与一相守”，即调匀呼吸，集中精力于一点，就能起到良好的引导入眠的效果。明代周履靖《益龄单·寝息》提出了睡眠的宜和忌，“春夏夜卧早起，秋冬晚起早眠。夏不取极凉，冬不取极热，夜寒濯足，勿露星月下，勿眠卧讴唱，勿卧留灯烛，勿昼卧，勿卧湿处，勿卧发言语，勿夜说梦，枕不欲高，卧宜侧卧屈膝，觉宜舒展，夜半不可不睡，睡宜握固，睡勿掩心，睡觉勿饮冷水”。《寿世青编》《遵生八笺》等对睡眠环境的安排选择、睡诀、卧功等都进行了详细的记载，所有这些对于今后开展睡眠的各种研究都具有深刻的指导价值。

◎ 选择正确的睡眠姿势

常言道：坐如钟，立如松，卧如弓，行如风。医学认为，人在睡眠时要讲究正确的姿势才有益于睡眠。睡眠的姿势，不外乎有仰卧、侧卧、俯卧3种。睡眠的姿势当以有利于入眠，睡得自然舒适为准。我们都知道，人在睡眠过程中的姿势并不是固定不变的，不管采取什么卧势，睡着了都要翻身，改变原来的睡姿。有人观察到，人在睡眠过程中，体位变动可达10~50次，睡眠中的辗转反侧实际上有助于改进睡眠效果，消除疲劳。孙思邈提出了保持右侧卧位，腿部屈曲合理的睡眠卧姿。

有的研究还发现，睡姿与梦境也有一定的关系，表明睡姿与健康的身体具有密切的关系。一般人以右侧卧位为好，右侧卧位，使脊柱朝前弯曲犹如一张弓，四肢可以放在较舒适的位置，有利于全身肌肉的放松；人的心脏位于胸腔左侧，胃肠道的开口都在右侧部，右侧卧位使心脏压力减小，有利于血液搏出，又可增加肝的供血流量，有利于肝的新陈代谢，提高解毒及增加抗病能力。同时，右侧卧位更有益于食物在消化道内吸收转运，古代医籍《老老恒言·安寝》中就说：“如食后必欲卧，宜右侧以舒脾气。”

虽然右侧位是最佳卧姿，但也要因人而异，不同的情况又当别论。对于孕妇，最合理的睡姿是左侧卧位。如果经常右侧卧，会使子宫容易向右旋转，这样一来，腹部的下腔静脉容易受压迫，从而影响血液回流和循环，不利于胎儿的发育和分娩。婴幼儿不宜长期一个姿势睡觉，而应当仰卧、左右侧卧位交替。如果长期右侧卧位易使头部变形，但是婴儿吃奶或饮水后右侧卧位却可以预防吐奶、吐水而导致的窒息。近些年来也有研究认为，小儿仰卧更益于五官的发育。另外，对于一些疾病患者，也不能机械地强求右侧卧位。例如：肺部和胸膜有病的患者，一般宜采用患侧卧位，这样既不妨碍健侧肺的呼吸，又能使患侧肺得到一定程度的休息，有利于入睡和对疾病的治疗。俯卧会压迫胸部影响呼吸，增加心肺工作量。

◎ 给你的身体适当的睡眠信号

我们的身体很大程度上依靠外界信号来告诉它什么时候该睡觉什么时候该清醒，而最基本的就是外界是亮还是暗。但是我们工作生活在一个人工点亮的世界，常常忽略了最明显的规律：自然的太阳光。但我们睡觉时，我们机体需要一个完全黑暗的环境来分泌一种重要的睡眠激素——褪黑素。而我们的卧室常常不是完全的黑暗，因此影响了这一项重要的进程。

我们的视交叉上核是通过光线调整褪黑素分泌的。但是现在城市里的灯光越来越亮，家里的灯光持续时间也越来越长，所以人体的褪黑素分泌会被严重抑制。而且，我们的视觉神经对蓝光最为敏感，但我们平时用的笔记本、手机和平板等电子设备，主要散发的就是蓝光。这些蓝光也会刺激视觉神经，大大减少褪黑素的分泌。科学家做过这样一个实验，让两组人在实验室里看书，唯一的区别是第一组人在睡前用ipad看书，第二组人在睡前阅读纸质书。结果那些使用ipad的人，褪黑素的分泌时间延迟了3个小时，褪黑素分泌量减少了50%。

解决问题的办法就是：夜晚，让你的卧室尽量黑暗。找出你卧室中的罪魁祸首：发着红光地闹钟显示；你手机或个人数字助理设备的充电器上的红色指示灯；电脑显示屏；无绳电话的指示灯。即便是最微弱的一点亮光也会影响松果体分泌睡眠激素并因此影响了你的睡眠节奏。隐藏或移去闹钟，遮盖所有电子设备的亮光，如果窗户对着亮光，就使用暗色或不透光的布帘。如果以上这些做不到，那就戴个眼罩吧！如果你在半夜醒来，去卫生间的时候也尽量保持灯是熄灭的，也可以用手电筒或夜晚的星光。

◎ “犯困”了就去睡吧

人之所以会犯困，主要跟两个因素有关：一是“昼夜节律”，二是“睡眠压力”。

昼夜节律，也叫“生物节律”，也就是我们常说的“生物钟”。我们每个人都有自己的生物钟，正是生物钟让我们在白天能保持清醒，到了晚上就会感到犯困想睡觉。那又是什么东西在控制生物钟呢？控制生物钟的是一个大脑部位，叫作“视交叉上核”，这个部位跟人的视觉有关。人的眼睛会感知一天中光照的强弱变化，然后把这些信息传递给“视交叉上核”，而“视交叉上核”就会调整一种化学物质的分泌量，来影响人们的睡眠。这种化学物质就是之前提到的“褪黑素”，一般人体内的褪黑素越多，我们就越想睡觉；反过来，褪黑素越少，我们就越清醒。比如，当太阳落山以后，视交叉上核分泌的褪黑素就会逐渐增加，这时候它传递给大脑信号就是：天黑了，该睡觉了。于是我们的身体开始发生一系列的变化。比如，核心体温会开始下降，身体的各种机能会变得不那么活跃，血压也会降低，这些变化其实都是为了“酝酿”睡眠。等到第二天太阳升起，白天到来，光照慢慢变强，视交叉上核又会减少褪黑素的分泌量，相当于告诉大脑：现在是白天了，要打起精神来。于是身体的各项机能也会慢慢复苏。虽然生物钟主要是根据每天的光照进行昼夜交替，但是每个人的生物钟都会有一些细微的差别。比如说，有的人分泌褪黑素的高峰出现得比较早，那这些人就喜欢睡得早一些，这种类型的人大概占了总人群的40%。反过来，有些人分泌褪黑素的高峰出现得比较晚，他们就更习惯晚睡晚起，这些人是天生的“夜猫子”型，这种类型占总人数的30%左右。至于剩下30%的人，就在早睡和晚睡的中间状态了。不过你可能会发现，我们身边“夜猫子”型的人似乎要比30%多很多。事实确实如此，比如中国的“90后”里面，就将近60%的人晚睡，几乎是30%这个比例的2倍。这就说明，很多人本来不是夜猫子，结果活活熬成了夜猫子。

只要我们的身体处于清醒的状态，那身体就会一直在分泌一种叫“腺苷”的化学物质，这种物质会在大脑中聚集，而且越聚越多，这就会产生一种“睡眠压力”。一个人清醒的时间越长，腺苷分泌就越多，睡眠压力就越大，感觉就越困。一般来说，当我们保持12~16h的清醒之后，腺苷带来的睡眠压力就会变得不可抗拒，人们就会忍不住想睡觉。而一旦我们选择去睡觉，大脑就会开始自动降解白天产生的那些腺苷。如果这时候还刻意不去睡觉，那体内的腺苷就会继续聚集，直到你困得睁不开眼，乖乖去睡觉为止。这个时候，如果有些人实在不想睡觉，注意，这个不想睡是指他思想意识上不想睡，不是身体不想睡。那他可能就会喝一些咖啡，让自己保持清醒。这是因为咖啡里的咖啡因会阻断腺苷发出的信号，让大脑接收不到腺苷发出的信号，误以为身体里的腺苷还不够多。不过，这种方法是治标不治本的，因为你体内的腺苷并没有被分解，它还是会在体内越积越多。一旦咖啡因被消耗光，那数量巨多的腺苷就会卷土重来，让你产生更大的睡眠压力。

“昼夜节律”和“睡眠压力”有一个共同点，那就是它们都是无法消除、不能抗拒的，是我们出生时就自带的身体运行规律。所以说，当你感到困的时候，最好也是最简单的办法，就是直接选择去睡觉，否则的话你的睡眠压力只会越来越大。

◎ 温度

这个因素很容易被人们忽视。我们想要成功地进入睡眠，最适合的室内温度是18℃左右。但现在大部分人家里的温度都比18℃要高，这在一定程度上也会让人更难入睡。

◎ 运动

当身体新陈代谢水平低下时，人容易进入睡眠状态。运动时身体的代谢速度加快，停止运动6h后，身体代谢水平就会低下来。人体研究表明：每天8:00—12:00时和14:00—17:00时，是肌肉速度、力量及耐力等人体功能处于相对最佳状态的时间段，人的感觉最灵敏，协调能力、体力的发挥和身体的适应能力最强，并且这时心率及血压上升速度最平稳，这时锻炼对身体健康最有利。对于失眠患者来说，可选择下午14:00—17:00时段来运动，黄昏前的运动对改善睡眠质量效果更佳。运动不仅会使你的肌肉疲倦，也会升高你的体温。当体温开始下降时，可能有助于诱发睡意。运动本身也可能有助于诱发沉睡，这是失眠者最渴望的。但注意不要在睡前运动，特别是睡前2~3h之内，不要进行任何运动。因为运动之后，身体的核心体温会在1~2h之内保持高温，这不利于入睡。

一般运动时间可限定在0.5~1h，或根据个人的具体情况来定。运动的强度可从以下两种方法来自行测定和控制。

（1）自觉用力平分法：凡是运动，随着活动强度的加大，人的感觉会从“很轻松”和“比较轻松”到“有点累”和“比较累”，进而达到“很累”。运动中感到“有点累”的强度实际上已经达到了有氧运动强度的要求。在科学上称为自觉用力平分法，也是人人可以掌握的一种锻炼方法。

（2）谈话试验法：在运动时你如果上气不接下气，说明你的运动强度过大。你在运动时必须感到“有点累”，同时，又能够和身旁的同伴讲几句话，说明运动强度适宜。

失眠患者的运动选择范围宽泛，可根据自己的兴趣爱好以及个人身体状况来选择制定运动计划。散步、跑步、做操、打球或去公园、海滨、森林、田野游玩锻炼，这些活动对治疗失眠都有益。不喜欢激烈运动的患者也可选择一些传统的柔和、沉静的锻炼方式，如太极拳、八段锦等。

参考文献

[1] 张鹏，李雁鹏，吴惠涓，等.中国成人失眠诊断与治疗指南（2017版）[J].中华神经科杂志，2018，51（05）：324-335.

[2] 徐浩，汪洋鹏，楼招欢，等.中医治疗失眠病症常用中药药对研究进展[J].中华中医药杂志，2017，32（02）：693-696.

[3] 陈汉裕，陈凤丽，林赞檬，等.黄连阿胶汤对戊巴比妥钠致小鼠催眠作用及神经递质的影响[J].广东医学，2016，37（21）：3165-3168.

[4] 张远，李志，崔惠善，等.银耳蜜环菌醇提取物的心血管药理研究[J].北京医学院学报，1985（02）：97-100+158.

[5] 冉琴，尹帅增，舒建中，等.针灸治疗失眠的机制及临床研究进展[J].云南中医中药杂志，2019，40（02）：79-80.

[6] 严季澜，孙洪生.心系病证医家临证精华·失眠[M].北京：人民军医出版社，2008.

[7] 刘毅，樊志奇，吴云天，等.董氏奇穴微络放血治疗肝郁化火型失眠的临床观察[J].中国民间疗法，2020，28（19）：23-25.